Trebuth · Trebuth

Handbuch TCM-Ernährung

DANKSAGUNG

Dieses Buch, das die Essenz unseres Wissens enthält, ist ein Ausdruck unserer Dankbarkeit gegenüber all den Menschen, die uns auf unserem Weg inspiriert, begleitet und unterstützt haben.

Wir möchten unserem Mann und Vater danken, der uns immer unterstützt und ermutigt hat. Seine Liebe und sein Vertrauen haben uns die Kraft gegeben, unsere Träume zu verwirklichen und dieses Buch zu schreiben. Danke für deine Liebe – wir widmen dir dieses Buch.

Mutter & Tochter

Beatrice Trebuth · Franziska Trebuth

Handbuch TCM-Ernährung

Fünf Elemente Ernährung & Diätetik: das gesammelte Wissen.
Grundlagen, Anwendung, Praxis, Rezepte.

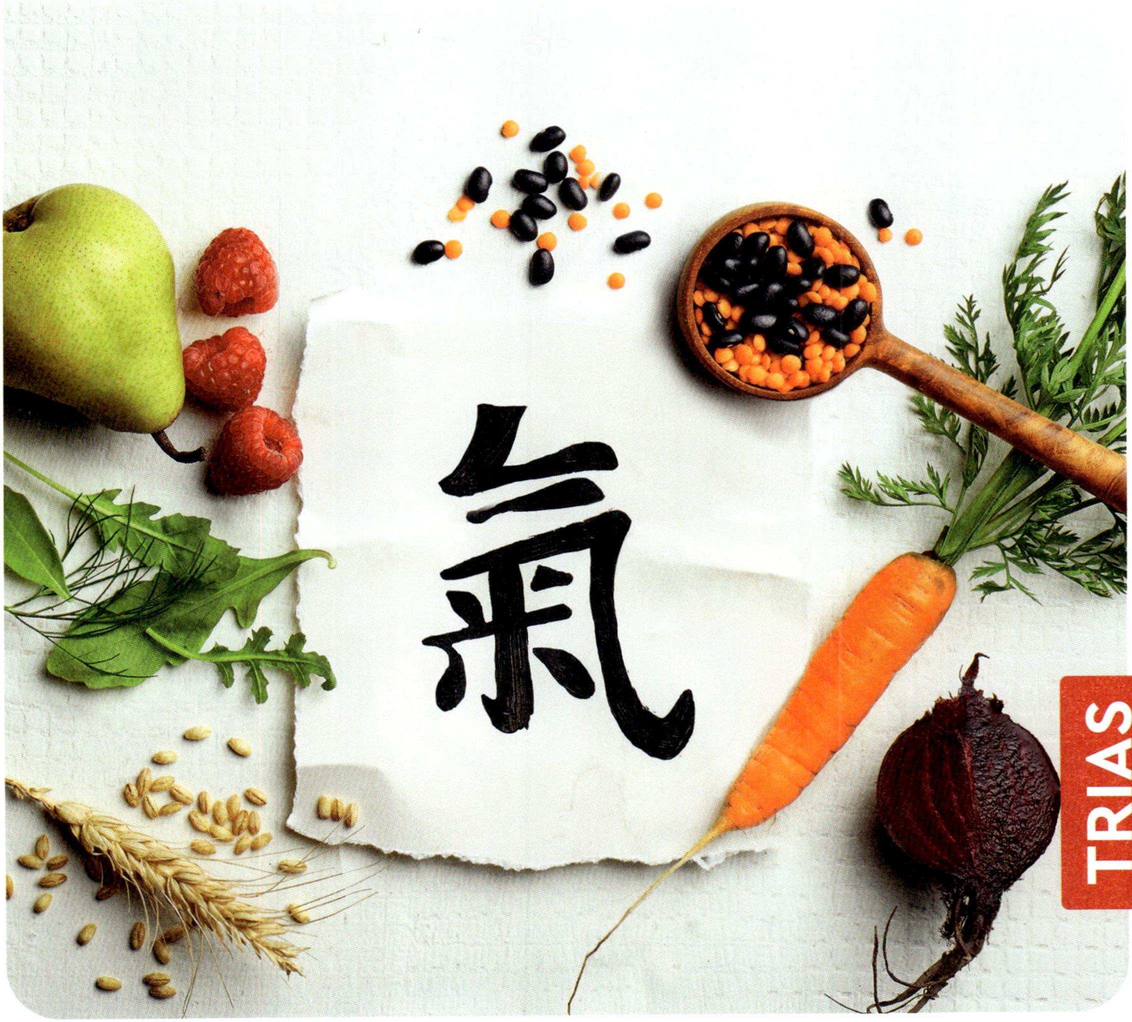

TRIAS

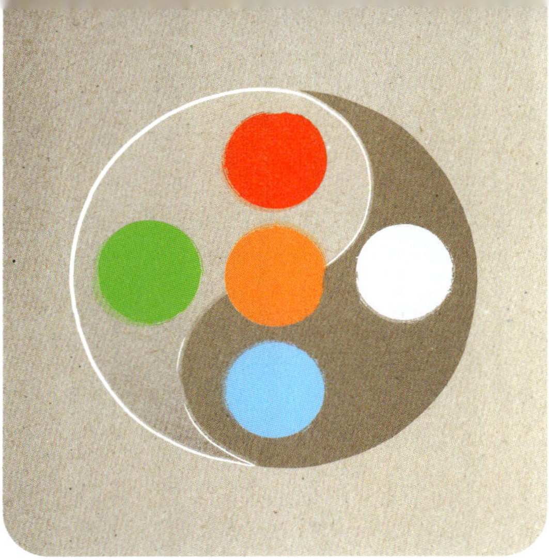

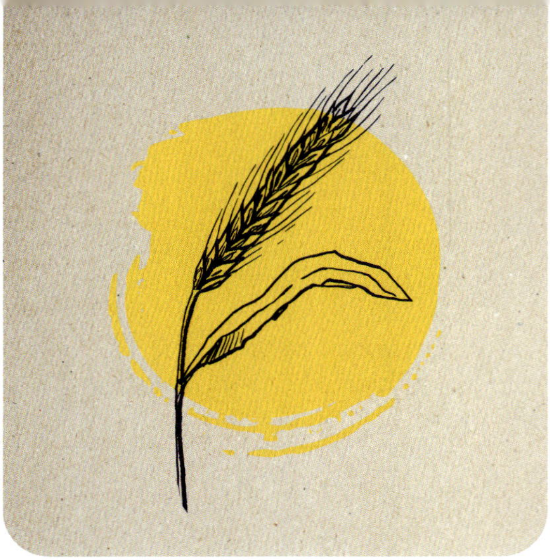

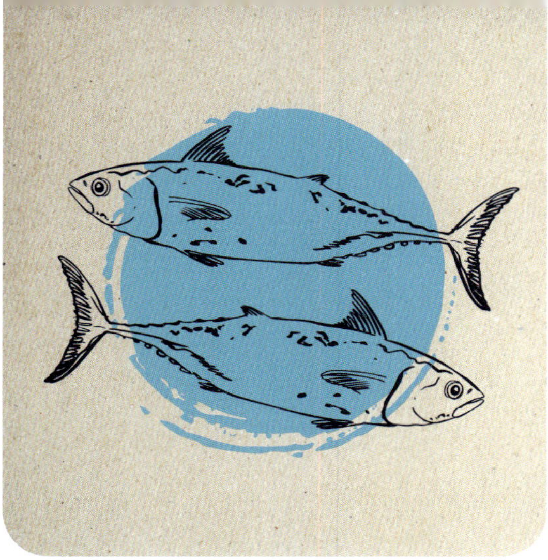

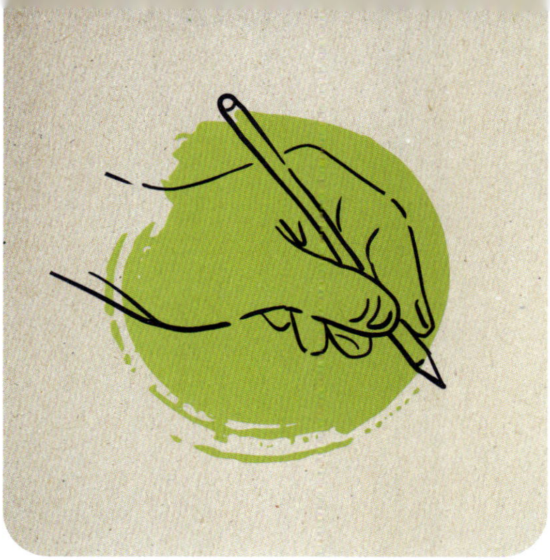

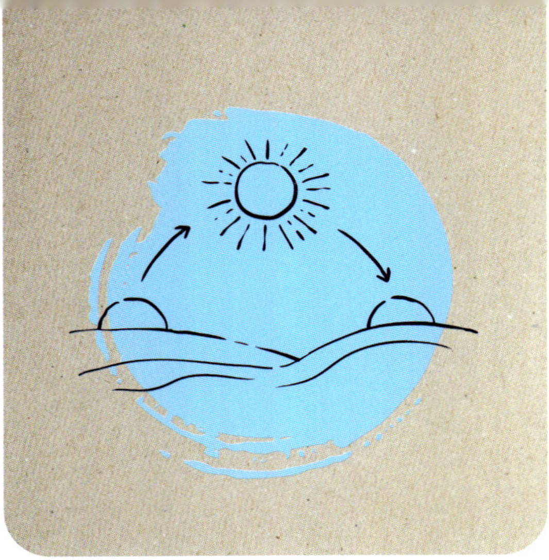

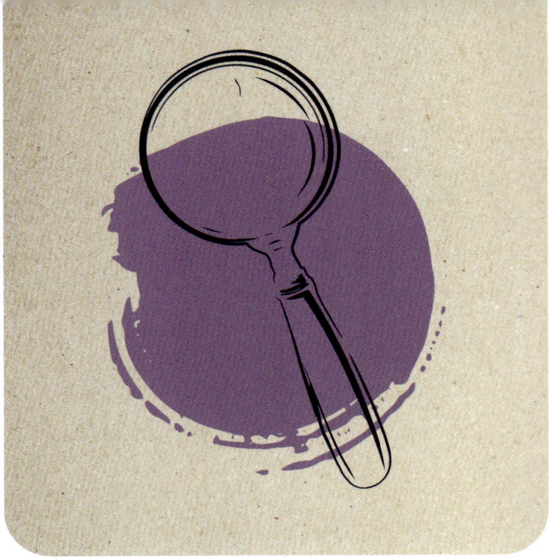

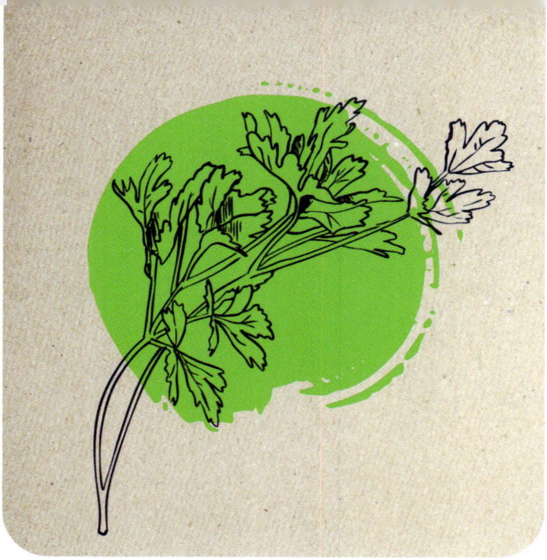

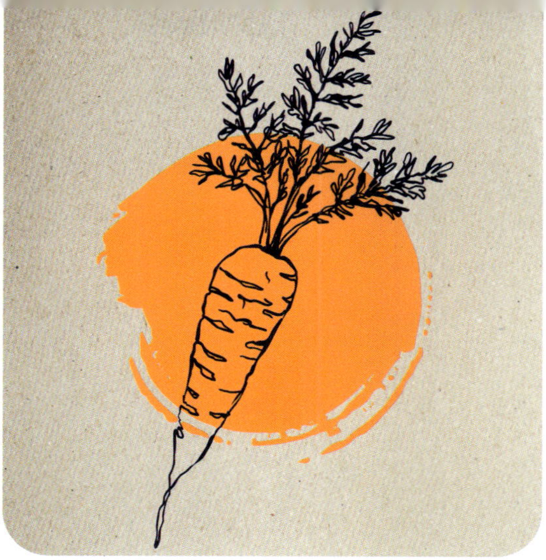

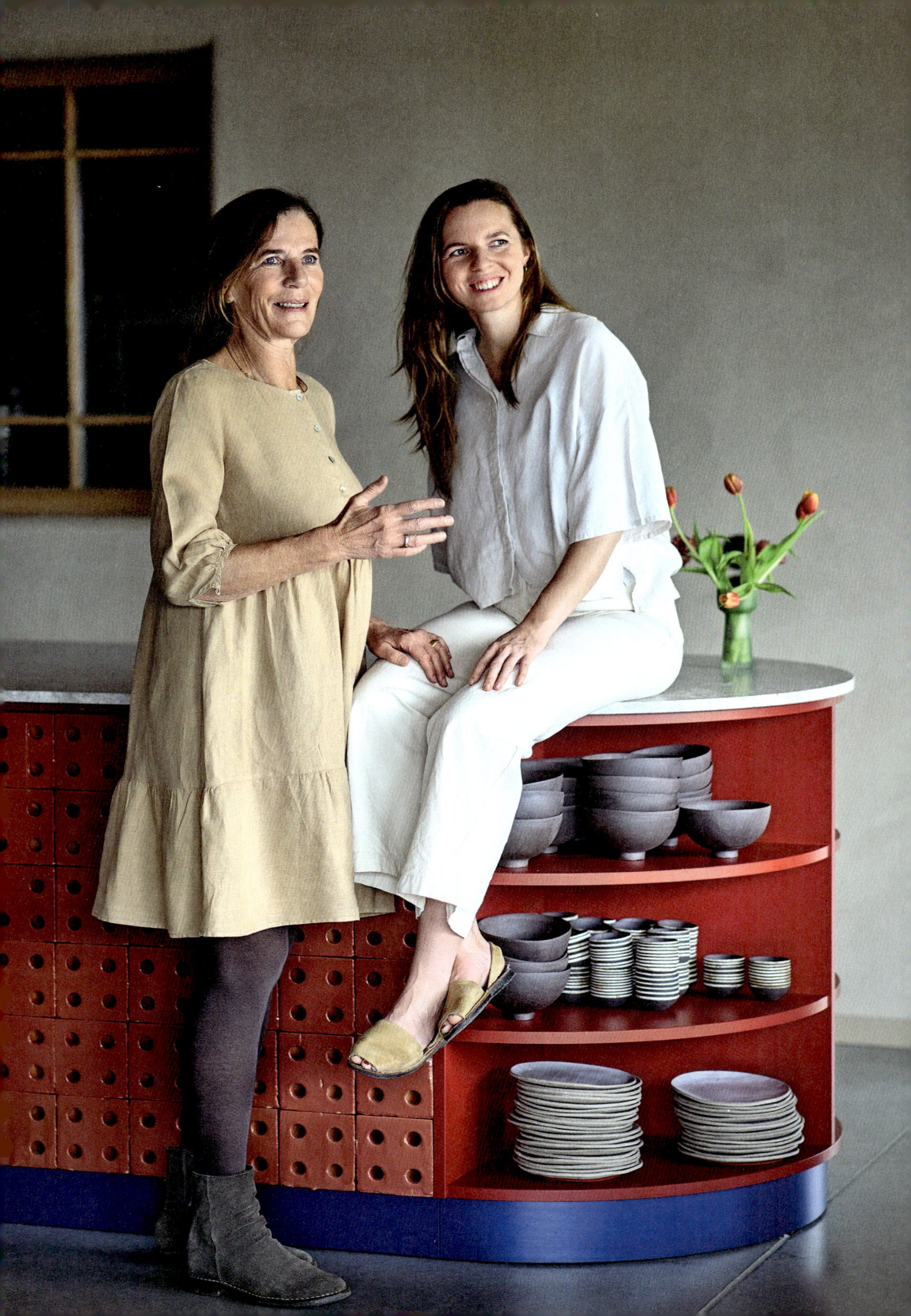

Liebe Leserin, lieber Leser,

dieses Handbuch ist zum Gebrauch gedacht. Sie können es Seite für Seite lesen oder direkt zu den Kapiteln springen, die Sie besonders interessieren. Und wenn das Buch bei der Anwendung Fettflecken bekommt, ist es eine Auszeichnung!

Als die Anfrage des Verlages kam, ob wir dieses Buch schreiben wollten, saßen wir gerade zusammen und taten das, was unsere Arbeit mit der TCM ausmacht: Wir haben Menschen in einem TCM-Ernährungs-Retreat zusammengebracht, haben gekocht, in der Küche angeleitet, sind mit ihnen in die Welt der TCM-Grundlagen eingetaucht und haben die Zusammenhänge zwischen Gesundheit und Ernährung beleuchtet. Die vielen Aha-Momente gaben uns den Impuls, das Wissen noch weiter zu verbreiten.

Wenn Sie dieses Buch für sich selbst lesen: Bleiben Sie neugierig, probieren Sie aus, und vielleicht können wir Sie motivieren, Ihr Wissen im Rahmen einer Diätetik-Ausbildung zu vertiefen, um Ernährungsberatungen anbieten zu können. Am Ende werden Sie merken, dass die komplex erscheinende Grundlage der TCM ganz einfach wird. Denn dann geht es um Gemüse, Gewürze und die Freude beim Essen.

Wenn Sie dieses Buch in der TCM-Praxis anwenden wollen, werden Sie nicht nur viel über sich selbst lernen und einen neuen Blick auf die Diätetik gewinnen, sondern Erklärungen und gezielte Tipps finden, die Ihre TCM-Diagnosen und Therapiemethoden untermauern.

Wenn Sie in einem medizinischen Gebiet tätig sind, finden Sie hier wertvolle Informationen, die Sie gezielt weitergeben können. Die praktischen Tipps können bestehende Therapien ergänzen, das Behandlungsspektrum erweitern und den Wunsch vieler Patientinnen und Patienten erfüllen, die Therapien selbst zu unterstützen.

Was vor über 35 Jahren gemeinsam mit Barbara Temelie, der Pionierin der Fünf Elemente Ernährung, begonnen hat, führen wir nun als Mutter-Tochter-Projekt weiter. Damals wie heute ist es uns ein Anliegen, das großartige Wissen der TCM-Ernährung zu verbreiten, zugänglich zu machen und zu teilen. Unser Ziel ist es, dieses Buch zu einem dauerhaften Begleiter zu machen. Es enthält alles Wissenswerte der TCM-Ernährung – für alle Lebenslagen, alle Generationen, die praktische Umsetzung und den Alltag.

Viel Freude beim Lesen, Nachschlagen und Kochen wünschen
Beatrice und Franziska

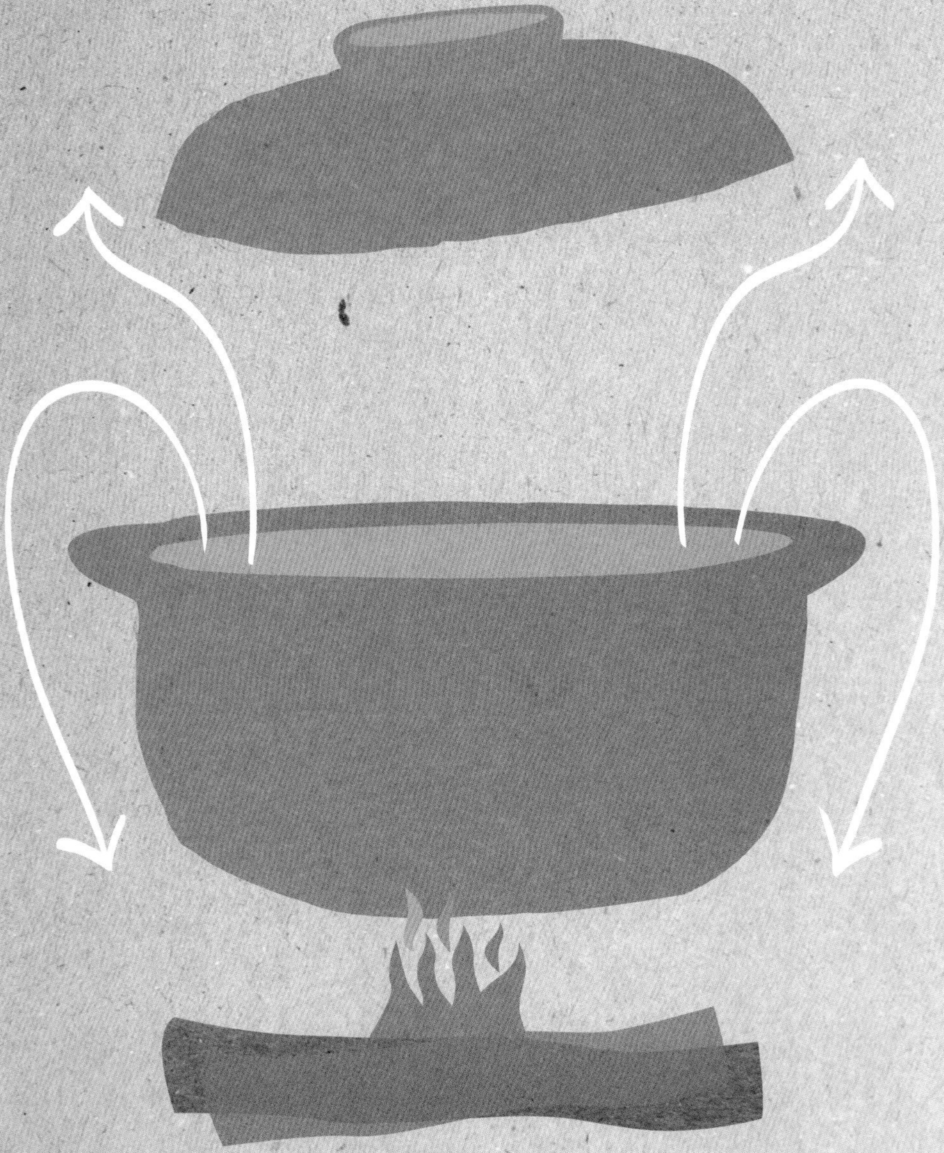

Grundlagen der TCM-Ernährung

Die TCM ist ein weitreichendes und komplexes System. Die für die Ernährung relevanten Themen haben wir neu aufbereitet und praktisch beleuchtet. Unser Erfahrungsschatz soll eine neue Betrachtungsweise für Profis aufzeigen und Interessierten die TCM-Grundlagen verständlich machen.

Kurze Einführung in die TCM

Die TCM basiert auf fünf Säulen, die im Zusammenspiel die Gesundheit fördern und Krankheiten vorbeugen. Die erste davon ist die Ernährung – sie bildet das Fundament für unser Wohlbefinden.

Die fünf Säulen der Traditionellen Chinesischen Medizin (TCM) sind: Ernährungslehre, Akupunktur, Kräuterheilkunde, Tuina-Anmo (manuelle Therapie) und die Bewegungsformen Tai Chi und Qi Gong.

Die Ernährung, eine Säule der TCM

Die grundlegende Säule ist die Ernährung, denn sie trägt tagtäglich entscheidend zu einer stabilen Gesundheit bei. Ist die Ernährung allein nicht ausreichend, wird in der TCM auf Akupunktur und Kräutermedizin zurückgegriffen.

Die Ernährung hat jeden Tag einen Einfluss auf unsere Prävention und wir haben es selbst in der Hand, mit für uns passenden Routinen und Gewohnheiten einen positiven Einfluss darauf zu nehmen. Machen sich Unwohlsein oder Befindlichkeiten bemerkbar, so stehen uns mit der Ernährung der TCM gezielte Empfehlungen und Küchenmedizin bereit. Doch wann ist es hilfreich und sogar nötig, andere Therapiemethoden wie Psychotherapie und Schulmedizin hinzuzuziehen? Wir sehen es als unsere Aufgabe als Therapeutinnen, die Grenzen zwischen den verschiedenen Ansätzen klar zu ziehen und stets zu prüfen, ob die Ernährung allein ausreicht oder ob sie zu einem ganzheitlichen System ergänzt werden muss – sei es durch Psychotherapie, Manuelle Therapie, Schulmedizin oder andere Maßnahmen.

Was bedeutet es eigentlich, ganzheitlich zu leben?

Es geht für uns darum, die »Ernährungslehre« oder »Diätetik« als Lebenspflege zu verstehen, in der sich Körper und Psyche in enger Wechselwirkung zueinander befinden. Sogar die grundlegendsten Aspekte des Lebens wie Atmung, Bewegung, Entspannung und Lebensführung sind in der Ernährungstherapie integriert.

Ganzheitlich bedeutet auch, Verantwortung für sich selbst zu übernehmen. Dies geht nur, wenn wir ein Verständnis und Wissen über die Abläufe und Funktionen des

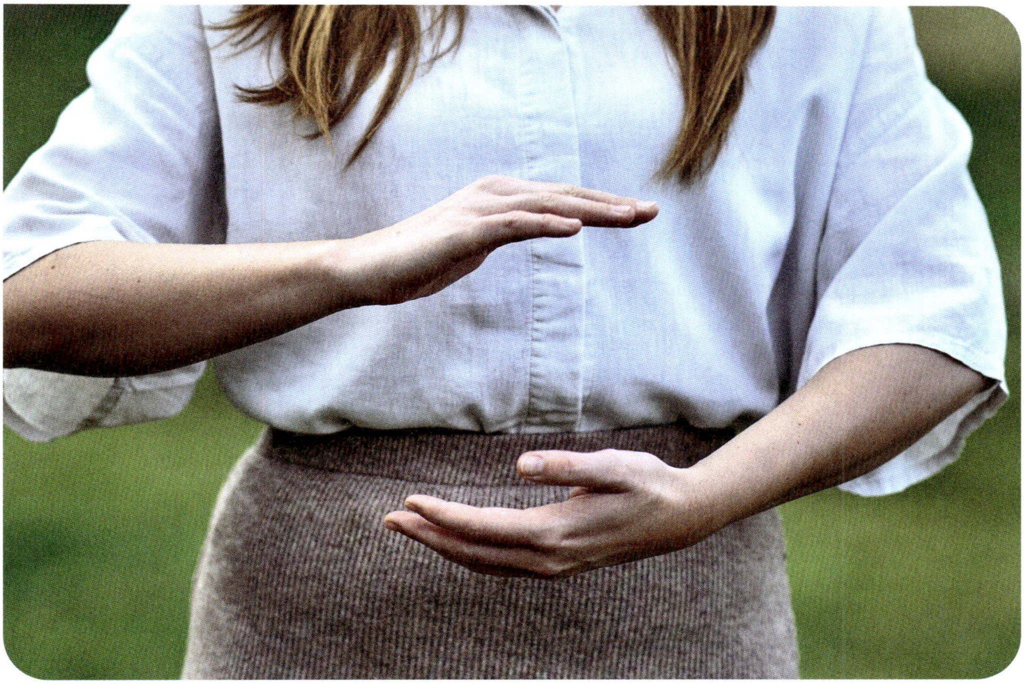

Die Mitte

Körpers und die Natur des Menschen haben. Wenn wir beispielsweise über Themen wie Stress und Burnout sprechen, ist es entscheidend zu verstehen, was es bedeutet, immer wieder auf seine letzten Reserven zurückzugreifen, und wie man diese schützen oder gezielt wieder auffüllen kann.

Diese ganzheitliche Sichtweise eröffnet uns vielfältige Möglichkeiten. So kann die TCM-Ernährung als Prävention, als Behandlung von Befindlichkeiten bis hin zur ergänzenden Stärkung neben anderen Therapien wie etwa Akupunktur, Kräutermedizin, Schulmedizin oder Psychotherapie eingesetzt werden.

In der Prävention spielt die Ernährung eine zentrale Rolle: Mit der TCM-Ernährung können wir aktiv und bewusst für unsere Gesundheit sorgen, bevor Probleme auftreten.

Als Behandlungsmethode für Befindlichkeiten hilft uns die Ernährung, unsere Gesundheit selbst in die Hand zu nehmen. Und wenn wir verstehen, wie sinnvoll die grundlegende Stärkung des Körpers ist, können auch andere Therapien in Kombination mit Ernährung fruchten.

Das Tao, Yin und Yang

Die TCM bedient sich verschiedener in sich schlüssiger Konzepte, um Mensch und Natur zu beschreiben. Eines der grundlegenden Konzepte ist das Prinzip von Tao und die Polarität von Yin und Yang.

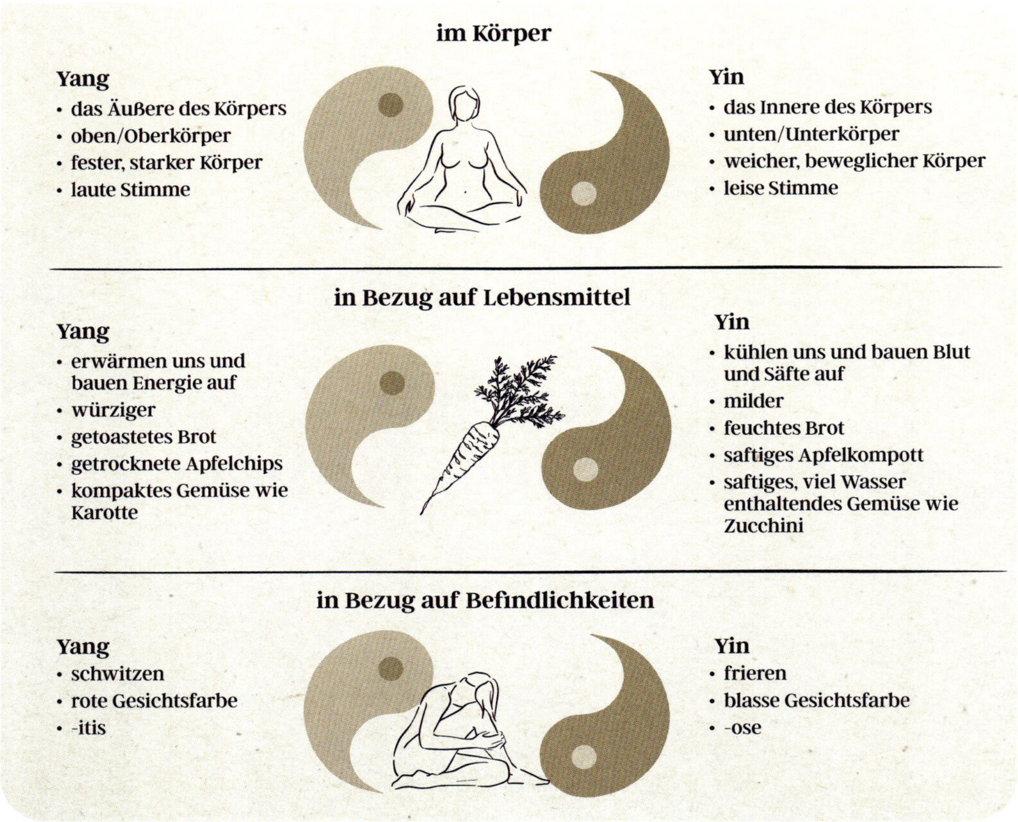

Yin und Yang im Körper, in Bezug auf Lebensmittel und Befindlichkeiten

Das Tao

Das Tao beschreibt die gesamte Philosophie der TCM und damit auch die Entstehung von Yin und Yang. Das Tao ist nicht in Worte zu fassen; beschrieben wird es dennoch als die Einheit, der leere Kreis oder das ruhende Nichts, aus dem die Zweiheit, die Geburt und der Tod und damit Yin und Yang entstehen.

Es beschreibt das Prinzip, dass alles immer im Fluss und stetigen Wandel ist. So wie in der Natur alles in Bewegung ist, so ist auch in uns nichts statisch. Es ist ein Kreislauf von Werden, Sein, Vergehen.

Aus diesem Wandel entstehen Yin und Yang. Sie bilden die Naturerscheinungen wie Berg und Tal, Tag und Nacht, Hitze und Kälte.

Yin und Yang

Yin und Yang, die dynamischen Pole des Lebens, sind in ständiger Bewegung und ständigem Streben nach Harmonie. Sie verkörpern die Gegensätze, wie etwa Tag und Nacht, Licht und Schatten, Aktivität und Ruhe. So wie der Schatten nur durch das Vorhandensein des Lichtes entsteht, existiert das Yang nur, da das Yin existiert. Yang gibt es immer nur im Wechselspiel mit Yin und umgekehrt. Gleichzeitig trägt Yang immer Yin im Kern und umgekehrt. Dies birgt das Potenzial für Veränderung.

Im Wechselspiel von Yin und Yang erkennen wir die Balance, die notwendig ist, um

Gesundheit zu bewahren und zu erlangen. Jede Behandlung strebt danach, das Gleichgewicht zwischen Yin und Yang wiederherzustellen.

Das Konzept von Yin und Yang ist eine Möglichkeit, alles in Relation zueinander einzuordnen, damit Ungleichgewichte erkannt und wieder in Balance gebracht werden können. Nur wenn beispielsweise Ruhe und Aktivität oder Hitze und Kälte in Balance zueinander stehen, sind wir in einem guten Gesundheitszustand. Denn permanente Aktivität ohne Ruhe erschöpft uns, während uns zu viel Ruhe lethargisch macht. Ebenso kann der Konsum ausschließlich roher Nahrungsmittel zum Frieren führen, während zu viel gewürzte, gegrillte Speisen zu Hitze führen können.

Beispiele für Yin und Yang offenbaren sich überall. Im Körper manifestiert sich Yang als Aktivität, Wärme und Energie, während Yin eher der Anteil der Ruhe, Kühle und der sichtbaren Substanzen wie Blut und Säfte ist.

In der Natur zeigt sich Yang in Form von Sommer, Wärme, Helligkeit, Aktivität und langen Tagen, Yin hingegen zeigt sich dazu als Winter, Kälte, Dunkelheit, Ruhe und kürzere Tage.

Die Prinzipien von Yin und Yang

In jeder Einheit liegt das Gegenteil verborgen, wie beim Pfirsich, der außen zart und saftig ist (Yin), aber im Inneren den harten Kern trägt (Yang), der ihm überhaupt erst Wachstum ermöglicht.

Männer verkörpern prinzipiell nach außen hin mehr Yang in Form von Aktivität und festem Körperbau, aber in der Tiefe tragen sie das verborgene Yin. Da das Yin in der Tiefe liegt, haben sie nicht so leicht Zugang zu ihren Yin-Qualitäten, es fällt ihnen häufig schwerer, über ihre Gefühle zu sprechen.

Frauen hingegen verkörpern im »Außen« meist mehr Yin, geleitet von Intuition und Gefühlen, während sie in ihrer Tiefe das verborgene Yang tragen, das sie in vielen Kulturen die härtesten und ausdauernden körperlichen Arbeiten machen lässt.

In diesem Wechselspiel von Yin und Yang offenbaren sich die tieferen Muster des Lebens, bei dem das eine ohne das andere nicht existieren kann.

Tao, Yin und Yang

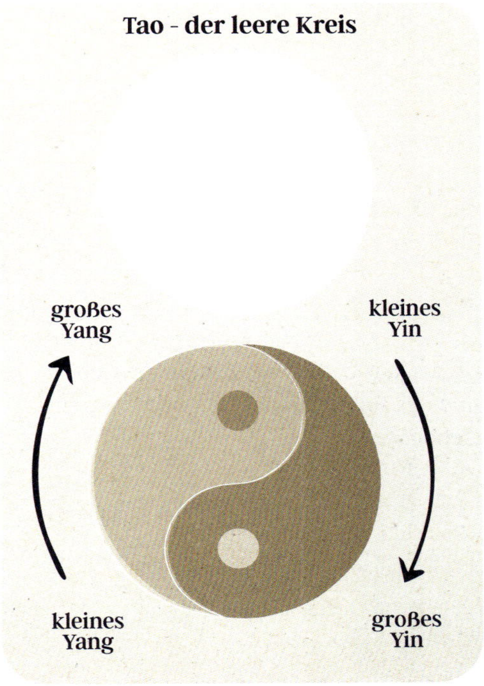

Die Fünf Wandlungsphasen

Neben dem Konzept von Yin und Yang gibt es das in sich schlüssige Konzept der Fünf Wandlungsphasen. Diese sind den Elementen Holz, Feuer, Erde, Metall und Wasser zugeordnet.

Auf der Suche nach einem Konzept, das unabhängig vom Wandel der Zeit, von Trends oder Phasen immer Gültigkeit besitzt, wurde die Natur beobachtet. Ihre Gesetzmäßigkeiten bilden die Grundlage für das Verständnis der TCM. So kommt jedes Jahr aufs Neue nach dem Winter der Frühling. Nach dem Frühling folgt der Sommer, anschließend fallen im Herbst die Blätter und die Säfte ziehen sich im Winter in die Wurzeln der Bäume zurück. Und nach jedem Winter beginnt die Natur im Frühling wieder zu sprießen. Beobachtet wurde, dass die Gesetzmäßigkeiten der Natur immer Gültigkeit bewahren und wir als Mensch eine kleine Version der großen Natur darstellen. Somit unterliegen wir gleichermaßen diesen immerwährenden Gesetzmäßigkeiten. Und dieser Kreislauf, der Wandel der Jahreszeiten, ist die Grundlage für das Konzept der Fünf Wandlungsphasen.

Es ist ebenfalls ein Konzept, bei dem es um die Balance und Ausgeglichenheit geht. Der Frühling sollte seine Kraft angemessen in das Austreiben der frischen Triebe stecken und nicht zu viel Kraft dabei verschenken. Gleichzeitig sollte der Sommer nicht zu hitzig und trocken sein, sonst drohen Brände und verdorrte Böden, die wiederum Gefahren für Überschwemmungen nach sich ziehen können. Es gilt, eine angemessene Balance innerhalb der Wandlungsphasen anzustreben, um somit den stetigen Kreislauf und Wandel bestmöglich zu unterstützen.

Ein Synonym für die »Fünf Wandlungsphasen« ist der Begriff der »Fünf Elemente«, welche als Holz, Feuer, Erde, Metall und Wasser definiert sind. Der Begriff »Wandlungsphase« im Vergleich zu »Element« beschreibt mehr den dynamischen, sich stetig wandelnden Aspekt.

Wandlungsphase Holz

Die Wandlungsphase Holz ist dem Frühling zugeordnet, der Jahreszeit, in welcher der

Samen zu keimen und sprießen beginnt und mit großer Kraft nach oben treibt. Im Frühling wird das Klima vom Wind bestimmt, er verteilt den Samen und die Pollen über das Land. So wie die ersten Triebe des Frühlings frisch und grün sind, ist der Wandlungsphase Holz die grüne Farbe zugeordnet. Sie markiert den Beginn des Tages, den frühen Morgen, den Sonnenaufgang im Osten.

In der Lebensphase eines Menschen ist die Kindheit dem Holz zugeordnet, gekennzeichnet durch Wachstum und Lebendigkeit. Kleine Kinder kann man dabei beobachten, dass sie, wenn sie zu aktiv sind, unbedacht in eine Zitrone beißen – genauso ist der saure Geschmack dem Holz zugeordnet, da er die Dynamik der überschießenden Energie reguliert, wieder zentriert und sammelt.

Oft wird geraten, im Frühling sollte vorrangig Saures gegessen werden, da dieser Geschmack dem Holz zugeordnet sei. Wir verstehen es so, dass der saure Geschmack dem Holz zugeordnet ist, da er das Holz reguliert, wenn es zu sehr nach oben und außen treibt. In den folgenden Kapiteln werden wir noch differenziert auf die Wirkung des sauren Geschmacks eingehen.

Das Holz beschreibt die in gesundem Maße aufwärtsstrebende und nach oben treibende Kraft. Im Übermaß entspricht die überschießende Energie den Emotionen Ärger und Wut. Der Ausdruck »Mir ist eine Laus über die Leber gelaufen« beschreibt hier den Bezug zu den Organen Leber und Gallenblase, die zur Wandlungsphase Holz gehören. Sie sorgen im Körper für einen geschmeidigen und freien Fluss von Blut und Energie, die weder überschießen noch sich stauen sollten.

Wandlungsphase Feuer

Die Wandlungsphase Feuer ist dem Sommer zugeordnet. Es ist die Jahreszeit, in der alles in voller Blüte steht. In der Natur zeigt sich die gesamte Kraft im »Außen«, geprägt durch Wärme, Blütenpracht und lange Tage. Auch wir sind im Sommer meist viel aktiver, mehr draußen und mehr im Außen.

Das vorrangige Klima ist die Hitze. Und so ist diesem Element die Farbe Rot, entsprechend der roten Glut des Feuers, zugeordnet. Es ist die Mittagszeit, in der die Sonne mit größter Kraft am höchsten Punkt im Süden steht. Im Leben eines Menschen umfasst die Wandlungsphase Feuer das Erwachsenenalter und die volle Entfaltung des Potenzials.

Der bittere Geschmack ist dem Feuer zugeordnet, so wie auch durch Feuer Verbranntes bitter schmeckt. Gleicht beim Holz der saure Geschmack die überschießende Frühlingsenergie aus, so reguliert der bittere Geschmack die nach oben und außen gerichteten Dynamiken des Sommers, indem er die Energien wieder nach unten und innen leitet.

Die mit der Wandlungsphase Feuer verbundene Emotion ist die Freude. Die zugeordneten Organe sind Herz, Dünndarm, Dreifacherwärmer (S. 23) und Perikard (Herzbeutel). Alle vier Organe sind in der TCM als »Feuerorgane« betitelt, denn ihre Funktion befasst sich mit Wärme, Bewegung und Transformation/Umwandlung.
Sie liefern gewissermaßen den zündenden Funken für alle lebensnotwendigen Prozesse im Körper – ohne Wärme und Sonne kein Leben.

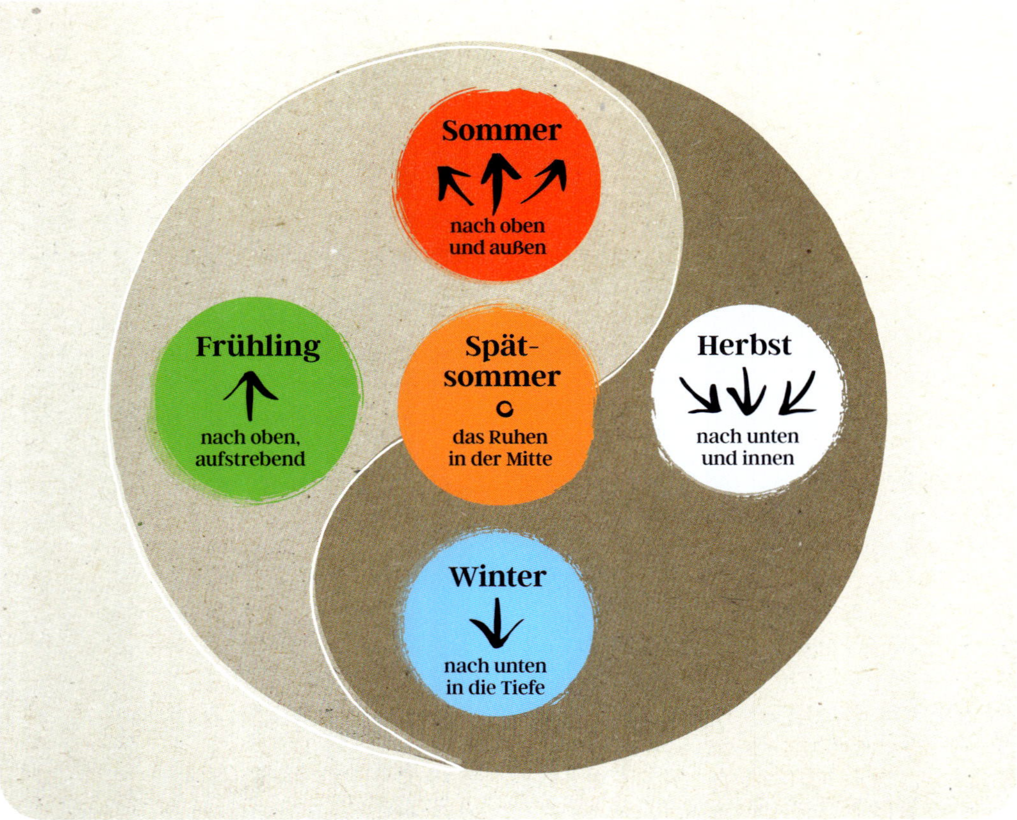

Die Bewegungsrichtungen und Dynamiken der Jahreszeiten

Wandlungsphase Erde

Die Wandlungsphase Erde ist dem Spätsommer zugeordnet. In unseren vier Jahreszeiten Frühling, Sommer, Herbst und Winter kommt der Spätsommer nicht vor. In der TCM ist es die Jahreszeit der großen Ernte nach dem Sommer. Alles ist saftig, rund und reif, die Ernte und der Acker riechen süßlich und die Natur steht für einen Moment still. Es ist Erntezeit – die Zeit der Fülle.

Das Klima entspricht der Feuchtigkeit, vergleichbar mit der Bodenbeschaffenheit von fruchtbarer Erde.

Die zugeordnete Tageszeit ist der frühe Nachmittag; im Leben eines Menschen ist es die Zeit, in der ein Zuhause geschaffen oder der Fokus auf Familienplanung und Lebensgestaltung gelegt wird.

So wie die reife Ernte im Spätsommer süßlich schmeckt, ist der süße Geschmack der Erde zugeordnet. Die Dynamik der Erde ist der Stillstand, das Ruhen in der Mitte.

Die zugeordneten Emotionen sind die Sorge und das Grübeln, wenn sich die Gedanken im Kreise drehen. Und die dazugehörigen Organe sind Milz (mit Pankreas) und Magen. Diese liegen in der Mitte des Körpers und sind Dreh- und Angelpunkt für die Energiegewinnung. Da wir uns in diesem Buch mit dem Thema Ernährung beschäftigen, ist für uns die Wandlungsphase Erde die wichtigste, denn über sie können wir tagtäglich unsere Lebenskraft stärken oder auch unsere Selbstheilungskräfte aktivieren. Weil die Wandlungsphase Erde eine so zentrale Rolle spielt, ist sie in manchen Schriften auch zentral, in der Mitte dargestellt.

Wandlungsphase Metall

Die Wandlungsphase Metall ist dem Herbst zugeordnet. Es ist die Jahreszeit, in der die Blätter fallen, da sich die Säfte in den Bäumen langsam zurück nach unten in die Wurzeln ziehen. Das vorrangige Klima ist die Trockenheit, erkennbar an den trockenen Blättern des Herbstes.

Die Tageszeit ist der Abend, und als Lebensabschnitt symbolisiert diese Wandlungsphase den älter werdenden, weisen Menschen und die Wechseljahre. So wie im Laufe des Lebens die Haare weiß werden, ist die Farbe Weiß dem Metall zugeordnet.

Der zugeordnete Geschmack, der die nach unten gerichtete Dynamik des Holzes regulieren kann, ist die Schärfe, wie z. B. die einer scharfen Chili.

Die Emotion ist die Trauer und das Loslassen. Auch die zugeordneten Organe, Lunge und Dickdarm, beschäftigen sich ständig mit den Themen Aufnahme und Loslassen/Ausscheiden.

Wandlungsphase Wasser

Die Wandlungsphase Wasser ist der Jahreszeit Winter zugeordnet. Es ist die Jahreszeit der tiefsten Kraft, in der die Samen gut geschützt unter der Schneedecke liegen. Auch in uns liegt dann die tiefste Kraft im Inneren, wo sie gesammelt und gebündelt wird, damit wir im Frühling wieder unser volles Potenzial entfalten können. Das vorrangige Klima ist die Kälte.

Die Tageszeit der Wandlungsphase Wasser ist die Nacht; entsprechend ist die zugehörige Farbe das Schwarz (»So schwarz wie die Nacht«). Im Leben des Menschen ist es die Zeit des hohen Alters und des Sterbens.

Der Geschmack der Wandlungsphase Wasser ist salzig, entsprechend dem salzigen Geschmack aller Meerestiere und -pflanzen.

Die Emotion ist die Angst und die Organe des Wassers sind Niere und Blase, die an tiefster Stelle im Körper liegen. Wir verbinden mit dem Organbezug etwa das Sprichwort »Etwas geht mir an die Nieren«.

Fütterungszyklus der Wandlungsphasen

In der natürlichen Abfolge der Jahreszeiten gibt jede Wandlungsphase die Energie und die Grundlage an die nächste weiter, wie eine Mutter, die ihr Kind füttert. Nur wenn jede Wandlungsphase oder auch jedes dazugehörige Organ gut funktioniert, kann der Wandel aller fünf Wandlungsphasen gleichmäßig vollzogen werden. Dies gilt für die Natur und den Menschen gleichermaßen.

In der Ernährung können wir dieses Wissen nutzen, indem wir verstehen, wie zentral die Rolle der Wandlungsphase Erde, die »Mitte«, ist. Denn nur wenn sie gut funktioniert, kann der Wandel aller anderen Wandlungsphasen vollzogen werden. Damit konzentrieren wir uns mit der Ernährung vorrangig auf die Stärkung der Mitte.

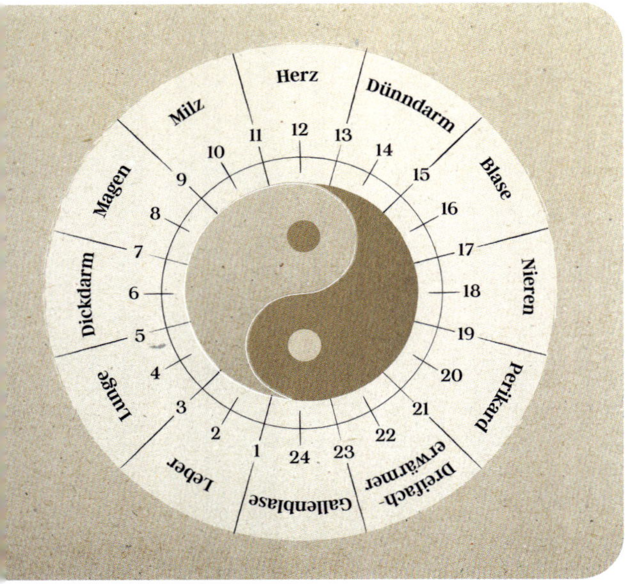

Die Organuhr Im Laufe von 24 Stunden hat jedes Organ eine etwa zweistündige Phase, in der es besonders aktiv ist. Dies können wir uns zu Nutzen machen, indem wir verstehen, dass in dieser Zeit das jeweilige Organ besonders gut gestärkt werden kann. Magen und Milz fallen in die Zeit von 7–11 Uhr vormittags, es ist die beste Zeit zur Stärkung der Mitte.

« Die Zuordnung der Organfunktionen zu den Tageszeiten

Zuordnungen der fünf Wandlungsphasen

Wandlungsphase	Holz	Feuer	Erde	Metall	Wasser
Jahreszeit	Frühling	Sommer	Spätsommer	Herbst	Winter
Klima	Wind	Hitze	Feuchtigkeit	Trockenheit	Kälte
Farbe	grün	rot	orange-gelb	weiß	schwarz
Tageszeit	Morgen	Mittag	früher Nachmittag	Abend	Nacht
Lebensphase	Kindheit	Erwachsenenalter	Zeit der Lebensplanung	frühes Alter Wechseljahre	hohes Alter Sterben
Geschmack	sauer	bitter	süß	scharf	salzig
Bewegung	nach oben, aufstrebend	nach oben und außen	Stillstand, Ruhen in der Mitte	nach unten und innen	nach unten in die Tiefe
Emotionen	Ärger, Wut	Freude	Sorge, Grübeln	Trauer	Angst
Organe	Leber, Gallenblase	Herz, Dünndarm, Perikard, Dreifacherwärmer	Milz, Magen	Lunge, Dickdarm	Niere, Blase

Der Stoffwechsel aus Sicht der TCM

Damit der Stoffwechsel grundsätzlich funktionieren kann, braucht er Material, welches vom Körper aufgenommen und umgewandelt wird. Aus Sicht der TCM ist für die Funktion des Stoffwechsels vor allem Qi notwendig.

Beim Stoffwechsel werden für den Körper nötige Substanzen und Energie gebildet. Diese Substanzen werden in Qi, Blut und Flüssigkeiten/Säfte unterschieden.

Im Folgenden werden wir die Begriffe Qi, Blut und Flüssigkeiten/Säfte erläutern, bevor wir auf die eigentliche Funktion des Stoffwechsels eingehen.

Das Qi

氣

Der Begriff »Qi« wird im klassischen TCM-Denken nicht genau definiert, da das Qi nicht greifbar ist, sondern eher als Potenzial jeder Aktivität anzusehen ist. Es gibt verschiedene Formen von Qi, je nachdem, wie dicht es ist. Je dichter es ist, desto mehr Materie enthält es. Im Körper sind diese dichten Materien als Blut, Flüssigkeiten und Essenzen sichtbar. In weniger dichter Form ist es die Energie, die Kraft oder auch die Funktion, die hinter allem steht.

Qi fließt in den Meridianen (auch Leitbahnen genannt); es fließt zu allen Organen und gewährleistet damit die Funktion der jeweiligen Organe. Ohne Qi keine Funktion, kein Leben.

Das chinesische Schriftzeichen, welches für Qi steht, beschreibt das Bild von einem kochenden Reistopf. Qi ist sowohl der Reis, das Materielle, als auch der aufsteigende Dampf, das Immaterielle. Das Schriftzeichen symbolisiert die Wandelbarkeit von Qi; es beschreibt, wie Qi unterschiedliche Aggregatzustände annehmen und sich verflüchtigen oder verfestigen kann.

Qi fließt nicht nur in den Meridianen und zu unseren Organen, sondern auch wie eine dünne Schutzschicht an der Oberfläche unseres Körpers, um uns zu wärmen und vor äußeren Einflüssen zu schützen. Qi ist die Quelle für jegliche Bewegung, und es ist das, was uns lebendig sein lässt. Deutlich können wir Qi spüren, wenn es blockiert ist. Zum Beispiel bei Nackenschmerzen: Dies bedeutet ganz allgemein, dass Qi kurzfristig in diesem Bereich des Körpers nicht frei fließen kann.

Unser Ziel bei der Ernährung ist, das Qi so gut zu stärken, dass genug für alle Prozesse im Körper zur Verfügung steht. Gleichzeitig sorgen wir dafür, dass Qi frei fließen kann.

Wie viel Qi haben wir?

Aus Sicht der TCM kommen wir bereits mit einem Reservoir an Qi auf die Welt, welches als »vorgeburtliche Essenz« oder »Jing« bezeichnet wird. Diese Essenz haben wir von unseren Eltern vererbt bekommen; sie wird in unseren Nieren gespeichert.

Es ist ein Reservoir, aus dem wir täglich schöpfen, bis unsere Lebensspanne aufgebraucht ist. Westlich gesehen ist dies unser Erbgut, unsere Konstitution, mit der wir geboren werden. Ein Leben sollte so gelebt werden, dass dieses Reservoir von Anfang an bewahrt, geschützt und ergänzt wird. Wir können dies mit einem angemessenen Lebensstil und zu einem kleinen Teil mit der passenden Ernährung tun.

Ein zweites Reservoir an Qi können wir tagtäglich mit der Ernährung und Atmung füllen. Dieses Reservoir wird auch als »nachgeburtliches Qi« bezeichnet. Ziel ist es, dieses Reservoir immer so gut zu aufzufüllen, dass wir nicht übermäßig auf unser vererbtes Reservoir zurückgreifen müssen.

Blut

Blut ist in der TCM eine materielle Form von Qi. Da Qi und Blut aus Sicht der TCM so eng verbunden sind, werden bereits kleinste Ungleichgewichte, sowohl von Qi als auch von Blut, diagnostiziert und behandelt.

Wenn wir über genügend Blut im Körper verfügen, haben wir stabile Nerven, fühlen uns belastbar und sind sowohl innerlich als auch geistig »geschmeidig«. Können Qi und Blut frei fließen, so werden alle Bereiche im Körper genährt, befeuchtet, gewärmt und flexibel gehalten. So wie kleine Kinder – weich, beweglich, warm, rosig, saftig und geschmeidig.

Flüssigkeiten/Säfte

Neben Blut sind die im Körper enthaltenen Flüssigkeiten und »Säfte« eine materielle Form von Qi. Sie entstehen bei der Umwandlung von Nahrung und befeuchten den gesamten Körper innerlich. Die Flüssigkeiten und Säfte sind nicht zu verwechseln mit Wasser, denn Flüssigkeiten und Säfte müssen ebenfalls über die Ernährung gebildet werden. Allein durch das Trinken von Wasser oder Flüssigkeiten können wir diese Flüssigkeiten und Säfte nicht auffüllen.

Die Flüssigkeiten im Sinne der TCM sind die hellen Flüssigkeiten im Körper, wie etwa Schweiß, Tränen, Speichel, Nasensekret, Liquor, Knochenmark, Gelenkschmiere und Plasma, der weiße Anteil im Blut. Auch wenn all diese Flüssigkeiten aus chemischer Sicht einen hohen Wasseranteil besitzen, sind sie weitaus mehr als Wasser, denn sie enthalten ebenfalls Qi und materielle Substanz.

Zusammen mit Qi und Blut gelangen die Flüssigkeiten und Säfte an alle Stellen im Körper und befeuchten uns angemessen.

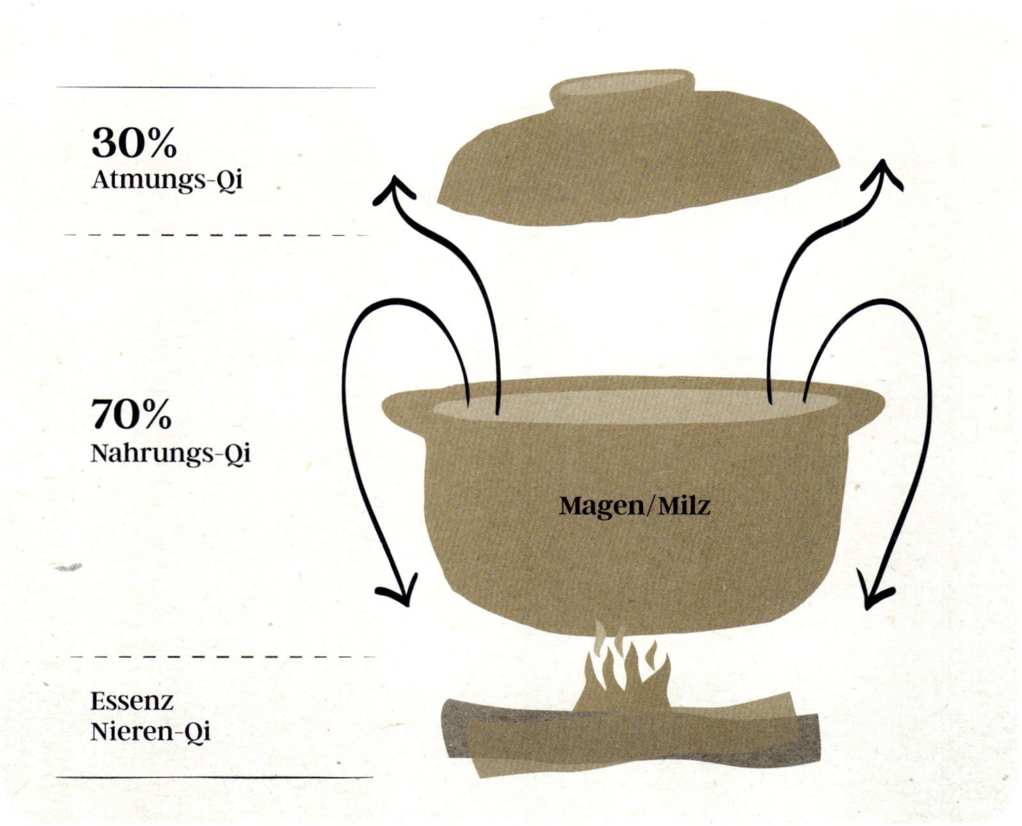

Das Reistopfmodell der TCM

Das Reistopfmodell

Das oben abgebildete Reistopfmodell ist eine Möglichkeit, eine bildliche Vorstellung davon zu bekommen, wie in unserem Körper Qi, Blut und Flüssigkeiten bzw. Säfte entstehen.

Das Bild stellt unsere Mitte, unsere Verdauung, symbolisch als Reistopf dar. Darunter befindet sich ein Feuer, das den Reis zum Kochen bringt. Funktioniert der Prozess des Kochens, so steigt ein feiner Dampf aus dem Topf auf und aktiviert, nährt und befeuchtet unseren Körper bis in die Fingerspitzen. Sogar unser Geist wird von diesem feinen Nebel genährt.

Nur wenn das Feuer unter dem Topf gut brennt, kann dieser Prozess funktionieren. Und nur wenn die richtige Substanz, also das, was wir tagtäglich essen, in den Topf kommt, kann dieser feine Nebel gebildet werden. Funktioniert dieser Ablauf, so werden damit Qi, Blut und Flüssigkeiten/Säfte gebildet.

Der Dreifacherwärmer

Das Reistopfmodell beschreibt die Funktion des »Dreifacherwärmers« – dieser ist in der TCM wie ein Organ zu sehen, aber ein Organ ohne Form, nur mit einer bestimmten Funktion. Der Dreifacherwärmer wird, wie sein Name schon sagt, in drei Bereiche unterteilt. Diese Bereiche werden auch die drei Brennkammern genannt und sie beschreiben die Funktion des Reistopfmodells mit dem Feuer, dem Reistopf und dem aufsteigenden Dampf.

Unterer Erwärmer

Im Unteren Erwärmer, der unteren Brennkammer, befinden sich die am tiefsten im Körper gelegenen Organe: Niere, Blase, Dickdarm und Dünndarm.

Die Nieren sind unser Speicher des vorgeburtlichen Qi, unserer geerbten »Essenz«. Es ist die Essenz, die wir von unseren Eltern mitbekommen haben.

Aus unserer Sicht gehört der Dünndarm, neben dem Qi der Nieren, ebenfalls zur unteren Brennkammer, da er wie ein Feuer unter dem Reistopf fungiert und die nötige Wärme für die Umwandlung von Nahrung zur Verfügung stellt. Der Dünndarm ist ein Feuerelement; er ist der Wandlungsphase Feuer zugeordnet. Tatsächlich weist der Dünndarm auch eine Temperatur auf, die über der Körpertemperatur liegt. Diese Wärme des Unteren Erwärmers ist die Grundlage für einen funktionierenden Stoffwechsel.

Zusätzlich funktioniert der Untere Erwärmer wie eine Drainage. Abfallstoffe werden über Nieren und Blase sowie den Darm ausgeleitet und ausgeschieden.

Mittlerer Erwärmer

Im Mittleren Erwärmer, der mittleren Brennkammer, sind alle Organe, die sich in unserer Mitte befinden: Milz, Magen, Leber und Gallenblase. Sie alle sind maßgeblich an der Verdauung beteiligt.

Der Mittlere Erwärmer ist der Ort, an dem Nahrung umgewandelt und Qi gebildet wird. Es ist der Dreh- und Angelpunkt, an dem der Dampf aufsteigt und das Trübe nach unten zur Drainage weitergeleitet wird. Der materielle Teil der Nahrung wird Stück für Stück weiter nach unten an den Darm gegeben und gleichzeitig wird der feinere, energetische Teil der Nahrung nach oben geleitet. Der Mittlere Erwärmer wird daher auch die Gärkammer genannt.

Der Magen nimmt die Nahrung auf und beginnt sie aufzuspalten. Nahrung wird hierbei vorverdaut und anschließend nach unten Richtung Darm geschickt. Dabei wird immer wieder brauchbares, klares Material behalten und vom Trüben getrennt.

Die Milz wandelt in diesem Prozess den energetischen Qi-Aspekt von Nahrung um. Sie schickt das Feine und Klare nach oben zum Oberen Erwärmer, wo es weiterverarbeitet wird.

In der TCM ist die Milz immer in Verbindung mit der Bauchspeicheldrüse (Pankreas) zu sehen. Beide sind wichtige Organe für genau diese Umwandlung und damit Mittelpunkt des Stoffwechsels.

Da der Mittlere Erwärmer den Dreh- und Angelpunkt des Stoffwechsels darstellt, wird er auch als Ort für die Produktion von nachgeburtlichem Qi bezeichnet. Es ist das Reservoir, das wir ab dem Zeitpunkt unserer Geburt täglich stärken können.

Oberer Erwärmer

Im Oberen Erwärmer, der oberen Brennkammer, befinden sich die Organe Herz, Perikard und Lunge, die in unserem Oberkörper sitzen.

Während im Mittleren Erwärmer Qi durch Nahrung produziert wird, wird im Oberen Erwärmer Qi durch Atmung gebildet. Dies geschieht durch das Qi des Mittleren Erwärmers, welches mithilfe der Milz an den Oberen Erwärmer und damit die Organe

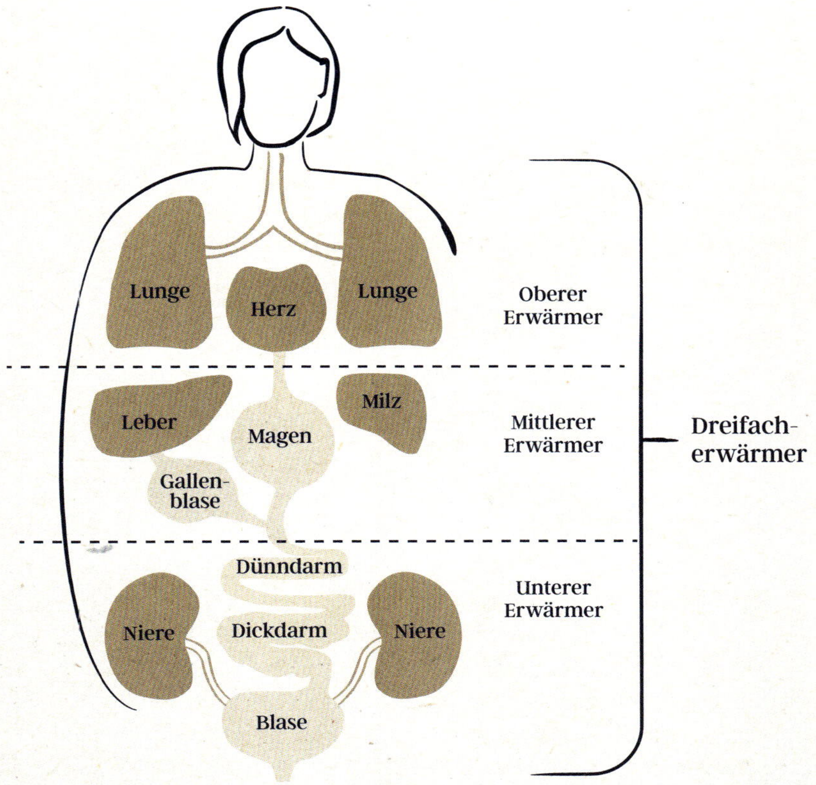

Der Dreifacherwärmer mit Organen

Herz und Lunge weitergegeben wird. Der Obere Erwärmer empfängt den feinen Nebel, verteilt ihn überall im Körper und befeuchtet den Körper damit sanft.

Bildung von Blut, Flüssigkeiten und Säften im Dreifacherwärmer

Das Modell des Reistopfes bzw. des Dreifacherwärmers beschreibt den Stoffwechsel und insbesondere die Bildung von Blut und Flüssigkeiten/Säften.

Blut wird aus den feinen Substanzen der Mitte gebildet, welche über die Nahrung aufgenommen und mithilfe von Lunge und Herz zu Blut vervollständigt werden. Die Wärme aus dem Unteren Erwärmer ist für die Blutbildung essenziell.

Flüssigkeiten werden ebenfalls über die Nahrung aufgenommen und so weit verfeinert und geklärt, bis diese kostbaren Flüssigkeiten wie Tränen, Speichel, Liquor etc. entstehen. Sie sind ebenfalls Bestandteil von Blut, damit es frei fließen kann. Die Flüssigkeiten zirkulieren im gesamten Dreifacherwärmer.

Der Weg zur Diagnosefindung

Wie entstehen Ungleichgewichte? Wie können wir sie erkennen und dadurch auf Erkrankungsmuster schließen? Die Diagnosefindung der TCM bildet die Basis für eine gezielte Ernährungsberatung.

Ungleichgewichte im Körper können sich auf vielfältige Weise entwickeln. In diesem Abschnitt untersuchen wir die unterschiedlichen Einflüsse auf sie etwas genauer und zeigen zudem mithilfe der acht Leitkriterien mögliche Zeichen und Symptome auf, die bei der Diagnosefindung hilfreich sind. Anhand der Symptome können wir der jeweiligen Ursache von Befindlichkeiten auf den Grund gehen. Wir bestimmen Muster, die anschließend Grundlage und Fahrplan für die Beratung sind.

Die Entstehung von Ungleichgewichten

Ungleichgewichte können durch äußere Einflüsse wie das Klima, durch innere Einflüsse wie Emotionen oder durch sonstige Einflüsse wie die Ernährung und unsere Konstitution begünstigt werden.

Äußere Einflüsse

Jede Jahreszeit ist geprägt durch einen klimatischen Faktor: Dies ist nach der Lehre der TCM der Wind im Frühling, die Hitze im Sommer, die Feuchtigkeit im Spätsommer, die Trockenheit im Herbst und die Kälte im Winter. Diese klimatischen Faktoren können allerdings auch das ganze Jahr hindurch vorkommen. Treten die Faktoren im Übermaß auf oder »erwischen« sie uns in einem Moment, in dem wir geschwächt sind, können sie uns krank machen. Gesund ist unser Körper, wenn er äußere Einflüsse balancieren und angemessen auf sie reagieren kann.

Innere Einflüsse

Als innere Einflüsse werden die Emotionen bezeichnet. Genauso wie die äußeren klimatischen Einflüsse haben die sieben Emotionen (Wut und Ärger, Freude, Sorgen und Grübeln, Trauer und Angst) einen Einfluss auf unser Qi und damit auf die gesunde Funktion der jeweiligen Organe im Körper. Jede Emotion im Übermaß schwächt das dazugehörige Organ. So können Wut und Ärger ein Ungleichgewicht in den Organen Leber und Gallenblase verursachen. Übermäßige Freude (unangemessenes, andauerndes Lachen) deutet auf ein Ungleichgewicht im Herzen hin. Grübeln und Sich-Sorgen verursachen ein Ungleichgewicht in der Milz. Lang anhaltende Trauer verursacht ein Ungleichgewicht in der Lunge. Angst und Furcht führen zu einem Ungleichgewicht in den Nieren, das dort das Qi blockiert.

Somit gehört das Ausbalancieren der Emotionen immer zur Lebenspflege dazu. Gegebenenfalls ist eine therapeutische Begleitung sinnvoll. Und umgekehrt verstehen wir darunter, dass wir das dazugehörige Organ stärken müssen, um nachhaltig aus der übermäßigen Emotion herauszukommen. Durch diese Stärkung können wir besser mit den Emotionen umgehen und zusätzliche Therapieansätze fruchten schneller und nachhaltiger.

Sonstige Einflüsse

Es gibt weitere Einflüsse, die Ungleichgewichte im Körper begünstigen können: unsere Konstitution, unsere Ernährung, auch Erkrankungen oder Medikamente.

Konstitution

Die Konstitution ist das Maß an Gesundheit, welches wir von unseren Eltern mitbekommen haben. Maßgeblich ist dabei der Gesundheitszustand unserer Eltern vor und bei der Zeugung. So spielen das Alter der Eltern, deren Konstitution mit zunehmenden Lebensjahren etwas schwächer wird, und die Ernährung während der Schwangerschaft eine große Rolle. Entsprechend werden wir mit mehr oder weniger Schwächen in unserer Konstitution geboren.

Ziel ist es, dies zu wissen, damit wir bestmöglich mit unserer Konstitution umgehen können, sie stärken und ausgleichen, damit sie unsere Gesundheit nicht beeinträchtigt. In der ersten Lebensphase eines Menschen, im Baby- und Kleinkindalter, übernehmen diese Aufgabe die Eltern. Sie sorgen dafür, dass ihr Kind mit möglichst Qi-reicher Nahrung großgezogen wird, damit konstitutionelle Schwachstellen nicht verstärkt werden. Qi-lose Babynahrung wie Milchpulver und Zucker schwächen das Qi des Kindes und begünstigen konstitutionell geprägte Ungleichgewichte.

Ernährung

Beim Einflussfaktor Ernährung geht es um Unter- und Überernährung. Beides kann in unseren Kulturen entstehen, wenn der Körper aufgrund einseitiger Ernährung nicht das bekommt, was er braucht. Es kann ebenfalls bedeuten, dass der Körper trotz »ausreichender« Ernährung nicht mit genug Qi versorgt wird, da die Lebensmittel selbst kaum Qi enthalten. Vorrangig sind dies Fertig- und Industrieprodukte, schnell hochgezüchtetes und chemisch gedüngtes Obst und Gemüse sowie Obst und Gemüse, das kaum bzw. kein Sonnenlicht gesehen hat oder auf ausgelaugten Böden wächst. Es kann auch bedeuten, dass der Körper durch einen extremen Wechsel zwischen Hungern und Schwelgen (wie es häufig bei Diäten passiert) in ein Ungleichgewicht gerät. Ebenfalls zählen dazu unregelmäßige Mahlzeiten, Essen unter emotionaler Belastung oder Diätformen, die ein Übermaß an bestimmten Lebensmitteln propagieren. Darunter fallen beispielsweise sehr eiweißlastige oder sehr kohlenhydratarme Ernährungsformen.

Erkrankungen und Medikamente

Lang anhaltende und zehrende Erkrankungen und/oder Operationen können zu einer Schwächung und zu Ungleichgewichten im Körper führen. Wenn Medikamente nötig sind, können wir auch hier unterstützend stärken, um Nebenwirkungen auszugleichen.

Die acht Leitkriterien

Leitkriterien sind bei der Diagnosefindung Hinweise und Zeichen, die uns helfen herauszufinden, was im Ungleichgewicht ist. Sie dienen dazu, die vielen subjektiven und objektiven Zeichen wie Befindlichkeiten und Symptome einzuordnen, damit eine Diagnose und eine Strategie für die Behandlung gefunden werden können.

Leitkriterien leiten die Therapeutinnen und Therapeuten Schritt für Schritt zu den Ursachen von Ungleichgewichten, indem sie alle Informationen, die sie von Patientinnen und Patienten erhalten, einordnen.

Die acht Leitkriterien sind definiert als
- Yin – Yang
- Innen – Außen
- Kälte – Hitze
- Leere – Fülle

Jedes der acht Leitkriterien ist geprägt durch bestimmte Zeichen und Symptome.

Yin/Yang

Hierbei unterscheiden wir, ob die Zeichen, Befindlichkeiten oder Symptome eher auf der Yin- oder auf der Yang-Seite einzuordnen sind. Allgemein gilt:

Yin Substanz, Säfte, Blut

Yang Qi und Wärme

Yin-Zeichen und -Symptome können sein:
- Müdigkeit
- Schwäche
- Appetitlosigkeit
- heller, klarer Urin in großen Mengen
- eher ruhiges und introvertiertes Verhalten, wenig Bewegungsantrieb

Yang-Zeichen und -Symptome können sein:
- rotes Gesicht
- Durst
- verminderte Urinausscheidung
- harter Stuhl
- Verhalten eher lebhaft, laut, hektisch, schnelle Bewegungen

Außen/Innen

Die Leitkriterien Außen und Innen geben Hinweise zu dem Ort des Ungleichgewichts. Damit wird unterschieden, ob eine Erkrankung noch an der Oberfläche oder bereits in der Tiefe des Körpers zu finden ist. Wichtig sind diese Leitkriterien bei Erkrankungen, die uns »von außen« angreifen, wie etwa eine Erkältung. Normalerweise dringen diese Erkrankungen von außen über die Poren, die Nase, die Ohren und den Mund ein und befinden sich in diesem Anfangsstadium noch in der äußeren Schicht des Körpers. Schreitet die Erkältung nun weiter voran, so dringt sie tiefer »ins Innere« des Körpers ein und führt in diesen tieferen Schichten zu Symptomen.

Die Unterscheidung zwischen Außen und Innen hilft uns dabei, zu lokalisieren, wo genau sich die Erkrankung befindet und welche Maßnahmen in diesem Moment erforderlich sind, um die Erkrankung wieder »herauszubringen« anstatt sie weiter ins Körperinnere »hineinzuschieben«. Ist beispielsweise die Erkältung bereits in tiefere Schichten eingedrungen, bekommen wir sie langsamer wieder in den Griff, als wenn wir die Erkältung in den ersten Momenten erwischen, wo sie sich noch in den äußeren Schichten befindet (S. 240).

Außen Erkrankung eher oberflächlicher

Innen Erkrankung eher tiefer

Außen-Zeichen und -Symptome können sein:

- akuter, rascher Beginn
- Befall der äußeren Schicht des Körpers wie Haut, Öffnungen (Nase, Ohr, Mund, Anus), Muskeln, Gelenke
- gleichzeitig Fieber und Schüttelfrost
- Kopf- und Gliederschmerzen
- Abneigung gegen Wind und Kälte zeigen, dass die Krankheit nur an der Oberfläche – im Außen ist. Sie ist noch nicht in die Tiefe bis zu den Organen vorgedrungen.

Innen-Zeichen und -Symptome können sein:

- Knochen, Nerven, Blutgefäße sind betroffen.
- Schmerzen im Körper
- Übelkeit
- Schwäche
- chronische Kopfschmerzen
- Fieber ohne Kälteaversion
- Schüttelfrost ohne Hitzeaversion

Hitze/Kälte

Hitze kann entstehen durch zu viel innerlichen Stress, durch zu hitzige Ernährung und durch zu viel Hitze von außen. (Beispiel: Der Koch, der täglich am offenen Feuer steht und Hitze ausgesetzt ist.)

Hitze-Zeichen und -Symptome können sein:

- Hitzegefühl, Aversion von Wärme, Wunsch nach Kälte
- rotes Gesicht
- Nasenbluten
- Bluthochdruck
- hohes Fieber
- lokale Rötungen und Schwellungen, Entzündungen, Hautausschlag
- trockener Stuhl, Verstopfung
- gelber Urin
- gelblicher Schleim
- Diabetes
- Unruhe
- chronische degenerative Erkrankungen
- trockener Mund, trockener Husten
- Durst
- Schlafstörungen
- dünner Körper

Kälte kann entstehen durch zu wenig körperliche Aktivität, zu wenig wärmende und zu viel kühlende Lebensmittel (Rohkost) oder zu viel Kälte von außen (Beispiel: langes Schwimmen in kaltem Wasser). Kälte im Körper ähnelt dem Eis, das hart und bewegungslos ist. Kälte zieht zusammen.

Kälte-Zeichen und -Symptome können sein:

- intensiver und fixierter Kälteschmerz
- Schmerzen in den Gelenken und im Unterbauch (da Kälte den Qi- und Blutfluss verlangsamt)
- subjektives Empfinden von Kälte
- großes Schlafbedürfnis
- zusammengerollte Körperhaltung
- Bedürfnis nach Wärme
- Blässe
- klarer Urin
- wässriger Stuhl
- klarer Schleim

Fülle/Leere

Die Leitkriterien Fülle und Leere helfen uns zu entscheiden, ob von etwas zu viel oder zu wenig vorhanden ist. Oft kommt im Körper beides vor, denn das eine bedingt das andere. Mit dem Wissen, dass beides gleichzeitig bestehen kann, können gezielt beide Ungleichgewichte ausgeglichen werden. Fülle wird ausgeleitet und Bereiche der Leere werden gleichzeitig gefüllt.

Das Ausleiten der Fülle braucht weniger Zeit als das Auffüllen und Regenerieren eines Zustandes der Leere.

Fülle bedeutet ein Zuviel an Substanz, wie Ansammlungen von Sichtbarem (z. B. Arteriosklerose in den Arterien, Tumore). Sie führen zu Stagnationen in Arterien, Meridianen, Geweben und jeglichen Orten im Körper. Fülle bedeutet auch Hitze im Übermaß. (Ein Zuviel an Qi gibt es nicht, es kann nicht genug sein.)

Leere bedeutet einen Mangel an Qi, Mangel an Wärme (Yang), Flüssigkeiten, Blut und Säften (Yin)

Fülle-Zeichen und -Symptome können sein: (Stagnationen und Druck produzieren Hitze)

- hoher Blutdruck
- Verstopfung
- Übergewicht
- Herzerkrankungen oder Schlaganfall
- Massage tut nicht gut

Leere-Zeichen und -Symptome können sein: (Leere an Qi, Yin und Yang, Blut und Säften)

- schwaches, zartes, verschlossenes Auftreten
- schwache Stimme
- Blässe
- flache Atmung
- Massage tut gut

Die Entstehung von Erkrankungsmustern

Wenn wir nun das Konzept von Qi, Yin und Yang, Flüssigkeiten, Blut und die acht Leitkriterien kombinieren und in Beziehung zueinander setzen, bekommen wir Muster, die verdeutlichen, wo die Ursache für die Entstehung von Erkrankungen liegt. Auftretende Symptome sind eine Folge dieser Ungleichgewichte. Es ist essenziell, diese Muster zu diagnostizieren, damit wir anschließend Lebensmittel und Ernährungsempfehlungen geben können, die dieses Muster nicht weiter verstärken, sondern sie ins Gleichgewicht bringen.

Ausgangspunkt für die Mustererkennung ist der gesunde Zustand. Es ist das Bild der Ausgeglichenheit zwischen Yin und Yang. Beide sind kräftig, weder im Mangel noch in übermäßiger Fülle und weder Yin noch Yang überwiegt. Das vollkommene Gleichgewicht erreichen wir nie – so ist das menschliche Leben. Mal ein bisschen weniger vom Yin, mal ein bisschen weniger vom Yang – dies ist ein ganz normaler und auch gesunder Zustand (Abb. unten).

Erstrebenswert ist es, möglichst in Balance zu kommen. Mit einem gesunden Lebensstil und dem gezielten Stärken unserer Konstitution können wir diesen Zustand unterstützen. Dies ist Prävention und Heilung zugleich. Anzustreben ist ein gesundes Gleichgewicht von Yin und Yang:

Gesunder Zustand von Yin und Yang

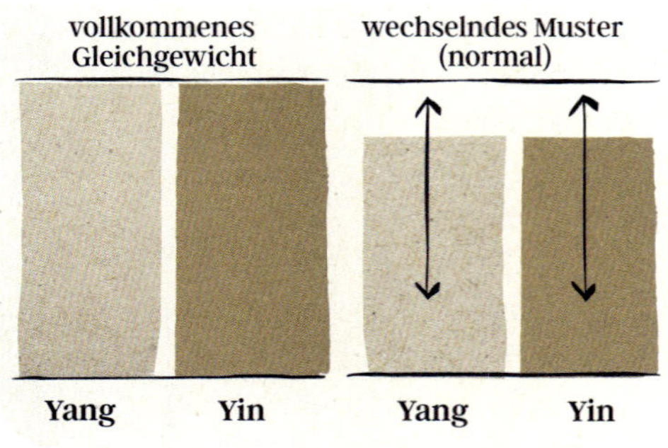

Allgemeine Zuordnungen von Yin und Yang

Yang	Yin
Feuer	Wasser
Hitze	Kälte
Qi/Energie und Wärme	Substanz, Säfte, Blut

Qi-Mangel-Muster

Qi-Mangel-Muster

Das Qi-Mangel-Muster beschreibt den Zustand des vorübergehenden Energiemangels im Körper. Das Yang, welches für Qi, Energie und Wärme steht, ist leicht verringert; es mangelt ein wenig an Qi und Wärme. Das Yin, welches für Flüssigkeiten, Blut und Säfte steht, ist dabei im Normalzustand, weder in Fülle noch im Mangel (Abb. rechts oben).

Ursachen können sein:

- Qi-lose Nahrung (Fertignahrung, Industrieprodukte, hochgezüchtetes Obst und Gemüse)
- Ein Übermaß an abkühlenden Lebensmitteln (Rohkost, Milchprodukte, Südfrüchte) und Qi-raubender Nahrung (weißer Zucker), da mit diesen Lebensmitteln wenig Qi im Mittleren Erwärmer gebildet werden kann
- Falsche Atmung oder schlechte Luftqualität, da dadurch zu wenig Qi aus der Luft aufgenommen werden kann und somit im Oberen Erwärmer weniger Qi gebildet werden kann

Wie zeigt sich ein Qi-Mangel?

Der Mensch ist in diesem Zustand nicht in seiner vollen Kraft, es mangelt ein wenig an Energie und Ausstrahlung. Diese Verfassung kennen wir alle, mal mehr oder weniger ausgeprägt. Ein Qi-Mangel ist leicht zu beheben.

Mögliche Zeichen und leichte Symptome können sein:

- leichte Müdigkeit, leichte Erschöpfung
- leichtes Frösteln ohne ausgeprägte Kältesymptome
- Neigung zu Infekten
- Energie bei 70 bis 80 Prozent

Yang-Mangel-Muster

Besteht der Qi-Mangel über einen längeren Zeitraum, so kann sich daraus ein Yang-Mangel (S. 32) entwickeln. Auf der Yang-Seite fehlt es nicht nur ein wenig an Qi und Wärme wie beim Qi-Mangel, sondern deutlich an Yang. Das Yin ist im Normalzustand, scheint jedoch im Verhältnis zum Yang zu überwiegen. Da zu wenig Qi und Wärme vorhanden ist, bleiben Symptome der Erschöpfung und Kälte zurück. Ziel der Beratung ist es, das Yang aufzubauen und zu stärken.

Ursachen können sein:

- Übermaß an Qi-loser, abkühlender Nahrung über einen längeren Zeitraum
- nicht ausreichende Produktion von Qi und Wärme über die Ernährung
- Aufzehren des Qi- und Wärme-Reservoirs durch chronische Krankheiten
- Überanstrengung beruflicher oder körperlicher Art (wenn wir häufig über unsere

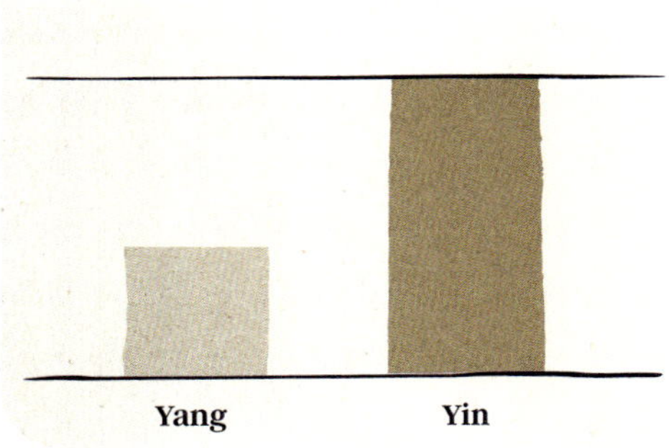

Yang-Mangel-Muster

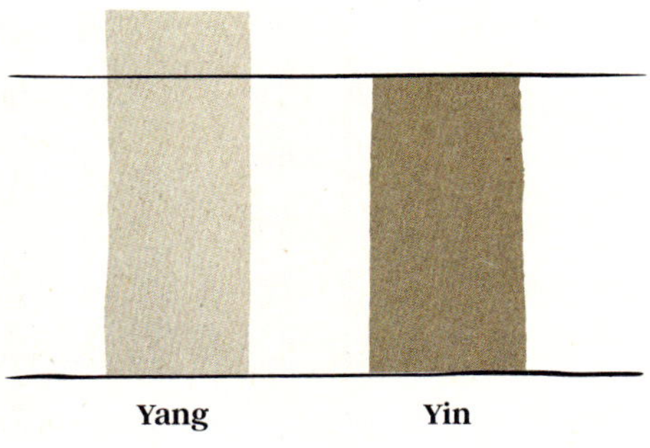

Yang-Fülle-Muster

Kräfte und Reserven hinausgehen, z. B. im Sport und bei Aktivitäten, die sehr viel Yang-Charakter besitzen, kann dies unser Yang erschöpfen)

Wie zeigt sich ein Yang-Mangel?
Die betroffene Person zeigt eine starke Erschöpfung mit innerem Kältegefühl. Diese Person schafft es nicht mehr, sich aus eigener Kraft zu erholen. Diesen Zustand können wir mehr und mehr beobachten – bedingt durch unseren Breitengrad und den klimatischen Einfluss, den Lebensstil und die Ernährung. Es ist die Kombination aus kühlem Klima, kühlender Ernährung und auspowerndem Lebensstil, die allesamt das Yang verbrauchen und erschöpfen.

Mögliche Zeichen und Symptome können sein:
- ausgeprägte Erschöpfung
- inneres Kältegefühl
- Durchfallneigung
- depressive Verstimmungen
- Vorliebe für heißes Wetter, Abneigung gegen Winter und Kälte

Yang-Fülle-Muster
Bei diesem Muster (Abb. oben) wird der Zustand beschrieben, bei dem ein Zuviel an Yang (Hitze) vorhanden ist. Es zeigen sich deutliche Yang-Symptome.

Ursachen können sein:
- ein Ernährungsstil mit übermäßig scharf-heißen Gewürzen über einen langen Zeitraum (regelmäßig scharfe Curry-Gerichte, Chili oder viel Knoblauch)
- lang anhaltende Emotionen wie ausgeprägter Zorn, Ärger und Eifersucht, sie können zu innerer Hitze und damit zu einer Yang-Fülle führen
- Stress und Zeitdruck, sie verursachen auf lange Sicht innere Hitze
- ständig Hitze von außen ausgesetzt sein, z. B. beruflich bedingt bei Köchen, die täglich am heißen Herd stehen

Wie zeigt sich eine Yang-Fülle?
Patientinnen und Patienten zeigen Hitzesymptome im oberen Teil des Körpers, da Hitze meist aufsteigt wie ein aufloderndes Feuer. Nicht nur körperlich, sondern auch innerlich kann sich das auflodernde Yang in Form eines hitzigen und aufbrausenden Gemüts zeigen.

Mögliche Zeichen und Symptome können sein:

- roter Kopf
- Gefühl der inneren Hitze
- vermehrt Durst, um die Hitze zu löschen
- Kopfschmerzen durch die aufsteigende Hitze
- »Kurze Zündschnur« oder Neigung zu Wutausbrüchen

Blutmangel-Muster

Blutmangel bedeutet, dass das Yin, also Blut und Flüssigkeiten, in seiner Kraft und Menge verringert ist (Abb. unten). Gleichzeitig fehlt es ein bisschen an Yang (Qi und Wärme). Unserer Ansicht nach bedeutet dies, dass dem Blut und den Flüssigkeiten zusätzlich etwas an nötiger Funktionskraft und Wärme fehlt. Stellen wir uns einen Heizkörper vor, dem es etwas an Flüssigkeit mangelt: Die Flüssigkeit fließt zwar noch und der Heizkörper wärmt ein bisschen, doch insgesamt könnte die Flüssigkeitsmenge größer und die Wärme intensiver sein.

Auch wenn schulmedizinisch das Blutbild ohne Befund ist, erkennt die TCM bereits Schwächen des Blutes, lange bevor das Labor es anzeigen kann. Hilfreich ist, den Blutmangel zu beheben, bevor Laborparameter ihn anzeigen, um größere Ungleichgewichte zu verhindern. Zeigen sich im Labor bereits verringerte Eisenwerte, so kann dies auf einen ausgeprägten Blutmangel hinweisen.

Blutmangel-Muster

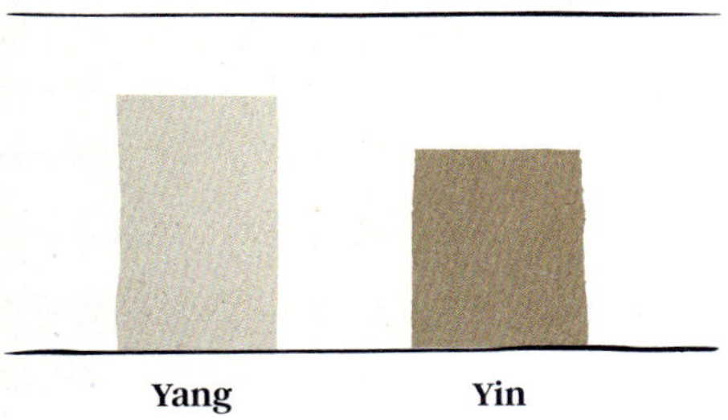

Ursachen können sein:

- Milz-Qi-Mangel (Bei der Blutproduktion muss der Dreifacherwärmer für die Nahrungsumwandlung reibungslos funktionieren. Maßgeblich ist hier die Funktion der Milz verantwortlich. Mangelt es an Qi, vor allem an dem Qi der Milz, kann nicht genügend Blut gebildet werden.)
- vegetarische/vegane Ernährungsformen (da sie oft nicht die nötige Zusammensetzung der Nährstoffe berücksichtigen, die für die Blutbildung essenziell sind; Ernährungsempfehlungen unter »Leber-Blut-Mangel«, S. 151)
- Blutverluste durch starke Blutungen, Menstruationsblutungen, Geburten

Wie zeigt sich ein Blutmangel?

Sehr häufig kommt der Blutmangel bei Frauen vor, aber auch immer mehr Männer sind durch vermeintlich optimierte Ernährung und Lebensstil von Blutmangel betroffen. Die Betroffenen sind blass, fühlen sich dünnhäutig, sind empfindsam und verletzlich. Alles geht ihnen zu nahe.

Unsere Haut und unsere Haare werden von Blut geschmeidig gehalten und genährt. Mangelt es an Blut, so zeigen sich häufig Symptome, die mit Trockenheit einhergehen: »Müssen Sie sich eincremen?« Diese Frage gibt schnell Aufschluss über die Neigung zu trockener Haut. Normal wäre es, wenn man sich nach dem Duschen nicht eincremen muss. Auch die Augen werden vom Blut genährt, was eine klare und gute Sicht gewährleistet. Bei Blutmangel wird es für die Augen schwieriger, sich an die unterschiedlichen

Lichtverhältnisse angemessen anzupassen. Da auch das Yang leicht verringert ist, fehlt es außerdem generell ein wenig an Energie, um gut durch den Tag zu kommen.

Mögliche Zeichen und Symptome können sein:

- Blässe
- trockene Haare, Haarausfall
- trockene Haut, typischerweise an den Schienbeinen
- Nachtblindheit, Lichtempfindlichkeit, Betroffene fahren z. B. nachts nicht gerne Auto
- leichter Energiemangel
- »Dünnhäutigkeit«, übertriebene Empfindsamkeit
- Menstruation: schwache Blutung, verlängerter Zyklus und Amonerrhö möglich

Yin-Mangel-Muster

Ein weiter fortgeschrittener Blutmangel kann sich zum Yin-Mangel (Abb. rechts oben) entwickeln. Hierbei sind Blut und Flüssigkeiten so stark verringert und erschöpft, dass wir von Substanzverlust sprechen.

Ursachen können sein:

- Nahrung und Genussmittel, die nicht viel Substanz enthalten, und sogar austrocknend wirken, z. B. Kaffee, Chips, Nikotin
- hohe Leistungsanforderung bei gleichzeitig fehlender, dem Pensum angemessener Ernährung (z. B. Nüsse als Snack, anstatt einer Mahlzeit, die Substanz aufbaut)
- fehlende Yin-Qualitäten im Lebensstil, wie ausreichend Schlaf und angemessene Ruhepausen zwischen Aktivitäten
- Drogen und/oder leistungssteigernde Aufputschmittel (Weniger Hunger und verringertes Schlafbedürfnis verbrauchen die kostbaren Substanzen.)

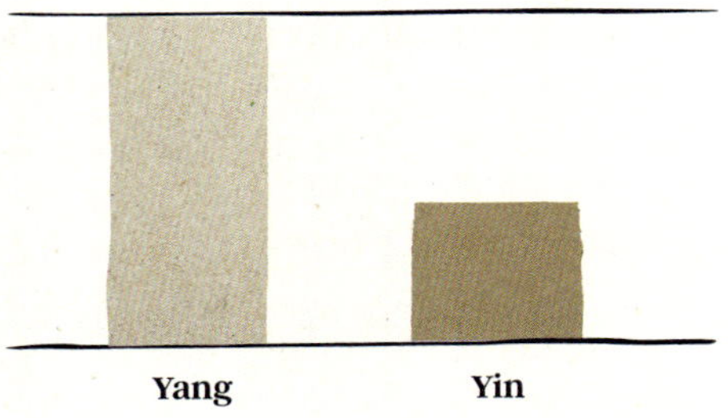

Yin-Mangel-Muster

- Durchfall (Bereits »weicher Stuhl« und regelmäßig auftretende Durchfälle zählen aus unserer Sicht zu Substanzverlust und sollten behoben werden.)

Wie zeigt sich ein Yin-Mangel?
Relativ gesehen überwiegt das Yang, allerdings nur, da das Yin so stark verringert ist. Bei Yin-Mangel genügt es, dass Betroffene ein Hitzesymptom aufweisen. Es liegt nicht wie bei der Yang-Fülle ein tatsächliches Zuviel an Yang vor, sondern das Yang überwiegt nur im Verhältnis zum Yin. Dadurch zeigt sich das Hitzesymptom nicht in ausgeprägter, sondern meist in leichter Form. Es kann beispielsweise zu einem leichten inneren Hitzegefühl kommen, welches zu Unruhe oder innerer Nervosität führen kann.

Hier wäre es falsch, die Hitze auszuleiten. Das Muster ausbalancieren kann man nur, indem man langfristig und konsequent die Substanz, das Yin, aufbaut. Die leichten Hitzesymptome können dadurch nachlassen.

Ein Substanzverlust ist ein längerer Prozess. Entsprechend bedarf es auch einer konsequenten Ernährung über einen längeren Zeitraum, um die Substanz wieder aufzubauen.

Mögliche Zeichen und Symptome können sein:

- Symptome treten nicht nur kurz auf, sondern bestehen seit längerer Zeit
- innere Unruhe/Nervosität
- Durst nach kleinen Schlucken (um sich innerlich ständig zu befeuchten)
- heiße Füße nachts
- Neigung zu nächtlichem Schwitzen
- ausgezehrter Körper durch Mangel an Substanz
- keine gute Verträglichkeit von heißem Wetter

Yin-Fülle-Muster

Bei diesem Muster (Abb. unten) wird der Zustand beschrieben, bei dem ein Zuviel an Yin (Kälte) vorhanden ist. Es zeigen sich deutliche Yin-Symptome wie sichtbare Ansammlungen von Kälte oder Substanzen, z. B. Nässe und Schleim, im Körper.

Ursachen können sein:

- Mangel an Bewegung: Wenn durch mangelnde körperliche Bewegung die Energie im Körper nicht ins Fließen kommt, dann wird auch das Yin (Flüssigkeiten, Blut) nicht genügend bewegt und es können sich sichtbare Ansammlungen im Körper bilden.

Yin-Fülle-Muster

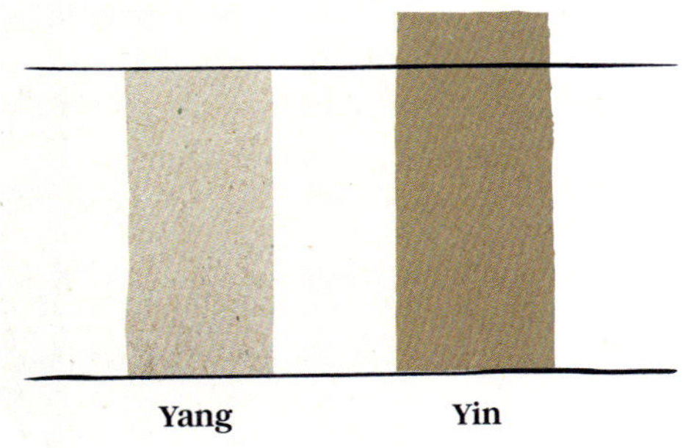

- ein übermäßiger Verzehr von kalten und feuchten Lebensmitteln wie z. B. Joghurt, Quark und Käse
- Aufhalten in feucht-kaltem Klima oder Wohnen in einem feucht-kalten Haus

Wie zeigt sich eine Yin-Fülle?

Die Fülle an Yin macht träge und behäbig. Sowohl körperlich als auch psychisch hinterlässt dies ein lethargisches Gefühl; ein Patient meint, er fühle sich wie ein »schwerer nasser Sack«.

Bei einer Yin-Fülle können die Ansammlungen so ausgeprägt sein, dass sie sichtbar werden. Sie können beispielsweise in Form von Schleim (Nase/Nebenhöhlen) oder in Form einer Neigung zu Übergewicht auftreten. Neben der Ansammlung von Substanzen kann auch eine Ansammlung von Kälte sichtbar werden, die sich nicht »innerlich«, sondern lokal begrenzt zeigt. So kann sich diese Kälte z. B. in Gelenken oder im Bauch ansammeln und dort Schmerzen auslösen. Wärme, etwa in Form einer Wärmflasche, sorgt hier meist für Besserung.

Mögliche Zeichen und Symptome:

- kein Durst, da bereits zu viel Substanz vorhanden ist
- sichtbare Ansammlungen (s. o.)
- lokale Kälte, evtl. Schmerz auslösend
- Lethargie, Trägheit
- großes Schlafbedürfnis

Für jedes dieser Erkrankungsmuster gibt es eine Kombination aus Lebensmitteln, die besonders geeignet sind, um die Ursache der Ungleichgewichte zu behandeln. Dabei spielen Geschmack und Thermik eines Lebensmittels eine zentrale Rolle, da jedem Geschmack und jeder Thermik eine spezifische Wirkung zugeschrieben wird (S. 52).

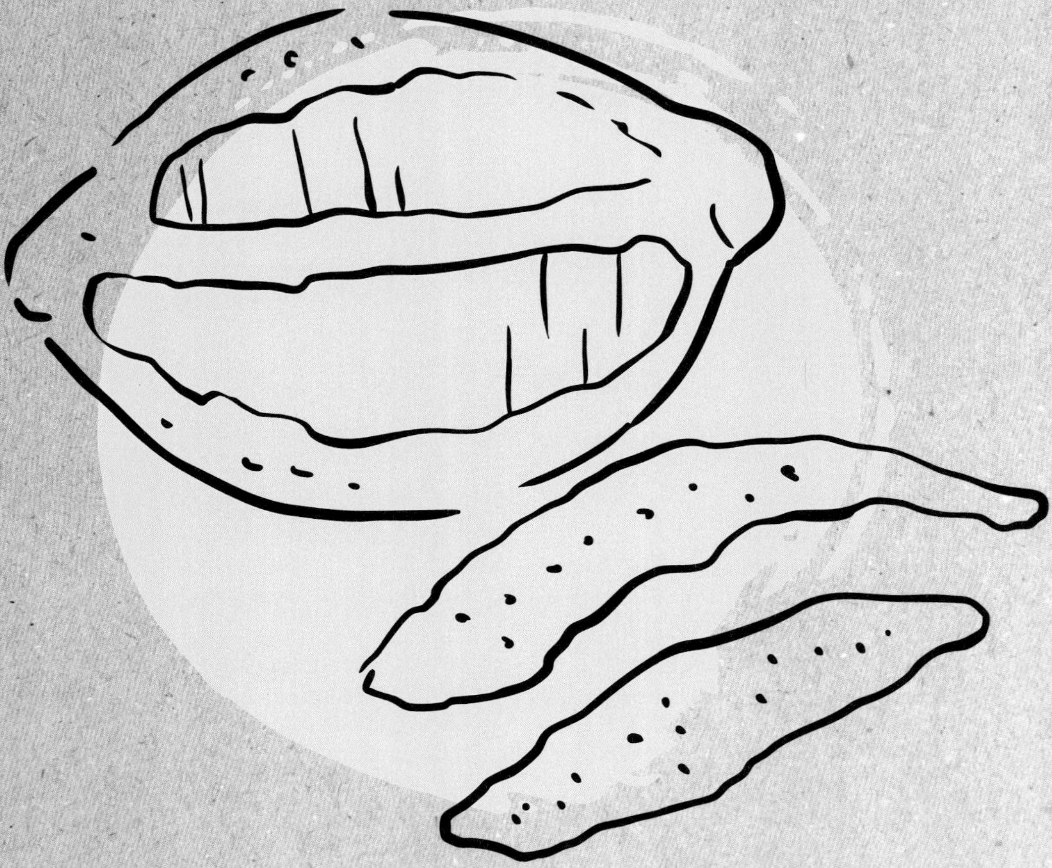

Geschmack und Thermik

Welchen Geschmack besitzen Lebensmittel, welche Organe sprechen sie an und können sie innerlich wärmen oder kühlen? Dieses Wissen hilft uns, präventive Maßnahmen zu ergreifen, Ungleichgewichte auszubalancieren oder therapeutische Empfehlungen zu geben.

Geschmack 味

wèi

Die TCM unterscheidet sechs verschiedene Geschmäcker, die jeweils einer Wandlungsphase und den entsprechenden Organen zugeordnet sind. Jeder Geschmack löst eine bestimmte Reaktion im Körper aus.

Die TCM bietet ein umfangreiches Wissen über die Wirkungsweise von Lebensmitteln und ihre Auswirkungen auf den Körper. Dabei können alle Lebensmittel klassifiziert werden – entsprechen sie mehr einer Yin- oder Yang-Qualität, sind sie eher saftig oder trocken, wie ist ihre Thermik, wie ihr Geschmack? Im Folgenden wollen wir uns näher mit den sechs Geschmäckern in der TCM beschäftigen.

Das chinesische Schriftzeichen für den Geschmack lautet »Wèi«. Es zeigt einen Baum mit hängenden Ästen in Kombination mit einem Mund. Das Zeichen steht sinnbildlich für die Fülle der Natur und die Beschaffenheit der essbaren Dinge wie Konsistenz und Aroma. In diesem Sinne symbolisiert das Bild »Wèi« unseren Begriff Geschmack. In der TCM umfasst der Begriff »Wèi« sowohl die aromatischen Anteile eines Lebensmittels als auch die nährenden und materielleren Anteile. Manche Lebensmittel besitzen einen höheren aromatischen Anteil, manche einen dichteren, nährenden Anteil. Cayennepfeffer ist beispielsweise viel aromatischer und Qi-reicher als Quark, der nährender und materieller ist.

Diese Unterscheidung benötigen wir, wenn eine mehr bewegende oder nährende Wirkung erzielt werden soll. Unabhängig davon können wir alle Lebensmittel hinsichtlich ihres vorrangigen Geschmacks einordnen. Dabei wird in der TCM zwischen sechs Geschmäckern unterschieden: süß, fade, scharf, salzig, sauer und bitter.

Jeder Geschmack wird einer Wandlungsphase und den entsprechenden Organen zugeordnet, da sich dort eine stärkende oder regulierende Wirkung entfaltet. Darüber hinaus löst jeder Geschmack eine gezielte Reaktion im Körper aus.

Der süße Geschmack

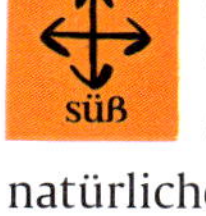

Die Bewegungsrichtung des süßen Geschmacks ist »überallhin/in alle Richtungen«. Mit »süß« ist der natürliche »mild-süße« Geschmack gemeint, nicht etwa Süßmittel oder Süßigkeiten. Es ist der Geschmack, der in allen Lebensmitteln enthalten ist.

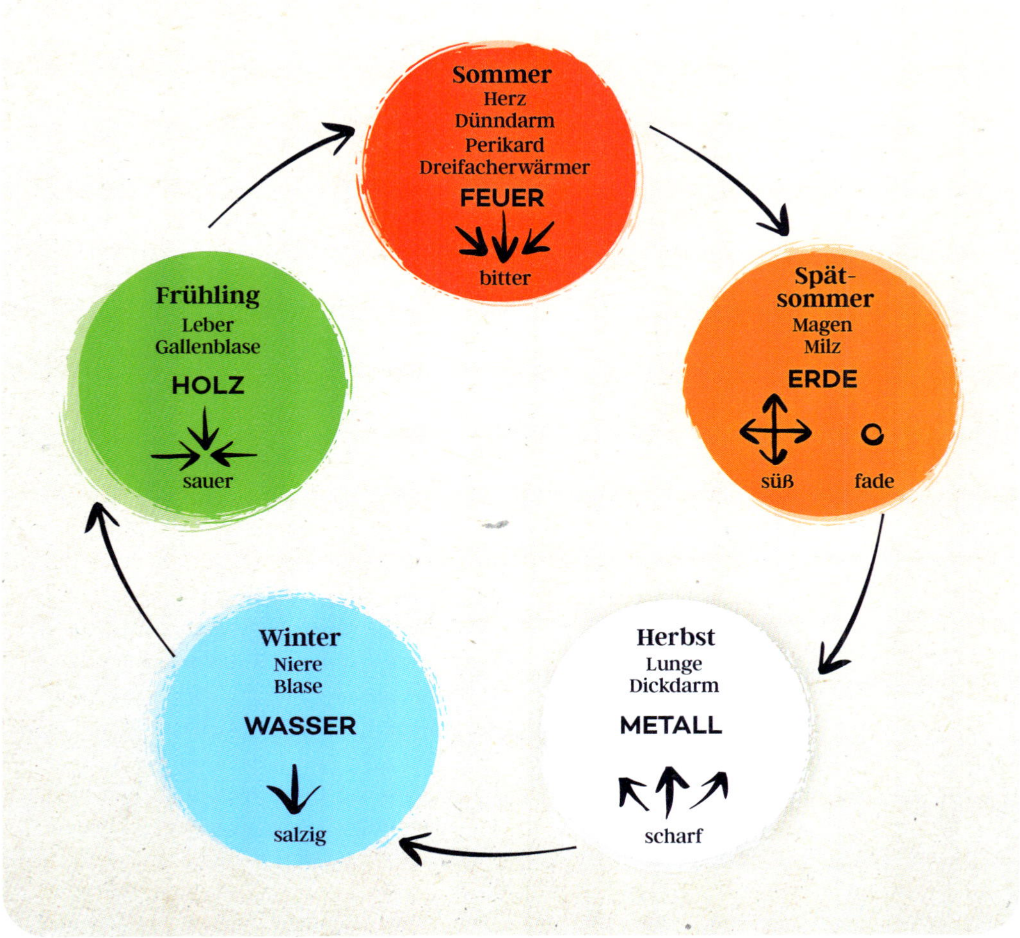

Bewegungsrichtung der Geschmäcker und ihre Zuordnung zu den Wandlungsphasen

Damit zählt er zu dem zentralsten und wichtigsten Geschmack in der Ernährung und ist wie die Wandlungsphase Erde unser Dreh- und Angelpunkt für eine funktionierende Verdauung und einen regulierten Stoffwechsel.

Bildlich gesprochen reist der süße Geschmack zur Milz und verteilt von dort aus alles Nährende und Substanzielle an die anderen Organe. Der süße Geschmack ist somit die Grundlage für eine starke Mitte. Dies bedeutet, dass sowohl die Verdauung als auch der Stoffwechsel gut funktionieren, und man hat das Gefühl, sich »wohl in seiner Mitte zu fühlen«.

Wir sehen deutlich, wie wichtig der süße Geschmack ist, wenn wir Babys beobachten. In den ersten Monaten wird ein Baby ausschließlich mit süßlich schmeckender Milch ernährt. Es wächst und gedeiht, indem das zarte Verdauungssystem durch diesen

Wie erkenne ich süße Lebensmittel?

- Süß ist gelb, braun, orange.
- Süß ist rund.
- Süß hat Masse (im Unterschied zu Chili).
- Süß ist weich.
- Süß ist sämig, breiig, mehlig.
- Je reifer durch Sonneneinstrahlung, umso süßer.

Was sind vorrangig süße Lebensmittel?

- Fleisch
- Fisch
- Hülsenfrüchte
- Öle
- Getreide
- stärkehaltige Gemüse wie Karotten, Kürbis, Süßkartoffel

Geschmack zunehmend Qi und Säfte aufbaut. Damit ist der süße Geschmack der am meisten stärkende und nährende. Erst nach und nach kommen weitere Geschmäcker hinzu.

Die Wirkung des süßen Geschmackes

Süß baut Qi und Blut auf Dies bedeutet: Süß nährt und befeuchtet. Flüssigkeiten, Säfte und Blut können damit aufgebaut werden. Es ist der Geschmack, der uns am meisten stärkt und sättigt.

Süß macht uns zufrieden Der süße Geschmack bewirkt ein wohliges Gefühl und entspannt uns. Da seine Bewegungsrichtung überallhin verteilend ist, wirkt er sehr ausgleichend und kann einen angespannten Zustand lösen.

Wenn der Körper zu wenig Süß (Mild-Süßes) bekommt Dies kommt sehr selten vor, denn ein Großteil der Lebensmittel ist dem süßen Geschmack zugeordnet. Essen wir allerdings kein Getreide, kein Fleisch, keine guten Fette, keine Hülsenfrüchte und auch kein stärkehaltiges Gemüse, so kann es passieren, dass der Körper nicht ausreichend milde, süße Lebensmittel bekommt, die er für eine starke Mitte benötigt.

Dies führt dazu, dass die Milz nicht genügend Qi erhält, welches sie zur Bildung von nachgeburtlichem Qi benötigt. Ausreichend nachgeburtliches Qi ist für die Blut- und Säfteproduktion essenziell.

Einseitige mild-süße Ernährung Wenn ausschließlich mild-süße Speisen gegessen werden, wie etwa Fleisch, Mehlspeisen und Weißmehlprodukte, kann dies zu Trägheit und Ansammlungen führen, da es die Milz in ihrer Funktion belastet und blockiert. Ansammlungen bedeuten, dass die Milz nicht gut genug Nahrung umwandelt. Folglich wird die Mitte zu nass und Nässe-Ansammlungen werden im Körper begünstigt.

Süßgelüste Süßgelüste sind ein Zeichen dafür, dass die Milz einen Qi-Mangel hat. Der Körper verlangt nach mehr Energie, die der süße Geschmack liefert. Der Körper schreit förmlich: »Ich brauche Power, ich brauche Energie!« Am schnellsten wirkt industriell erzeugte Süße; der Griff nach Süßigkeiten ist leicht und für einen kurzen Moment haben wir vermeintlich mehr Energie. Allerdings behebt dies nicht auf lange Sicht den darunterliegenden Qi-Mangel. Beheben können wir den Mangel nur mit mild-süßlich schmeckenden Lebensmitteln wie Getreide und süßlich schmeckendem Gemüse. Bauen wir vermehrt diese Lebensmittel in unsere Ernährung ein, kann dies nachhaltig Süßgelüste reduzieren.

Mild-süße Lebensmittel helfen Qi aufzubauen, sie entspannen und befrieden, sind Prävention und Therapie zugleich.

Der fade Geschmack

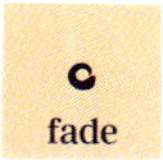

In der TCM zählt neben den gängigen Geschmäckern auch »fade« zu den therapeutisch eingesetzten Geschmäckern. Dieser bleibt oft unberücksichtigt, überzeugt aber mit einer speziellen Wirkung, die wir uns in der Ernährung zunutze machen können.

Fade ist eine Yin- und Yang-Bewegung gleichermaßen. Fade wirkt wie eine Drainage, die in zu feuchten Wiesen gelegt wird, um überschüssige Nässe und Ansammlungen auszuleiten.

Im Körper hilft der fade Geschmack, Überschüssiges auszuleiten und verhindert, dass die Mitte »sumpfig« wird. Da die Mitte und insbesondere die Milz anfällig für zu viel Nässe ist und Nässe die Umwandlungsfunktion der Mitte blockiert, kann der fade Geschmack hier Ansammlungen vermeiden oder ausleiten. Dabei wirkt der fade Geschmack sanft und schonend auf die Milz, ohne sie zu schwächen. Im Gegenteil, durch ihn wird die Mitte gestärkt und damit die gesamte Funktion des Dreifacherwärmers bestmöglich unterstützt. »Fade« ist der Wandlungsphase Erde zugeordnet.

Die Wirkung des faden Geschmackes

Fade leitet Nässe aus Fade wirkt wie eine Drainage; Nässe und »sumpfige« Ansammlungen werden ausgeleitet.

Wie erkenne ich fade Lebensmittel?

- Fade ist geschmacklos wie Congee (Reissuppe).
- Fade ist oft farblos.

Was sind vorrangig fade Lebensmittel?

- Tofu
- Sojamilch
- Quark
- Reis

Süß und fade:

- Adzukibohnen
- schwarze Bohnen
- Sojabohnen
- Mungbohnen und- Sprossen
- frische Erbsen
- Kürbis

Fade stärkt die Mitte Fade unterstützt die Umwandlungsfunktion der Mitte und verhindert, dass die Milz »sumpfig« wird. Es ist die Grundlage für einen funktionierenden Dreifacherwärmer.

Der scharfe Geschmack

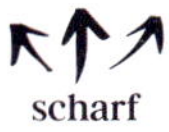

Der scharfe Geschmack bewirkt im Körper eine Energiebewegung, die nach außen und oben geht. Dieses Gefühl können wir nachempfinden, wenn wir in eine scharfe Chilischote beißen. Sofort wird uns heiß, und die Schärfe treibt den Schweiß an die Oberfläche und nach oben und außen. Es ist der Geschmack, der am meisten Bewegung und Dynamik im Körper auslöst.

Wie erkenne ich scharfe Lebensmittel?

- Scharf ist weißes Gemüse.
- Scharf löst ein brennendes Gefühl im Mund aus.
- Scharf sind Gewürze, die wenig Masse haben, dafür viel Aroma.
- Durch Trocknung werden scharfe Gewürze noch schärfer.
- Alkohol, insbesondere hochprozentiger Schnaps, wird dem scharfen Geschmack zugeordnet.

Der scharfe Geschmack unterstützt die Verdauung, indem er die Umwandlung von Nahrung (vgl. Reistopfmodell, S. 23) anregt und das Qi der Mitte, den feinen Nebel, nach oben steigen lässt. Gleichzeitig unterstützt der scharfe Geschmack die Lungen, die den feinen Nebel überallhin verteilen, um damit alle Körperregionen angemessen zu befeuchten. Der scharfe Geschmack ist somit der Lunge und der Wandlungsphase Metall zugeordnet.

Die Wirkung des scharfen Geschmackes

Scharf bewegt und zerstreut Scharf kann Blockaden lösen, indem Qi und Blut bewegt werden – wie ein Windhauch, der innerlich durchpustet. Mäßig dosiert unterstützt der scharfe Geschmack die Aufwärtsbewegung und Umwandlungsfunktion des Dreifacherwärmers, indem er die Bewegung nach oben und außen fördert.

Scharf öffnet die Poren Wenn wir in eine sehr scharfe Chilischote beißen, kommen wir ins Schwitzen. Dies zeigt, wie schnell der scharfe Geschmack die Poren öffnen kann. Dadurch kann die Körpertemperatur reguliert werden, indem Hitze über die Poren ausgeleitet wird.

Wenn zu viel Scharfes gegessen wird Wer immer scharf nachwürzt oder vorrangig scharfe Lebensmittel isst, erzeugt damit innerliche Hitze. Längerfristig werden dadurch die Säfte »eingeköchelt« und verbraucht.

Gelüste auf Scharf Menschen, die viel Scharfes essen, brauchen den Kick und den Reiz, den der scharfe Geschmack umgehend liefert, denn entweder leiden sie an Energiemangel oder an blockiertem Qi. Die starke Dynamik des scharfen Geschmacks behebt zwar nicht langfristig den Energiemangel, bewirkt jedoch, dass man sich kurzzeitig lebendig fühlt und sich bis in die Fingerspitzen spürt. Und wer an stagniertem Qi leidet, hat kurzzeitig das Gefühl, dass sich die Blockade auflöst. Doch zurück bleibt ein Ungleichgewicht und der Energiemangel wird noch verstärkt, da bei dieser starken Dynamik zu viel Energie verloren geht.

Gelüste nach scharfem Geschmack beziehen sich oft auf Lebensmittel, die sehr aromatisch sind und dabei wenig Masse haben, wie z. B. Knoblauch und Chili. Ziel wäre es, in diesen Fällen vermehrt Lebensmittel zu verwenden, die sowohl den scharfen Geschmack als auch vergleichsweise viel Masse besitzen. In Kombination mit Qi-aufbauender Nahrung kann so langfristig die Balance zwischen Energieaufbau, Bewegung und »Sich-Spüren« gefunden werden.

Der salzige Geschmack

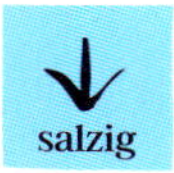

Der salzige Geschmack löst eine Bewegung im Körper aus, die nach unten gerichtet ist. Er ist der Wandlungsphase Wasser und den Nieren zugeordnet. Das Salzige »reist« zu den Nieren und gibt den am tiefsten gelegenen Organen im Körper Lebenskraft. Diese brauchen den salzigen Geschmack von mineralienreichen und eiweißhaltigen Lebensmitteln, um die Essenz zu speichern und zu bewahren.

Die Wirkung des salzigen Geschmackes

Salzig leitet nach unten Die sinkende Bewegung von Salzigem kann uns beruhigen und den »Geist verankern«, was das Gefühl, »in sich zu ruhen«, beschreibt. Das Feuer oben im Herzen wird, ähnlich wie bei Bitterem, nach unten geführt und gibt den Nieren Wärme und Kraft. Das brauchen diese zum Bewahren der kostbaren Essenz zum Leben.

Salzig weicht auf So wie im Winter das Eis mithilfe von Salz geschmolzen wird, kann auch Salz im Körper Stagnationen lösen und sichtbare feste und harte Ansammlungen erweichen. Denn es verflüssigt Hartes, weil das Wasser dem Salz folgt. Bei hartem Stuhl holt Glaubersalz Wasser in den Darm. Im Blut, das eine salzige Flüssigkeit ist, hält das Salzige das Blut flüssig und das Herz »weich«.

Wenn zu viel Salziges gegessen wird Zu viel Salziges macht Durst. Flüssigkeiten im Körper werden an das vermehrt aufgenommene Salz gebunden und bewirken Trockenheit im Körper. Spröde Haare, trockene Haut und Steifigkeit der Muskeln, Sehnen und Gelenke sind Zeichen dafür.

Langanhaltender erhöhter Salzkonsum kann auch die Arterien trocken und spröde machen. Sind die Gefäße weniger elastisch, entsteht möglicherweise Bluthochdruck durch Verhärtung. Minderwertiges Speisesalz wirkt noch salziger und aggressiver als Stein- oder Meersalz, welches in Mineralien gebunden ist.

Gelüste auf Salz Salzgelüste zeigen, dass die Nieren Energie benötigen. Zwar unterstützt der salzige Geschmack die Abwärtsbewegung zu den Nieren, doch kann man mit vermehrtem Salzkonsum die Nieren nicht langfristig stärken. Auch hier gilt es wieder, die Nieren mit entsprechenden Lebensmitteln und Zubereitungsarten so nachhaltig zu nähren, dass das vermehrte Verlangen nach Salz nachlässt.

Wer vermehrt Salz konsumiert, verliert nach und nach den feinen Geschmackssinn und benötigt mit der Zeit immer mehr Salz, damit die Speisen schmecken. Um die Gewohnheit zu durchbrechen, sollte Salz reduziert werden und Lebensmittel mit versteckten Salzen wie Brot, Käse und Fertigprodukte sollten weggelassen werden. Ein gleichzeitiges Stärken der Nieren über gezielte Ernährung kann den Prozess erleichtern (siehe Nieren-Yin-Mangel, S. 147).

Wie erkenne ich salzige Lebensmittel?

- Salzig ist, was im Meer schwimmt und wächst: Fische, Algen, Schalentiere
- Mineralien sind salzig,
- ebenso in Salz Konserviertes, Geräuchertes, Fermentiertes.

Der saure Geschmack

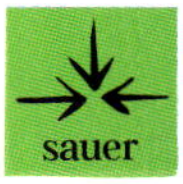

Dem sauren Geschmack entspricht eine nach unten und innen gerichtete Energiebewegung. Er wirkt adstringierend – alles zieht sich zu einem Punkt zusammen. Er kann die aufsteigende Kraft der Leber regulieren und verhindert damit ein übermäßiges Aufsteigen von Qi. Die Leber kann durch den sauren Geschmack beruhigt werden, das Yin, der saftige Anteil der Leber, kann genährt werden. Das bedeutet, dass durch die adstringierende Funktion die Säfte und das Blut in der Leber gehalten und gesammelt werden. Der saure Geschmack ist der Leber und damit der Wandlungsphase Holz zugeordnet.

Der Magen benötigt ebenfalls diese nach unten gerichtete und sammelnde Energiebewegung, damit er die vorverdaute Nahrung weiter nach unten schicken kann. Gleichzeitig hält Saures die Säfte im Magen, denn der Magen braucht es immer feucht genug.

Die Wirkung des sauren Geschmackes

Sauer zieht zusammen und bewahrt Die zusammenziehende Qualität von »sauer« bedeutet, dass Säfte, Qi und die Essenz bewahrt und gesammelt werden. Es wird damit verhindert, dass diese kostbaren Substanzen z. B. durch übermäßiges Schwitzen verloren gehen. Sauer konzentriert sich auf einen Punkt und kann uns damit auch helfen, uns geistig zu fokussieren.

Sauer schließt die Poren und schützt vor übermäßigem Schwitzen So wie der scharfe Geschmack die Poren öffnen kann, kann der saure Geschmack die Poren wieder schließen. Übermäßiger Verlust von Schweiß, der in der TCM als kostbare Flüssigkeit angesehen wird, kann damit verhindert werden. Um übermäßiges Schwitzen beim Sport zu verhindern, kann vor der sportlichen Aktivität Wasser mit einem Spritzer Zitrone helfen.

Wenn zu viel Saures gegessen wird Zu viele Südfrüchte und saure Getränke machen auf Dauer die Muskeln und Sehnen spröde, dies kann zu einer erhöhten Verletzungsneigung führen. Sauer adstringiert und lässt im Übermaß konsumiert die Flüssigkeiten stagnieren, die eigentlich für geschmeidige Muskeln und Sehnen zur Verfügung stehen sollten.

Manchmal möchten wir, dass die Poren aufgehen, damit eine eingedrungene Erkrankung wie etwa eine Erkältung wieder den Weg nach draußen findet. Wenn wir im falschen Moment Saures essen, verschließen sich die Poren und die Erkrankung findet nicht den Weg nach außen, sondern wird weiter nach innen geleitet und gehalten.

Wenn wir viel Saures essen, müssen wir wissen, dass das Saure unsere Energie, unseren Elan und unsere Lebenslust bremsen kann, da es, im Übermaß konsumiert, auch unsere Energie sammelt und zentriert.

Wie erkenne ich saure Lebensmittel?

- Sauer ist knackig, holzig, saftig, faserig, prickelnd.
- Milchsauer Vergorenes / mit Milchsäurebakterien Fermentiertes ist sauer.
- Früchte sind sauer.
- Südfrüchte sind besonders sauer.

Gelüste auf Sauer Da Saures zusammenzieht und hält, haben viele Frauen in den ersten drei Monaten einer Schwangerschaft ausgeprägte Gelüste nach sauren Lebensmitteln. Dies ist ein natürlicher Instinkt, da es die »Haltefunktion« für den Fötus unterstützt. Hier sehen wir, wie stark die haltende Funktion des sauren Geschmacks ist.

Neigen wir zu einer Yang-Fülle in der Leber und im Magen, wobei zu viel Energie nach oben steigt, greifen wir oft zu sauren Lebensmitteln wie Südfrüchten. Das Aufsteigende wird mit dem sauren Geschmack sofort wieder nach unten geleitet und beruhigt. Gleichzeitig birgt dies die Gefahr, dass die Mitte darunter leidet und stagniert.

Der saure Geschmack sammelt und zentriert alles auf einen Punkt, doch behindert er damit die Mitte in ihrer Funktion des Umwandelns, Aufsteigens und Verteilens.

Anstatt extrem saure Lebensmittel zu verwenden, sollten wir bevorzugt mild-saure mit leicht Mitte-stärkenden Lebensmitteln kombinieren.

Der bittere Geschmack

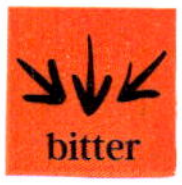

Der bittere Geschmack leitet von oben außen nach unten und kann damit das Herz ruhig halten. Die Aufgabe von bitter ist es, das Herz zu schützen, damit nicht zu viel aufsteigende Energie das Herz unruhig werden lässt. Denn alles, was im Dreifacherwärmer aufsteigt, muss unweigerlich wieder nach unten geführt werden. Bitter ist der Wandlungsphase Feuer zugeordnet, mit den Organen Herz und Dünndarm.

Wie erkenne ich bittere Lebensmittel?

- Bitter ist knusprig und kross, wie z. B. Angebratenes, Gegrilltes, Geröstetes.
- Salate sind bitter.
- Bitter sind Gewürze, die kurz ein trockenes Gefühl im Mund erzeugen.

Die Wirkung des bitteren Geschmackes

Bitter trocknet und leitet Nässe aus Bitter kann Nässe nach unten führen, damit sie ausgeschieden wird. Das Ausleiten von Nässe bewirkt die trocknende Funktion von bitter.

Bitter leitet nach unten und innen Da Bitteres nicht nur nach unten leitet, sondern auch nach innen, kann es unsere tiefste Kraft in den Nieren stärken und die Speicherung von wichtigen Substanzen und Essenzen unterstützen. Es verankert die kostbaren Essenzen in der Niere und schützt sie vor Verlusten.

Bitter unterstützt den Magen Die natürliche Energiebewegung des Magens geht nach unten, damit die aufgenommene Nahrung aus dem Magen an den Dünndarm weitergegeben werden kann. Der bittere Geschmack kann mit seiner nach unten leitenden Bewegung diese Funktion unterstützen. Bitterkräuter sind daher ein beliebtes Hausmittel, um den Magen in seiner Abwärtsbewegung zu stärken.

Zu viel Bitteres trocknet auf lange Sicht nicht nur angesammelte Nässe, sondern es trocknet auch die guten Flüssigkeiten aus. Dies kann zu trockener Haut und trockenen Haaren führen. Zu den bitteren, stark austrocknenden Lebensmitteln zählen vorrangig große Mengen Schwarz- und Grüntee, Kaffee oder viele gegrillte Speisen.

Gelüste auf Bitter Bei zu viel angesammelter Nässe können Gelüste nach Bitterem wie Kaffee, Kakao, Bitterschokolade oder bitteren Salaten auftreten. Wie bei allen Gelüsten sollte auch hier die Ursache für die Entstehung von Nässe identifiziert und behandelt werden. Eine vorwiegend Mitte-stärkende Ernährung behebt die Ursache. In Kombination mit mäßig bitteren Lebensmitteln wird die vorhandene Nässe ausgeleitet.

Die Ausgewogenheit der Geschmäcker

Mäßige Dosierung Die mäßige Dosierung eines Geschmackes regt ihre entsprechende Wandlungsphase an. Ein Zuviel schädigt.

Übermäßiges Verlangen Wird ein übermäßiges Verlangen nach einer Geschmacksrichtung verspürt, zeigt dies eine energetische Störung in der entsprechenden Wandlungsphase an.

Abneigung gegenüber einem Geschmack Eine Abneigung gegenüber einem bestimmten Geschmack kann auf eine Fülle oder Stagnation in der zugehörigen Wandlungsphase hinweisen. Ein Beispiel hierfür ist die Nässe der Milz, welche auf einen Fülle-Zustand der Milz hindeutet. Dies führt zu einer Abneigung gegenüber dem süßen Geschmack, da Süßes nährend wirkt und die Ansammlung von Nässe fördert.

Ausgewogenheit der Geschmäcker Jeder Geschmack besitzt eine einzigartige Wirkung im Körper. In der ausgewogenen Kombination wird daraus ein harmonisches Ganzes. So werden alle Qi-Bewegungen im Körper gefördert – dies ist die Voraussetzung für einen gesunden Körper und Geist. Es gibt nur wenige Lebensmittel, die nur einen Geschmack besitzen. Da Lebensmittel eine Kombination aus Masse und Aroma sind, können Kombinationen von mehreren Geschmäckern in unterschiedlichen Ausprägungen in einem Lebensmittel vorkommen.

Die nachstehenden Listen und Klassifizierungen der einzelnen Lebensmittel (S. 56) geben einen Überblick über den vorrangigen Geschmack eines Lebensmittels, sind jedoch nicht absolut und zu dogmatisch zu betrachten, da es sich um natürliche Lebensmittel handelt, die je nach Saison, Region und Unterart auch geschmacklich variieren können.

Der Einsatz von Geschmäckern in den Jahreszeiten

Jede Jahreszeit unterliegt einer bestimmten Energiebewegung, die in der Natur sichtbar wird: das Aufsteigen im Frühling, die volle Kraft im Außen im Sommer, das Absinken im Herbst und das Sammeln der tiefsten Kraft im Winter. Auch wir als Menschen werden im Laufe eines Jahres von diesen unterschiedlichen Energiebewegungen beeinflusst.

Gleichzeitig löst jeder Geschmack im Körper eine Energiebewegung aus. Der süße Geschmack verteilt sich überallhin, scharf be-

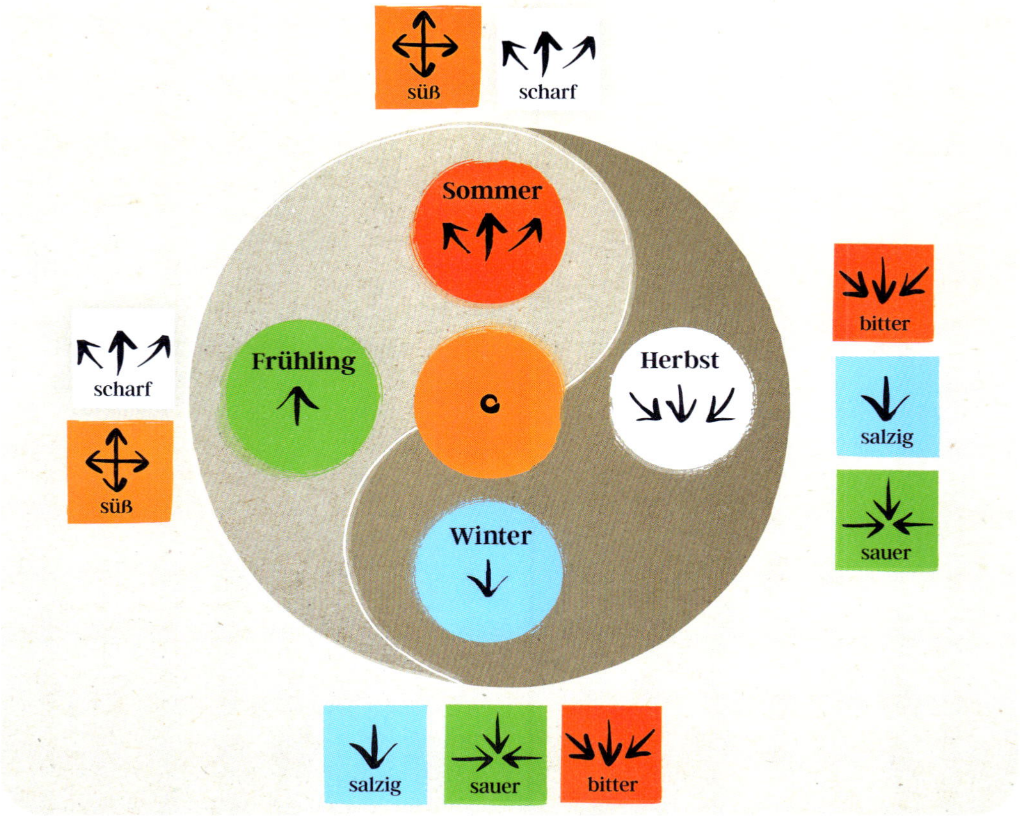

Energiebewegungen der Jahreszeiten und Geschmäcker

wegt nach oben und außen, salzig sinkt nach unten, sauer zentriert sich auf einen Punkt und bitter leitet nach unten und innen.

Mit der Kombination dieses Wissens können wir gezielt die Energiebewegungen der Jahreszeiten unterstützen. Wir kennen alle die Zustände, wenn wir uns nicht gut an diesen Wandel anpassen: So bleiben wir im Frühling beispielsweise in der Frühjahrsmüdigkeit hängen oder frieren im Winter. Weise und vorbeugend ist es, wenn die unterschiedlichen Qualitäten der Jahreszeiten unterstützt werden und nicht gegen sie gearbeitet wird. Das Wissen, dass jeder Geschmack eine Bewegungsrichtung im Körper auslöst, ist die Voraussetzung dafür, dass wir uns angemessen im Wandel der Jahreszeiten ernähren. Es ist die beste Form der Prävention, um gesund durchs Jahr zu kommen.

Die zentrale Rolle des süßen Geschmackes

Die Bewegungsrichtung des süßen Geschmacks »überallhin, in alle Richtungen« wirkt stärkend und harmonisierend. Diese vorrangige Mitte-stärkende Wirkung kann uns stetig unterstützen und ist damit das ganze Jahr hindurch indiziert.

Frühling

Das energetische Potenzial im Frühling ist Expansion, Wachstum, Aktivität und Ins-Tun-Kommen. Damit wir nach dem ruhigen Winter im Frühling gut in Schwung kommen, unterstützen uns die Bewegungsrichtungen des süßen und des moderat scharfen Geschmacks. Dies hilft uns, in unsere Kraft zu kommen, und lässt uns unsere Visionen, Ideen und unsere Kreativität umsetzen. Sonst laufen wir Gefahr, dass wir unsere Pläne nicht realisieren und im Nicht-Handeln steckenbleiben. Zudem liefert uns der süße Geschmack die nötige Entspannung.

Zu viel Salziges und Bitteres blockiert die aufwärtsstrebende Energie im Frühling.

Die Bewegung des Frühlings

aufwärts, nach oben gerichtet

Geschmäcker, die ebenfalls eine nach oben gerichtete Bewegung besitzen

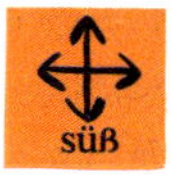

süß

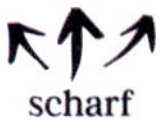

scharf

Sommer

Das Potenzial des Sommers ist Freude, Leichtigkeit und Aktivität. Die Energien streben nach oben und außen. Der süße und der moderat scharfe Geschmack unterstützen uns dabei, die freudvolle Leichtigkeit dieser Jahreszeit zu erleben. Vermehrt salziges und deftiges Essen im Sommer blockiert die aufstrebende Kraft und kann zu Freudlosigkeit und Passivität führen.

Die Bewegung des Sommers

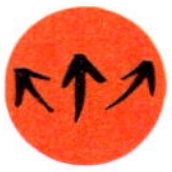

nach oben und außen

Geschmäcker, die ebenfalls eine nach oben und außen gerichtete Bewegung besitzen

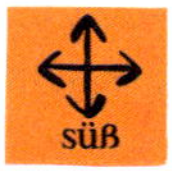

süß

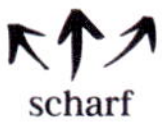

scharf

Herbst

Im Herbst bewegen sich die Energien wieder nach unten. Wir beginnen, uns zu sammeln und richten unsere Aufmerksamkeit wieder vermehrt auf unser Inneres. Diese Bewegung können wir mit dem sauren, moderat salzigen und moderat bitteren Geschmack unterstützen. Auf diese Weise vermeiden wir Zerstreuung und Oberflächlichkeit und finden leichter zur Ruhe. Wenn wir uns vom Sommer und seiner äußeren Aktivität verabschieden, helfen uns diese Geschmäcker, in die Stille zu kommen.

Die Bewegung des Herbstes

↘↓↙ nach unten und innen

Geschmäcker, die ebenfalls eine nach unten (und innen) gerichtete Bewegung besitzen

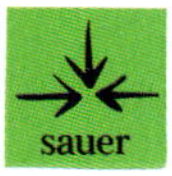

sauer

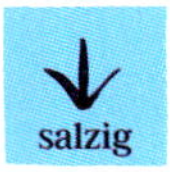

moderat salzig

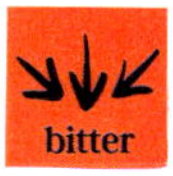

moderat bitter

Winter

Im Winter sammelt sich die Kraft in der Tiefe. Diesen natürlichen Prozess können wir durch den salzigen, bitteren und leicht säuerlichen Geschmack unterstützen. Diese Geschmäcker helfen uns, zur Ruhe zu kommen, unsere Kräfte zu bündeln und in der Stille Pläne zu schmieden, die wir dann im Frühling umsetzen.

Die Bewegung des Winters

nach unten

Geschmäcker, die ebenfalls eine nach unten gerichtete Bewegung besitzen

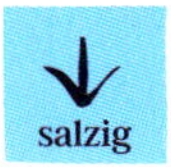

salzig

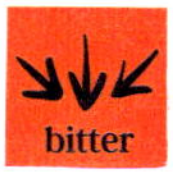

bitter

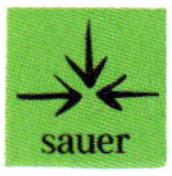

wenig sauer

Thermik

In der TCM spielt neben dem Wissen über die Geschmäcker auch das Wissen über die unterschiedliche Thermik von Lebensmitteln eine Rolle – eine Besonderheit der Diätetik.

Die Thermik von Lebensmitteln zeigt, dass jedes Lebensmittel den Körper wärmen oder kühlen kann, und gibt an, in welchem Maß ein Lebensmittel im Körper einen wärmenden oder kühlenden Effekt auslöst, unabhängig davon, ob es warm oder kalt verzehrt wird. Dieses Wissen ist insbesondere für den Stoffwechsel und das Reistopfmodell essenziell. Durch die Berücksichtigung der Thermik von Lebensmitteln können die gröbsten Ernährungsfehler vermieden werden.

Anteil an empfohlenen Lebensmitteln bezüglich der Thermik

Temperaturwirkung von Lebensmitteln

Alle Lebensmittel können grundsätzlich in kalt, erfrischend, neutral, warm und heiß eingeteilt werden. Kalte und heiße Lebensmittel sind in ihrer Wirkung eher extrem und sollten daher in angemessener Dosierung eingesetzt werden. Das Verwenden von erfrischenden, neutralen und warmen Lebensmitteln bildet die Grundlage für eine ausgewogene Ernährung, da sie vor allem Blut, Qi und Flüssigkeiten stärken.

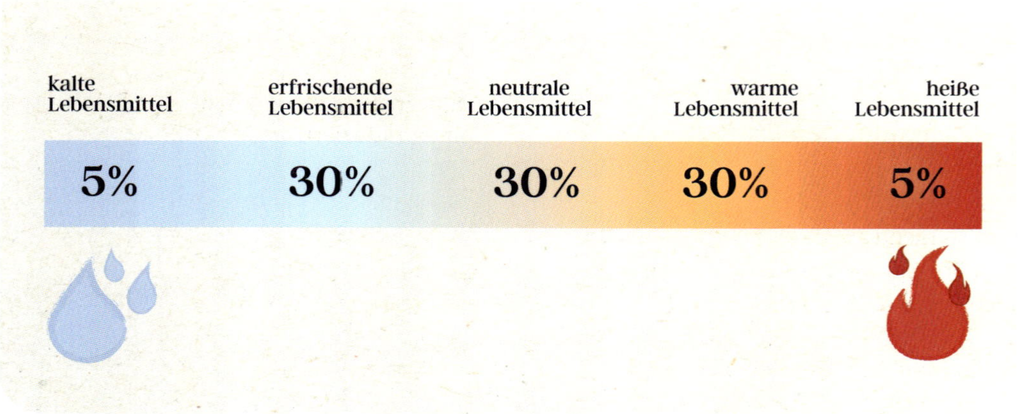

Kalte Thermik

Kalte Thermik wirkt extrem und schnell, kühlt Hitze und beruhigt Kalt zählt zu den extremen Thermiken und wirkt schnell. Es kühlt und kann beruhigen, indem es übermäßig aufsteigende Energie schnell wieder absenken kann. Meist verursacht aufsteigende Hitze Entzündungen in der Haut, Kopfschmerzen oder Beschwerden im Magen. Die kalte Thermik kann hier die auflodernde Hitze schnell kühlen und löschen.

Da kalt so schnell wirkt, sollten Lebensmittel mit kalter Thermik nur kurzfristig als Therapie oder langfristig nur in Kombination mit erfrischenden, neutralen und warmen Lebensmitteln gegessen werden. Verwenden wir über einen langen Zeitraum vermehrt Lebensmittel mit kalter Thermik, schwächen wir damit unsere kostbare Wärme und das nötige Feuer unserer Mitte.

Vorrangig kalte Lebensmittel

- Südfrüchte (sie wachsen in klimatisch heißen Ländern, die kühle Wirkung wird dort gut vertragen)
- mineralienreiche Lebensmittel, z. B. Nahrungsergänzungsmittel wie Kalzium, Magnesium, Eisen
- Algen aus dem Meer
- Salz, Sojasauce
- Joghurt, Tomate, Gurke

Erfrischende Thermik

Blut und Säfte aufbauend, leicht kühlend Die erfrischende Thermik wirkt leicht kühlend und stärkend auf das Yin. Das bedeutet, dass sie Körperprozesse beim Blut- und Flüssigkeitsaufbau unterstützt.

Erfrischend ist eine milde Yin-Bewegung, die nur leicht im Außen kühlt, da sie die Energie sanft nach unten und innen lenkt. Dabei werden Säfte und Blut gesammelt und zur Mitte geführt. Erfrischend ist neben der warmen Thermik die wichtigste Thermik, um die Mitte in ihrer Produktion von Blut und Säften zu unterstützen. Bei Blut- und Flüssigkeitsmangel mit Trockenheit ist die Kombination von neutraler und erfrischender Thermik essenziell.

Vorrangig erfrischende Lebensmittel

- saftige Gemüsesorten
- Salate
- Obst
- Getreidesorten wie Weizen, Gerste, Hirse, Amaranth, Buchweizen

Neutrale Thermik

Immer gut, zwischen kalt-erfrischend und warm-heiß, ein kostbarer Ausgleich So wie die Erde der Dreh- und Angelpunkt unter den Wandlungsphasen ist, ist die neutrale Thermik der Mittelpunkt zwischen den heiß-warmen und erfrischend-kalten Lebensmitteln. Neutral harmonisiert, stabilisiert und stärkt das Qi. Die neutrale Thermik ist sehr kostbar, denn sie löst keine extreme Bewegung im Körper aus.

Eingesetzt werden Lebensmittel mit neutraler Thermik bei Qi-Mangel. Da es in der Ernährung immer darum geht, das Qi der Mitte zu stärken, sind neutrale Lebensmittel immer induziert.

Vorrangig neutrale Lebensmittel

- Öle
- Getreide wie Dinkel, Reis
- viele Gemüsesorten
- Hülsenfrüchte
- einige Fische, z. B. Barsch, Hering, Forelle

Warme Thermik

Stärkt Qi und Yang, wirkt wärmend Die warme Thermik bildet die Grundlage für einen gut funktionierenden Dreifacherwärmer, indem sie Qi und Yang stärkt. Lebensmittel mit warmer Thermik erwärmen uns sanft von innen heraus und bauen die kostbare Wärme auf, die wir für eine starke Mitte benötigen.

Diese sanfte Wärme bewirkt, dass wir uns bis in die Fingerspitzen wohlig warm fühlen, denn sie wird sehr gut im Körper verteilt.

Die warme Thermik wird eingesetzt, um Qi zu stärken und um Yang und Wärme aufzubauen.

Vorrangig warme Lebensmittel

- Lebensmittel, die aromatisch, dicht und konzentriert sind, z. B. aromatische Gewürze
- bestimmte Getreidesorten wie Quinoa, Langkornreis, Süßreis, Hafer
- heimische Obstsorten
- einige Gemüse, z. B. Fenchel, Lauch, Pastinake
- Fleisch, Fisch

Heiße Thermik

Wirkt extrem und schnell und vertreibt Kälte Die heiße Thermik wirkt sofort, intensiv und kann Kälte vertreiben. Da Lebensmittel mit heißer Thermik so schnell wirken, sollten sie nur kurzfristig als Therapie oder langfristig nur in Kombination mit Qi-aufbauenden Lebensmitteln verwendet werden. Ansonsten geraten wir aus der Balance und würden Ungleichgewichte verstärken oder begünstigen.

Vorrangig heiße Lebensmittel

- einige Gewürze, wie Chili, getrockneter Ingwer
- manche Wildfleischsorten
- Yogi-Tee
- klare Schnäpse, Likör, Glühwein

Erkennen der Thermik durch Betrachtung

Pflanzen, die länger zum Wachsen brauchen, wie Karotten, Kohl, Ginseng (sechs Jahre!), sind wärmender als solche, die schnell wachsen (Gurke, Blattsalat, Sommerkürbis, Rettich). Chemisch gedüngte Pflanzen, die zum schnellen Wachsen stimuliert werden, sind kühlender als biologisch angebaute. Rohkost ist kühlender als Gekochtes.

Nahrungsmittel, die eine grüne, blaue oder violette Farbe haben, sind kühlender als die gelben, roten, orangefarbenen. Ein grüner Apfel ist beispielsweise kühler als ein gelber.

Wie Geschmack und Thermik therapeutisch eingesetzt werden

Jedes Erkrankungsmuster, wie etwa Qi-Mangel, Yang-Mangel, Yang-Fülle etc., kann mit einer bestimmten Kombination aus Geschmack und Thermik behandelt werden.

Da der neutrale Geschmack immer induziert ist, wird er bei allen Mustern der Vollständigkeit halber aufgeführt.

Therapeutischer Einsatz von Geschmack und Thermik

Erkrankungsmuster	Geschmack	Thermik
Qi-Mangel	**süß und scharf** • Süß baut Qi und Säfte auf. • Scharf verteilt nach oben und außen und unterstützt die Milz in der Aufwärtsbewegung und Umwandlungsfunktion.	**neutral und warm** • Neutral stärkt das Qi und die Mitte. • Warm bringt die nötige Wärme in die Mitte, die sie für die Qi-Produktion benötigt.
Yang-Mangel	**süß und scharf** • Süß baut Qi und Säfte auf. • Scharf verteilt nach oben und außen und unterstützt die Milz in der Aufwärtsbewegung und Umwandlungsfunktion.	**neutral, warm und heiß** • Neutral und warm stärken das Qi und die Wärme. • Heiß stärkt das Yang und kann Kälte vertreiben.
Yang-Fülle	**sauer, bitter und salzig** • Sauer, bitter und salzig haben eine nach unten gerichtete Bewegung und senken somit das Yang ab.	**neutral, erfrischend und kalt** • Erfrischend kühlt sanft. • Kalt kann Hitze kühlen, indem es das Yang absenkt. • Neutral stärkt die Mitte.
Blutmangel	**süß und sauer** • Süß befeuchtet. • Sauer erhält die Säfte.	**neutral und erfrischend** • Erfrischend baut Blut und Säfte auf. • Neutral stärkt die Mitte.
Yin-Mangel	**süß, sauer und salzig** • Süß befeuchtet. • Sauer erhält die Säfte. • Salzig befeuchtet.	**neutral, erfrischend, wenig kalt** • Erfrischend baut Blut und Säfte auf. • Neutral stärkt die Mitte. • Kalt (in Maßen) kühlt Hitzezeichen.
Yin-Fülle	**scharf und bitter** • Scharf verteilt nach oben und außen und unterstützt die Milz in der Aufwärtsbewegung und Umwandlungsfunktion. • Bitter trocknet Nässe.	**neutral, warm und heiß** • Warm unterstützt die Funktion der Mitte, damit Nässe umgewandelt werden kann. • Heiß vertreibt Kälte. • Neutral stärkt die Mitte.

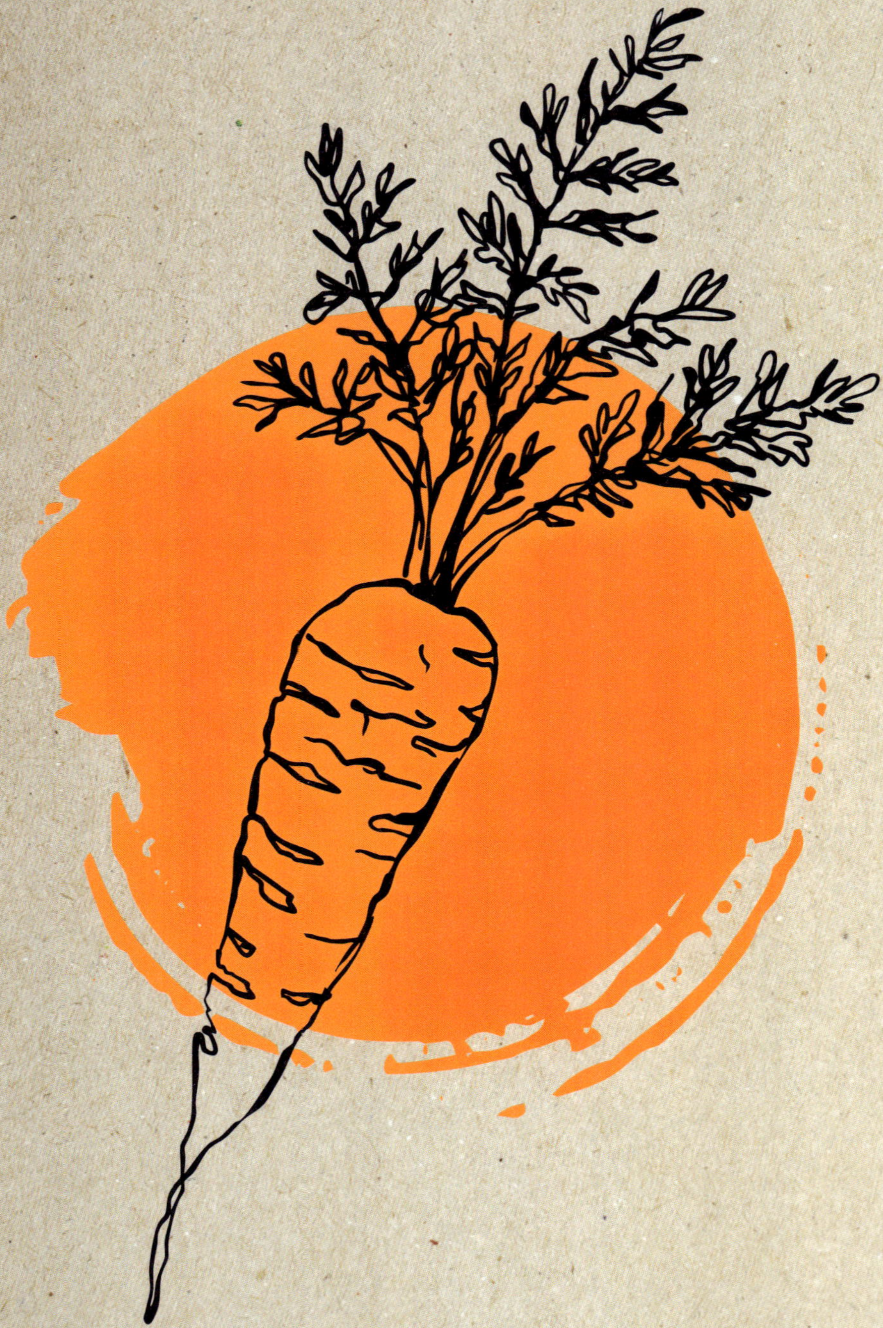

Klassifizierung von Lebensmitteln

Hier folgen die Erfahrungen aus unserer eigenen Küche, aus der Kräutermedizin und aus unseren Ernährungsberatungen: ein jahrelang gesammelter Schatz aus dem Wissen um die Zusammenhänge von Theorie und Praxis.

Zur Entstehung der Lebensmittellisten

Die hier beschriebene Wirkung der einzelnen Lebensmittel basiert maßgeblich auf unserer persönlichen Erfahrung, die wir durch Beobachtung und intensive Umsetzung im Laufe unserer Beratungstätigkeit gesammelt haben. Wir haben uns entschieden, dieses Wissen, welches auf den klassischen Texten der TCM aufbaut, in praktischer und anwendbarer Form weiterzugeben. Denn es passt eigentlich nicht in das TCM-Denken, Listen zu erstellen und zu kategorisieren. Wir ermutigen, die Listen nicht als Absolutes und Statisches zu sehen, sondern ein Gefühl für die Wirkung der jeweiligen Lebensmittel zu entdecken. Dies soll es Therapeutinnen, Therapeuten und Laien erleichtern, das Wissen sowohl in Beratungen als auch in der eigenen Küche anzuwenden.

Wir möchten darauf hinweisen, dass wir diese Zusammenstellung mit bestmöglicher Sorgfalt erstellt haben, und behalten uns Irrtümer vor. Des Weiteren entwickeln wir diese Listen stetig weiter und ergänzen sie.

In den Kapiteln zu Ernährungsempfehlungen bei bestimmten Befindlichkeiten und Erkrankungen werden Lebensmittel aufgeführt, die nicht in den folgenden Listen klassifiziert sind. Wir haben die wichtigsten Lebensmittel klassifiziert – die Ernährungsempfehlungen sind jedoch der Vollständigkeit halber ausführlicher und listen auch Lebensmittel auf, die hier nicht erwähnt sind.

Die Listen sind aufgeteilt in folgende Lebensmittelgruppen:

Getreide

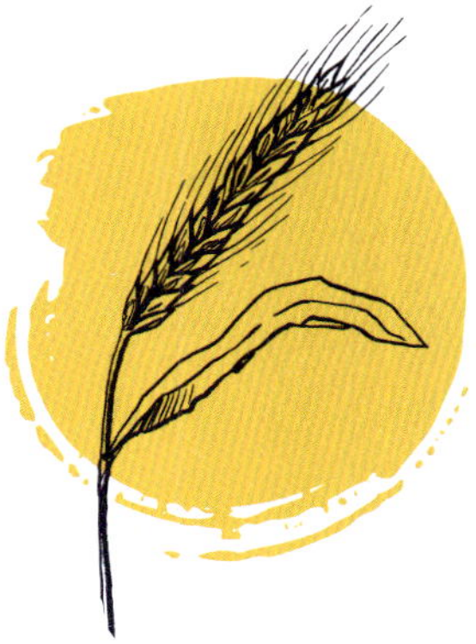

Schon vor Tausenden von Jahren kultivierten alte Völker Gräser, die Nährstoffe enthalten, welche für die menschliche Entwicklung, Vitalität und Prävention unerlässlich sind.

Angepasst an die individuellen Bedürfnisse, können vollwertige Getreide Hunger stillen, Energie und Ausdauer liefern, die Nerven stabilisieren und einen tiefen Schlaf fördern.

Seit vielen Generationen wird Getreide meist in einem negativen Kontext als Stärke bezeichnet und lediglich als eine Kombination von Ballaststoffen und Kohlenhydraten gesehen. Sprechen wir heute von Getreide, so denken die meisten dabei an Weißmehl und Haferflocken und sind sich nicht darüber im Klaren, welch wichtige Rolle vollwertiges Getreide in der Ernährung für die körperliche und psychische Stabilität spielt. Der Begriff »Getreide« umfasst eine Vielzahl an unterschiedlichen Getreidesorten, die in ihrer Wirkung stark variieren. Allen gemeinsam ist die Mitte-stärkende Wirkung, weswegen sie bei allen Menschen – mit unterschiedlichsten Konstitutionen – ein gesundes Gleichgewicht fördern können.

Sprechen wir von Getreide, so meinen wir das ganze Korn mit Keim, Mehlkörper und Schale. Dazu zählen wir alle Grasarten und Pseudogetreide wie Buchweizen, Amaranth, Quinoa, Hirse, Reis und Maisgrieß (Polenta). Um das Lesen zu vereinfachen, unterscheiden wir nicht zwischen Getreide und Pseudogetreide, sondern fassen alle Sorten unter dem Begriff »Getreide« zusammen.

Wirkung von Getreide

Die Getreidekörner sind in Getreidekeim, Mehlkörper und Kleie (Schale) aufzuteilen, die uns jeweils spezielle und wichtige Stoffe liefern. Nur wenn das Korn ganz ist, ist der luftempfindliche Keim geschützt. Werden Körner zu Flocken gequetscht, gelangt der Keim an die Luft und die darin enthaltenen Keimöle werden ranzig. Wertvoller ist es, Flocken frisch zu pressen und Getreide als ganzes Korn zu essen.

In fein ausgemahlenen Mehlsorten ist kein oder nur ein sehr geringer Anteil an Kleie enthalten. Die Schalen wurden herausgesiebt, was das Mehl hell und ideal zum Backen macht. Allerdings fehlen uns dann die wertvollen Schalen, die nicht nur das Getreide schützen, sondern auch in uns eine schützende Wirkung entfalten. Das Weizen-

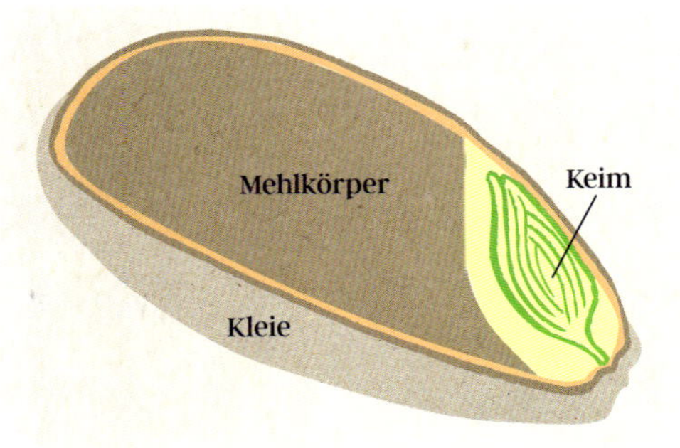

Aufbau eines Getreidekorns

korn kann beispielsweise mit seiner Schale einen positiven, d.h. sanft beruhigenden und schützenden Einfluss auf das Herz nehmen.

Die einzelnen Teile des Getreidekorns enthalten wichtige Stoffe für unseren Körper:

Der Getreidekeim (Keimöl)
- enthält die Essenz
- enthält Kraft für neues Leben
- nährt Gehirn, Nerven, Haare, Zähne, und unterstützt das hormonelle Gleichgewicht

» *Getreide ohne Schale zu essen lässt die Menschen arm werden (im Körper und im Geist) und nimmt ihnen die Kleidung. (Sie bleiben ohne Schutz vor Kälte und Krankheit.)*

Alter Spruch aus Japan

Der Mehlkörper (Stärke, Eiweiß, wenig Vitamine und Mineralien)
- enthält lebenswichtige Energie für den Sprössling/Keim
- versorgt den Körper mit Nährstoffen
- ist reich an Qi

Die Kleie (Außenschale zum Schutz vor Sonne, Wind, Wasser)
- enthält Antioxidantien, Mineralien, B-Vitamine

Die Wirkung von Getreide im Überblick

Alle Getreide und Pseudogetreide haben eine Mitte- und insbesondere Milz-Qi-stärkende Wirkung. Die Yin- und Yang-Aspekte, Blut und Säfte sowie Qi und Wärme werden gleichermaßen angesprochen, sodass Entspannung, Lebenskraft und geistige Gesundheit gefördert werden können.

Allgemein gilt:
- Viele sind thermisch neutral.
- Der Geschmack ist meist süß.
- Einige fördern die Ausscheidung von Wasser.
- Einige beseitigen Nässe und können Durchfall stoppen.
- Alle Getreide stabilisieren die Psyche und den Geist.

Getreide und Verdauung

Voraussetzung für eine funktionierende Verdauung von Getreide ist das sorgfältige Kauen. Unser leicht basischer Speichel beginnt bereits im Mund das leicht säurebildende Getreide für die Verdauung aufzuspalten, die Säure wird dabei neutralisiert. Kauen bereitet den gesamten Verdauungstrakt auf die Aufspaltung vor, und so können alle Nährstoffe bestmöglich in der Mitte umgewandelt werden.

Damit der Verdauungsprozess optimal unterstützt wird, sollten manche Getreidesorten besonders zubereitet werden (vgl. auch S. 301). Es gibt die Möglichkeiten:

Einweichen

- Ganze Getreidekörner wie Weizen, Dinkel oder Gerste über Nacht oder für 8 bis 12 Stunden einweichen. Dabei wird der Keimvorgang angeregt, Nährstoffe werden freigesetzt und die Verdaulichkeit wird verbessert.
- Das Einweichwasser entfernen und die Körner mit frischem Wasser kochen.
- Weißer Reis, Hirse, Quinoa, Amaranth und Buchweizen müssen nicht eingeweicht werden.

Getreide anrösten

- Wenn mehr Yang und Wärme benötigt wird: Das Getreide vor dem Kochen in einem Topf ohne Fett anrösten, bis es duftet. Dies macht Getreide »yangiger«.

Klassifizierung von Getreide

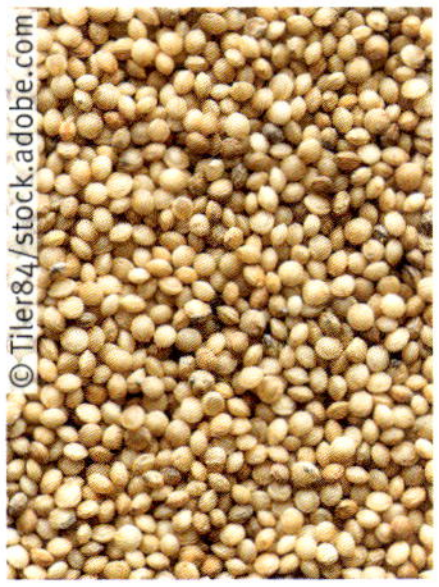

Amaranth[1]

Geschmack bitter und süß

Thermik erfrischend

Wann geben wir Amaranth? Bei Nässe und einer schwachen Mitte kann Amaranth Nässe trocknen. Das Pseudogetreide ist gleichzeitig sehr leicht verdaulich und kann damit die Mitte stärken. Der erfrischende Geschmack kann Hitze kühlen; wir setzen Amaranth bei Darmerkrankungen mit Schleim und Hitze ein.

Ideal ist die Kombination aus Hirse und Amaranth oder Quinoa und Amaranth im Verhältnis 3:1. Sie haben alle drei die gleiche Kochzeit und können zusammen gekocht werden. Amaranth enthält mehr Kalzium, Magnesium und Kieselsäure als Milch. Zudem ist er reich an Eiweiß und damit ideal für vegetarische/vegane Ernährung.

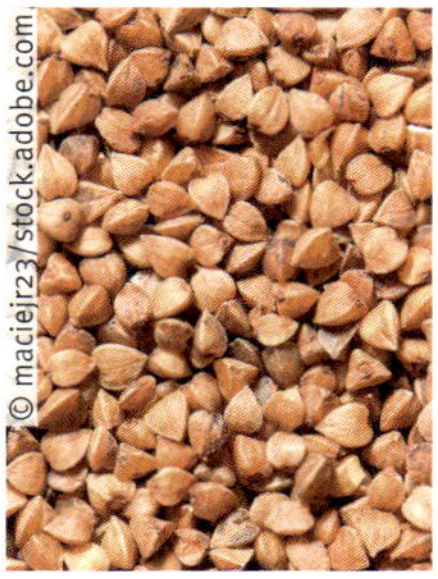

Buchweizen[2]

Geschmack süß, bitter

Thermik neutral-erfrischend

Wann geben wir Buchweizen? Für uns ist es das bevorzugte Getreide bei Darmerkrankungen. Bei chronischer Diarrhoe, Colitis Ulcerosa und Morbus Crohn ist Buchweizen effektive Medizin. Er stärkt die Mitte, wirkt kühlend und löst Schleim. Damit kann er entzündliche Darmerkrankungen lindern, bei denen Hitze zu Durchfällen führt. Das Bioflavonoid Rutin in Buchweizen wirkt durchblutungsfördernd und stärkt und schützt die Blutgefäße. Beim Kochen von Buchweizen kann man die rote Farbe erkennen. Die Kombination aus »Schleim ausleiten« und »Blutgefäße durchgängig machen« ist ideal für Herzerkrankungen mit Arteriosklerose.

Buchweizenkörner können gekocht und als Beilage verwendet werden. Buchweizen kann als Grütze oder Porridge gekocht oder als Mehl für Pfannkuchen etc. verwendet werden.

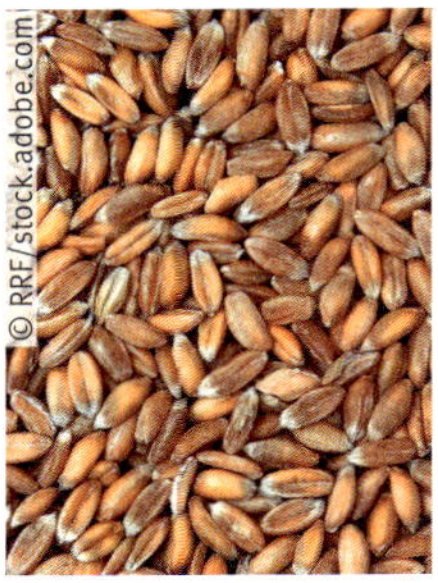

Dinkel[3]

Geschmack süß

Thermik neutral

Wann geben wir Dinkel? Dinkelmehlprodukte können eine gute Alternative zu Weizenmehlprodukten sein. Allerdings verweisen wir auf die spezifische Wirkung und den gezielten Einsatz von Weizenkörnern, da sie in der TCM einen Bezug zum Herzen haben. Der Dinkel hat diesen Bezug nicht.

Dinkelkörner, gekocht oder als Dinkel-Congee, wirken stärkend auf die Mitte und die Säfte.

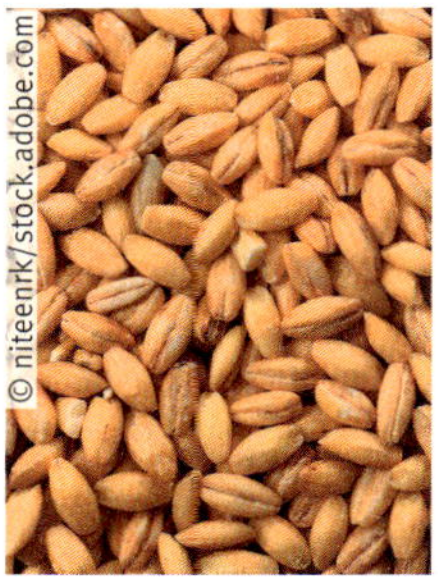

Gerste[4]

Geschmack süß und salzig

Thermik erfrischend

Wann geben wir Gerste? Bei Schwellungen, Ödemen und Wassereinlagerungen kann Gerste diese ausleiten. Zur Vorbeugung von Ansammlungen und Tumoren kann Gerste präventiv eingesetzt werden. Gerste bildet Schleimstoffe und kann auf die inneren Schleimhäute wie Magen und Darm befeuchtend wirken. Die ideale Kombination besteht darin, Säfte aufzubauen und gleichzeitig Überschüssiges auszuleiten.

Gersten-Congee Ist am leichtesten verdaulich; es leitet Ansammlungen aus und wirkt unter allen Getreide-Congees am stärksten diuretisch (entwässernd), gleichzeitig liefert es wertvolle Schleimstoffe für die Schleimhäute und befeuchtet von innen.

Andere Arten, Gerste zu verwenden:

- Gerstenkörner über Nacht einweichen und wie Reis kochen
- Gerstentee (S. 377)
- Tsampa (geröstete und gemahlene Gerste, S. 362)

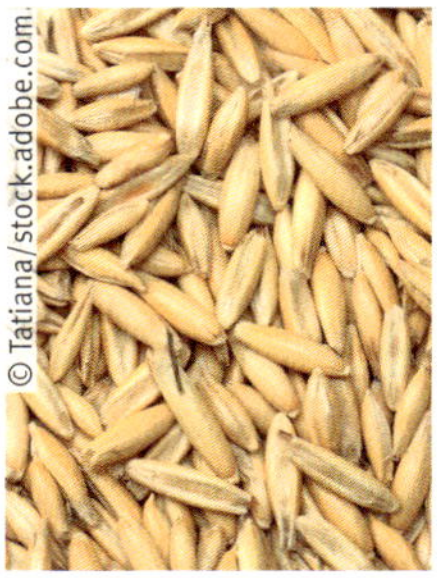

Hafer[5]

Geschmack süß und leicht bitter[6]

Thermik neutral, warm

Wann geben wir Hafer? Hafer gibt Power und kräftigt das Qi auf allen Ebenen. Über den Qi-stärkenden Aspekt kann er Bindegewebe, Muskeln, Sehnen und Nerven kräftigen. Hafer wirkt anregend auf den Geist bei Konzentrationsschwäche und geistiger Mattigkeit.

Für Kinder: Bei Hitze, Unruhe, ADHS und Einschlafstörungen wirkt Hafer zu anregend und sollte nicht gegeben werden. Eine Alternative zu Hafer wäre Weizen in Form von Weizengrießbrei.

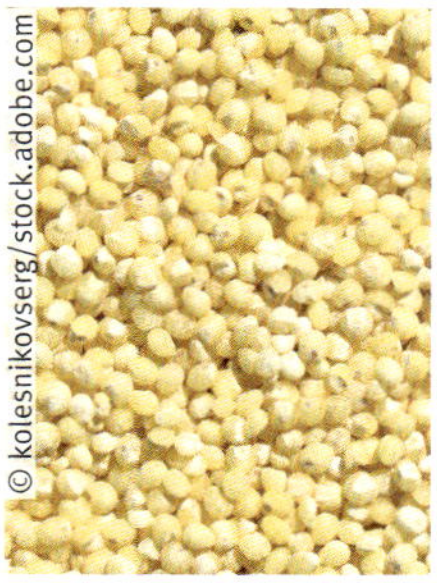

Hirse

Geschmack süß und salzig

Thermik erfrischend, neutral

Wann geben wir Hirse? Hirse ist das Pseudogetreide, welches nicht nur die Mitte mit Magen und Milz stärkt, sondern mit dem süßen und salzigen Geschmack auch einen Bezug zu den Nieren hat und dort Qi aufbauen kann.

Wir setzen es wegen seiner leichten Verdaulichkeit ein, wenn das Milz-Qi geschwächt ist. Hirse wirkt stärkend und nährend auf die Milz und kann Bindegewebe und Muskelkraft stärken. Da Hirse auch das Nieren-Qi stärkt, setzen wir sie ein, um Knochen, Zähne und Haare zu stärken.

Die erfrischende Thermik wirkt kühlend auf Hitzesymptome im Magen, wie Reflux und Sodbrennen. Bei Magen-Hitze oder Magen-Yin-Mangel ist Hirse das beste Getreide! Bei Kälte in der Milz wird Hirse ohne Fett vor dem Kochen angeröstet, um sie thermisch wärmer zu machen.

Hirse ist ebenfalls das Getreide der Wahl bei Schwangerschaftsübelkeit und Neigung zu Fehlgeburten in den ersten drei Monaten, da es die Nieren und die Mitte stärken kann.

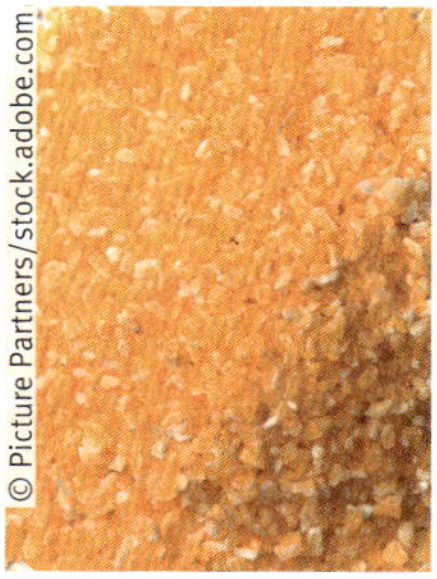

Polenta
(Maisgrieß)[7]

Geschmack süß

Thermik neutral

Wann geben wir Polenta? Polenta ist Grieß aus getrockneten Maiskörnern. Sie stärkt Milz und Magen, nährt und kräftigt.

Polenta kann als Alternative zu Kartoffelbrei verwendet werden oder als glutenfreie, süße Alternative zu Weizengrießbrei.

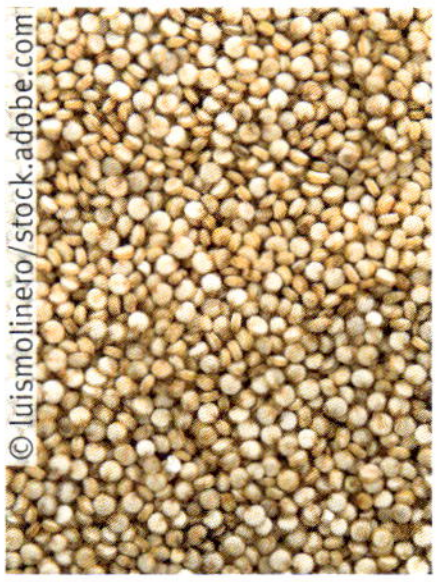

Quinoa[8]

Geschmack süß, sauer, bitter

Thermik warm

Wann geben wir Quinoa? Quiona stärkt den gesamten Körper, insbesondere das Nieren-Yang. Wir empfinden Quinoa als bitter und geben ihn daher auch bei Nässe. Zudem ist er sehr leicht verdaulich. Quinoa besitzt den höchsten Protein- und Fettgehalt aller Getreide und ist damit wichtig für vegetarische/vegane Ernährung. Zudem hat Quinoa mehr Kalzium als Milch und ist eine gute Eisenquelle.

Verwendung:
- Kochen wie Reis
- gemischt mit anderem Getreide kochen
- gemahlen zum Backen

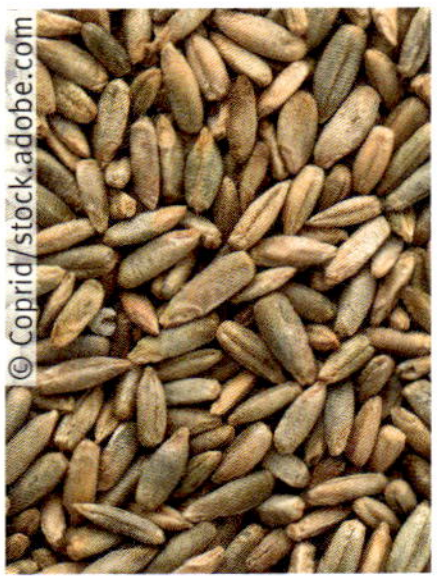

Roggen[9]

Geschmack bitter

Thermik neutral

Wann geben wir Roggen? Zum Kochen kommt Roggen bei uns nicht oft zum Einsatz, aber da er bitter wirkt, ist er das optimale Getreide, um Nässe zu trocknen und Schleim auszuleiten. Zudem kann Roggen Leber-Qi bewegen und kommt bei Migränepatientinnen und -patienten zum Einsatz. Die Kombination aus Schleim-Ausleiten und Qi-Bewegen ist außerdem bei Arteriosklerose hilfreich.

Bei Migräne oder Arteriosklerose kann Roggen in folgender Form empfohlen werden: Roggentee, Roggen-Congee, Roggen-Sauerteigbrot.

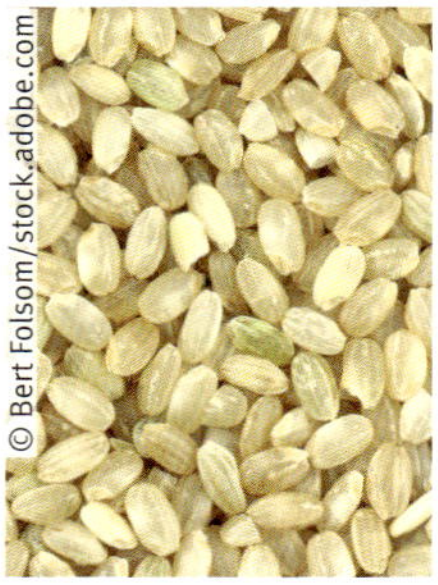

Rundkornreis[10]

Geschmack süß

Thermik neutral

Wann geben wir Rundkornreis? Rundkornreis ist der Reis, der von allen Reissorten am meisten stärkt und nährt. Er ist rund und klebrig und daher nicht bei Übergewicht geeignet.

Bei Schwächezuständen ist er der bevorzugte Reis; am leichtesten verdaulich ist er als lange gekochte Reissuppe, das Congee (S. 310). Über den nährenden Aspekt kann er die Schleimhäute des Magens befeuchten und wirkt beruhigend bei Magen-Yin-Mangel und Magen-Hitze mit Durst, Unruhe und trockenem Mund.

Rundkornreis kann auch als Ersatz für Muttermilch verwendet werden, da er sehr stark nährt und Qi aufbaut (S. 211). Wenn Babys die Muttermilch nicht vertragen, kann folgendes Reis-Tee-Rezept aus geröstetem Rundkornreis für die Mutter Abhilfe schaffen:

Reiskörner in einem Topf ohne Fett dunkel rösten und mit Wasser 20 Minuten bei geschlossenem Deckel köcheln. Die Mutter trinkt davon über den Tag verteilt.

Bitte beachten Rundkornreis wird vor dem Kochen über Nacht in Wasser eingeweicht. Dadurch wird er bekömmlicher, heller und die Kochzeit verkürzt sich.

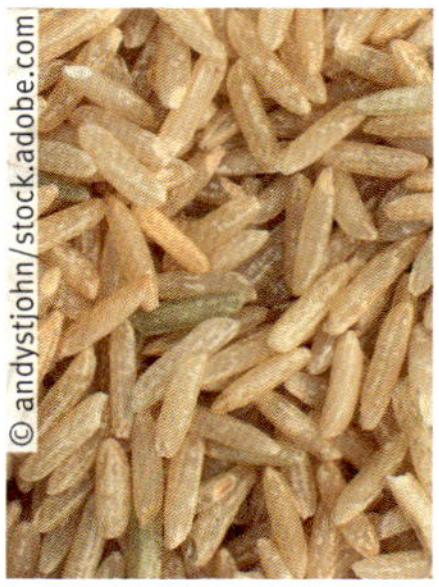

Basmati-Vollkornreis

Geschmack süß, bitter

Thermik neutral

Wann geben wir Basmati-Vollkornreis? Basmati-Vollkornreis kann Leber-Qi bewegen und Nässe durch den bitteren Geschmack ausleiten. Er ist leichter verdaulich als Rundkornreis und zum Abnehmen geeignet.

Basmati-Vollkornreis wird vor dem Kochen für 1 bis 2 Stunden in Wasser eingeweicht. Die Kochzeit verkürzt sich dadurch, der Reis wird heller und bekömmlicher.

Wann geben wir weißen Basmatireis? Der geschälte, weiße Basmatireis ist von allen Reissorten am leichtesten bekömmlich. Bei großer Verdauungsschwäche und nach Erkrankungen empfehlen wir zunächst weißen Basmatireis, da er am besten vertragen wird. Dennoch fehlen ihm die wichtigen Randschalen, die reich an Nährstoffen sind.

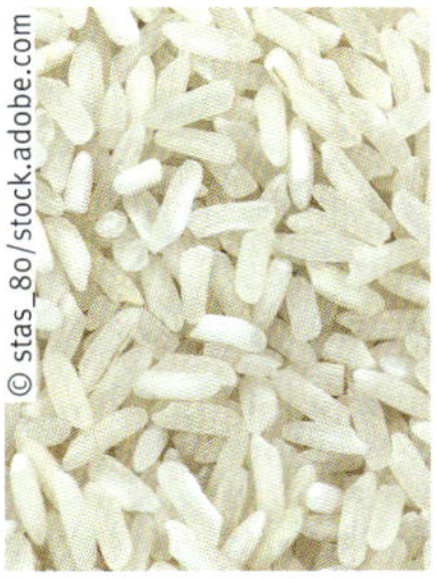

Langkornreis[11]

Geschmack süß

Thermik leicht warm

Wann geben wir Langkornreis? Langkornreis ist wärmer als Rundkornreis. Er stärkt die Mitte und kann durch seine körnige Konsistenz Nässe aufnehmen und ausleiten. Daher ist er auch geeignet, um Durchfall zu stoppen.

Bitte beachten Langkornreis ist nicht ideal bei Verstopfung und sollte nicht regelmäßig verzehrt werden, wenn eine Neigung zu Hitze-Symptomen im Magen-Darm-Trakt besteht.

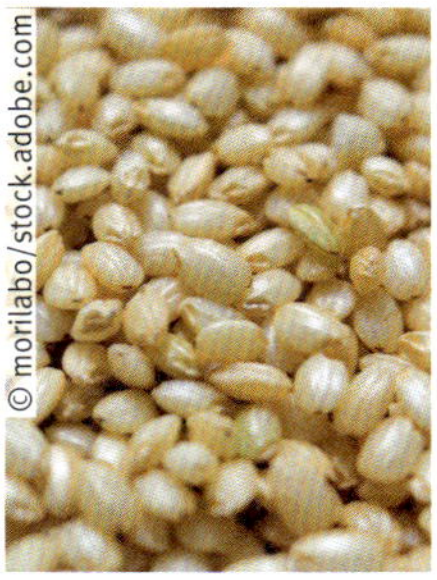

Süßreis

Geschmack süß

Thermik warm

Wann geben wir Süßreis? Süßreis ist von Natur aus sehr süß schmeckend, von klebriger Konsistenz und nährend. Er stärkt das Qi und das Yang der Milz und zusätzlich das Nieren-Yang.

Ideal ist Süßreis in der Rekonvaleszenz zur Stärkung schwacher Kondition und zur Blutbildung. Nach der Geburt kann er die Milchbildung unterstützen und Kräfte der Mutter aufbauen.

Bitte beachten Süßreis wird vor dem Kochen für 1 bis 2 Stunden in Wasser eingeweicht. Dadurch wird er bekömmlicher und die Kochzeit verkürzt sich.

Süßreis ist nicht bei Nässe, Schleim oder Übergewicht induziert, da er zu sehr nährt.

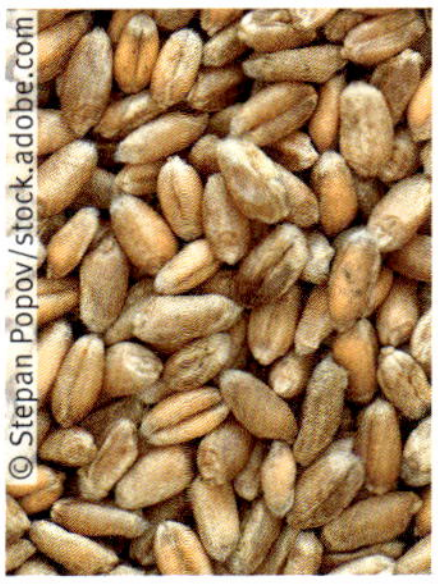

Weizen[12]

Geschmack süß

Thermik erfrischend

Wann geben wir Weizen? Weizen ist das Lebensmittel, an das wir denken, wenn es um die Herzgesundheit geht. Es nährt das Herz und kann damit Unruhezustände, Palpitationen, Erregungszustände, Angstzustände und Schlaflosigkeit durch Hitze im Herzen beruhigen. Dafür eignen sich Weizentee (S. 347), gekochte Weizenkörner oder auch Weizen-Congee. Weizentee beruhigt zudem und kann bei übermäßigem Schwitzen helfen.

Bei Kindern, die zu Unruhe neigen und deswegen häufig nicht einschlafen können, kann ein Weizengrießbrei am Abend Wunder wirken.

Eine beruhigende und gleichzeitig blutstärkende Mischung ist der Weizen-Dattel-Süßholz-Tee (S. 364). Er kann daher bei Einschlafstörungen helfen. Auch morgens getrunken kann er bei Unruhe im Herzen mit Palpitationen beruhigend wirken.

Einsatz von Getreide

Grundsätzlich können die Getreidesorten je nach Indikation unterschieden und bei Hitze, Kälte, Trockenheit und Nässe gezielt genutzt werden (siehe Tabelle unten).

Getreideerzeugnisse

Couscous Für die Herstellung von Couscous wird Getreide, meist fein gemahlener Hartweizengrieß, angefeuchtet und zu kleinen Kügelchen geformt. Anschließend werden diese Kügelchen gedämpft und getrocknet. Dies ermöglicht die kurze Zubereitungszeit zu Hause.

Bulgur Für die Produktion von Bulgur werden Weizenkörner vorgekocht, anschließend getrocknet und danach fein oder grob geschnitten.

Wofür Getreide in der TCM eingesetzt wird

Wirkung	Getreide
Hitze kühlen	Amaranth, Buchweizen, Gerste, Hirse, Rundkornreis, Weizen, Weizenkeime
bei zu viel Kälte wärmen	Dinkel, Hafer, Langkornreis, Quinoa, Süßreis
Nässe ausleiten und trocknen	Amaranth, Basmati-Vollkornreis, Buchweizen, Gerste, Haferflocken (angeröstet), Langkornreis, Quinoa, Roggen
Aufbau von Flüssigkeiten bei Trockenheit fördern	Dinkel, Gerste, Haferflocken, gekocht, Hirse, Quinoa, Rundkornreis, Süßreis, Weizen

Getreideflocken Getreideflocken können aus allen Getreidesorten hergestellt werden. Das volle oder geschälte Korn wird zunächst angedämpft und danach zwischen Walzen zu Flocken gepresst. Es besteht auch die Möglichkeit, Flocken zu Hause mit einer Quetsche selbst herzustellen. Hafer wird nicht raffiniert; Kleie und Keim bleiben bei der Verarbeitung zu Haferflocken erhalten (Vollkornhaferprodukte).

Graupen Graupen werden meist aus Gerste, seltener aus Weizen hergestellt. Das Korn wird von den Spelzen befreit. Für die Perlgraupen werden die Gerstenkörner geschnitten und anschließend poliert. Roll- oder Kochgerste wird aus ganzen Gerstenkörnern hergestellt, die in einer Graupenmühle wiederholt geschliffen und poliert werden. Dabei wird fast die gesamte Frucht- und Samenschale entfernt. Das kugelige Endprodukt heißt Graupe. Graupen können als Suppeneinlage verwendet, aber auch zu Aufläufen und Risotto verarbeitet werden.

Grieß Das gesamte Getreidekorn wird vermahlen, dann ausgesiebt; es ist also ein Teilauszug des Getreidekorns.

Grütze Grütze wird meist aus Hafer, Gerste, Hartweizen oder Buchweizen hergestellt. Das Getreide wird von der Schale befreit und anschließend grob zerkleinert bis fein zerhackt. Grütze kann zu süßem oder herzhaftem Brei gekocht werden.

Kleie Kleie ist besonders ballaststoffreich. Bei der Kleie handelt es sich um Rückstände. Es sind die Schalen- und Randschichten des Korns sowie des Keimlings, die nach dem Sieben des gemahlenen Mehles übrigbleiben. Neben Ballaststoffen liefert Kleie Eiweiß, Vitamin B_1, Vitamin E und wichtige Mineralstoffe.

Malz Aus Getreide können Süßungsmittel hergestellt werden, z. B. Gerstenmalz, Reismalz, Roggenmalz. Dazu wird das Getreide zum Keimen gebracht, wodurch Enzyme entstehen. Die Keimlinge werden getrocknet und zu Mehl gemahlen. Das Malzmehl wird mit Wasser vermischt und erwärmt, wodurch die Stärke in Malzzucker umgewandelt wird. Durch Filtern wird der Malzsirup gewonnen. Getreidemalze sind eine gesunde Alternative zu Zucker. Sie sind mineralstoff-, vitamin- und enzymreich.

Mehle Mehl gibt es in unterschiedlichen Mahlgraden, auch als »Type« bezeichnet. Je höher die Type-Nummer, desto mehr Schalen- und Randschichten bleiben im Mehl enthalten. Sehr weißes Mehl besitzt demnach eine niedrige Type-Nummer und wenig Kleie. Ideal ist es, wenn das Korn frisch gemahlen wird, denn so bleibt der Kern mit dem Keim erhalten und die wertvollen Keimöle werden nicht ranzig.

Sprossen Jedes Korn kann gesprosst werden. Dadurch entfalten sich die Nährstoffe und das Phytin baut sich ab, wodurch das Korn verträglicher, leichter verdaulich und die Nährstoffe besser verfügbar werden. Im Mehlkörper werden dadurch verstärkt Enzyme gebildet, die die Verdauung unterstützen.

Seitan Aus Weizenmehl wird das Klebereiweiß Gluten herausgewaschen und zu einer festen Masse geformt. Als »Weizenfleisch« ist Seitan eine hochwertige pflanzliche Eiweißquelle und stärkt Vitalität und Energie.

Gemüse

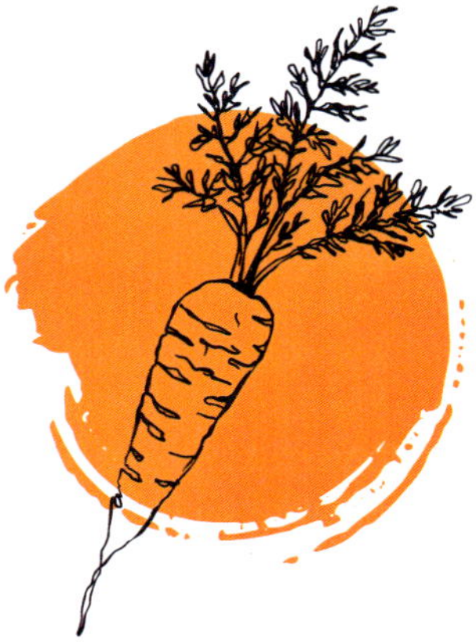

Gemüse ist ein wesentlicher Bestandteil einer vielfältigen Ernährung. Die verschiedenen Gemüsesorten haben ein breites Spektrum an thermischer und geschmacklicher Wirkung.

Wie wir gesehen haben, zeichnet sich Getreide durch seine stärkende, nährende Wirkung aus. Gemüse mit seiner unterschiedlichen Thermik vervollständigt das Getreide, d. h., die Kombination von beiden ist optimal. Die thermische Wirkung von Gemüse reicht von neutral, warm bis erfrischend, kalt. Idealerweise werden die einzelnen Gemüsesorten je nach eigenen Bedürfnissen und gesundheitlicher Verfassung und stets nach Saison und Regionalität ausgewählt.

Wirkung von Gemüse

Gemüse enthält Enzyme, die den Reinigungsprozess unterstützen, indem Toxine eliminiert werden und Blut erneuert wird. Kombinieren wir Getreide mit Gemüse, wird täglich das aufgebaut, was der Körper zur Bildung von Qi, Flüssigkeiten und Blut benötigt, und gleichzeitig wird das gereinigt und ausgeschieden, was nicht mehr benötigt wird. Eine Detox-Kur oder Diät wird somit überflüssig, denn tagtäglich wird mit dieser Ernährung der reinigende Prozess unterstützt und es kommt im Idealfall zu keinerlei Ansammlung von Toxinen.

Hier einige Beispiele für die reinigende Wirkung von Gemüse:

- Bei Fleischverzehr können Pilze die Toxinbelastung senken.
- Alles dunkelgrüne Gemüse und Blätter wie Salate wirken reinigend auf das Blut.
- Artischocken wirken reinigend auf die Leber.
- Spargel wirkt harntreibend und reinigend auf die Nieren.
- Rote Bete reinigt das Blut.
- Nachtschattengewächse, Spinat, Mangold und Gurke wirken ebenfalls reinigend.

Aufgrund der spezifischen Wirkung dieser Gemüsesorten sollte beachtet werden: Menschen mit Kalziumstörungen wie Osteoporose, Arthritis, Herzerkrankungen, Karies usw. sollten auf Gemüse mit hohem Oxalsäure- oder Solaningehalt verzichten, da sie den Kalziumstoffwechsel hemmen. Dazu zählen Nachtschattengewächse und oxalsäurehaltige Gemüse wie Spinat und Mangold.

Gemüse mit erfrischender, kalter Thermik

Hierzu gehören Gemüsesorten, die in warmen südlichen Klimazonen oder bei uns im Sommer wachsen, wie z. B. Gurke, Zucchini oder Tomate. Sie sind grundsätzlich kühlender und besitzen eine stärkere Reinigungswirkung. Bei einer fleischlastigen Ernährung sind insbesondere diese Gemüsesorten empfehlenswert. Roh verzehrt wirken sie stärker reinigend als gekocht.

Kalte Gemüsesorten wie Gurke und Tomate sollten nicht bei einer Neigung zu weichem Stuhl oder Durchfall verzehrt werden, da sie Nässe und Kälte im Verdauungstrakt fördern.

Gemüse mit warmer Thermik

Gemüse wie Karotte, Pastinake, Rote Bete, alle Kohlarten, Winterkürbis und Petersilie sind milder in ihrer reinigenden Wirkung. Sie wachsen in unserem kühleren Klima, teilweise sogar unter Schnee und Eis im Winter. Sie sind reich an Mineralien und bestimmten Inhaltsstoffen, die es ihnen ermöglichen, unter diesen Bedingungen zu wachsen. Wenn wir diese Gemüsesorten regelmäßig essen, nehmen wir ihre Eigenschaften in uns auf und stärken damit unsere Resistenz gegen Kälte und Infektanfälligkeit.

Zwiebeln, Knoblauch, Lauch, Schalotten und Lauchzwiebeln besitzen eine besonders starke Wirkung und werden mit gezielter Absicht in der Ernährung eingesetzt. Allen gemeinsam ist, dass sie uns wärmen, Qi und Blut bewegen, die Abwehr stärken und die Arterien reinigen. In der Klosterküche wurde gänzlich auf den Verzehr dieser Zwiebelgewächse verzichtet, da sie mit ihrer warmen/heißen Thermik den Geist anregen und Wünsche wecken – was die Meditation erschwert.

Zubereitung von Gemüse

Kochen Beim Kochen von Gemüse können wir die Kochzeit und die Kochart variieren. Der Kochprozess unterstützt den Verdauungsprozess und erleichtert die Funktion des Dreifacherwärmers. Jedes Lebensmittel, das wir in uns aufnehmen, muss vom Körper selbst auf mindestens 37 °C Körpertemperatur angewärmt werden.

Ist das Essen bereits warm, wenn wir es essen, können Energie und Wärme eingespart und die Nährstoffe können leichter extrahiert werden. Auch die Verdaulichkeit von Gemüse kann so gesteigert werden.

Möglichkeiten der Zubereitung:

- im eigenen Saft gedünstet
- knackig angedünstet im Wok
- blanchiert
- im Ofen gegart
- püriert als Suppe
- als Gemüsekraftsuppe
- als Gemüse-Tee
- gepresst als Saft

Roh Rohe Gemüse, z. B. in Form von Salaten, sind eine sinnvolle Ergänzung zu gekochtem Essen. Sie liefern uns wertvolle Vitamine. Dabei sollten wir jedoch berücksichtigen, dass nur ein funktionierender Dreifacherwärmer, also eine starke Mitte, in der Lage ist, aus dem Gemüse die nötigen Nährstoffe herauszuziehen. Ergänzen wir also warmes, gekochtes Essen mit frischem Rohem wie Salaten und Gemüsesalaten, erhalten wir die ideale Kombination.

Fermentieren Besonders Kohlsorten wie Weißkohl, Spitzkohl oder Chinakohl eignen sich zum Fermentieren. Die vergleichsweise hohe Menge an Vitamin C und gesundheitsförderlichen Bakterien geht in diesem Prozess nicht verloren, ganz im Gegenteil: Die Milchsäurebakterien vermehren sich um ein Vielfaches und können die Mikrobiomvielfalt in unserem Darm fördern.

Wir empfehlen den Verzehr von ca. 1 Esslöffel rohem Sauerkraut oder anderem fermentierten Gemüse zum warmen Essen.

Die Klassifizierung von Gemüse

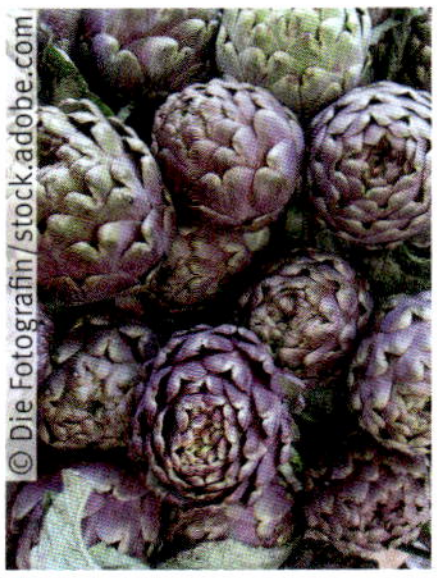

Artischocke

Geschmack bitter, leicht süß

Thermik erfrischend

Wann geben wir Artischocke? Artischocken können Nässe ausleiten und gleichzeitig Hitze kühlen, z. B. bei Erkrankungen wie Gelenkentzündungen, Arthritis und Gicht. In akuten Zuständen kann auf Artischockensaft aus dem Bioladen oder Reformhaus zurückgegriffen werden.

Bitte beachten Da Bitteres die Bewegungsrichtung nach unten fördert, sind Artischocken in der Schwangerschaft kontraindiziert.

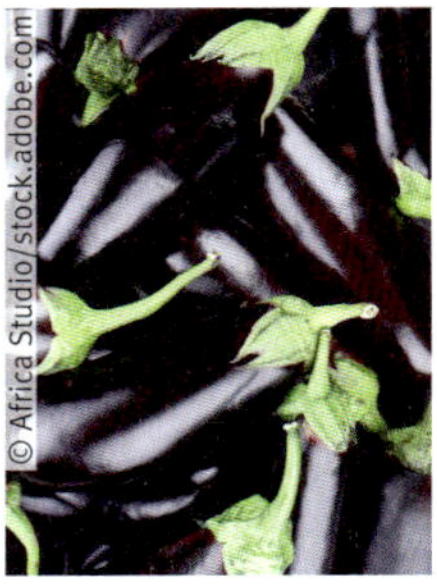

Aubergine[13]

Geschmack süß

Thermik erfrischend

Wann geben wir Aubergine? Aubergine ist das Gemüse, das Blut bewegen kann, vor allem im Unteren Erwärmer. Bei Ansammlungen und Blutstagnationen im Unterleib kann es stagniertes Blut bewegen. Da die Aubergine die Form eines Uterus besitzt, besteht besonders der Bezug zu Uterusmyomen. Daraus resultiert, dass Aubergine in der Schwangerschaft kontraindiziert ist, da sie das Blut in der Gebärmutter zu sehr bewegen würde. Zudem ist die Aubergine erfrischend und kann Blutungen, die durch Hitze entstehen (Hämorrhoiden, Blut im Stuhl, Blut im Urin), kühlen und damit stoppen. Hier ist besonders die Aubergine in gekochter Form geeignet.

Bitte beachten Aubergine nicht in der Schwangerschaft verzehren.

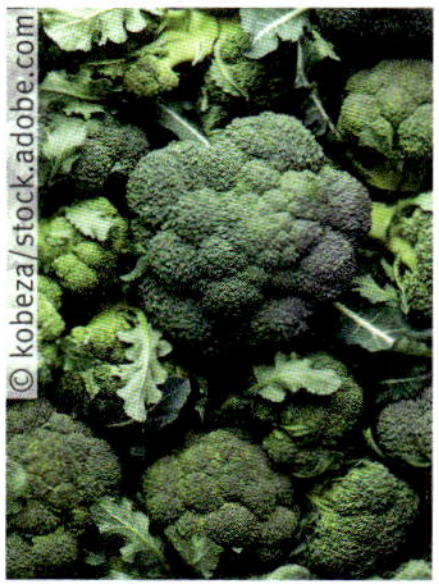

Brokkoli[14]

Geschmack etwas bitter, scharf

Thermik erfrischend

Wann geben wir Brokkoli? Das Chlorophyll in Brokkoli kann das Leberblut stärken. Es wirkt damit auch auf die Augen und kann beispielsweise bei Fehlsichtigkeit und auch bei Augenentzündungen eingesetzt werden.

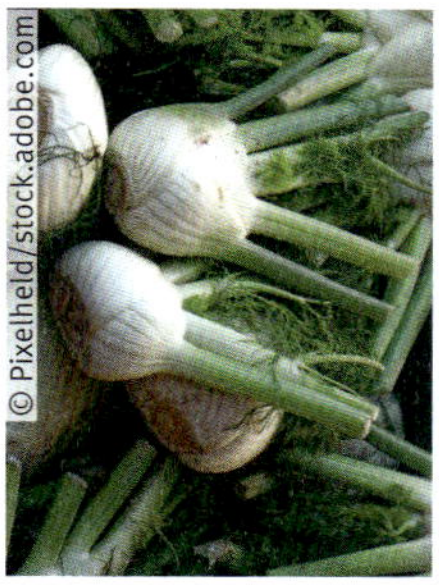

Fenchelknolle[15]

Geschmack süß-scharf

Thermik neutral, warm

Wann geben wir Fenchel? Fenchel kann das Qi der Milz stärken. Er ist aus unserer Sicht ein sehr leicht verdauliches Gemüse, wenn er gekocht wird. Fenchel wirkt harmonisierend auf die Mitte, indem er sanft wärmt. Geschmacklich und von der Wirkung her passt Fenchel ideal zu Fisch.

Roh wirkt Fenchel schärfer und bewegender. Fein geraspelt wird er zum schönen, sommerlichen Salat. Das Fenchelgrün kann mitverwendet werden.

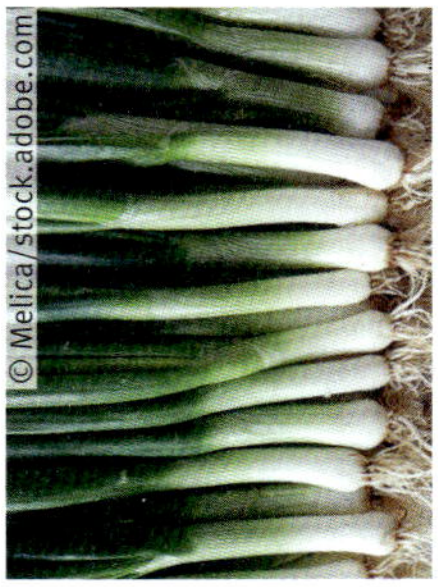

Frühlingszwiebel[16]

Geschmack scharf

Thermik warm

Wann geben wir Frühlingszwiebel? Die Kombination der Frühlingszwiebel aus scharf und warm kann Kälte vertreiben. Besonders im Anfangsstadium von Erkältungen mit Schüttelfrost und Fieber, ohne viel Schwitzen, kann dies nützlich sein.

Ein Teerezept für Erkältung im Anfangsstadium: Frühlingszwiebel und Ingwer klein schneiden und in einem Topf mit Wasser bei geschlossenem Deckel 20 Minuten auskochen.

Gedünstet als Gemüse kann die Frühlingszwiebel die Lunge stärken, da sie Qi in der Lunge bewegt und den Brustkorb weitet. Die Lunge kann somit wieder mehr Qi aufnehmen. Besonders bei einem Engegefühl im Brustkorb, das häufig nach Erkältungen auftritt, kann dies nützlich sein.

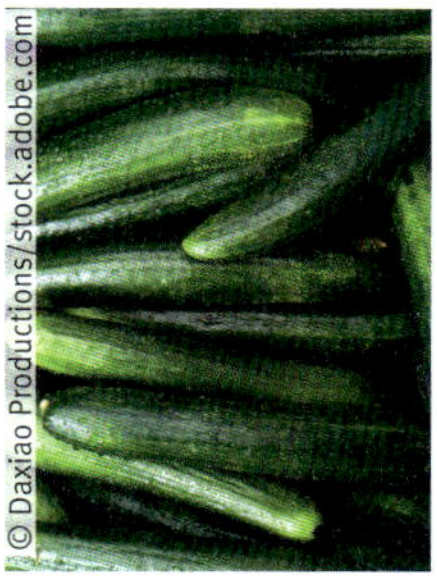

Gurke[17]

Geschmack süß, Schale: bitter

Thermik erfrischend

Wann geben wir Gurke? Gurke kann Hitze kühlen.

Wird Gurke mit Schale verzehrt, z. B. als geraspelter Gurkensalat, so kann sie besonders Hitze im oberen Bereich (Kopf) absenken und kühlen, da auch der bittere Teil der Schale verwendet wird. Hitze im oberen Bereich kann zu Akne, Augenentzündungen, Bindehautentzündungen etc. führen.

Gurkengemüse wirkt besänftigend und kühlend, ohne die Mitte zu sehr zu kühlen. Diese Wirkung ist z. B. bei Magenschleimhautentzündungen, Trockenheit im Magen etc. induziert.

Frisch gepresster Gurkensaft unterstützt bei Blasenentzündungen.

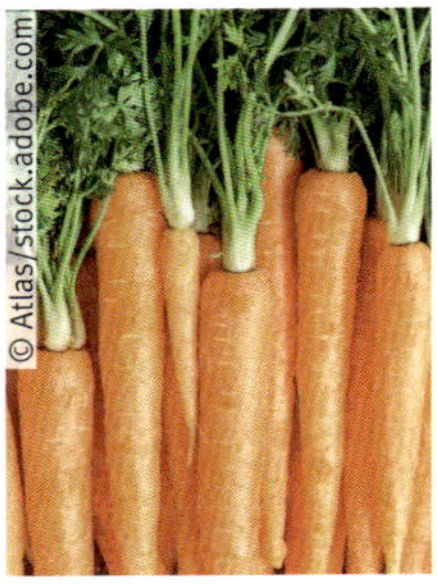

Karotte[18]

Geschmack süß

Thermik neutral

Wann geben wir Karotte? Die orangefarbene Karotte ist der Inbegriff des sanften, süßen Geschmacks und ein Mitte-stärkendes Gemüse. Sie kann das Qi der Milz kräftigen und ist besonders in gekochter oder gedünsteter Form leicht verdaulich. Bei Blähungen, Durchfall oder Verstopfung kann Karottengemüse die Mitte regulieren. Daher sind Karotten, der Inbegriff von milder Süße, auch das erste Gemüse, das man einem Baby gibt.

Karotten sind ein Gemüse, das gut gelagert werden kann und für uns damit das ganze Jahr über verfügbar ist. Als Wurzelgemüse braucht es lange zum Wachsen und ist in seiner Struktur kompakt.

Karotten können das Blut der Leber stärken und damit die Sehkraft der Augen unterstützen. Wenn das Blut gestärkt wird, tut dies auch unserer Haut gut – sie bewahrt ihre Feuchtigkeit und Frische.

Da Karotten das Qi absenken, helfen sie bei Husten: Dazu klein geschnittene Karotten in Wasser kochen, Getreidezucker dazugeben und den Sud trinken.

Das Grün der Karotten kann mitverwendet werden. Mit dem scharfen und bitteren Geschmack wirkt es Nässebildung entgegen und bewegt das Qi.

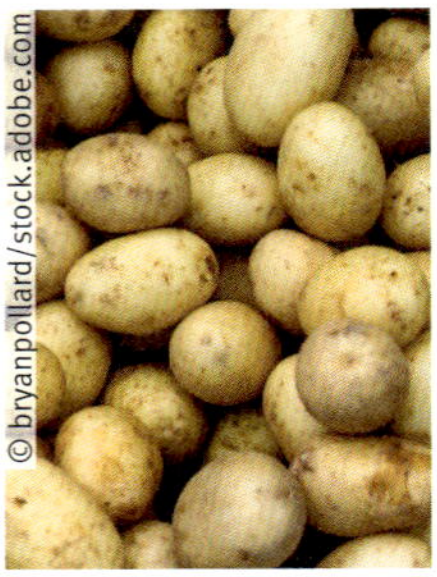

Kartoffel[19]

Geschmack süß

Thermik neutral

Wann geben wir Kartoffel? Kartoffeln stärken das Qi von Milz und Magen und wirken entzündungshemmend. Besonders bei Magensymptomatiken können sie beruhigend und besänftigend wirken.

Für uns ist die Kartoffel ein Gemüse, das in Regelmäßigkeit und Menge wie jedes andere Gemüse gegessen wird. Wir verwenden Kartoffeln nicht als Beilage, die ein Getreide ersetzt. Getreide und Pseudogetreide können im Körper bewegen, die Kartoffel hingegen nährt und beruhigt. Im Übermaß kann dies beschwerend wirken. Zudem sollten Nachtschattengewächse nicht täglich gegessen werden.

Bei Magen-Darm-Geschwüren hat sich folgendes Rezept für Kartoffelsaft bewährt: 120 g rohe, geschälte Kartoffeln auspressen. 20 Tage lang morgens 1 Esslöffel Saft mit 1 Teelöffel Honig und heißem Wasser verrühren und auf leeren Magen trinken.

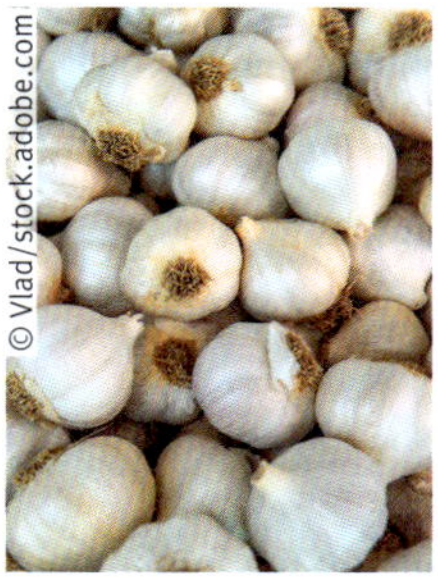

© Vlad/stock.adobe.com

Knoblauch

Geschmack scharf

Thermik warm (roh: heiß)

Wann geben wir Knoblauch? Roher Knoblauch hat unter den Zwiebelgewächsen die meiste Schärfe. Dadurch wirkt er sehr Qi-bewegend. Knoblauch besitzt eine intensive Wirkung und wird von uns gezielt eingesetzt, wenn wir Bewegung und Wärme in die Mitte bringen wollen, z. B. bei Kälte im Bauch mit Schmerzen, bei verunreinigter Nahrung mit Erbrechen und Durchfall oder zu Beginn einer Erkältung, um die Poren zu öffnen.

Im rohen Zustand wirkt Knoblauch thermisch heiß und sehr scharf. In gekochtem Zustand wirkt er süßer und milder.

Die Meinung, dass Knoblauch blutdrucksenkend wirkt, betrachten wir differenziert. Bei Fülle, Yin-Mangel und Hitze, die aufsteigt und zu Bluthochdruck führt, würde der Knoblauch zusätzlich die Hitze befeuern, daher ist er hier kontraindiziert. Bei einem Mangel an Nieren-Yang, der zu Bluthochdruck führt, kann Knoblauch die nötige Wärme liefern, mit dem Resultat, dass der Blutdruck gesenkt wird. In diesem Fall zeigen sich zu dem Bluthochdruck keine Hitzesymptome, sondern Kältesymptome.

Auch bei anderen Befindlichkeiten und Symptomen, die durch Hitze und aufsteigendes Qi gekennzeichnet sind, raten wir, auf Knoblauch zu verzichten. Aufgrund seiner intensiven Wirkung sollte Knoblauch nicht verwendet werden, bis die Symptome abgeklungen sind. Dazu zählen z. B. Kopfschmerzen, Migräne oder Entzündungen im Kopfbereich.

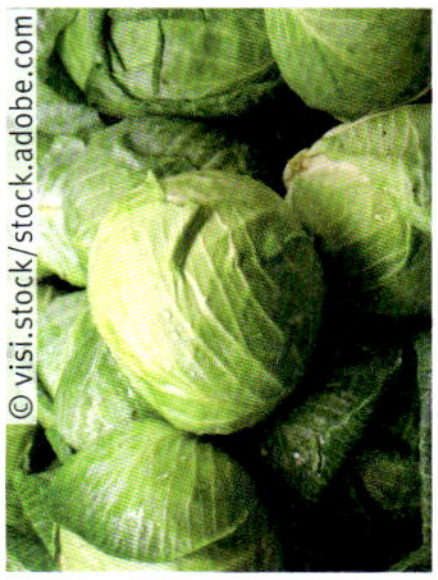

© visi.stock/stock.adobe.com

Kohl[20]

Geschmack süß, leicht scharf

Thermik neutral, leicht wärmend

Wann geben wir Kohl? Ganz allgemein kann Kohl Schmerzen lindern, z. B. Bauchschmerzen oder Schmerzen durch Magen-Darm-Geschwüre. Als äußerliche Anwendung kann er schmerzlindernd bei entzündlichen Gelenkbeschwerden wirken.

Bei akuten krampfartigen Schmerzen im Magen-Darm-Trakt kann Kohlsaft unterstützend wirken: 2- bis 3-mal täglich ½ Tasse frisch gepressten Kohlsaft zwischen den Mahlzeiten trinken und das für mindestens zwei Wochen.

Bei Gelenkentzündungen einen Umschlag mit Weißkohlblättern (klopfen, bis der Saft austritt) um das Gelenk legen, gleichzeitig Weißkohl in gekochter Form essen.

In fermentierter Form als Sauerkraut oder Kimchi ist Kohl (besonders Chinakohl, Weißkohl und Spitzkohl) besonders geeignet, da er eine Bakterienkultur besitzt, die besonders förderlich für das Mikrobiom (die Darmflora) ist.

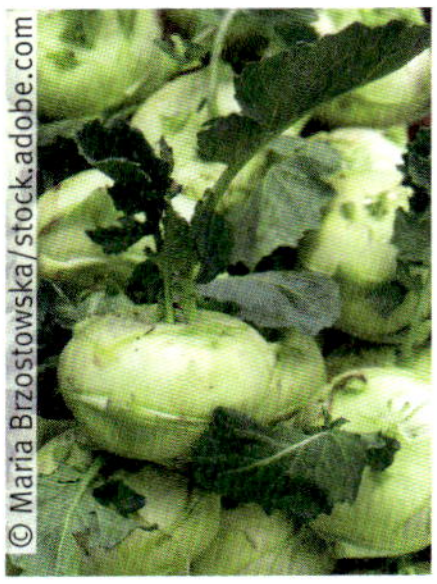

Kohlrabi[21]

Geschmack süß, bitter, scharf

Thermik neutral

Wann geben wir Kohlrabi? Kohlrabi ist für uns ein beliebtes, saftiges Sommergemüse. Denn es vereint in sich drei Geschmäcker, die man deutlich herausschmecken kann. Die Kombination ist beeindruckend: Das Scharfe bewegt das Qi und das Blut, das Bittere leitet Nässe aus und das Süße stärkt das Qi der Milz.

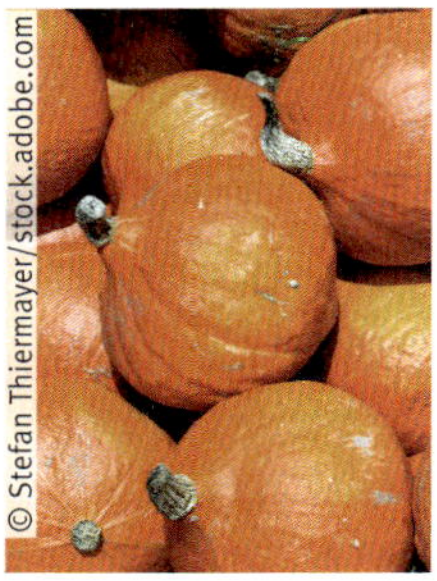

Kürbis (Moschus-, Muskat-, Butternut-, Hokkaidokürbis)

Geschmack süß

Thermik warm

Wann geben wir Kürbis? Kürbisse wirken Qi-aufbauend und mit dem süßen Geschmack stärken sie die Mitte. Im Vergleich zur Karotte wirkt der Kürbis wärmer. Durch die Kräftigung und Wärmung der Mitte sorgt er dafür, dass diese die Ansammlungen von Nässe und Schleim, wie z. B. Schleim in der Lunge, leichter umwandeln kann.

Neben der Karotte und der Süßkartoffel ist der Kürbis für uns ein Gemüse, das wir empfehlen, um »gesunde Süße« in die Ernährung zu integrieren. Besonders bei Süßgelüsten und schwacher Mitte kann diese auf sanfte Weise die Mitte stärken. Kürbis liefert gewissermaßen die nötige Süße, die die Mitte für die Bildung von Qi benötigt. Der Griff nach »schnellem Zucker« kann so vermieden werden.

Spaghettikürbis ist ein Sommerkürbis, im Geschmack leicht bitter und erfrischend. Damit bringt er nicht so viel Wärme in die Mitte, sondern wirkt kühlend und befeuchtend auf die Säfte. Der leicht bittere Geschmack kann angesammelte Nässe ausleiten.

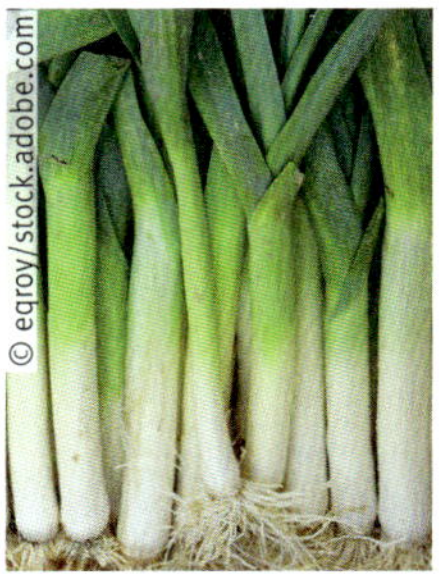

Lauch[22]

Geschmack süß, scharf

Thermik warm

Wann geben wir Lauch? Lauch wärmt die Mitte und kann das Yang der Nieren stärken. Er wirkt damit abwehrstärkend. Um diese Wirkung zu erzielen, empfehlen wir Lauch in gekochter oder geschmorter Form.

Je länger und sanfter gegart, desto süßer und wärmer wird der Lauch. So kann er Wärme in die Mitte bringen und sie kräftigen. Je kürzer er gekocht oder gedünstet wird (er kann sogar roh verzehrt werden), desto schärfer schmeckt er und wirkt damit weniger wärmend, sondern eher Qi- und Blut-bewegend.

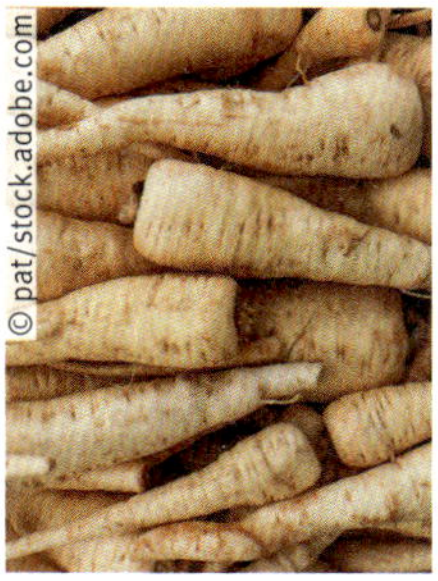

Pastinake[23]

Geschmack süß

Thermik warm

Wann geben wir Pastinake? Die Pastinake wirkt warm und süß und ist damit sehr Mitte-stärkend und nährend. Beim Kochen wird sie noch süßer und wärmer und kann so die Mitte dabei unterstützen, Säfte und Blut zu bilden.

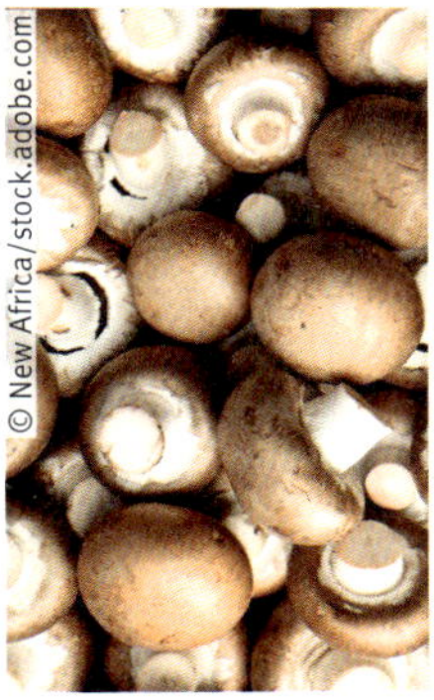

Pilze
(Austernpilz, Champignon, Shiitake)

Geschmack süß

Thermik erfrischend bis leicht warm

Wann geben wir Pilze? Pilze im Allgemeinen stärken die Mitte, indem sie Magen und Milz unterstützen und bei Trockenheit befeuchten. In Kombination mit einem »yangigen« Lebensmittel wie Fleisch können Pilze ausgleichend wirken.

Traditionell: Der Shiitake-Pilz gilt als »Medizin für ein langes Leben«; präventiv und zur Gesunderhaltung kann täglich ein Shiitake-Pilz gegessen werden.

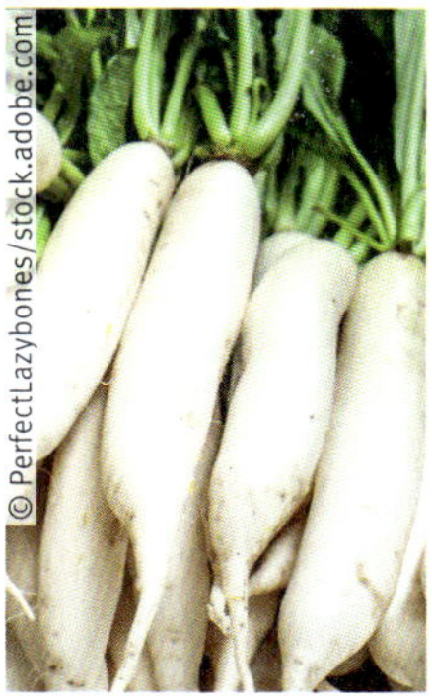

Rettich[24]

Geschmack scharf und süß

Thermik in gekochtem Zustand erfrischend und süßer; roh: neutral/warm und schärfer

Wann geben wir Rettich? Rettich kann Hitze kühlen und die Säfte nähren. Besonders gedünstet oder gekocht kann er den Magen kühlen und die Qi-Bewegung des Magens nach unten unterstützen. In dieser Form ist er besonders dann zu empfehlen, wenn das Qi der Milz ebenfalls etwas geschwächt ist. Ist die Mitte kräftig genug, kann roher Rettich bei Sodbrennen und Magenhitze eingesetzt werden.

Bei Hitze-Schleim in der Lunge mit Bronchitis, Husten und Schluckbeschwerden: 250 g Rettich in Stücke schneiden, mit 2 bis 3 Esslöffeln Getreidezucker oder hellem Rohrzucker vermischen und über Nacht ziehen lassen. Den Sirup in Abständen über den Tag einnehmen. Oder alternativ Rettichstücke in Wasser auskochen und als Tee trinken.

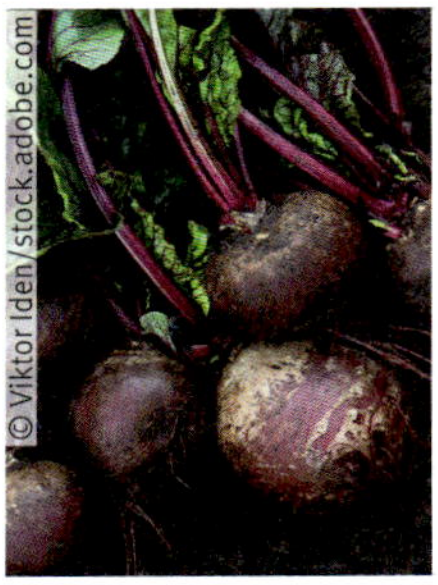
© Viktor Iden/stock.adobe.com

Rote Bete

Geschmack süß, leicht bitter

Thermik neutral

Wann geben wir Rote Bete? Rote Bete ist das ideale Gemüse, um das Herz-Blut zu stärken, und es kann damit Herz und Geist zur Ruhe bringen. Bei Neigung zu Einschlafproblemen kann Rote Bete am Abend in Form von Saft, Gemüse oder Suppe beruhigend wirken. Neben der Karotte ist Rote Bete ein Gemüse, welches uns durch das ganze Jahr begleitet. Es kann gut Yin und Blut, sowohl das Herz-Blut als auch das Leber-Blut, aufbauen.

Unserer Erfahrung nach wird Rote Bete nicht immer gut vertragen und kann abführend wirken. Wenn die Mitte durch Nässe belastet ist, kann gekochte Rote Bete zu befeuchtend wirken. Bei Menschen mit Neigung zu Trockenheit wird Rote Bete meist gut vertragen. Somit kann sie bei Verstopfung, die durch Trockenheit entsteht, eingesetzt werden.

Roh geraspelte Rote Bete als Salat wird bei Nässe besser vertragen, zudem unterstützen hier Essig und Gewürze. Sowohl roh als auch gekocht kann das Gemüse den Blutaufbau unterstützen.

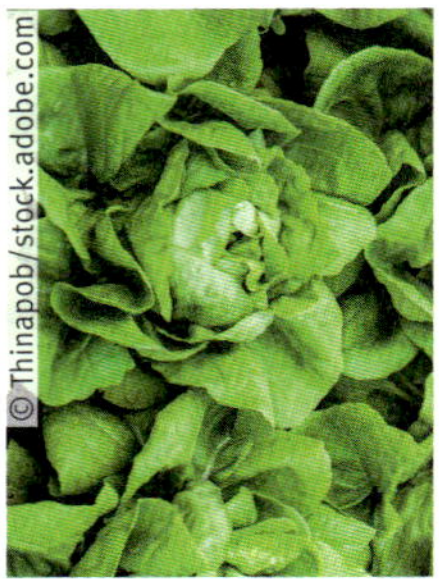
© Thinapob/stock.adobe.com

Salat[25]

Geschmack süß und bitter

Thermik erfrischend

Wann geben wir Salat? Im Allgemeinen wirkt Salat (Endivie ebenso wie Feldsalat, Kopfsalat, Portulak oder Rucola) kühlend; er liefert wichtiges Chlorophyll, welches für die Blutbildung benötigt wird. Der leicht bittere Geschmack von Salaten kann bei Unruhe im Herzen beruhigend wirken; unruhiges Qi wird sanft abgesenkt.

Bei einer geschwächten Mitte kann eine kleine Menge Salat fein geschnitten unter das warme Essen gemischt werden. Dies erleichtert die Bekömmlichkeit.

- **Endiviensalat** schmeckt am bittersten und kann damit zusätzlich etwas Nässe ausleiten.
- **Feldsalat** ist thermisch neutral und am stärksten blutbildend, da er dunkelgrün ist.
- **Kopfsalat** ist am wenigsten grün und kann am wenigsten Blut aufbauen.
- **Portulak** ist thermisch neutral und stark blutaufbauend.
- **Rucola** ist geschmacklich bitter, scharf und dunkelgrün. Damit kann er Nässe trocknen und ausleiten, bewegen und Blut aufbauen.

Alle Salate können auch kurz gedünstet werden; damit werden sie bekömmlicher.

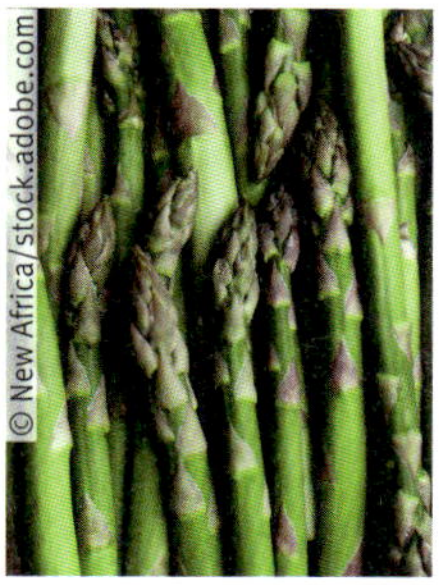

Spargel[26]

Geschmack süß, bitter

Thermik erfrischend

Wann geben wir Spargel? Grüner und weißer Spargel können mit ihrer saftigen Konsistenz und ihrem süßen Geschmack Säfte spenden und gleichzeitig durch ihren bitteren Geschmack Überschüssiges wie z. B. Nässe ausleiten, indem sie diuretisch wirken. Dank seiner diuretischen Wirkung kann Spargel den Blutdruck senken. Bei Verstopfung durch Trockenheit kann Spargel abführend wirken.

Die Spargelschalen schmecken bitterer; beim Auskochen der Schalen für eine Suppe wird der bittere Aspekt verstärkt. Auch der Sud aus Spargelschalen kann getrunken werden, wenn der bittere, erfrischende und diuretische Aspekt gewünscht ist. Gerade im Sommer kann Spargel angenehm erfrischend wirken und Hitze kühlen.

Der grüne Spargel ist thermisch wärmer als der weiße Spargel. Da er Chlorophyll besitzt, kann er zusätzlich blutstärkend wirken.

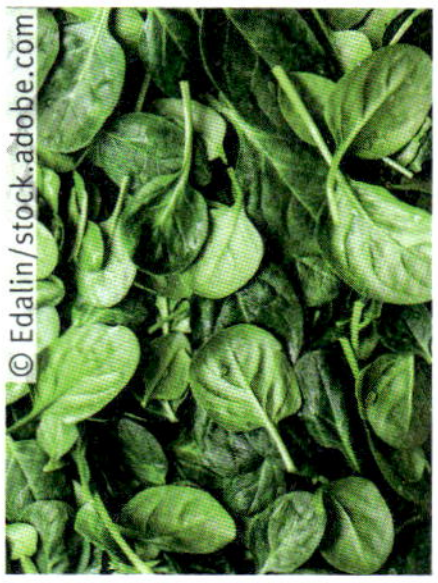

Spinat[27]

Geschmack süß, leicht bitter, leicht sauer

Thermik erfrischend

Wann geben wir Spinat? Spinat, der Inbegriff von Grün und damit eine blutstärkende Medizin, befeuchtet, nährt die Säfte und wirkt, wie alles Chlorophyllhaltige, reinigend auf das Blut. Bei Kopfschmerzen, Unruhe und Hitze, die aufsteigt, können der leicht bittere Geschmack und die erfrischende Thermik absenkend und beruhigend wirken.

Roher, junger Blattspinat kann als Salat oder Pesto verwendet werden. Er kühlt mehr als gekochter Spinat und ist geschmacklich milder. Gekochter Spinat ist intensiver im Geschmack und hat eine stärkere blutaufbauende Wirkung. Dennoch kann er manchmal nicht gut verdaut werden, besonders wenn die Mitte etwas schwach ist. Hier kann das Kochen mit Knoblauch helfen, da dieser die nötige Bewegung und Wärme in die Mitte bringt und die Umwandlung erleichtert.

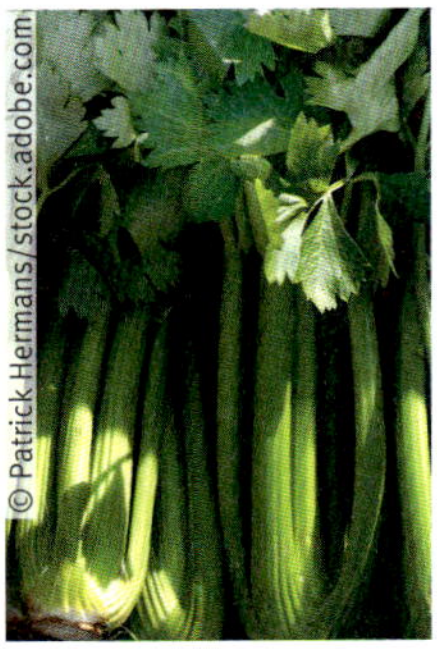

Stangensellerie[28]

Geschmack süß und etwas bitter, leicht scharf

Thermik erfrischend

Wann geben wir Stangensellerie? Stangensellerie kann kühlen bei Hitze im Kopfbereich, z. B. Kopfschmerzen, Bluthochdruck, Akne, Schwindel und Unruhezuständen. Bei Kopfschmerz und hohem Blutdruck kann Selleriesaft mit einem Spritzer Zitrone getrunken werden.

Der leicht bittere Geschmack und die erfrischende Wirkung können den Magen kühlen und die Bewegungsrichtung nach unten unterstützen. Zudem kann Stangensellerie Nässe ausleiten. Bei schwacher Mitte eignet er sich am besten in gekochter oder gedünsteter Form. Da er Nässe trocknen kann, eignet er sich besonders in Kombination mit Obst.

Bei Heißhunger hat sich bewährt, rohen Stangensellerie kleingeschnitten zur Mahlzeit oder als Snack zwischendurch zu essen.

Bei Bluthochdruck (für alle Arten und Ursachen von Bluthochdruck geeignet) und hohem Cholesterin: 60 g Sellerie mit 30 g roten Datteln mit Kern (alternativ: normale Datteln) mit ca. 300 ml Wasser kochen. Täglich diese Menge auf zwei Portionen am Tag verteilt einen Monat lang trinken.[29]

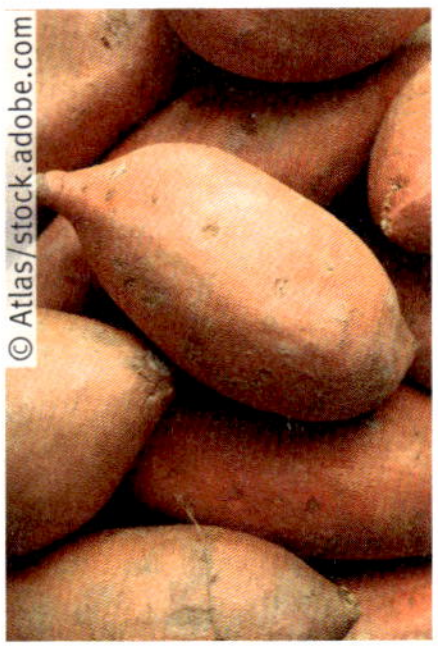

Süßkartoffel

Geschmack süß

Thermik neutral

Wann geben wir Süßkartoffel? Die Süßkartoffel stärkt das Qi der Mitte, insbesondere von Magen und Milz. Sie kann den Magen sanft befeuchten. Da sie sehr süß ist, kann sie schnell Energie liefern, ohne zu beschweren.

Bei Abmagerung, Schwächezuständen und Erschöpfung wirkt die Süßkartoffel nährend und befeuchtend und kann die Gewichtszunahme fördern.

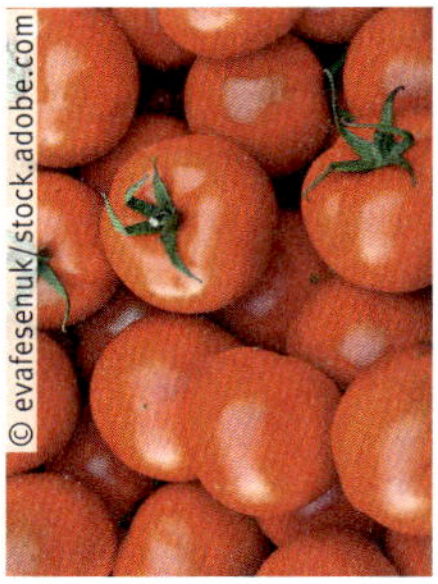

Tomate[30]

Geschmack sauer, süß

Thermik erfrischend-kalt

Wann geben wir Tomate? Tomaten kühlen Hitze und können gleichzeitig Säfte aufbauen, wodurch Yin und Yang in Balance gebracht werden können. Dies ist besonders hilfreich bei Hitze, die durch mangelndes Yin entsteht. Die Säfte des Magens und der Leber können mit Tomaten aufgebaut werden. Bei Magen-Trockenheit oder Magen-Hitze wirken sie kühlend und säftespendend. Ebenso unterstützen sie bei Leber-Yin-Mangel mit trockenen, geröteten

Augen, Nachtblindheit und bei Leber-Hitze mit Kopfschmerzen und hohem Blutdruck.

Bei kalter oder schwacher Mitte können Tomaten als Suppe mit etwas Knoblauch, Chili oder anderen warmen Gewürzen gekocht werden. Bei ausgeprägter Kälte der Mitte sollte auf Tomaten verzichtet werden.

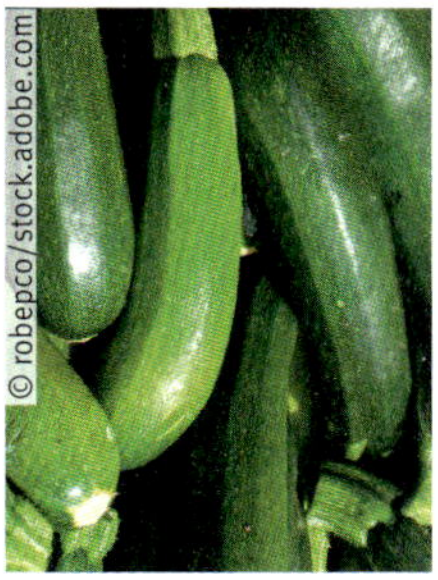

Zucchini

Geschmack süß, leicht bitter

Thermik erfrischend

Wann geben wir Zucchini? Zucchini ist ein erfrischendes, leichtes und säftespendendes Gemüse. Der leicht bittere Geschmack kann angesammelte Nässe ausleiten. Roh als Salat in Kombination mit etwas Zitronensaft wirkt sie erfrischender und kühlender und hält die Säfte im Sommer. Auch gekochte Zucchini ist mit Zitrone eine gute Wahl, um die Säfte zu halten.

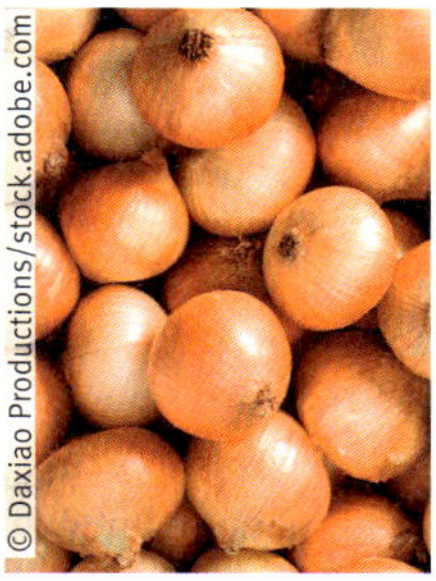

Zwiebel

Geschmack süß, scharf

Thermik warm

Wann geben wir Zwiebel? Im rohen Zustand ist sie schärfer, im gekochten Zustand süßer. Die süßliche gekochte Zwiebel kann Qi stärken, während die Schärfe der rohen Zwiebel Bewegung in die Mitte bringt.

Zwiebeln, gekocht mit Honig, können Schleim in den Nebenhöhlen, der Nase und der Lunge lösen. Rohe Zwiebeln können Qi wie ein Windhauch bewegen und Gefäße »durchgängig« machen. Damit können sie präventiv für die Gefäßgesundheit eingesetzt werden.

Wofür Gemüse in der TCM eingesetzt wird

Wirkung	Gemüse
Nässe umwandeln und ausleiten	Austernpilz, bittere Salate, Kohlrabi, Kürbis, Pilze, Spargel, Stangensellerie, Weiße Rübe
Qi bewegen	Artischocke, Knoblauch, Kohlrabi, Pastinake, Rote Bete, Zwiebel
Hitze kühlen	Aubergine, Gurke, Rettich, Salate, Spargel, Spinat, Stangensellerie, Tomate
Kälte vertreiben	Frühlingszwiebel, Knoblauch, Lauch, Zwiebel
Blut stärken	Brokkoli, Karotte, Rote Bete, Spinat
Mitte stärken	Fenchel, Karotte, Kartoffel, Kohl, Kohlrabi, Kürbis, Pastinake, Shiitake, Süßkartoffel
Yin nähren	Kartoffel, Pilze, Rote Bete, Spargel, Spinat, Tomate
Blut bewegen	Aubergine, Kohlrabi, Lauch, Rote Bete

Früchte

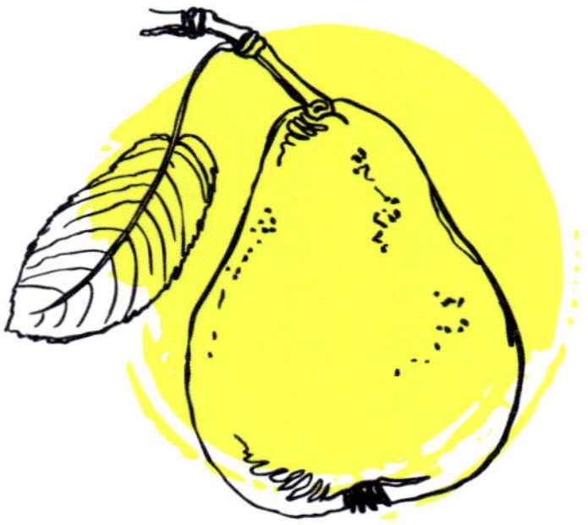

Früchte sind eine bunte und erfrischende Ergänzung in der Ernährung. Mit ihrer natürlichen Süße können sie raffinierten Zucker ersetzen und lassen das Bedürfnis nach Süßigkeiten gar nicht erst aufkommen.

Früchte werden im Allgemeinen vor allem wegen ihres Vitamingehalts und wegen der in ihnen enthaltenen Ballaststoffe empfohlen. Die TCM hebt die Bedeutung anderer Vorzüge hervor.

Wirkung von Früchten

Früchte liefern uns gesunde Flüssigkeiten und Säfte, die uns von innen heraus befeuchten. Besonders der Magen, die Lungen, die Schleimhäute, Gelenke und Muskeln – sie möchten feucht genug und geschmeidig sein.

Viele Obstsorten besitzen neben dem süßen einen ausgeprägten sauren Geschmack. Es ist der Geschmack, der Flüssigkeiten und Säfte im Körper hält und vor Verlust schützen kann. So kann ein Spritzer Zitrone vor dem Sport vor übermäßigem Schwitzen helfen.

Von allen Lebensmitteln zählt Obst zu den am leichtesten verdaulichen Lebensmitteln. Die meisten Früchte wirken reinigend und kühlend und können reichhaltige, proteinhaltige Lebensmittel und Mahlzeiten ausgleichen. Bei innerer oder äußerer Hitze, bedingt durch Stress oder heißes Klima, können viele Früchte uns innerlich erfrischen. Der langfristige Verzehr von süßen Früchten kann die Ansammlung von Nässe im Körper fördern, was durch gelegentliche Fastentage ohne Früchte ausgeglichen werden kann.

Heimisches Obst

Lokales, saisonales Obst ist leichter verdaulich und besser bekömmlich als importierte Obstsorten wie Südfrüchte. Früchte, die im Sommer reif sind (z. B. Rhabarber, Johannisbeere), wirken kühlender als Früchte, die im Herbst reif sind (z. B. Apfel, Aprikose, Quitte).

Südfrüchte

Insbesondere in heißen Klimazonen wachsen Früchte, die stark kühlen, wie Zitrusfrüchte, Papaya, Melone etc. In warmen Klimazonen macht die erfrischende, kühlende Wirkung dieser Früchte durchaus Sinn, auch der regelmäßige Verzehr dieser Obstsorten wird dort gut vertragen. In kühleren

Ländern, wie auch bei uns, ist der Verzehr von kühlenden Südfrüchten nicht immer angemessen, auch wenn wir mittlerweile das ganze Jahr hindurch Orangen, Bananen und Co. kaufen können. Nicht jeder kann diese kühlende Eigenschaft von Früchten vertragen, da sie die Mitte mit Kälte und Nässe belasten kann. Südfrüchte wie Orangen, Mandarinen und Zitronen sind in den südlichen Ländern meist dann reif, wenn es bei uns Herbst und Winter wird. Wir sollten dabei beachten, dass nicht nur die Südfrüchte kühlend wirken, sondern auch das Klima um uns herum bereits kalt ist. Wer zu Verdauungsbeschwerden und Frösteln neigt, greift lieber zu heimischem Obst wie Äpfel und Birnen.

Die kalte saure Wirkung von Zitrusfrüchten kann abgemildert werden, indem man die ganze Frucht isst, mitsamt den bitteren Schalenanteilen, anstatt nur den Zitronensaft. Die Zitrusschalen sind thermisch warm und verhindern Nässe. Das Essen einiger Samen und des inneren Fruchtfleisches hilft ebenfalls, ein Gleichgewicht herzustellen.

Obstsorten mit vorrangig saurem Geschmack haben eine zusammenziehende Wirkung. So werden Flüssigkeiten im Körper gehalten, doch bei übermäßigem Verzehr kann dies austrocknend wirken. Spröde Muskeln und Sehnen können die Folge sein und insbesondere Sportler sollten mit zu viel Säure aus Früchten vorsichtig sein.

Entscheidend für den gesundheitlichen Nutzen von Obst ist, dass alle Früchte, insbesondere Zitrusfrüchte, am Baum sonnengereift geerntet werden. Dann ist ihr Geschmack am intensivsten und der Gehalt an Vitaminen, Mineralstoffen und Antioxidantien am höchsten. Auch ist zu beachten, dass Obst, vor allem Trauben, Orangen, Äpfel, Beerenobst und Bananen, meist stark gespritzt werden. Sie sollten unbedingt unbehandelt gekauft werden.

Obstsäfte

Beim Pressen von frischen Obstsäften werden die Ballaststoffe und festen Bestandteile von den flüssigen getrennt und es bleibt eine konzentrierte Form der Frucht zurück, mit einer verstärkt kühlenden und reinigenden Eigenschaft. Meist werden Mengen an Obst zu Säften gepresst, die in einer Mahlzeit nie gegessen werden könnten. Drei Äpfel, zwei Karotten, zwei Orangen und eine halbe Knolle Ingwer in einem Glas sind in wenigen Sekunden getrunken und lassen den Blutzuckerspiegel schnell ansteigen. Wer frische Säfte nicht selbst zu Hause macht, sondern regelmäßig unterwegs kauft, sollte wissen, dass das verwendete Obst meist nicht biologisch ist und meist nicht gewaschen wird.

Die ideale Menge frisch gepressten Saftes wäre täglich ein Schnapsglas voll. So wird die Mitte nicht belastet und Vitamine und Mineralien können verstoffwechselt werden. Obstsäfte wie Apfel-, Trauben- oder Orangensaft aus der Flasche sind reich an Fruchtzucker und sollten nur mit Wasser verdünnt und nicht regelmäßig getrunken werden. Ab und zu können Säfte eine schöne Abwechslung sein, doch bei regelmäßigem Genuss sollte die Wirkung beachtet werden: Zucker, auch Fruchtzucker, kann zu Nässebildung führen und damit die Mitte in ihrer Funktion belasten.

Fruchtsäfte sollten am besten mindestens vier Stunden nach oder eine Stunde vor einer Mahlzeit getrunken werden und sollten nicht zum regelmäßigen Ersatz von richtigen Mahlzeiten werden.

Getrocknetes Obst

Durch den Trocknungsprozess werden den Früchten Flüssigkeiten entzogen und es bleibt eine süßere und konzentriertere Version der Frucht zurück. Getrocknete Früchte sind mehr Yang und wirken wärmer als frische Früchte.

Früchte, die im frischen Zustand erfrischend sind und mit einer schwachen Mitte eher schlecht vertragen werden, können im getrockneten Zustand oft besser verdaut werden. Bei der Verzehrmenge von getrockneten Früchten sollte man sich vor Augen führen, wie viel dies in frischer Form wäre. Eine frische Mango in getrockneter Form ergibt nur ein paar Streifen und wir würden unsere Mitte überlasten, wenn wir zwischendurch zwei bis drei Mangos äßen.

Roh oder gekocht als Kompott

Bei bestimmten Gesundheitszuständen kann Obst als Heilmittel verwendet werden, wenn die richtige Zubereitung beachtet wird. Menschen mit geschwächten Zuständen sollten jedoch rohes Obst vorsichtig verwenden oder sich für getrocknete Früchte oder gekochte Kompotte entscheiden. Viele Obstsorten wie Äpfel, Birnen, Aprikosen, Zwetschgen und Pflaumen eignen sich sehr gut für Kompotte.

Im eigenen Saft oder mit ein paar Esslöffeln Wasser gekocht, wird das Obst bekömmlicher und wärmer. Auch Menschen mit Verdauungssystemen, die rohes Obst eher schlecht vertragen, kommen so in den Genuss von Obst, ohne die Mitte zu belasten.

Anleitung Obstkompott

1. Obst klein schneiden.
2. Mit 1 bis 2 Esslöffeln Wasser bei geschlossenem Deckel köcheln lassen.
3. Je nach Obstsorte ein paar Minuten warten, bis der Saft austritt.
4. Nach Belieben ein paar Gewürze beim Kochen hinzugeben.

Obstkompott kann ein paar Tage kühl aufbewahrt werden.

Zudem spenden uns Obstkompotte mit ihrer saftigen Konsistenz wichtige Flüssigkeiten.

Obst mit anderen Lebensmitteln kombinieren

Um die Eigenschaften von Obst bestmöglich zu nutzen, sollte es mit folgenden Lebensmitteln kombiniert werden:

Obst und Salate sind eine ideale Kombination, z. B. fein geschnittener Radicchio mit Orange, fein gehobelter Sellerie mit Apfel oder Chicorée mit Banane.

Eine weitere gute Kombination ist Obst mit proteinreichen Lebensmitteln wie Nüssen, Hülsenfrüchten, Fleisch und Milchprodukten; sie wirken reinigend und können Toxine aus Fleisch abmildern. Eine schöne Kombination beim sommerlichen Grillen ist Fleisch mit gegrillter Wassermelone oder gegrilltem Pfirsich.

Klassifizierung von Früchten

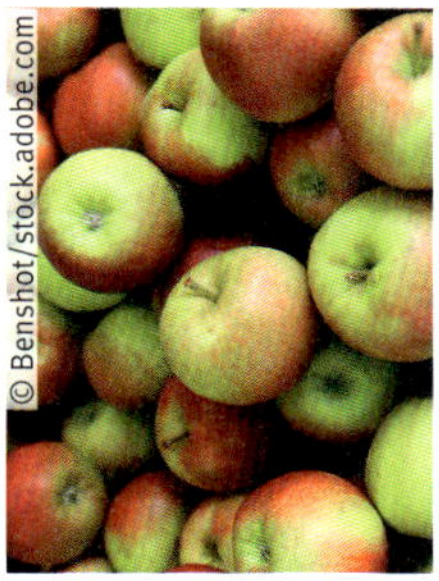

Apfel

Geschmack süß, leicht sauer

Thermik erfrischend

Wann geben wir Apfel? Der Apfel begleitet uns viele Monate, wenn man auf Regionalität und Saisonalität setzt. Er spendet Säfte, vor allem in Magen und Lunge, und kühlt Hitze. Je knackiger und grüner, desto kühlender wirken die Apfelsorten. Je gelber und röter sie sind, desto süßer und wärmer sind sie. Dadurch helfen sie, Qi aufzubauen. Roh gerieben kann ein Apfel Durchfall stoppen. Als Kompott ist er bekömmlicher und wirkt befeuchtend auf die Säfte.

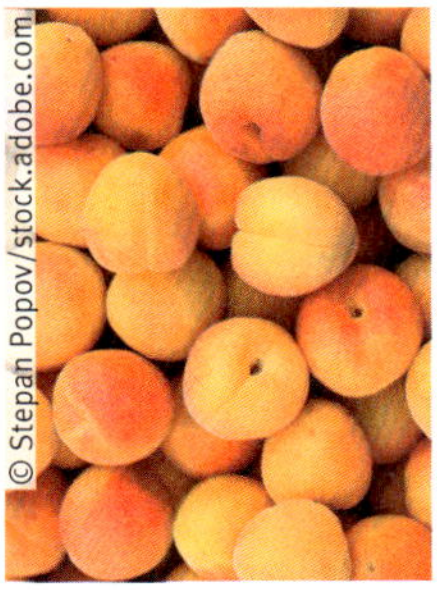

Aprikose[31]

Geschmack süß, sauer

Thermik neutral, leicht warm

Wann geben wir Aprikose? Die Aprikose wirkt wie alle Früchte säftespendend und kann zudem bei trockenem Husten die Lunge und den Hals befeuchten. Sie wirkt warm und wird besonders bei Kälte eingesetzt.

Bei trockenem Magen eine getrocknete oder frische Aprikose im Mund zergehen lassen.

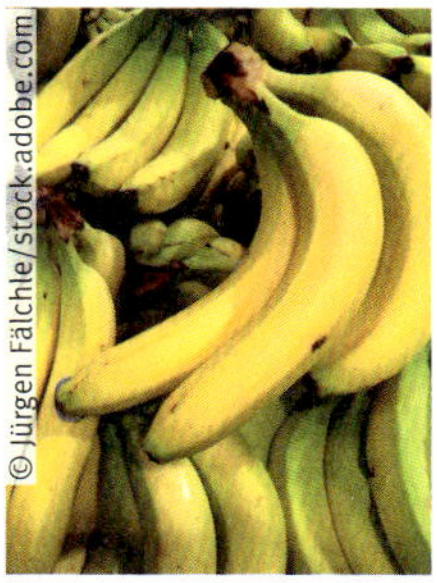

Banane[32]

Geschmack süß

Thermik kalt

Wann geben wir Banane? Banane wirkt befeuchtend für Magen und Darm. Bei Verstopfung durch Trockenheit kann Banane Linderung verschaffen. Banane wirkt kühlend bei Trockenheit durch Hitze, bei Durst, Unruhe und trockenem Rachen. Sie ist gut für ältere Menschen, die unter Symptomen wie Trockenheit mit Verstopfung leiden.

Bitte beachten Vorsicht bei Kindern, die kälteempfindlich sind und eine zarte Konstitution haben. Da die Banane so süß, kalt und befeuchtend ist, kann sie zur Ansammlung von Schleim führen, was Erkältungsanfälligkeit und Schnupfen begünstigen kann. Auch bei Erwachsenen mit Milz-Qi-Mangel und Nässe verstärkt Banane diese Symptomatik.

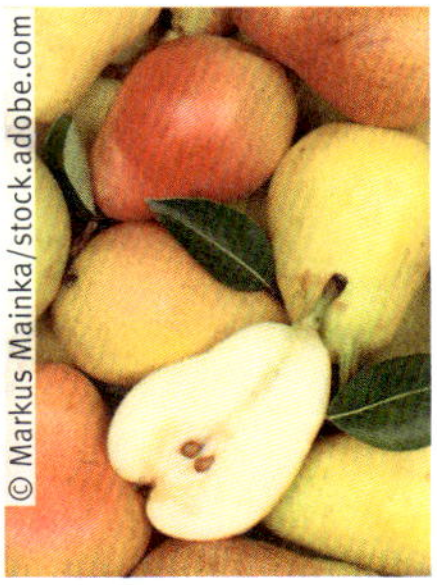

Birne[33]

Geschmack süß, etwas sauer

Thermik erfrischend

Wann geben wir Birne? Birne erzeugt wie alle Früchte Säfte und kühlt Hitze, vor allem in der Lunge. Es ist das Obst, an welches wir bei trockenem Magen mit Schmerzen und trockener Lunge mit trockenem Husten, Bronchitis und trockenem Hals denken.

Im Vergleich mit dem Apfel ist die Birne geschmacklich milder und sanfter. Sie hat in sich mehr Saft und kann vor allem im gekochten Zustand sehr effektiv Säfte spenden. Bei Magen-Yin-Mangel mit Trockenheit ist Birnenkompott ideal.

Bitte beachten Birne nicht bei kalter Mitte mit weichem Stuhl verzehren.

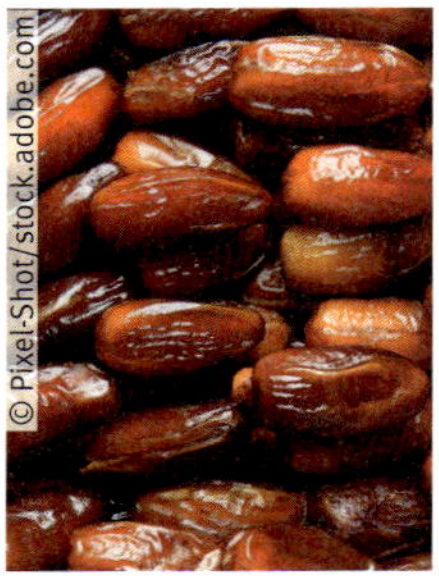
© Pixel-Shot/stock.adobe.com

Dattel

Geschmack süß

Thermik warm

Wann geben wir Dattel? Um die Milz, das Blut und die Körpersäfte zu stärken, können Datteln gezielt in Rezepten hinzugefügt werden. Verwendet man zu viele, können sie zu Nässe und Ansammlungen führen.

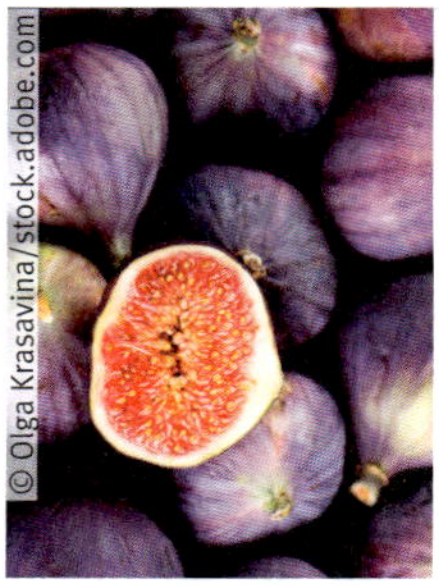
© Olga Krasavina/stock.adobe.com

Feige[34]

Geschmack süß

Thermik frisch: neutral; getrocknet: wärmer

Wann geben wir Feige? Feigen wirken befeuchtend, besonders auf den Darm. Bei Verstopfung durch Trockenheit im Darm können sie zudem die Peristaltik anregen. Feigen, die ja innen wie Darmzotten aussehen, wirken gut bei Darmentzündungen wie Colitis Ulcerosa und Morbus Crohn.

Zur Appetitanregung empfiehlt sich, morgens und abends je 1 bis 2 frische Feigen zu essen.

Bei Trägheit im Darm oder Verstopfung 2 getrocknete Feigen über Nacht in einem Glas Wasser einweichen und morgens auf nüchternen Magen die Feigen essen und den Sud trinken.

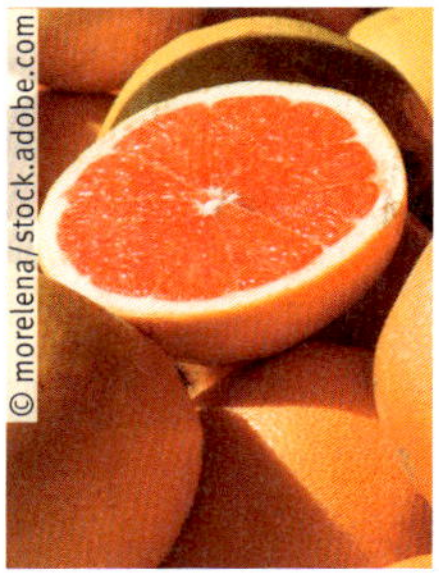
© morelena/stock.adobe.com

Grapefruit[35]

Geschmack süß, sauer, bitter; Schale: scharf, bitter

Thermik erfrischend, leicht kalt; Schale: warm

Wann geben wir Grapefruit? Das **Fruchtfleisch** der Grapefruit wirkt wie alle Zitrusfrüchte und schmeckt zusätzlich leicht bitter, womit sie die absenkende Wirkung im Verdauungstrakt unterstützen kann. Sie kann damit Blockaden im Bauch wie Übelkeit und Erbrechen lindern.

Bei Übelkeit in der Schwangerschaft: Fruchtfleisch der Grapefruit essen.

Die **Grapefruitschale** ist sehr bitter und warm und kann Qi vor allem nach unten bewegen. Damit wirkt sie gezielt auf die Verdauung und wird von uns als verdauungsförderndes Gewürz bei Hülsenfrüchten oder als Tee zur Bekömmlichkeit mitgekocht.

Die Schalen können auch getrocknet und anschließend gemahlen werden. Sie sind damit eines der wenigen bitter schmeckenden Gewürze, die sowohl für süße als auch für pikante Speisen eingesetzt werden können. Der bittere Geschmack kann trocknend bei Nässe wirken.

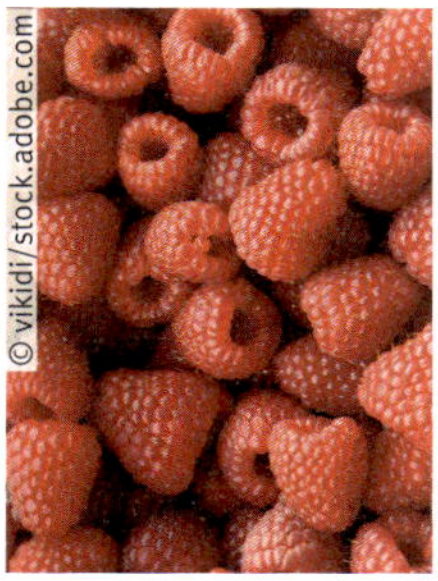
© vikidi/stock.adobe.com

Himbeere

Geschmack süß, sauer

Thermik warm[36]

Wann geben wir Himbeere? Die Himbeere kann Blut stärken. Die kleine Beere mit ihren vielen kleinen Samenkernen ist zudem eine Stärkung für die Essenz. Die Säure in den Beeren kann den haltenden Aspekt unterstützen und vor Verlust von Essenz schützen. Sie kann bei Impotenz, Samenverlust und häufigem nächtlichen Wasserlassen helfen. Hier sollten allerdings sonnengereifte Himbeeren verwendet werden, die Zeit zum Reifen hatten.

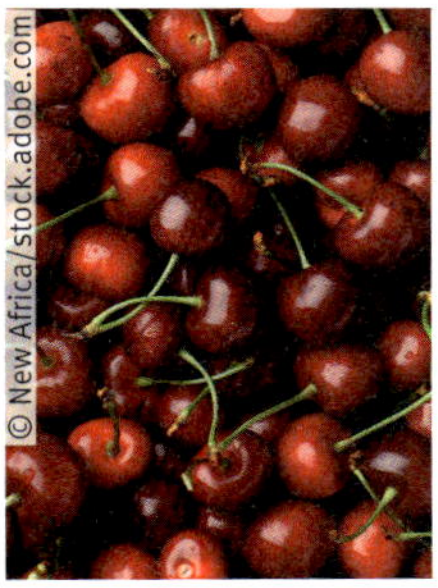
© New Africa/stock.adobe.com

Kirsche[37]

Geschmack süß, leicht sauer

Thermik warm

Wann geben wir Kirschen? Kirschen stärken die Mitte. Ihr rotes Fruchtfleisch nährt das Blut und kann die Leber und die Nieren befeuchten. Je dunkler und süßer die Kirschen sind, desto blutstärkender sind sie. Die warme Thermik stärkt zudem das Nieren-Yang.

Kirschen können bei Schwindel, Palpitationen (starkem Herzklopfen) und Kraftlosigkeit in den Gliedmaßen mit Taubheit eingesetzt werden.

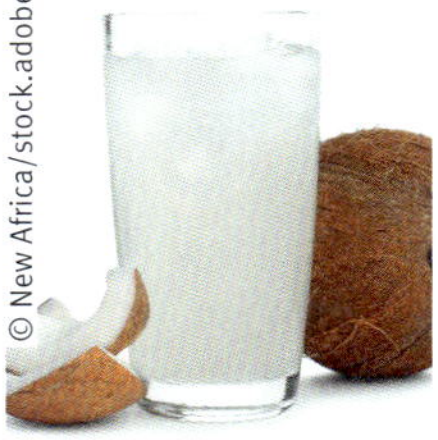
© New Africa/stock.adobe.com

Kokosnusswasser

Geschmack süß

Thermik neutral

Wann geben wir Kokosnusswasser? Kokosnusswasser spendet Säfte, befeuchtet und stärkt Qi und Blut. Im Sommer kann es bei großer Hitze angenehm erfrischend wirken.

Vor allem in der Schwangerschaft kann nach unserer Erfahrung Kokosnusswasser bei einem Restless-Legs-Syndrom helfen.

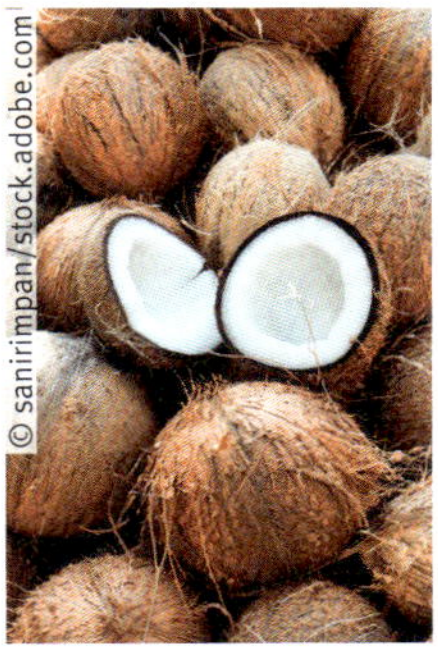
© sanirimpan/stock.adobe.com

Kokosnussfleisch/ Kokosmilch

Geschmack süß

Thermik warm

Wann geben wir Kokosnussfleisch/Kokosmilch? Kokosmilch wird auch als das »weiße Blut« bezeichnet und wirkt nährend und zudem blutstärkend.

Kokosnuss stärkt die Mitte. Besonders in Form von Kokosmilch wirkt sie stärkend bei Schwächezuständen, Abmagerung und Mangelernährung (z. B. bei Kindern mit Darmparasiten).

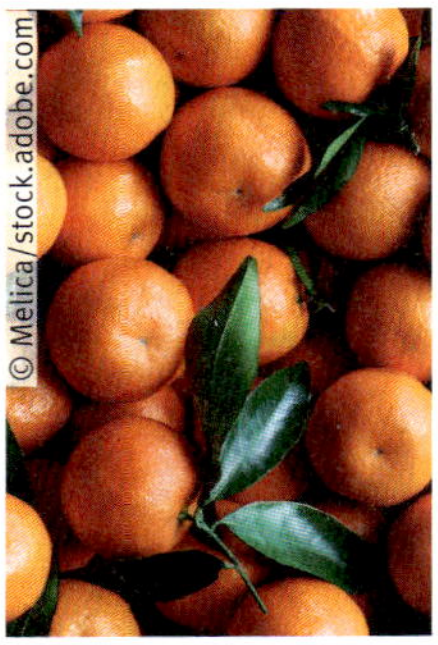

Mandarine[38]

Geschmack süß, sauer; Schale: scharf, bitter
Thermik erfrischend; Schale: warm

Wann geben wir Mandarine? Mandarinen wirken wie alle Zitrusfrüchte. Wichtig zu wissen ist, dass sie bei Schwäche von Milz und Magen mit Nässe/Schleim nicht gut sind. Sie werden meist im Winter gegessen, in der Zeit, in der zusätzlich draußen Kälte herrscht.

Übermäßiger Verzehr von Mandarinen verstärkt Nässe/Schleim und kann zu Stagnation mit Schmerzen im Bauchraum führen.

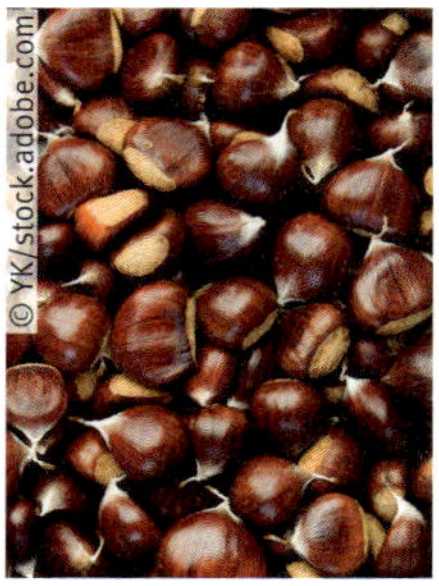

Marone
(Esskastanie)[39]

Geschmack süß
Thermik warm

Wann geben wir Maronen? Die Marone ist vor allem im Winter eine nährende »Frucht«, die neben Qi auch Blut und Yang aufbauen kann.

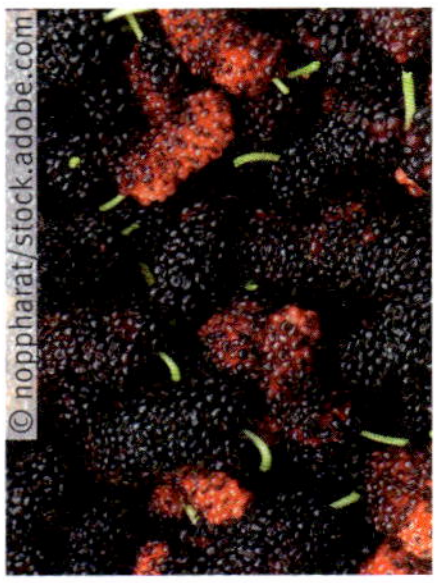

Maulbeere[40]

Geschmack süß
Thermik erfrischend-kalt

Wann geben wir Maulbeeren? Besonders die frischen Maulbeeren wirken kalt, die getrockneten eher erfrischend. Beide stärken die Säfte und insbesondere das Blut.

Bitte beachten Nicht bei Kälte der Mitte und Kälte in den Nieren essen.

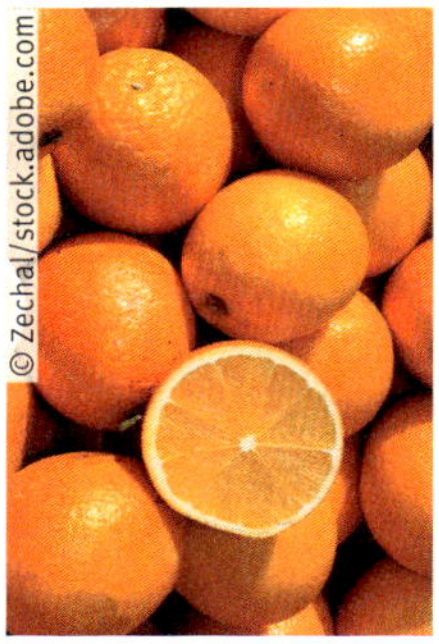

Orange[41]

Geschmack süß und sauer; Schale: scharf, bitter
Thermik erfrischend; Schale: warm

Wann geben wir Orange? Orange wirkt wie alle Früchte nährend auf die Säfte von Magen und Lunge. Sie sollte jedoch nicht bei Magenschleimhautreizungen, nicht bei Milz-Qi-Mangel mit Nässe und Schleim und nicht bei Kälte des Magens gegeben werden.

Die Orangenschale wirkt wie alle Zitrusschalen absenkend, leicht trocknend und bewegend.

Tipp Orangenschale in der Sonne oder auf der Fensterbank trocknen lassen und luftdicht aufbewahren. Beim Kochen von

Hülsenfrüchten ein Stück Orangenschale hinzugeben, die Schale als Tee nutzen oder als Gewürz die getrocknete Schale reiben.

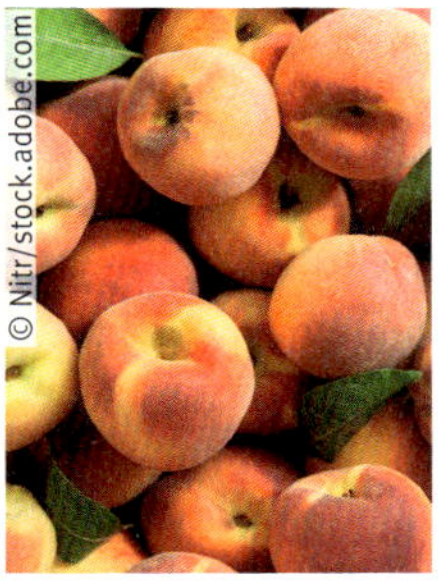

Pfirsich[42]

Geschmack süß, leicht sauer

Thermik warm

Wann geben wir Pfirsich? Pfirsich bildet Säfte, vor allem im Magen, bei Magen-Yin-Mangel mit Trockenheit und Durst. Auch befeuchtet er den Darm und kann bei Verstopfung durch Trockenheit helfen.

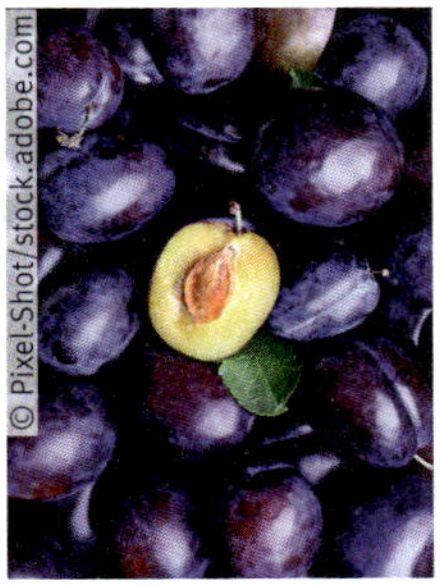

Pflaume[43]

Geschmack süß, sauer

Thermik neutral

Wann geben wir Pflaume? Pflaume kühlt Leber-Hitze und wirkt saftbildend bei Magen-Yin-Mangel mit Durst und trockenem Mund. Zusätzlich wirken Pflaumen befeuchtend und anregend auf die Peristaltik bei Verstopfung.

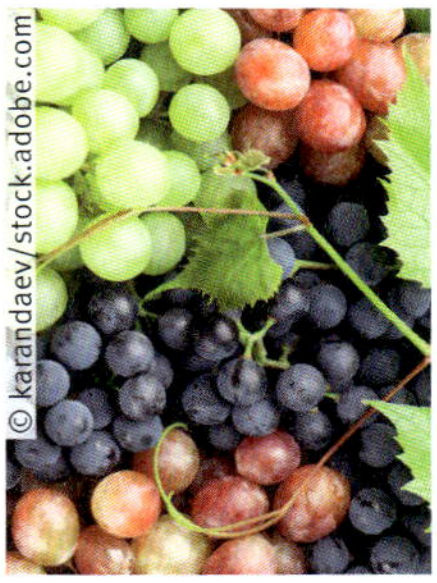

Traube/ Weintraube

Geschmack süß, leicht sauer

Thermik neutral

Wann geben wir Weintrauben? Neben dem Säfteaufbau können Trauben Qi und Blut (Blut vor allem die blauen Trauben) stärken. Sie wirken kräftigend auf die Gelenke bei Schwäche und Schmerzen, indem sie Muskeln, Sehnen und Knochen stärken.

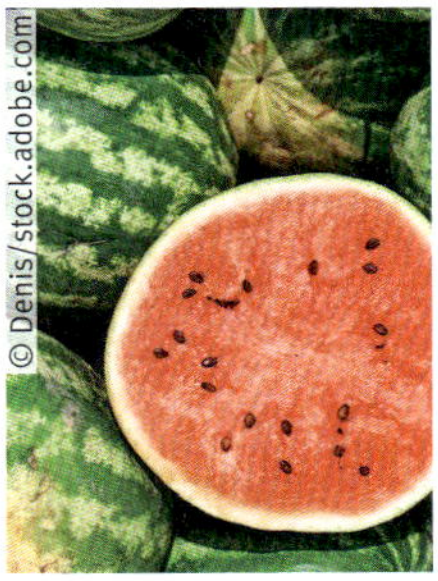

Wassermelone[44]

Geschmack süß

Thermik kalt

Wann geben wir Wassermelone? Besonders im Sommer kommt die Wassermelone als Nahrungsmittel zum Einsatz, wenn wir zu viel Hitze ausgesetzt waren. Sie hilft bei Sommerhitze und Unruhe mit Durst oder Fieber im Sommer.

Bei akuter Blasenentzündung durch feuchte Hitze mit konzentriertem, rötlichem Urin kann sie diuretisch wirken und Hitze kühlen. Da sie schnell und kühlend wirkt, sollte sie nicht bei Kälte von Magen und Milz und nicht bei Nässe/Schleim gegessen werden.

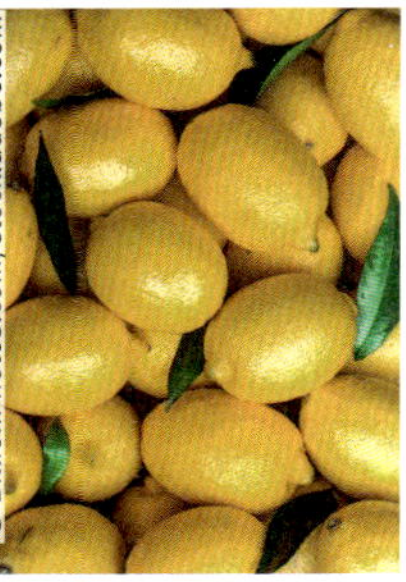
© BillionPhotos.com/stock.adobe.com

Zitrone[45]

Geschmack sauer; Schale: bitter, scharf

Thermik erfrischend; Schale: warm

Wann geben wir Zitrone? Die Zitrone ist sauer und erfrischend – und damit ist sie vor allem saftspendend und unterstützt die haltende Funktion der Säfte.

Regelmäßig zu viel Zitrone, vor allem bei Sportlern zu beobachten, kann die Sehnen spröde machen und das Verletzungsrisiko erhöhen. Hier überwiegt nicht der saftspendende und haltende Aspekt, sondern der adstringierende Aspekt mit der Folge, dass die Sehnen nicht ausreichend mit Blut versorgt werden, was nötig wäre, damit sie geschmeidig bleiben.

Ein Spritzer Zitrone zum Würzen unterstützt auch die Bekömmlichkeit von Speisen, da die Zitrusfrucht die Bewegungsrichtung nach unten fördert.

Die Zitronenschale hat einen Bezug zum Leber-Qi und kann dieses bewegen. Sie wirkt verdauungsfördernd und kann die Bekömmlichkeit erhöhen. Wir verwenden die Schale häufig frisch geraspelt.

Wofür Früchte in der TCM eingesetzt werden

Wirkung	Früchte
Magen und Lunge befeuchten	Aprikose, Banane, Birne, Pfirsich, Pflaume
Milz-Qi stärken	Dattel, Kokosmilch, Traube
Darmperistaltik anregen	Feige, Pflaume
Blut stärken	Brombeere, Himbeere, Holunderbeere, Kirsche, Maulbeere, Schwarze Johannisbeere
Qi, Blut und Yang stärken	Kirsche, Kokosmilch, Marone
Hitze kühlen	Kokoswasser, Wassermelone, Zitrone

Hülsenfrüchte

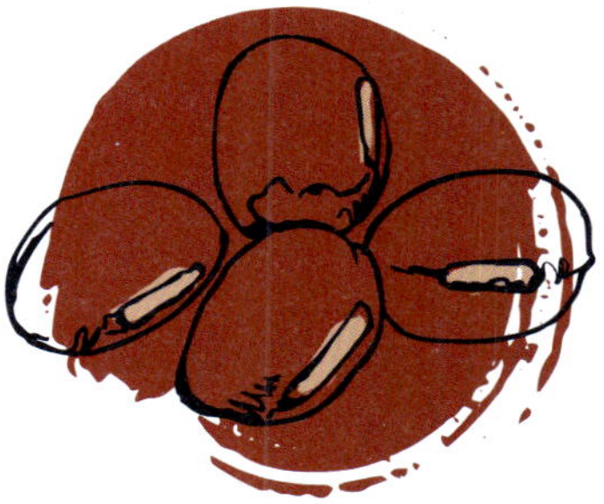

Zu den Hülsenfrüchten zählen Linsen, Erbsen und Bohnen. Sie haben den höchsten Proteingehalt unter den pflanzlichen Lebensmitteln und sind unverzichtbar in der vegetarischen und veganen Ernährung.

Hülsenfrüchte gibt es in großer Vielfalt: Zu ihnen gehören weiße Bohnen, schwarze Bohnen, Adzukibohnen, Mungbohnen, Kichererbsen, rote Linsen, gelbe Linsen und Belugalinsen. Wegen ihrer positiven Wirkung auf die Gesundheit sollten sie nicht nur bei vegetarischer, sondern auch bei omnivorer Ernährung regelmäßig gegessen werden.

Wirkung von Hülsenfrüchten

Hülsenfrüchte wirken Qi- und blutstärkend. Zum einen unterstützen sie die Milz in ihrer Funktion, sie verhindern, dass die Milz »sumpfig« wird, und harmonisieren den Magen. Zum anderen liefern sie Proteine – ein essenzieller Bestandteil unserer Nahrung, der für die Blutbildung benötigt wird.

Viele Hülsenfrüchte ähneln der Form der Nieren und unterstützen so auch die Funktion der Nieren, die wir für Wachstum, Gehirnleistung und Fortpflanzung/Sexualität benötigen. Zudem wirken sie nässeumwandelnd und ausleitend (diuretisch).

Thermisch sind Hülsenfrüchte nicht extrem, sondern ausgewogen. Einzelne Sorten (z. B. Mungbohnen) tendieren zu einer kühlenden Thermik.

Hülsenfrüchte können den Blutzuckerspiegel regulieren, und wer nach einer Mahlzeit schnell wieder Hunger bekommt, kann ausprobieren, ob ein bis zwei Esslöffel Protein in Form von Hülsenfrüchten für ein länger anhaltendes Sättigungsgefühl sorgen. Manche Menschen benötigen eine kleine Menge an Proteinen, um angemessen satt zu werden.

Wirkung entsprechend den Farben

Rote Hülsenfrüchte wie rote Linsen, Adzukibohnen und Nierenbohnen beeinflussen das Feuerelement, Herz und Dünndarm.

Gelbe Hülsenfrüchte wie Kichererbsen, gelbe Erbsen und Sojabohnen beeinflussen das Erdelement, Milz und Magen.

Weiße Hülsenfrüchte wie Limabohnen beeinflussen das Metallelement, Lunge und Dickdarm.

Dunkle, braune oder **schwarze** Bohnen (schwarze Bohnen, schwarze Sojabohnen, braune Linsen) wirken auf das Wasserelement, mit Niere und Blase.

Grüne Bohnen wie Mungbohnen, grüne Linsen, grüne Erbsen und frische grüne Bohnen beeinflussen das Holzelement, Leber und Gallenblase.

Anwendung und Dosierung

Wenige Teelöffel Hülsenfrüchte entfalten bereits eine heilende und nährende Eigenschaft. Bei Hülsenfrüchten ist nicht die Menge, sondern vielmehr der regelmäßige Verzehr von kleinen Mengen entscheidend. So wird stetig Nässe umgewandelt, Blut gebildet und die Funktion von Milz und Nieren unterstützt.

Morgens und mittags ist die Verdauung am stärksten und Hülsenfrüchte werden leichter verdaut. Ein bis zwei Esslöffel gekochte, warme Hülsenfrüchte zum Frühstück oder Mittagessen bieten die ideale Grundlage für den Tag. Abends werden Hülsenfrüchte eher schlechter verdaut, da die Kraft der Mitte gegen Abend hin abnimmt.

Häufig erleben wir in der Praxis, dass Patientinnen und Patienten sagen, sie vertragen Hülsenfrüchte nicht. Meist meinen sie damit eine große Schüssel Hummus mit rohem Gemüse und Brot am Abend. Beginnt man jedoch, selbst gekochte Hülsenfrüchte morgens oder mittags mit warmem Essen zu kombinieren, werden sie in der Regel gut vertragen.

Leicht verdauliche Hülsenfrüchte sind Adzukibohnen, Linsen, Mungbohnen und Erbsen; zu den schwerer verdaulichen Hülsenfrüchten gehören Pinto-, Nieren-, Lima- und schwarze Bohnen. Die am schwersten verdaulichen Hülsenfrüchte sind gelbe Sojabohnen.

Hülsenfrüchte sind nicht für Kinder unter 18 Monaten geeignet, da die Enzyme, die hier für die Verdauung benötigt werden, erst noch gebildet werden.

Zubereitung und Verdauungshilfen für Hülsenfrüchte

Die richtige Zubereitung von Hülsenfrüchten erleichtert die Verdauung und die Bekömmlichkeit. Dazu zählen das Einweichen, das Hinzufügen von Gewürzen beim Kochen und das Abschmecken mit Gewürzen nach dem Kochen.

Einweichen

Rote und gelbe Linsen, Belugalinsen und geschälte Mungbohnen, auch Mung Dal genannt, müssen vor dem Kochen nicht eingeweicht werden. Erbsen und Bohnen hingegen müssen über Nacht oder für ca. 12 Stunden eingeweicht werden. Dazu werden sie in vierfacher Menge kaltem Wasser eingelegt. Anschließend wird das Einweichwasser weggeschüttet und die Hülsenfrüchte werden mit frischem Wasser gekocht. Nach dem Aufkochen wird der entstandene Schaum entfernt und die Hülsenfrüchte werden für weitere 20 Minuten ohne Deckel gekocht, damit der Dampf entweichen kann.

Verdauungshilfen beim Kochen

Um die Bekömmlichkeit zu verbessern, werden den Hülsenfrüchten beim Kochen Gewürze hinzugefügt, z. B.

- eine Scheibe Ingwer

- ein Stück Orangenschale
- Thymian
- Algen wie Kombu oder Wakame (vorher eingeweicht)
- Fenchelsamen
- Kreuzkümmel, Kümmel
- Lorbeerblatt

Gewürze zum Abschmecken

Salz wird immer erst nach dem Kochen hinzugefügt, da die Hülsenfrüchte sonst nicht so gut gar werden. Ein Schuss Apfelessig, Weißweinessig oder Sojasauce zum Schluss erleichtert die Bekömmlichkeit. Wird aus den gekochten Linsen ein Salat gemacht, hilft es, wenn die Linsen mindestens 30 Minuten in Essig und Olivenöl mariniert werden.

Hülsenfrüchte-Sprossen

Durch die Keimung von Hülsenfrüchten entstehen wichtige Enzyme und Vitamine, und ihre Thermik verändert sich von neutral hin zu erfrischend bis kalt. Daher sind Sprossen von Hülsenfrüchten ideal für Frühling und Sommer. Linsen, Mungbohnen und Adzukibohnen lassen sich am leichtesten sprossen.

Empfohlene Verwendung Hülsenfrüchte-Sprossen sollten nicht roh gegessen werden, da Hülsenfrüchte Lektine enthalten, die zwar durch den Sprossvorgang verringert, jedoch nicht gänzlich abgebaut sind. Lektine sind Proteine, die die Pflanze vor Fraßfeinden schützen. Auch für uns sind die Lektine in großen Mengen giftig. Das Kochen oder kurze Anbraten der Sprossen deaktiviert die Lektine und macht den Verzehr für uns unbedenklich.

Die Sprossen können entweder gedämpft, kurz mit etwas heißem Öl in der Pfanne geschwenkt oder gedünstet und mit Sojasauce abgeschmeckt werden. Alle Sprossen aus Samen (Alfalfa, Radieschen, Kresse, Bockshornkleesamen) hingegen können roh gegessen werden.

Anleitung zum Sprossen von Hülsenfrüchten
Hülsenfrüchte in eine Schüssel mit ausreichend kaltem Wasser geben und über Nacht einweichen lassen. Am nächsten Tag das Einweichwasser wegschütten, kurz mit frischem Wasser spülen und das Wasser abgießen. Die Schüssel abdecken und bei Zimmertemperatur stehen lassen. Ein- bis zweimal am Tag mit frischem Wasser spülen und diesen Vorgang wiederholen, bis nach 3 bis 4 Tagen die Sprossen verwendet werden können. Anschließend kühl stellen, um den Keimprozess zu unterbrechen. Vor dem Verzehr kurz andünsten.

Klassifizierung von Hülsenfrüchten

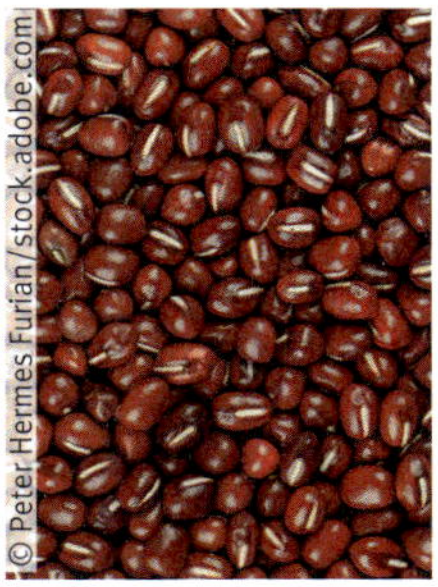

Adzukibohnen

Geschmack süß und sauer

Thermik neutral

Wann geben wir Adzukibohnen? Die Adzukibohne stärkt die Milz und leitet Nässe aus. Zudem kann sie Blut bewegen. Es ist die Hülsenfrucht, die am meisten Nässe ausleiten kann. Sie kommt bei uns bei Übergewicht, schwacher Mitte und langsamem Stoffwechsel zum Einsatz. Wenn sich bereits bei wenig Nahrung Gewicht ansammelt, kann die Adzukibohne die Mitte stärken und »Überschüssiges« ausleiten. Sie kann ebenfalls Hitze ausleiten, die z. B. bei entzündlichen Darmerkrankungen entsteht.

Adzukibohnen können sowohl süß als auch pikant gegessen werden und sind eine wertvolle Proteinquelle in einem süßen Frühstück. Dafür 1 bis 2 Esslöffel gekochte Adzukibohnen zum Frühstück hinzufügen.

Bei Nieren- und Blasenproblemen mit Hitzesymptomen kann die diuretische und Hitze ausleitende Wirkung der Adzukibohnen genutzt werden:

Adzuki-Tee: 1 Tasse Adzukibohnen auf 5 Tassen Wasser 1 Stunde köcheln lassen und abseihen. Eine halbe Tasse Adzuki-Tee ½ Stunde vor der Mahlzeit zweimal am Tag trinken.

Bei zu starken und zu langen Menstruationsblutungen: 5 rohe Adzukibohnen täglich kauen, bis die Blutung stoppt.[46]

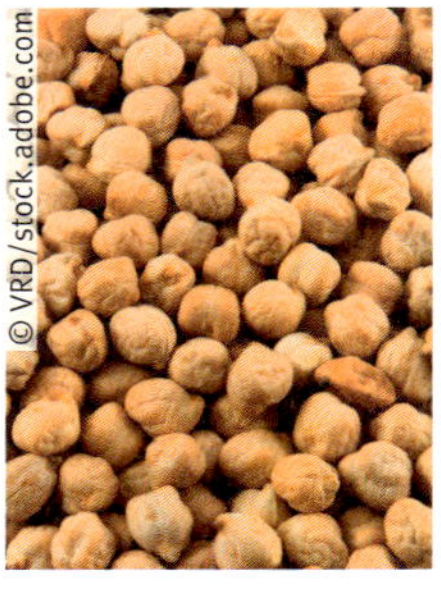

Kichererbsen

Geschmack süß

Thermik neutral

Wann geben wir Kichererbsen? Die Kichererbse stärkt das Qi von Milz und Magen und leitet wie alle Hülsenfrüchte Nässe aus. Sie hat einen hohen Anteil an Eisen und kann damit auch das Blut stärken.

Meist werden Kichererbsen in Form von Hummus gegessen, häufig kalt und abends. Wer dies nicht gut verträgt, kann Hummus lauwarm mit warmem Essen kombinieren. Die Menge von 1 bis 2 Esslöffeln ist ausreichend und kann meist gut verdaut werden.

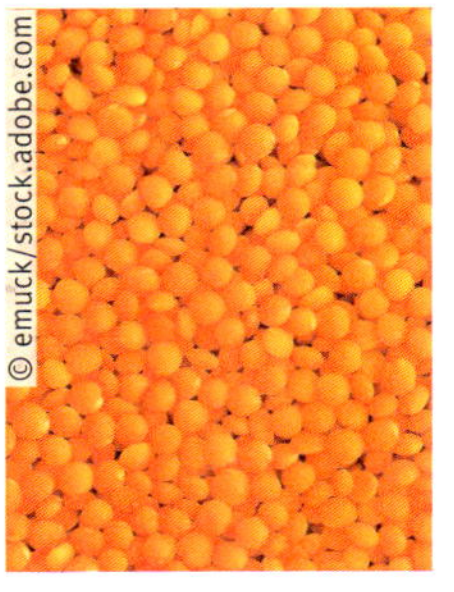

Linsen

Geschmack süß, fade

Thermik neutral

Wann geben wir Linsen? Als Einstieg in die Welt der Hülsenfrüchte empfehlen wir immer zuerst die Linsen – es gibt rote, gelbe und grüne Linsen, Berg-, Teller- oder Belugalinsen. Neben den allgemeinen Wirkungen der Hülsenfrüchte stärken sie besonders das Qi, die Nierenfunktion und auch die Essenz. Alle oben genannten Linsen sind am leichtesten verdaulich und brauchen die kürzeste Kochzeit. Sie müssen vor dem Kochen nicht eingeweicht werden.

In der Schwangerschaft sind Linsen sehr zu empfehlen, zumal sie auch das Blut stärken. Ebenso können sie bei Anämie, Erschöpfung und Burnout helfen.

Linsen können gut zusammen mit Reis oder anderen Getreidesorten im selben Topf gekocht werden.

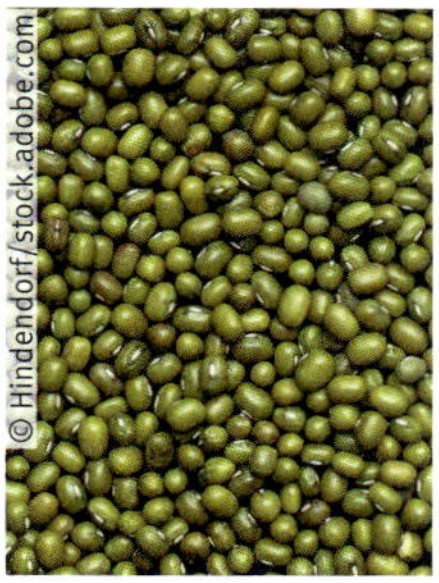

Mungbohnen[47]

Geschmack süß

Thermik erfrischend

Wann geben wir Mungbohnen? Mungbohnen kühlen Hitze und können Qi absenken. Neben der diuretischen Wirkung können sie eingesetzt werden, um unerwünschte Stoffe aus dem Körper auszuscheiden, z. B. bei Vergiftungen durch Arzneimittel, bei Essensvergiftungen oder bei roten Hautirritationen durch allergische Reaktionen. Dafür kann der Sud aus gekochten Mungbohnen eingenommen werden.

Um diese kühlende Wirkung zu erzielen, werden ganze Mungbohnen mit Schale verwendet, nicht Mung Dal, die geschälten, halbierten Mungbohnen. Mungbohnen werden über Nacht eingeweicht und anschließend gekocht. Für eine schnelle Wirkung in einem akuten Fall, können die Bohnen auch ohne Einweichen ausgekocht und als Sud verwendet werden.

Mung Dal Die geschälten Mungbohnen, Mung Dal, sind thermisch nicht so erfrischend wie die Mungbohnen mit ihrer grünen Schale. Sie müssen nicht eingeweicht werden und brauchen weniger lange beim Kochen.

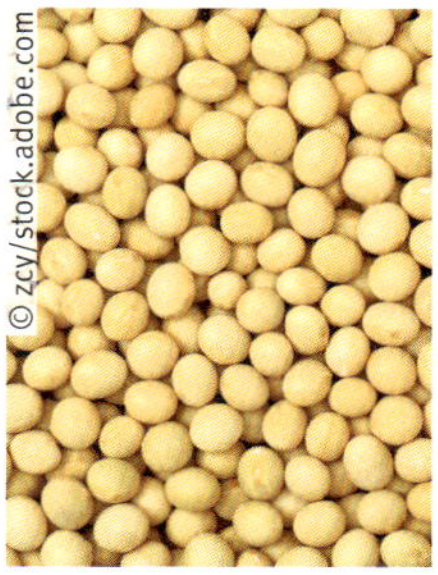

Sojabohnen (gelb)[48]

Geschmack süß

Thermik neutral, leicht erfrischend

Wann geben wir Sojabohnen? Sojabohnen sind an sich schwer verdaulich. Leichter verdaulich sind sie durch Fermentierung, z. B. in Form von Tempeh, Tofu, Sojasauce, Miso (s. u.).

Gekochte Sojabohnen fördern die Milchbildung bei stillenden Müttern. Bei Schwangerschaftsödemen bewährt es sich, Sojabohnensud zu trinken.

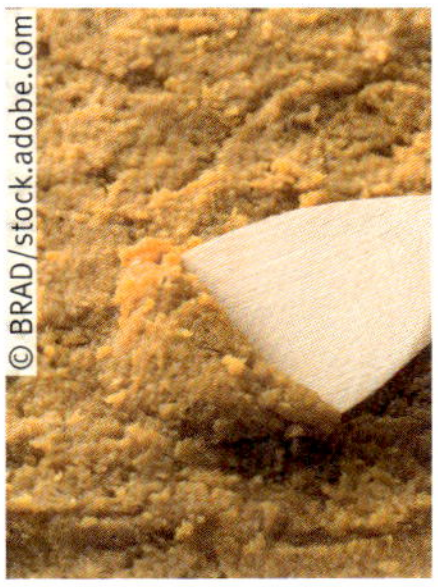

Miso

Geschmack salzig

Thermik je länger fermentiert, um so wärmer die Thermik

Die Sorten nach Farben:

- helles Miso: weniger fermentiert
- rotes Miso: moderat fermentiert
- dunkles Miso: länger fermentiert

Wann geben wir Miso? Miso wird hauptsächlich aus Sojabohnen hergestellt und hat einen Proteingehalt von ca. 13 bis 20 Prozent. Das Aminosäuremuster ist ähnlich wie im Fleisch. Miso enthält den Bakterienstamm Lactobacillus, wie auch Joghurt, der verdauungsfördernd und bereichernd auf das Mikrobiom im Darm wirken kann. Miso kann bei der Fettverdauung helfen, indem es mit seiner enzymatischen Wirkung die Verdauung unterstützt, Fette besser aufzuspalten. Traditionell wird Miso nachgesagt, dass es ein langes Leben und eine gute Gesundheit fördert.

Miso kann anstelle von Salz verwendet werden und sollte erst nach dem Kochen zugegeben werden, damit die Enzyme enthalten bleiben.

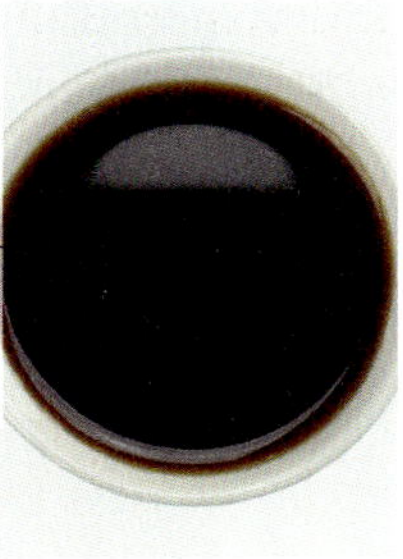
© udomsook/stock.adobe.com

Sojasauce

Geschmack salzig und/oder süß

Thermik kalt

Wann geben wir Sojasauce? Sojasauce harmonisiert die Mitte, stärkt den Magen und kühlt Hitze. Durch die wertvollen Enzyme, die mit der Fermentation entstehen, ist Sojasauce eine tolle Verdauungshilfe. Sie wird erst nach dem Kochen hinzugefügt und nicht mehr erhitzt, damit die Enzyme nicht durch Kochen zerstört werden.

Bei zu hohem Salzkonsum kann alternativ auf Sojasauce zurückgegriffen werden. Es ist ein fermentiertes Produkt und schmeckt zwar auch salzig, ist in seiner Wirkung jedoch nicht so aggressiv wie Speisesalz. Oft wird pauschal bei Bluthochdruck geraten, gänzlich auf Salz zu verzichten. Wenn auf versteckte Salze in Fertignahrung verzichtet wird, kann beruhigt Sojasauce als Salzalternative genommen werden – selbstverständlich in Bioqualität und ohne Zusätze.

Es gibt verschiedene Arten von Sojasauce:

- **Shoyu** ist auf Basis von Weizen hergestellt und sollte bei Glutenunverträglichkeit nicht verwendet werden.
- **Tamari** ist auf Basis von Sojabohnen hergestellt und kann bei Glutenunverträglichkeit verwendet werden.

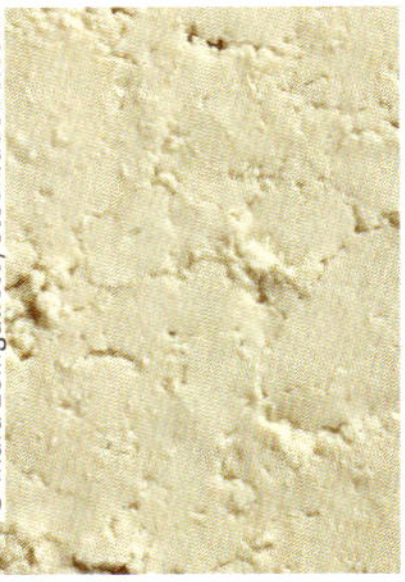
© Mara Zemgaliete/stock.adobe.com

Tofu[49]

Geschmack süß

Thermik kalt

Wann geben wir Tofu? Das Sojaprodukt Tofu ist eine gute Eiweißquelle und Ersatz für Fleisch, wirkt jedoch kalt und ist bei schwacher Mitte und Kälte mit Nässe/Schleim nicht geeignet. Bei Nieren-Yang-Mangel mit Kältesymptomen ist ebenfalls von Tofu abzuraten.

Tofu kann mit warmen Gewürzen mariniert werden, um ihn thermisch wärmer zu machen. Auch geräuchert oder scharf angebraten wird er wärmer.

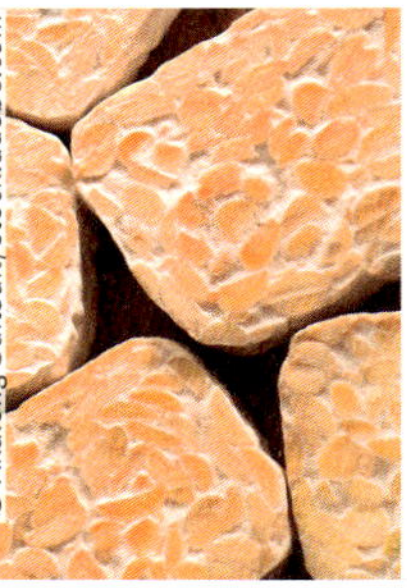
© Akalong Suitsuit/stock.adobe.com

Tempeh

Geschmack süß

Thermik erfrischend, kalt

Wann geben wir Tempeh? Tempeh, ebenfalls aus Sojabohnen hergestellt, ist als gute

Quelle für Vitamin B_{12} besonders für die vegetarische/vegane Ernährung wichtig. Es wirkt sehr nährend und kann nur in gekochter/gebratener/gedämpfter Form gegessen werden. Eine zu große Menge davon kann schlecht verdaut werden. Zum Aufbau von Blut und Vitamin B_{12} ist es besser, regelmäßig kleine Mengen zu essen.

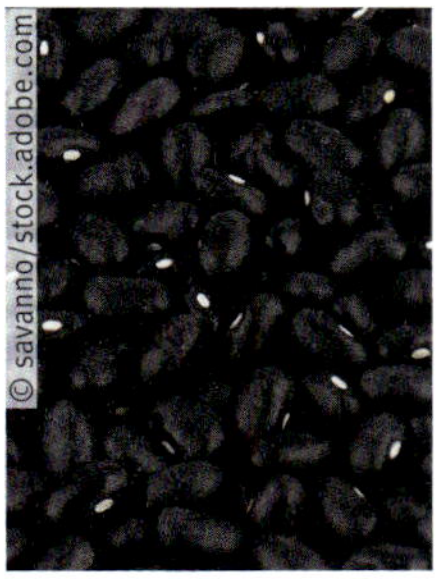

Schwarze Bohnen[50]

Geschmack süß

Thermik neutral-warm

Wann geben wir schwarze Bohnen? Die schwarze Bohne ist die kraftvollste Bohne unter den Hülsenfrüchten. Sie stärkt die Nieren, das Blut und leitet Nässe aus. Besonders die schwarze Farbe hat einen engen Bezug zur Wandlungsphase Wasser mit den Nieren und den dazugehörigen möglichen Symptomen: untere Rückenschmerzen, häufiges nächtliches Wasserlassen, nachlassendes Gehör, frühzeitiges Ergrauen und Wechseljahresbeschwerden mit Hitzewallungen. Für all diese Symptomatiken haben sich Rezepte mit schwarzen Bohnen und der Bohnensud (Schwarze-Bohnen-Tee, S. 366) bewährt.

Aus unserer Erfahrung wirken schwarze Bohnen sehr kräftigend auf die Nieren und können damit die Fruchtbarkeit, Potenz und Substanz stärken. Besonders Männer essen schwarze Bohnen gerne, um ihre tiefe Kraft in den Nieren zu stärken.

Fische

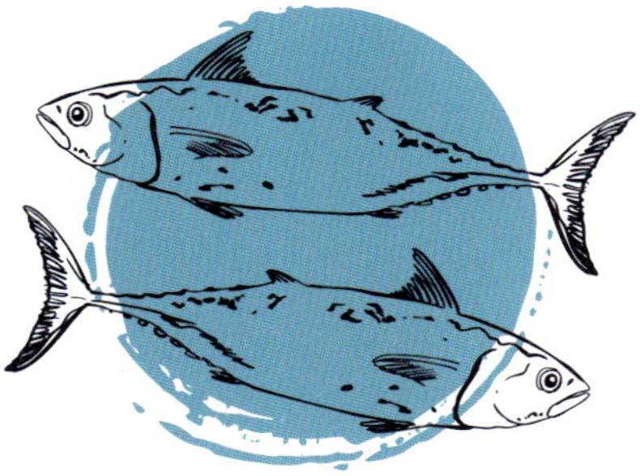

Fische sind so leicht zu verdauen, dass sogar abends Fisch gegessen werden kann. Die Kombination aus proteinreich und »Mitte-stärkend« ist die beste Medizin für die Blutbildung.

Fische enthalten wertvolle Omega-3-Fettsäuren, die einen positiven Einfluss auf Herzgesundheit, Blutfettwerte und Entzündungen haben können.

Wirkung von Fischen

Die meisten Fische sind geschmacklich süß und salzig sowie thermisch neutral. Dies bedeutet, dass sie zusammen mit der leichten Verdaulichkeit der Proteine sehr gut die Mitte und das Blut stärken können. Meeresfische mit ihrem salzigen Geschmack haben Bezug zu den Nieren, sie stärken das Nieren-Qi und wirken diuretisch.

Klassifizierung von Fischen

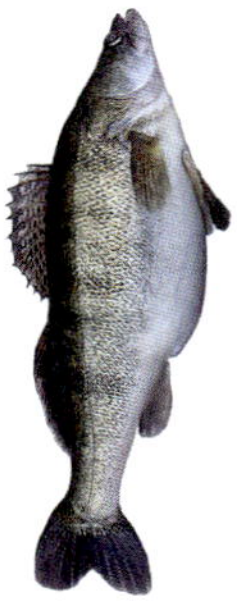

Barsch

(Fluss-, Rotbarsch), Zander, Forelle, Hering

Geschmack süß
Thermik neutral

Wann geben wir diese Fische? Die oben aufgeführten Fische stärken das Qi der Milz und nähren das Blut.

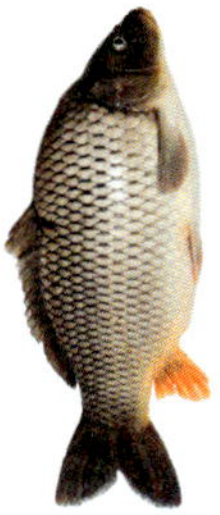

Karpfen[51]

Geschmack süß
Thermik neutral

Wann geben wir Karpfen? Karpfen kann von allen Fischen am meisten Nässe ausleiten und angesammelte Körperflüssigkeiten bewegen. Zudem stärkt er allgemein das Qi im Körper und kann nach Erschöpfungszuständen, Geburt oder langer Krankheit mit wärmenden Gewürzen als Suppe gekocht werden. Um die diuretische und Nässe ausleitende Wirkung zu unterstützen, können zusätzlich Adzukibohnen hinzugefügt werden.

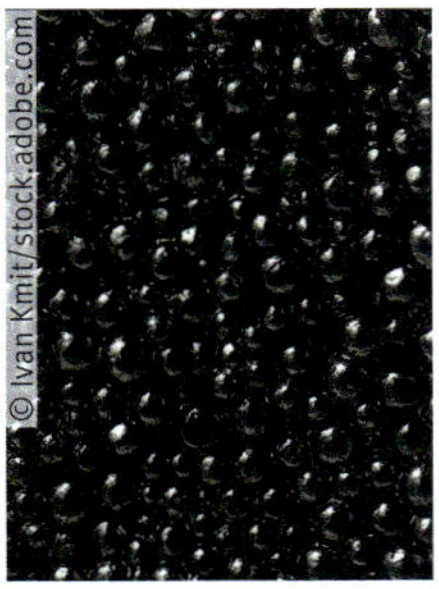

Kaviar

Geschmack salzig
Thermik kalt

Wann geben wir Kaviar? Kaviar (Fischrogen), die Essenz der Fische, wirkt ebenfalls stark Essenz- und Yin-stärkend in den Nieren.

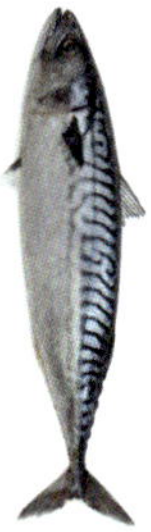

Makrele[52]

Geschmack süß
Thermik neutral

Wann geben wir Makrele? Makrelen gehören zu den fettreichen Fischen und wirken besonders auf die Gelenke, wenn sich dort Nässe angesammelt hat. Symptome dafür sind Anlaufschwierigkeiten, Gelenksteifigkeit und Schmerzen wie bei Rheuma und Arthrose.

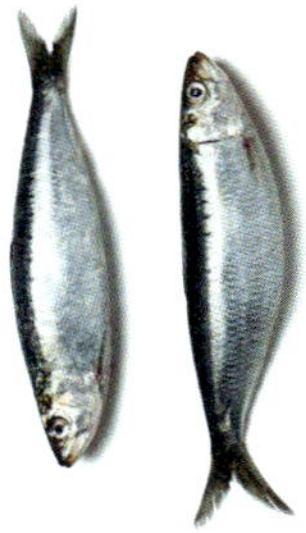

Sardinen

Geschmack süß, salzig
Thermik neutral

Wann geben wir Sardinen? Frische Sardinen werden mit Gräten gegessen und wirken damit besonders stärkend auf Sehnen und Knochen. Zudem wirken sie Qi-stärkend und Nässe ausleitend.

Meeresfrüchte

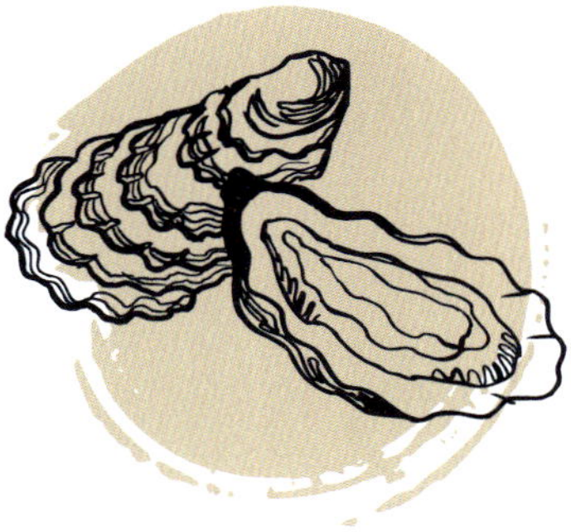

Als Meeresfrüchte werden essbare Meerestiere bezeichnet, die keine Wirbeltiere sind. Wie die Fische sind sie reich an Proteinen und Omega-3-Fettsäuren.

Wirkung von Meeresfrüchten

Meeresfrüchte sind geschmacklich vorwiegend salzig und besitzen eine kalte bis erfrischende Thermik. Sie können damit Hitze kühlen. Ausgenommen davon sind Garnelen und Miesmuscheln, sie wirken thermisch warm. Meeresfrüchte sprechen vorrangig die Organe Leber und Niere an und wirken befeuchtend und stärkend auf das Yin.

Alle Schalentiere können Effloreszenzen (pathologische Hautveränderungen) hervorrufen und sind daher bei Hauterkrankungen und Juckreiz kontraindiziert.

Klassifizierung von Meeresfrüchten

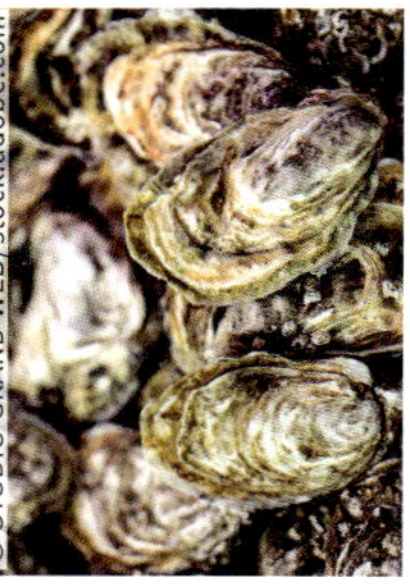

Austern[53]

Geschmack süß, salzig

Thermik neutral

Wann geben wir Austern? Austern stärken Yin, Blut und die Essenz in den Nieren. Bei Schlafstörungen durch Yin- und Blutmangel können sie beruhigend wirken. Wenn es durch einen Yin-Mangel zu Hitzesymptomen kommt, können sie zum einen das Yin aufbauen und gleichzeitig Hitze kühlen.

Da Austern sehr blutstärkend sind, können sie bei Nachtblindheit, brüchigen Haaren und Nägeln oder auch Erschöpfung unterstützend wirken.

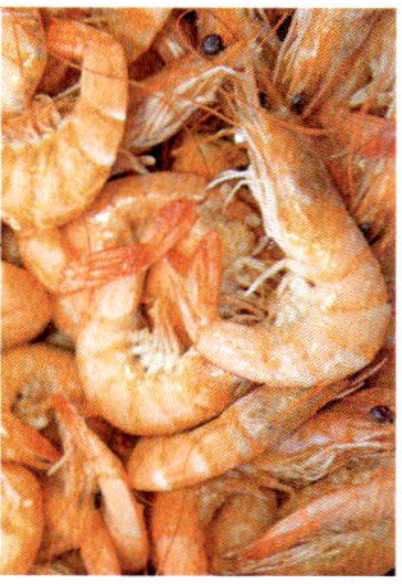

© Sandra van der Steen/stock.adobe.com

Garnele
(Shrimp, Krevette)

Geschmack süß, salzig

Thermik warm

Wann geben wir Garnele? Garnelen wirken warm und können das Nieren-Yang stärken. Besonders bei unteren Rückenschmerzen, Impotenz und Kraftlosigkeit können sie Wärme und Kraft in den Nieren aufbauen.

Bitte beachten Garnelen nicht bei Yin-Mangel, Hitzezeichen und Hautekzemen verzehren.

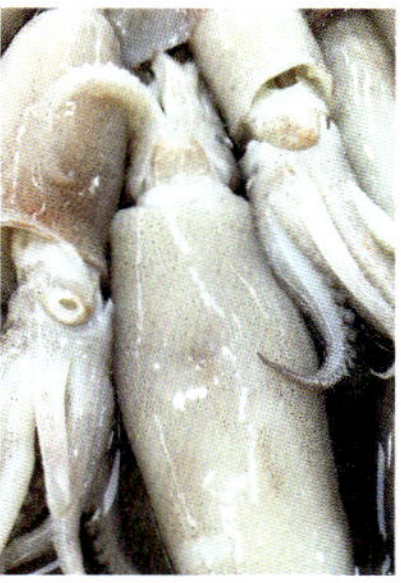

© trainman111/stock.adobe.com

Tintenfisch

Geschmack salzig

Thermik neutral-erfrischend

Wann geben wir Tintenfisch? Tintenfisch ist am stärksten blutbildend und Yin-aufbauend und kann bei Anämie, Amenorrhö und nach der Geburt sowie bei mangelnder Milchbildung helfen.

Algen

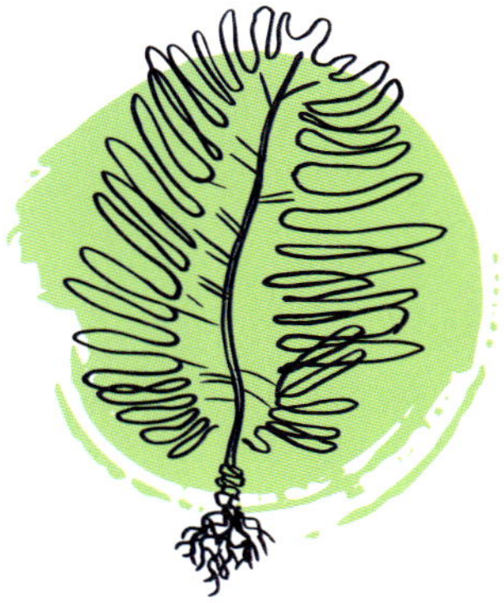

Mit ihrem äußerst hohen Gehalt an Mineralien in guter Bioverfügbarkeit entfalten Algen ein beeindruckendes gesundheitsförderliches Potenzial. Wir unterscheiden zwischen Meeresalgen und Süßwasser-Mikroalgen.

Algen sind ein wertvoller Bestandteil der Ernährung, wenn ein paar Hinweise berücksichtigt werden. Die Meere in unseren heutigen Zeiten sind leider nicht mehr unbelastet; Schwermetalle und Radioaktivität durch Atomunfälle haben die Meere verunreinigt. Auf geprüfte Qualität und den Ort der Ernte muss daher geachtet werden.

Wirkung von Meeresalgen

Sehr beachtlich ist bei Algen neben Vitaminen und Aminosäuren ihr Gehalt an Kalzium, Eisen und Jod. Algen reichern das Spurenelement Jod aus dem Meerwasser an und sind damit eine natürliche Quelle für Jod. Die empfohlene Jodzufuhr für gesunde Erwachsene liegt zwischen 100 und 300 µg pro Tag. Personen mit Schilddrüsenproblemen sollten jedoch vorsichtig sein und sich an die Empfehlung ihrer Ärztin oder ihres Arztes halten.

Allgemein sind Meeresalgen vom Geschmack her salzig und haben die Fähigkeit, Ansammlungen im Körper aufzuweichen. Sie befeuchten Trockenheit, wandeln Schleim und entgiften. Algen sind thermisch kalt. Aufgrund dieser kalten Thermik sind sie bei Verdauungsbeschwerden mit weichem Stuhl oder Durchfall nicht förderlich. Meeresalgen mit ihrem salzigen Geschmack und kalter Thermik lösen im Körper eine sinkende Bewegung aus. Das Qi wird nach unten und innen geleitet.

Klassifizierung von Meeresalgen

Agar Agar

Geschmack süß, salzig

Thermik kalt

Wann geben wir Agar Agar? Agar Agar ist eine pflanzliche Quelle für Geliermittel. Es befeuchtet und kann stark Hitze kühlen.

Wenn es als Geliermittel verwendet wird, sollte beachtet werden, dass es bei Kälte und schwacher Mitte nicht gut vertragen wird.

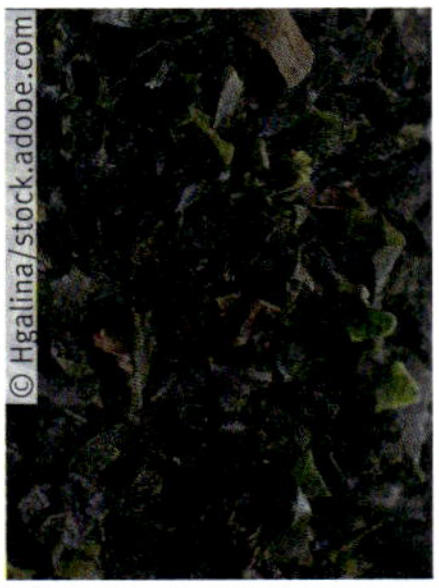

Braunalgen

Kombu, Wakame, Hijiki[54]

Geschmack salzig

Thermik kalt

Wann geben wir Braunalgen? Wenn Schleim zu verhärteten Ansammlungen führt, können Braunalgen diese erweichen und Schleim lösen. Zudem wirken sie kühlend.

Wakame und Hijiki haben den höchsten Kalziumgehalt. Kombu und Wakame erweichen Hülsenfrüchte und erhöhen die Verdaulichkeit von Hülsenfrüchten beim Mitkochen.

Bitte beachten Braunalgen sind in der Schwangerschaft und bei Kälte in Magen und Milz nicht geeignet.

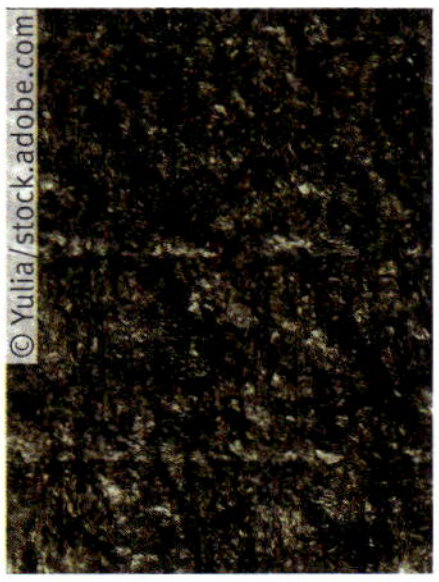

Nori[55]

Geschmack süß und salzig

Thermik kalt

Wann geben wir Nori? Nori hat einen hohen Proteingehalt und ist leicht verdaulich. Es eignet sich auch für Kinder. Nori kann Ansammlungen erweichen und gelben Schleim in der Lunge kühlen und lösen.

Wirkung von Süßwasser-Mikroalgen

Mikroalgen sind die ältesten Organismen unter den Lebensformen. Es sind Süßwasserpflanzen, sie sind dunkelgrün und damit reich an Chlorophyll. So wie auch die dunkelgrünen, chlorophyllreichen Blätter von Salaten und Kräutern wirken sie beruhigend, entzündungshemmend und blutaufbauend. Somit sind sie stärkend für das Leber- und Herzblut.

Der Gehalt an Protein, Vitamin A und Eisen in getrockneten Mikroalgen ist um ein Vielfaches höher als in pflanzlichen und tierischen Produkten. Der Nukleinsäurengehalt von Mikroalgen sorgt für Zellerneuerung und verlangsamt den Alterungsprozess. Süßwasser-Mikroalgen enthalten kein Jod.

Allgemein wirken Süßwasser-Mikroalgen

- Qi- und blutstärkend
- essenzstärkend, fördern Wachstum, Entwicklung und Zellerneuerung
- entgiftend und entzündungshemmend, antibakteriell, antiviral

Mikroalgen gibt es in Bioläden als Pulver und Tabletten zu kaufen. Ihr Geschmack ist gewöhnungsbedürftig, leicht fischig. Deswegen ziehen viele die Tabletten dem Pulver vor. Da aber Mikroalgen hydrophil (wasserliebend) sind, sollten die Tabletten zerkaut und in Kombination mit Flüssigem wie Suppe, Tee oder Wasser eingenommen werden. Andernfalls sind Bauchschmerzen möglich. Wenn das Pulver verwendet wird, wird es in einen Getreidebrei gerührt oder mit etwas Saft, Tee oder Wasser vermischt und getrunken. Zunächst wird mit einer geringen Dosierung begonnen, die dann langsam gesteigert wird.

Klassifizierung von Süßwasser-Mikroalgen

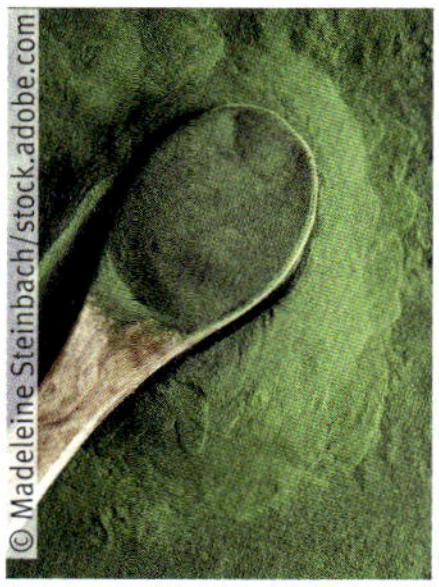

© Madeleine Steinbach/stock.adobe.com

Chlorella

Geschmack leicht salzig

Thermik erfrischend/kalt

Wann geben wir Chlorella? Chlorella wirkt weniger kalt als die anderen Mikroalgen. Im Vergleich zu Spirulina ist sie doppelt so reich an Chlorophyll und Nukleinsäure. Deshalb wirkt Chlorella stärker, reinigender und entzündungshemmender.

Sie fördert sowohl das Wachstum bei konstitutionell schwachen Kindern als auch die Gesundheit im Alter. Bei Erkrankungen von Gehirn und Nerven wie MS, Alzheimer/Demenz, Ischialgie, Lähmungen, Krämpfen und Nervosität regt Chlorella die Zellerneuerung an. Blutzuckerschwankungen können ausgeglichen werden. Bei Diabetes, chronischem Müdigkeitssyndrom und manischer Depression kann Chlorella ebenfalls hilfreich sein.

Die harte Zellwand von Chlorella scheint Schwermetalle, Pestizide und krebserregende Stoffe binden und sanft aus dem Körper ausleiten zu können.

Dosierung

- Kinder unter einem Jahr: ¼ Teelöffel (0,6 g) 2-mal am Tag
- 1.–7. Lebensjahr: Bis zu ½ Teelöffel (1,2 g) 2-mal am Tag
- Ab 7. Lebensjahr: kann bis zu maximal 1½ Teelöffel (4 g) verteilt über den Tag gegeben werden
- Erwachsene: Zur Prävention 2 bis 3 g am Tag, bei Krankheit 6 bis 12 g am Tag

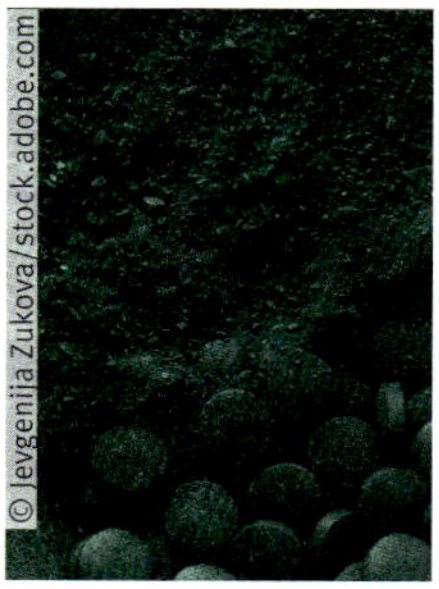

© Jevgenija Zukova/stock.adobe.com

Spirulina

Geschmack leicht salzig

Thermik kalt

Wann geben wir Spirulina? Spirulina ist nährend, stärkend und reinigend; sie vermehrt das Yin und baut Blut auf.

Sie hat unter den Mikroalgen den höchsten Gehalt an Protein, Gamma-Linolensäure (GLA) und Vitamin A. Damit kann die Entgiftung von Leber und Nieren unterstützt, können Entzündungen reduziert und Arterien gereinigt werden. Zudem kann Spirulina die Darmflora verbessern und die Vermehrung von Pilzen (Candida) und Bakterien eindämmen.

Spirulina kommt bei uns besonders zum Einsatz, wenn Kinder oder Erwachsene ausgeprägten Blutmangel haben. Das Protein aus Spirulina kann sehr gut aufgenommen werden. Bei chronischen Hautirritationen und Entzündungen ist Spirulina eine hilfreiche Ergänzung.

Des Weiteren findet Spirulina dank der kühlenden und reinigenden Wirkung Einsatz bei Diabetes, Krebs und Entzündungen wie Hepatitis, Gastritis etc.

Kontraindikation Bei Zeichen von Kälte, Milz-Yang-Mangel mit Nässe und Schleim.

Dosierung

- Kinder unter einem Jahr: ½ Teelöffel (1,25 g) Spirulina bis zu 2-mal am Tag
- 1.–7. Lebensjahr: bis zu 1 Teelöffel (2,5 g) bis zu 2-mal am Tag
- ab 7. Lebensjahr: bis zu 1 gestrichenen Esslöffel (7,5 g) verteilt über den Tag geben
- Für Erwachsene: 1 gehäufter Esslöffel (10 g) 2-mal am Tag

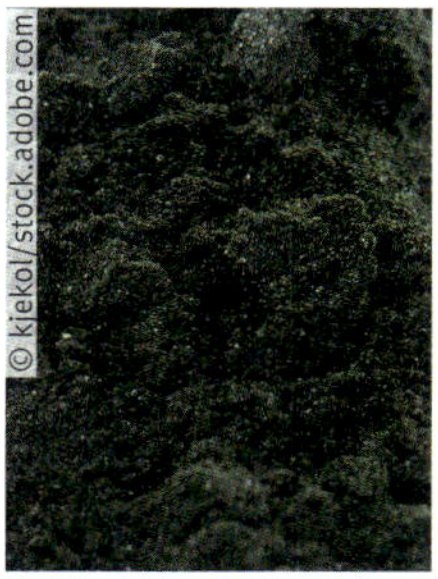

Wilde Blaugrüne[56]

Geschmack bitter

Thermik kalt

Wann geben wir die »Wilde Blaugrüne«? Die Blaugrüne Alge wächst wild und wird nicht kultiviert wie Spirulina und Chlorella. Ihre Eigenschaften sind die extremsten unter den Algen, deswegen ist sie mit Vorsicht zu verwenden.

Sie kommt zum Einsatz bei Fülle oder Hitze, bei übergewichtigen, robusten Kindern und Erwachsenen. Mögliche Krankheitsbilder wären Alzheimer, Krebs, Arthritis, Multiple Sklerose und ADHS.

Dosierung

- Prävention: 1 bis 2 g am Tag
- Bei Krankheit: 3 bis 10 g auf 3-mal täglich verteilt

Für Kinder gibt es passend dosierte Tabletten zu kaufen.

Kontraindikation Bei Schwäche mit Leere: Kinder und Erwachsene mit Qi- und Yang-Leere. Nicht in der Schwangerschaft verwenden. Nicht bei innerer Kälte mit Frieren, bei Yin-Mangel mit innerer Trockenheit und dünnem Körper einnehmen.

Fleisch

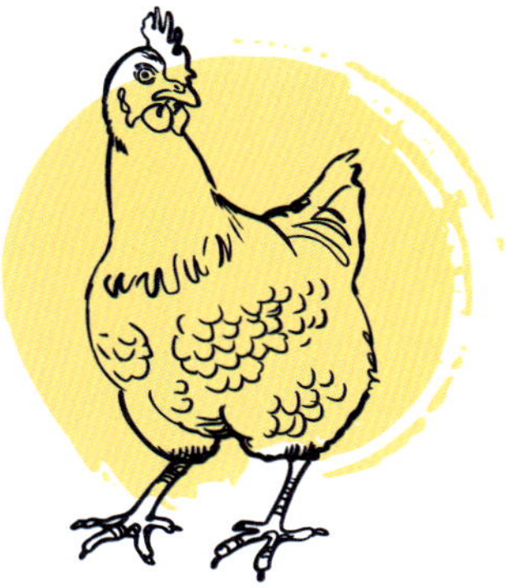

Wir können gut ohne Fleisch auskommen, wenn wir wissen, wie die kräftigende und nährende Wirkung ausgeglichen werden kann. In manchen Phasen im Leben benötigen wir jedoch regelmäßig kleine Mengen an Fleisch.

Fleisch besitzt vorrangig einen süßen Geschmack und wirkt kräftigend und stärkend auf Milz und Magen. Fleisch nährt und befeuchtet und ist meist thermisch warm.

Wirkung von Fleisch

Da Fleisch stark nährt und wärmt, ist es vor allem für den Qi- und Blutaufbau essenziell. Die Nährstoffe können leicht in Blut transformiert und die Energie rasch erhöht werden. Wer kein Fleisch isst, sollte diese wichtige Eigenschaft gut mit pflanzlichen Lebensmitteln ausgleichen (S. 152). Fleisch zählt zu den schwerer verdaulichen Lebensmitteln und sollte nicht mehr spät abends gegessen werden, da nachts kaum noch verdaut wird.

Traditioneller Bezug zu den Wandlungsphasen:

- Geflügel – Leber
- Schaf – Herz
- Rind – Milz
- Pferd – Lunge
- Schwein – Nieren

Innereien

Gleiches heilt Gleiches. So ist der Bezug zwischen Innereien eindeutig. Die Leber von Rind, Huhn und Ente nährt die Leber und insbesondere das Blut von uns Menschen und kann sich positiv auf die Sicht auswirken, z. B. bei verschwommener Sicht, Nachtblindheit und Katarakt.

Nieren vom Rind können die Nierenfunktion unterstützen, etwa bei Impotenz, mangelnder Libido, unterem Rückenschmerz, schwachen Knochen, insbesondere Kniegelenken, Tinnitus und Schwerhörigkeit im Alter.

Wildfleisch

Wildfleisch wie Hirsch, Reh, Gämse und Hase enthält Omega-3-Fettsäuren und ist eine gute Alternative zu rotem Fleisch, das Omega-6-Fettsäuren enthält. Wildfleisch wirkt nicht entzündungsfördernd bei Arthrose und Rheuma.

Alle Wildfleischsorten sind thermisch warm, außer Hasenfleisch. Hirsch-, Reh- und Gamsfleisch stärken das Nieren-Yang. Bei innerem Kältegefühl, kaltem unteren Rücken, kaltem

Gesäß und kalten Knien können diese Fleischsorten äußerst gut tiefe anhaltende Wärme fördern.

Kontraindikation Da Fleisch generell wärmt, ist es bei Fülle-Hitze-Zuständen wie Yang-Fülle bei robusten Personen mit Hitzesymptomen wie Durst, Abneigung gegen Wärme oder rotem Kopf kontraindiziert. Ausnahme ist Entenfleisch, das thermisch erfrischend ist und bei Hitze sowie Hitze durch Yin-Mangel kühlt.

Schlechte Qualität von Fleisch (Massentierhaltung, keine Bioqualität) sowie hoher regelmäßiger Fleischkonsum können Schleim durch Toxine, Antibiotika und Hormone verursachen.

Bei einer Erkältung oder einem Infekt im Anfangsstadium ist Fleisch kontraindiziert, da es eine sehr kräftigende und stärkende Wirkung hat und einen Infekt verstärken würde.

Zubereitung

In Wasser gekochtes Fleisch wie Suppenfleisch oder Tafelspitz ist Mitte-stärkend und bekömmlicher als in Öl gebratenes Fleisch. In kleine Stücke geschnittenes oder gehacktes Fleisch ist leichter verdaulich als große Stücke. Fettes Fleisch wie Schweinefleisch mit Fettschwarte sollte möglichst gemieden werden.

Mariniertes Fleisch erhöht die Bekömmlichkeit Wenn Fleisch für 30 Minuten und länger mariniert wird, erhöht dies die Bekömmlichkeit.

Mögliche Marinaden:

- Apfelessig/Wasser im Verhältnis 1:2
- Zitronensaft
- Wein/Sake/Bier/Schnaps mit Wasser im Verhältnis 1:2
- Tomatensaft
- Ingwer
- Öl

Günstige Kombinationen

- Die Zugabe von Ingwer beim Kochen von Fleisch hilft, Toxine und Säuren im Fleisch zu reduzieren.
- Majoran unterstützt den Körper bei der Fettverdauung.
- Gemüse als Beilage hilft, das Fleisch und Fett besser zu verdauen: vor allem grünes Blattgemüse, Kohl, Brokkoli, Zwiebeln und Knoblauch.
- Pilze können verhindern, dass Toxine aus dem Fleisch aufgenommen werden, und unterstützen die Ausscheidung von Toxinen.

Klassifizierung von Fleisch

Eier haben wir in die Kategorie »Fleisch« mit aufgenommen. Oft werden wir gefragt, wie viele Eier pro Woche gesund sind oder ab wann der Verzehr von Eiern bedenklich ist. Eine Regel für alle Menschen gibt es auch hier nicht. Eier können bei Menschen mit Übergewicht oder Nässe-Problematik Schleim produzieren; bei Trockenheit im Körper und dünner Körperstatur mit Blässe hingegen können sie sehr gut befeuchten und das Blut nähren. Interessanterweise werden Eier von der zweiten Gruppe geliebt und bestens vertragen und von der ersten Gruppe weniger. Ältere Menschen sagen uns oft, dass sie jeden Tag ein Ei essen möchten. Sie neigen zu Trockenheit, wodurch ihnen das tägliche Ei guttun kann. Wie bei allen Lebensmitteln und insbesondere bei Lebensmitteln, die regelmäßig verzehrt werden, sollte auf beste Qualität geachtet werden. Das Ei ist reine Essenz, die gesamte Information für ein neues Lebewesen steckt darin. Und so können auch wir damit unsere Essenz stärken. Umso wichtiger ist hier die Qualität.

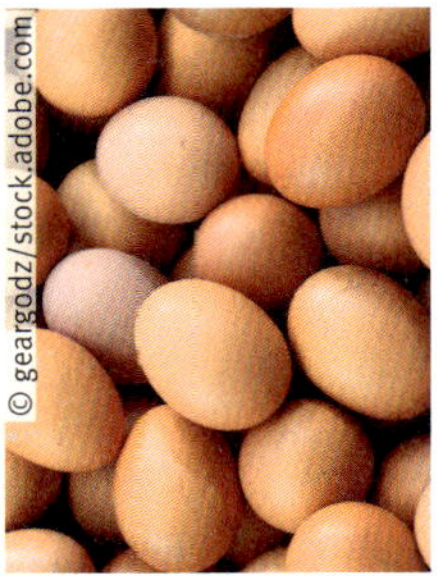

Ei (ganz)[57]

Geschmack süß
Thermik neutral

Wann geben wir Ei? Zur Stärkung von Yin und Blut ist das Ei sehr gut geeignet. Es bewegt die Energie aufwärts. Bei Trockenheit in der Lunge, im Hals und in den Augen kann das Ei befeuchten. In der Schwangerschaft kann Ei den Fötus beruhigen und das Halten unterstützen. Ei kann Trockenheit befeuchten und das Blut nähren. Das Eiweiß wirkt erfrischend und kann besonders die Lunge und den Hals befeuchten und Hitze reduzieren.

Bitte beachten Nicht bei Nässe, Schleim, Übergewicht und feuchter Hitze verzehren, auch nicht bei Gelenkerkrankungen wie Rheuma und Arthrose.

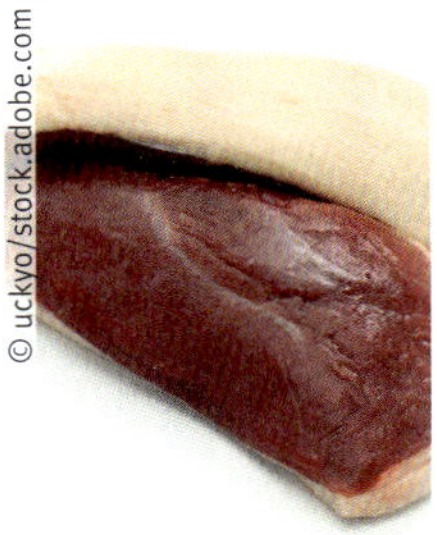

Ente[58]

Geschmack süß und salzig
Thermik erfrischend

Wann geben wir Ente? Ente nährt das Yin, die Säfte und das Blut und kann den Magen befeuchten. Es ist das Fleisch, welches wir empfehlen, wenn leichte Hitzesymptome vorhanden sind, da Ente als einzige Fleischsorte erfrischend wirkt. (Hase wirkt ebenfalls erfrischend, ist meist jedoch nicht so leicht erhältlich wie Ente.)

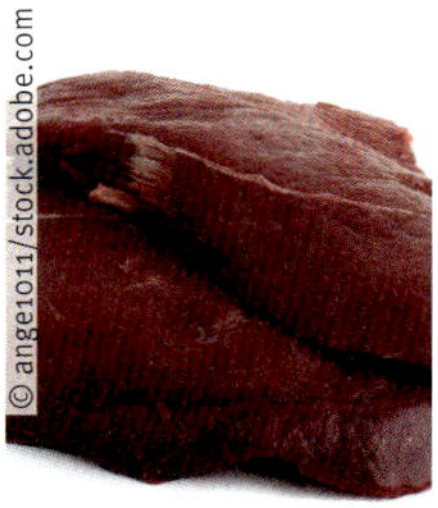

Hirsch[59]

Geschmack süß
Thermik warm

Wann geben wir Hirsch? Hirschfleisch ist »reines Yang« und damit eine wärmende Medizin bei Nieren-Yang-Mangel mit Symptomen wie Impotenz, Kälte, Frösteln, Schmerzen in der Lumbalregion oder Beinschwäche.

Bitte beachten Nicht bei Yin-Mangel mit Hitzesymptomen verzehren.

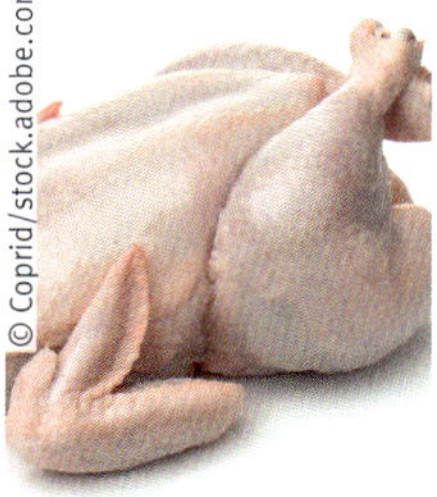

Huhn[60]

Geschmack süß

Thermik warm

Wann geben wir Huhn? Huhn kann die Mitte sanft wärmen und unterstützt bei der Bildung von Qi und Blut. Es ist leichter verdaulich als Rindfleisch und nicht so stark blutaufbauend. Dafür hat es einen Bezug zu den Nieren und kann hier ebenfalls das Qi kräftigen. Hühnerfleisch ist die erste Wahl zur Kräftigung nach zehrenden Krankheiten oder Geburten und Blutverlust.

Bitte beachten Nicht verzehren bei innerer Hitze, Yin-Mangel mit Hitze, akuten Infekten, akuten Entzündungen oder Leber-Qi-Stagnation mit Hitze.

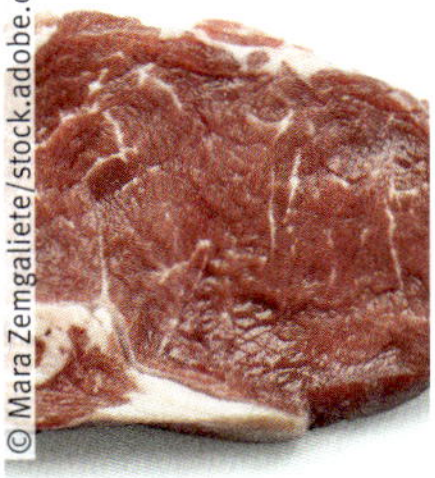

Rind[61]

Geschmack süß

Thermik warm

Wann geben wir Rind? Rind stärkt vor allem das Qi von Milz und Magen und bildet Blut. Es ist schwerer verdaulich als Huhn. Leichter verdaulich wird es, wenn das Fleisch in Wasser gekocht wird (z. B. Suppenfleisch). Besonders leicht verdaulich und blutaufbauend ist Tatar. Rinderknochen mit Mark sind warm und süß und stärken die Essenz.

Bitte beachten Nicht bei feuchter Hitze, nicht bei Hautgeschwüren, Ekzemen und Juckreiz verzehren.

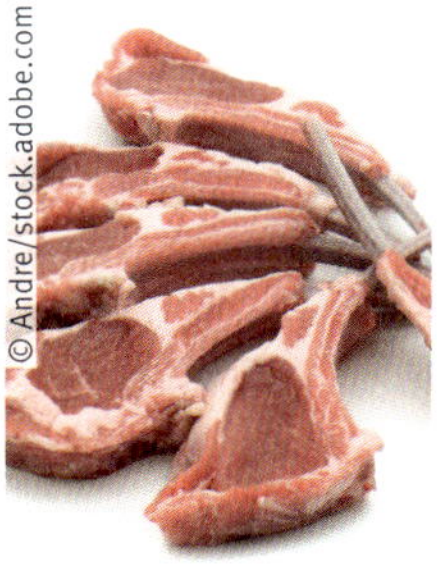

Schaf, Lamm und Ziege[62]

Geschmack süß und bitter

Thermik warm

Wann geben wir Schaf, Lamm und Ziege? Diese Fleischsorten erwärmen die Mitte und die Nieren und stärken wie jedes Fleisch das Qi und das Blut. Wir nutzen vor allem den wärmenden Aspekt.

Bitte beachten Nicht bei Infekten und Hitzezeichen verzehren.

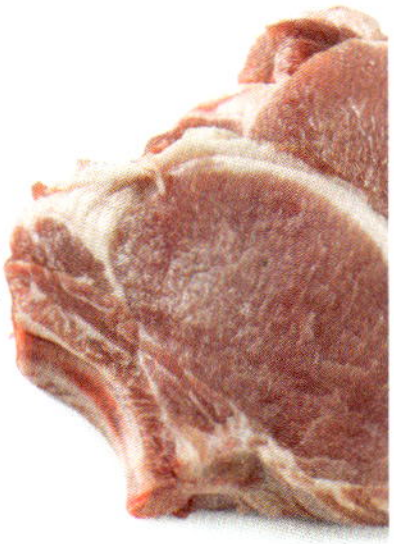

Schwein[63]

Geschmack süß und salzig

Thermik neutral, erfrischend

Wann geben wir Schweinefleisch? Schweinefleisch stärkt das Yin und wirkt vor allem befeuchtend bei Trockenheit. Schweinefleisch, besonders fettes Fleisch, sollte sparsam verwendet werden.

Bitte beachten Nicht bei Kälte, Nässe und Schleim verwenden, auch nicht bei Übergewicht und Hitze mit Nässe.

Gewürze

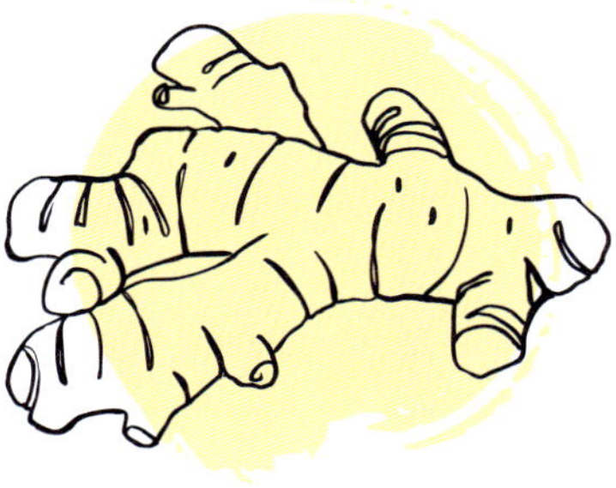

In vielen Kulturen werden Gewürze seit Jahrhunderten für medizinische Zwecke verwendet. Auch die Traditionelle Chinesische Medizin nutzt seit jeher die heilsame Wirkung von Gewürzen.

Gewürze intensivieren den Geschmack von Speisen, regen den Appetit an und unterstützen die Bekömmlichkeit. Sie können süß, scharf, salzig, sauer oder bitter sein.

Wirkung von Gewürzen

Gewürze können Bewegung im Körper auslösen bzw. anregen und wirken unterstützend auf die Umwandlung von Nahrung. Schwer verdauliche Speisen und komplexe Lebensmittel werden mit Gewürzen leichter verdaulich und wecken bereits über den vielfältigen Geschmack die Funktion der Mitte. Der Geruch und der Geschmack von intensiven und aromatischen Gewürzen regen die Funktion der Milz noch vor dem Kauen und der Verdauung an, indem der Duft die Milz »aufweckt«.

Allgemein wirken getrocknete Gewürze wärmer und intensiver als frische Kräuter. So hat der getrocknete Ingwer eine andere Wirkung als der frische. Beide sollten daher als Gewürz klar voneinander getrennt werden.

Wie bei allen Lebensmitteln geht es beim Verwenden von Gewürzen um die Balance. Zum einen geschmacklich und zum anderen hinsichtlich der sich entfaltenden Wirkung. Verwenden wir bisher vielleicht nur Salz und Pfeffer, so können wir beginnen, ein paar Gewürze mehr in die Speisen zu integrieren. Sie regen die Verdauung an, können Nässe ausleiten und bewegen das Qi, damit wir uns wohlig und angenehm lebendig fühlen.

Verwenden wir allerdings immer scharfe und heiße Gewürze oder schmeckt uns kein Essen mehr ohne Knoblauch oder Chili, dann sollten wir dies überdenken und auf unterschiedliche aromatische Gewürze zurückgreifen, um das zugrundeliegende Ungleichgewicht auszugleichen. Denn langfristig bringt uns der übermäßige Verzehr von extremen Gewürzen in ein Ungleichgewicht.

Jedes Gewürz hat eine Wirkung und so können wir uns je nach Konstitution, Befindlichkeit und Symptomen deren Wirkung zunutze machen.

Klassifizierung von Gewürzen

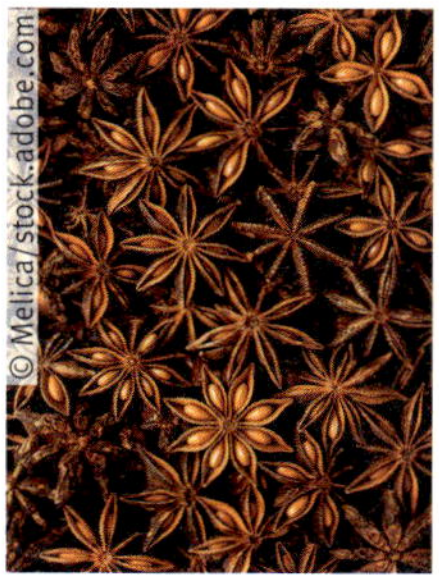

Anis/ Sternanis[64]

Geschmack scharf und süß

Thermik warm

Wann geben wir Anis? Bei innerer Kälte, vor allem im Bauch, kann Anis gut wärmen. Wir geben ihn gerne in süße Frühstücke, um bereits morgens die Wärme im Bauch aufzubauen. Dafür wird eine Messerspitze Anispulver mitgekocht oder zum Würzen verwendet. Bei Hernien (Eingeweidebrüchen), die aus TCM-Sicht meist durch Kälte im Bauch entstehen, können Anissamen oder Sternanis in Kombination mit Fenchelsamen als Tee ausgekocht und getrunken werden. Bei Tees aus Kräutern und Gewürzen kann ein Sternanis hinzugefügt werden, wenn die wärmende Wirkung gewünscht ist.

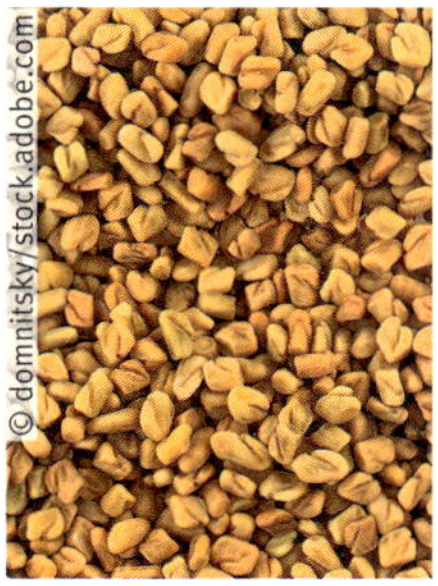

Bockshorn-kleesamen

Geschmack bitter, scharf

Thermik warm

Wann geben wir Bockshornkleesamen? Bei innerer Kälte mit Nässe und Schleim können Bockshornkleesamen wärmen und gleichzeitig Nässe ausleiten. Der intensiv bittere Geschmack leitet nach unten und darf daher nicht in der Schwangerschaft verwendet werden. Die Samen werden zum Sprossen verwendet.

Zum Würzen werden die Samen in einer Pfanne ohne Fett geröstet und dann frisch gemahlen oder gemörsert. Sie müssen angeröstet werden, da sie sonst zu hart sind.

Für uns sind Bockshornkleesamen ein besonderes Gewürz, da es eines der wenigen Gewürze mit so intensiv bitterem Geschmack ist. Es erhöht damit die Bekömmlichkeit von Speisen und kann z. B. in Kombination mit Ei (Spiegelei mit frisch gemahlenen Bockshornkleesamen) die Verdauung erleichtern. Auch in Kombination mit Käse wird es gerne verwendet. Wer zu einer schwachen Mitte mit Nässe neigt, kann dieses wärmende und bittere Gewürz regelmäßig verwenden, um die Umwandlung der Mitte zu unterstützen.

Bitte beachten Nicht in der Schwangerschaft verwenden.

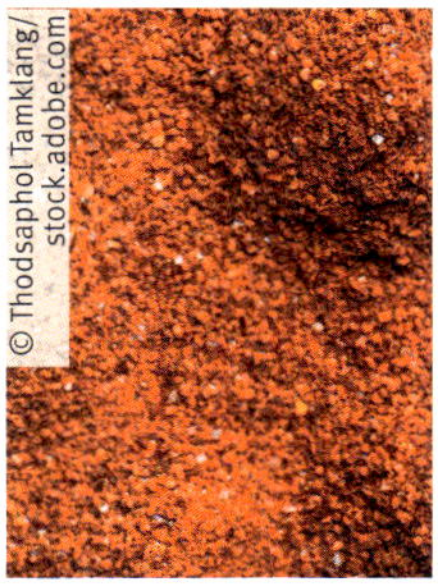

Chili,
Cayennepfeffer

Geschmack scharf

Thermik heiß

Wann geben wir Chili? Die Kombination aus scharf und heiß wirkt sehr intensiv. Die Verwendung von einer kleinen Menge Chili kann schnell Bewegung in den Körper bringen und damit Kälte im Bauch vertreiben. Wie alle scharf-heißen Gewürze fördert Chili das Schwitzen.

Als Prophylaxe kann Chili (in einer Menge, die man nicht herausschmeckt) verwendet werden, um sanft Bewegung in die Blutgefäße zu bringen. Dies soll verhindern, dass es zu Ablagerungen in den Gefäßen kommt. Wenn Chili regelmäßig und vor allem reichlich verwendet wird, kann dies die Entstehung von Ungleichgewichten fördern. Er wirkt intensiv und schnell und kann zu Hitze führen.

Die Chilischote hat im Vergleich zu Chilipulver mehr Masse und einen leichten süßen Geschmack. Sie ist damit weniger intensiv in ihrer Wirkung.

Bitte beachten Nicht bei innerer Hitze, Hitzesymptomen und Yin-Mangel verwenden.

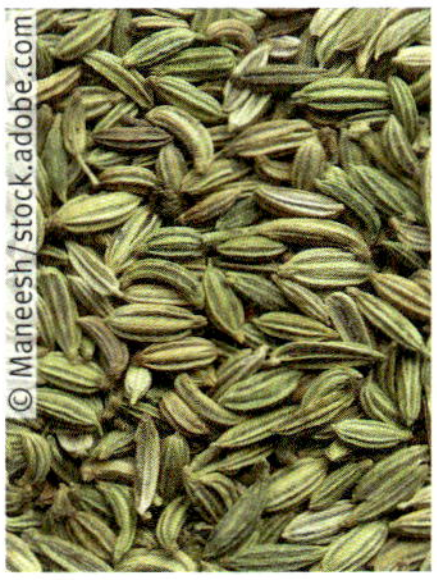
© Maneesh/stock.adobe.com

Fenchelsamen

Geschmack süß, scharf

Thermik warm

Wann geben wir Fenchelsamen? Wie Anis kann Fenchelsamen das Innere und insbesondere den Bauch wärmen. Daher wird er gerne als Tee oder als Gewürz verwendet, wenn es durch Kälte und Stagnationen im Bauch zu Blähungen kommt.

Angeröstet intensiviert sich die wärmende Wirkung und der Geschmack. Bei uns ist der Fenchelsamen ein Gewürz, das wir regelmäßig verwenden. Bei schwer verdaulichen oder kalten Speisen kann so die Wirkung ausgeglichen und die Bekömmlichkeit verbessert werden.

Fencheltee: Für die Wirkkraft von Fenchelsamen werden keine Teebeutel verwendet, sondern Fenchelsamen werden 10 Minuten lang ausgekocht (siehe Gewürztee, S. 331).

Bei Hernien: siehe Anis (S. 107)

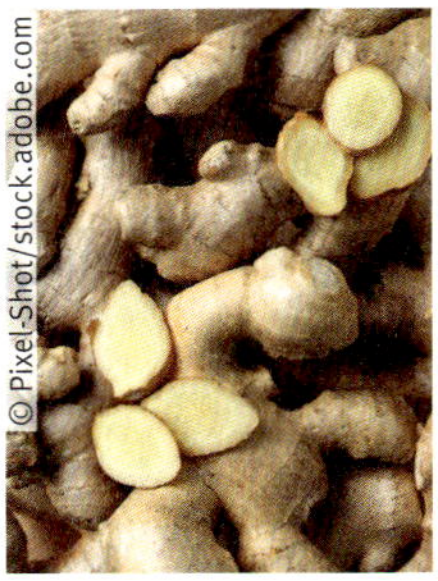
© Pixel-Shot/stock.adobe.com

Ingwer (frisch)[65]

Geschmack scharf, etwas süß

Thermik warm

Wann geben wir frischen Ingwer? Ingwer verbessert die Verdaulichkeit von Speisen (z. B. ein Stück Ingwer mit Hülsenfrüchten gekocht, geraspelten Ingwer zum Kochen von Gemüse dazugeben etc.)

Frischer Ingwer kann die Nässe aus der Milz wie ein »Lappen« aufsaugen und sie nach außen bringen. Gleichzeitig bringt Ingwer Wärme in die Mitte, was die Milz in ihrer Umwandlungsfunktion unterstützt und damit die Mitte stärkt.

Wenn Kälte in der Mitte wie eine Blockade wirkt und der Magen nicht mehr in der Lage ist, seine Bewegung nach unten zu richten, kann es zu Übelkeit und Erbrechen kommen. In diesem Fall kann Ingwer helfen, die Übelkeit zu lindern.

Zu Beginn einer Erkältung, nur im Anfangsstadium, ist es hilfreich, Ingwersud auszukochen. Bei akuter Erkältung geben wir keinen Ingwer, da er die Erkältung »befeuern« und weiter vorantreiben würde (siehe unter »Erkältung«, S. 240).

Wegen seiner intensiven Wirkung empfehlen wir den gezielten Einsatz von Ingwer. Ingwertee und Ingwerwasser empfehlen wir nicht als regelmäßiges Getränk, da Ingwer im Körper Hitze und Trockenheit erzeugen kann. In der chinesischen Kräutermedizin ist die Tageshöchstdosis von frischem Ingwer auf 9 g begrenzt und wird auch nur eingesetzt, wenn der wärmende Aspekt gewünscht ist. Gegenanzeigen wie Entzündungen werden stets dabei berücksichtigt. Wenn die wärmende und nässeausleitende Wirkung als Tee gewünscht ist, empfehlen wir, eine kleine Ingwerscheibe (etwa ½ cm dick) mit mindestens 1,5 l Wasser zu übergießen.

Bei Menstruationsschmerzen durch Kälte im Bauch: 9 g Ingwer mit 9 schwarzen Pfefferkörnern und Wasser sowie braunem Zucker 20 Minuten bei geschlossenem Deckel auskochen. Bei Einsetzen der Schmerzen trinken.

Bitte beachten Ingwer nicht während einer Erkältung einsetzen, auch nicht bei akuten Entzündungen im Körper.

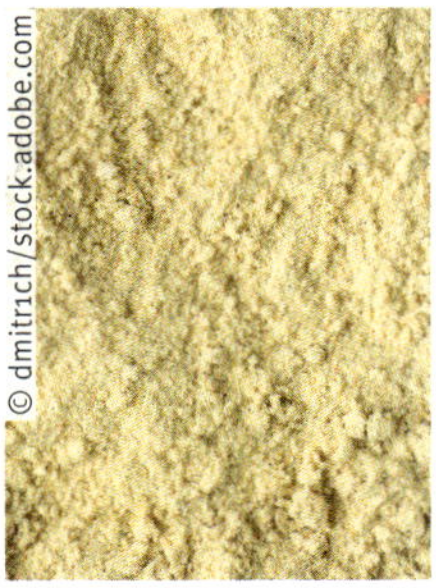

Ingwer
(getrocknet)

Geschmack scharf

Thermik heiß

Wann geben wir getrockneten Ingwer? Im Unterschied zum frischen Ingwer kann der getrocknete Ingwer die Wärme in der Mitte halten und steigern.

Bitte beachten Getrockneten Ingwer nicht bei innerer Hitze, Yin-Mangel und hohem Blutdruck verwenden. Vorsicht vor »verstecktem« getrockneten Ingwer, wie in den meisten Chai- und Yogi-Tees.

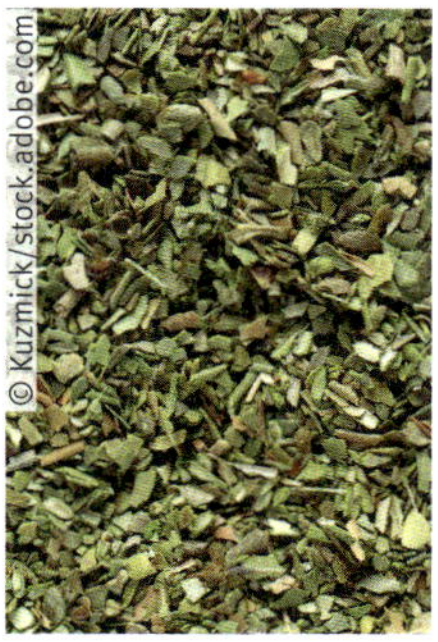

Italienische Gewürze
Oregano, Majoran, Thymian

Geschmack bitter, scharf

Thermik warm

Wann geben wir italienische Gewürze? Oregano, Majoran und Thymian bringen Wärme und Bewegung in den Bauch und sind damit verdauungsunterstützende Gewürze. Besonders Thymian kann das Qi der Lunge nach unten richten und Schleim in der Lunge lösen.

Thymiantee bei Husten mit Auswurf: Thymian (frisch oder getrocknet) als Tee aufgießen und mit etwas Honig und einem Spritzer Zitrone trinken.

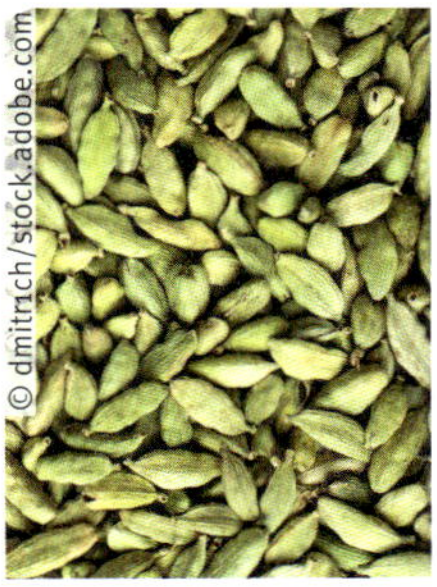

Kardamom[66]

Geschmack scharf

Thermik warm

Wann geben wir Kardamom? Kardamom kann Wärme in die Mitte bringen und Nässe umwandeln. Er »schmeichelt« der Mitte.

Wir verwenden ihn viel, sowohl als Gewürz in Frühstücksrezepten und Süßspeisen als auch in Tees.

Kardamomkapseln verwenden wir für Tees oder wenn sie im Ganzen mitgekocht werden. Kardamomsamen können bereits herausgelöst gekauft und wie Pfeffer in einer Gewürzmühle gemahlen werden. Sie sind intensiver im Geschmack und in der Wirkung als fertig gemahlenes Kardamompulver.

Bei Blähungen empfehlen wir, Kardamomsamen zu kauen. Bei Qi-Stagnation im Bauch, nach schwerem Essen oder nach zu viel Süßem hilft Kardamomtee:

Zerquetschte Kardamomkapseln mit heißem Wasser übergießen und 10 Minuten ziehen lassen.

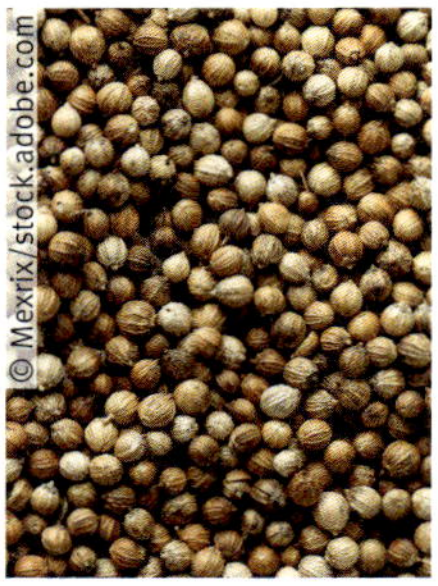

Koriandersamen[67]

Geschmack scharf

Thermik warm

Wann geben wir Koriandersamen? Koriandersamen sind ebenso sanft und »schmeichelnd« wie Kardamomsamen. Sie können Stagnationen im Bauch lösen: Dazu Koriandersamen mit heißem Wasser 10 Minuten ziehen lassen.

Alternativ können die Koriandersamen in einer Pfanne ohne Fett angeröstet und im Ganzen verwendet oder anschließend in einer Gewürzmühle gemahlen werden.

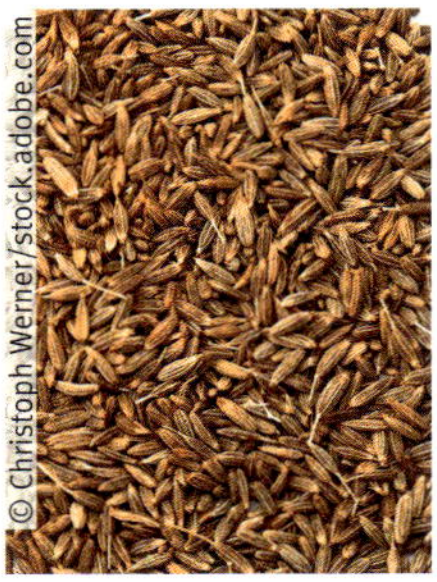

Kreuzkümmel

Geschmack scharf, süß

Thermik warm

Wann geben wir Kreuzkümmel? Kreuzkümmel hilft der Verdauung und reguliert das Qi in der Mitte. Es kann die Bekömmlichkeit von Speisen verbessern und passt besonders gut zu pikanten Speisen.

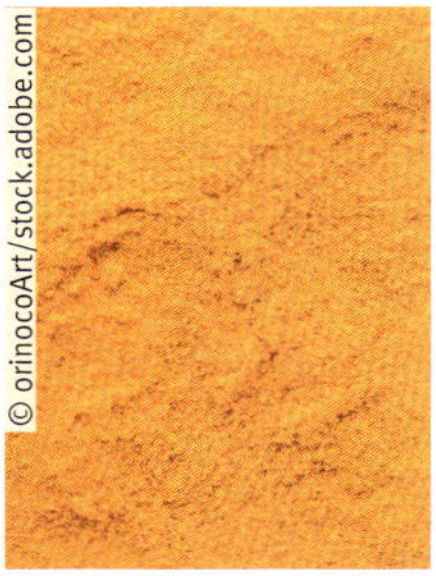

Kurkuma (Gelbwurz)[68]

Geschmack scharf, bitter

Thermik warm

Wann geben wir Kurkuma? Kurkuma bewegt Blut und Qi und kann damit Stagnationen lösen. Das Essen wird mit der Zugabe von Kurkuma verdaulicher. Der bittere Geschmack unterstützt die Abwärtsbewegung des Magens. Es hilft bei Verdauungsproblemen mit Völlegefühl und Blähungen. Der sanft scharfe Geschmack bewegt die Energie nach oben und außen. Das Blut wird dort bewegt und hilft bei Gelenkschmerzen, besonders bei Schulter-Arm-Schmerzen.

Bei degenerativen Erkrankungen, die mit Nässe/Schleim und Kälte einhergehen, kann Kurkuma durch den bitteren Geschmack klärend wirken (z. B. bei Alzheimer, Rheuma u. v. m.).

Kurkuma gibt es als Pulver zu kaufen, wobei auf gute Bioqualität geachtet werden sollte. In Curry-Gewürzmischungen ist es beigemischt. Als einzelnes Gewürz verwendet, mischen wir es z. B. gerne beim Kochen von Reis dazu. Die frische Kurkumawurzel ist inzwischen gut erhältlich. Ihre Wirkung ist intensiver als in getrockneter, gemahlener Form; fein geraspelt bereichert sie mit dem feinen bitteren Geschmack viele Gerichte. Das Rhizom ist im Kühlschrank lange haltbar.

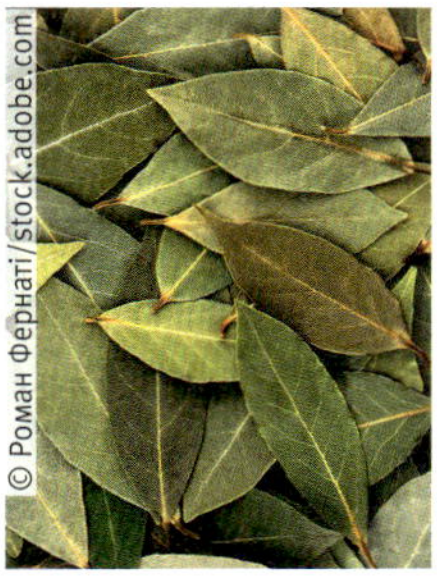

Lorbeer

Geschmack bitter, süß, scharf

Thermik warm

Wann geben wir Lorbeer? Lorbeer bewegt in erster Linie Blut und stärkt die Mitte. Er bringt zum einen Wärme in die Mitte und bewegt zum anderen Blut. So wie das Qi immer bewegt werden will, muss auch das Blut stetig und sanft im Fluss sein. Die Verwendung von Lorbeer ist somit für uns Prävention vor Ansammlungen.

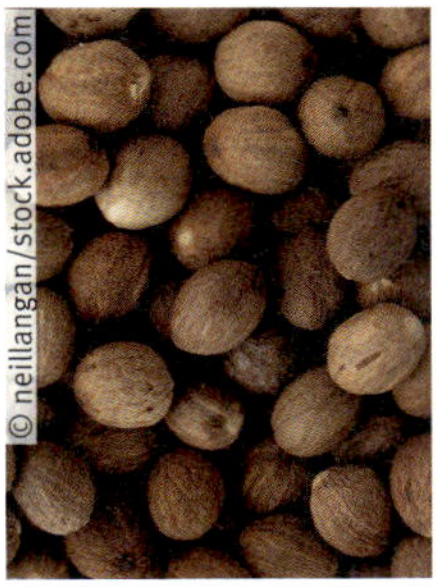

Muskat[69]

Geschmack scharf

Thermik warm

Wann geben wir Muskat? Muskat ist ebenfalls ein verdauungsförderndes Gewürz, welches die Mitte wärmt. Wenn es durch Kälte im Bauch zu Übelkeit, Schluckauf und Aufstoßen kommt, kann Muskat die nötige Wärme in die Mitte bringen und das Qi wieder nach unten lenken.

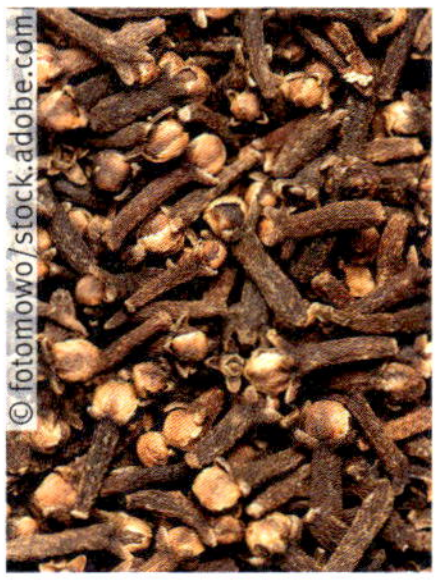

Nelke[70]

Geschmack scharf

Thermik warm

Wann geben wir Nelke? Nelke erwärmt und bringt die Wärme insbesondere in die Nieren; damit stärkt sie das Nieren-Yang. Auch bei Übelkeit, Schluckauf und Aufstoßen kann Nelke die Mitte wärmen und das Qi wieder nach unten lenken.

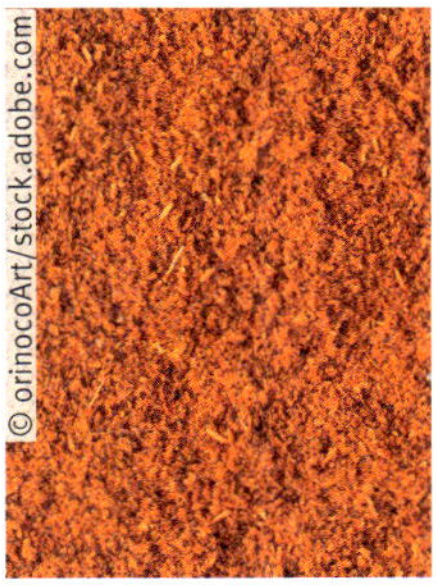

Paprikapulver (edelsüß)

Geschmack bitter, süß

Thermik warm

Wann geben wir Paprikapulver? Paprikapulver bringt Wärme in den Bauch und kann Nässe ausleiten. Die Kombination aus bitter, süß und warm wirkt sanft auf die Mitte. Paprikapulver kann in vielen Gerichten als kleine Prise hinzugegeben werden.

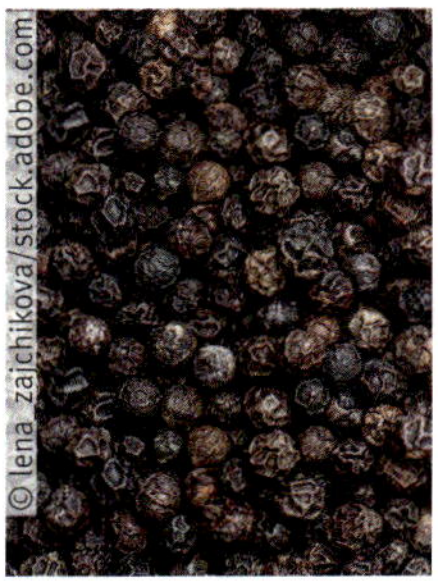

Pfeffer
(schwarz)[71]

Geschmack scharf

Thermik heiß

Wann geben wir schwarzen Pfeffer? Die Kombination von schwarzem Pfeffer aus scharf und heiß kann Kälte in der Mitte zerstreuen. Weißer Pfeffer ist thermisch weniger heiß als der schwarze Pfeffer.

Bitte beachten Nicht bei innerer Hitze oder Leere-Hitze verwenden. Nicht in der Schwangerschaft verwenden, da die heiße Thermik auf das Kind übergehen kann.

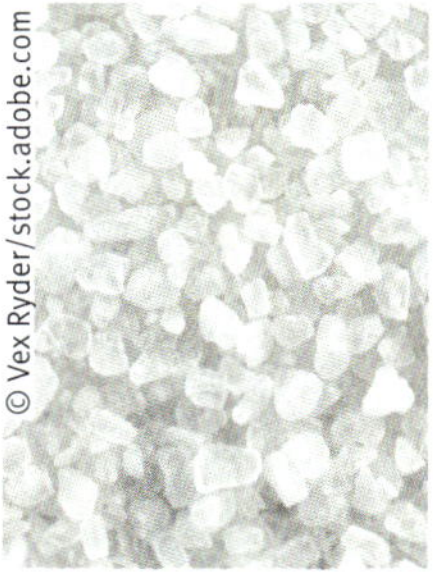

Salz[72]

Geschmack salzig

Thermik kalt

Wann geben wir Salz? Salz wird bei uns therapeutisch eingesetzt, wenn folgende Wirkung erzielt werden möchte: Hitze kühlen, entgiften, Qi nach unten absenken und Nieren anregen.

Bei Yin-Leere, Hitzeprozessen und chronischer Verstopfung kann Salzwasser absenken, befeuchten und abführen: Dafür 3 g Salz in kochendem Wasser auflösen und morgens nüchtern nach und nach trinken.

Da Salz regelmäßig zum Kochen verwendet wird, sollten wir auf eine sparsame Verwendung achten. Wird zu viel Salz verwendet, tritt eine entgegengesetzte Wirkung ein und es kann zu Verhärtungen und Ansammlungen führen. Blutgefäße können ihre Elastizität verlieren und starr werden.

Vorsicht vor versteckten Salzen in Fertigprodukten, Brot und Käse.

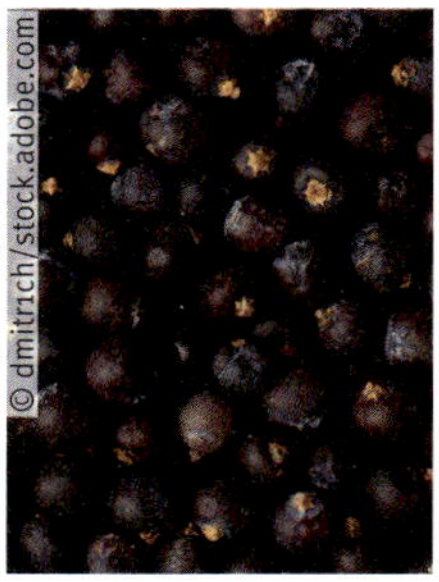

Wacholder

Geschmack süß, bitter, scharf

Thermik warm

Wann geben wir Wacholderbeeren? Wacholder stärkt das Yang der Nieren, der Blase und der Milz. Er bringt Wärme in die Nieren und sorgt so dafür, dass der Dreifacherwärmer gut arbeiten kann. Nässe kann ausgeleitet werden.

Wacholder kann die Gelenke »durchgängig« machen und fördert dort den Qi-Fluss. Gelenke sind Engstellen, in denen es leicht zu einem »Stau« kommen kann. Wacholder kann die Gelenke wärmen und damit den freien Fluss erleichtern.

Bei vegetarischen Kraftsuppen kann Wacholder die Wärme des Fleisches ersetzen. Hierfür genügt die Zugabe von 2 bis 3 Wacholderbeeren.

Bitte beachten Wacholderbeeren nicht in der Schwangerschaft verwenden.

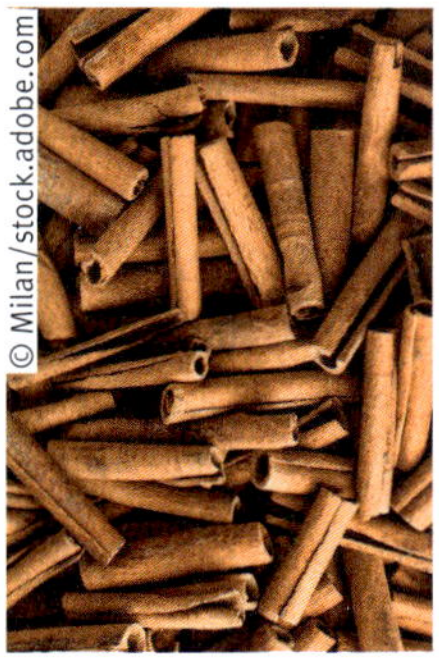

Zimt
Ceylon-Zimt, Cassia-Zimt

Geschmack süß

Thermik Ceylon-Zimt: warm; Cassia-Zimt: heiß

Wann geben wir Zimt? Zimt bringt Wärme in den Bauch bei vermindertem Appetit oder Schmerzen durch Kälte im Bauch. Zudem stärkt er das Nieren-Yang bei unteren Rückenschmerzen, Knieschmerzen, Impotenz oder wenn wir leicht frieren.

Eine kleine Prise Zimt kann in süßen Frühstücken verwendet werden, um bereits morgens das »Feuer« unter dem Reistopf zu erwärmen.

Bitte beachten Zimt sollte nicht bei Hitze verwendet werden. Vorsicht ist geboten bei Chai- und Yogi-Tees, sie enthalten meist Zimt. Im Übermaß getrunken, kann dies Hitze erzeugen.

Wofür Gewürze gezielt eingesetzt werden

Wirkung	Gewürze
Das Innere wärmen	Bockshornkleesamen, Fenchelsamen, Ingwer (getrocknet), Koriandersamen, Nelke, Paprikapulver (edelsüß), Pfeffer, Sternanis, Wacholder, Zimt
Nässe umwandeln	Aromatische Gewürze (duftend, scharf, bitter, wärmend): Anis, Bockshornkleesamen, Dill, Ingwer (frisch), Kardamom, Kreuzkümmel, Kümmel, Paprikapulver (edelsüß)
Qi bewegen	Beifuß, Fenchelsamen, Kardamom, Knoblauch, Kreuzkümmel, Kümmel, Liebstöckel, Pfeffer, Zitrusschale
Blut bewegen	Cayennepfeffer, Chili, Kurkuma, Lorbeer, Majoran, Rosmarin, Safran, Zimt

Kräuter

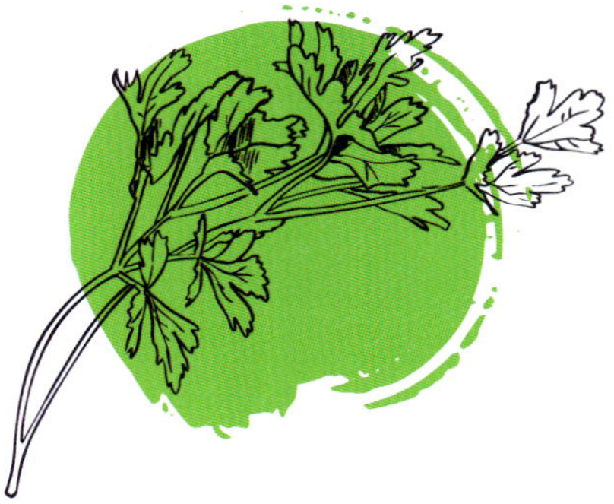

Grüne Kräuter sind zentrale Bestandteile vieler kulinarischer Traditionen weltweit. Sie bringen nicht nur Geschmack, Farbe und Frische in die Küche, sondern haben auch Einfluss auf unsere »Blutgesundheit«.

Grüne Pflanzen und vor allem dunkelgrüne Kräuter enthalten reichlich Chlorophyll, das reinigend wirkt und ein essenzieller Bestandteil der Blutbildung ist. So sind grüne Kräuter eine wertvolle Ergänzung zu Gemüse-, Getreide- und Fleischgerichten.

Wirkung von Kräutern

Dunkelgrüne Kräuter enthalten Enzyme, die bei einer Fehlbesiedelung von Bakterien, Pilzen und Hefen im Darm nützlich sein können, indem sie deren Ausbreitung verhindern und das Wachstum von gesunden Bakterien fördern. Zudem wird ihnen eine antientzündliche Wirkung zugesprochen, die sowohl präventiv als auch zur Behandlung genutzt werden kann.

Blutbildung

Für die Blutbildung ist die Kombination aus warmem Essen, einer tierischen oder pflanzlichen Proteinquelle und Chlorophyll ideal. Wir empfehlen, täglich 1 bis 2 Esslöffel gehackte Kräuter wie Petersilie, Dill, Rucola etc. zu einer warmen Mahlzeit zu essen.

Klassifizierung von Kräutern

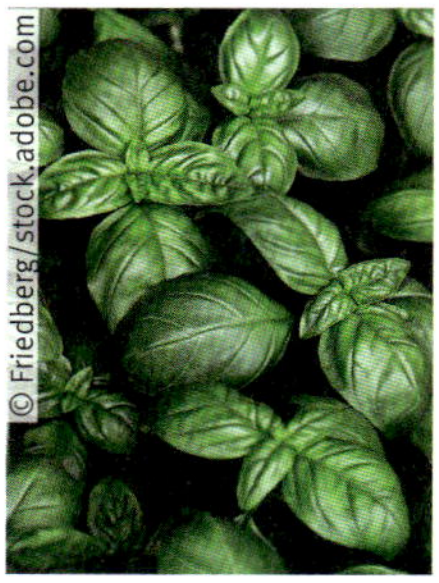

© Friedberg/stock.adobe.com

Basilikum

Geschmack scharf, leicht bitter

Thermik warm

Wann geben wir Basilikum? Bei Leber-Qi-Stagnation mit z. B. PMS oder depressiver Verstimmung hilft es, das Qi zu bewegen. Basilikum wärmt die Mitte und kann mit dem leicht bitteren Geschmack Nässe trocknen.

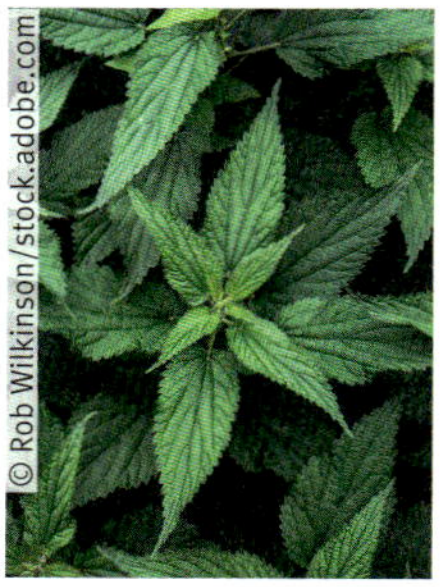

© Rob Wilkinson/stock.adobe.com

Brennnesselblätter

Geschmack mild, leicht bitter

Thermik erfrischend

Wann geben wir Brennnessel? **Frische Brennnesselblätter**, als Kräuter oder wie Spinat verwendet, stärken und nähren das Blut. Bei Energiemangel und Müdigkeit können sie aufbauend wirken. Bei Ekzemen im Bereich von Gesicht, Hals und Ohren können sie über die blutaufbauende, blutreinigende und erfrischende Thermik kühlend und beruhigend wirken. Der leicht bittere Geschmack leitet die Hitze aus dem Kopfbereich nach unten und leitet sie dann aus.

Getrocknete Brennnesselblätter als Tee: Getrocknete Blätter sind weniger grün als frische Blätter und wirken nicht so stark blutaufbauend, dafür mehr diuretisch.

Frische junge Brennnesselblätter im Frühling: Mit heißem Wasser übergießen, 2 bis 3 Tassen täglich trinken, als dreiwöchige Kur zur Stärkung und Reinigung von Blut.

Brennnesselsamen sind die geballte grüne Kraft der Brennnessel und stärken neben dem Blut besonders die Essenz der Nieren. Empfohlene Dosierung: 1 Teelöffel täglich.

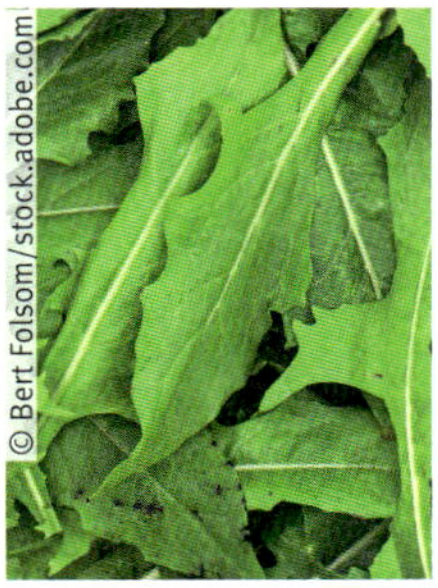

Löwenzahn

Geschmack bitter, süß

Thermik kalt

Wann geben wir Löwenzahn? Löwenzahn ist nicht gerade ein alltägliches Kraut, aber es ist gut zu wissen, dass er bei Hitze in der Leber schnell kühlen und Toxisches ausleiten kann, wie z. B. bei Furunkeln, Entzündungen, Hepatitis und Mastitis.

Löwenzahnblättertee: 1 bis 2 Teelöffel kleingeschnittene Blätter mit heißem Wasser übergießen, 15 Minuten ziehen lassen, 2 bis 3 Tassen am Tag.

Die Löwenzahnwurzel ist in ihrer Wirkung noch stärker: 9 g getrocknete Wurzel wird in 300 ml kaltem Wasser für 8 bis 10 Stunden eingeweicht und anschließend 15 Minuten geköchelt. Zweimal 1 Tasse Löwenzahnwurzeltee täglich trinken.

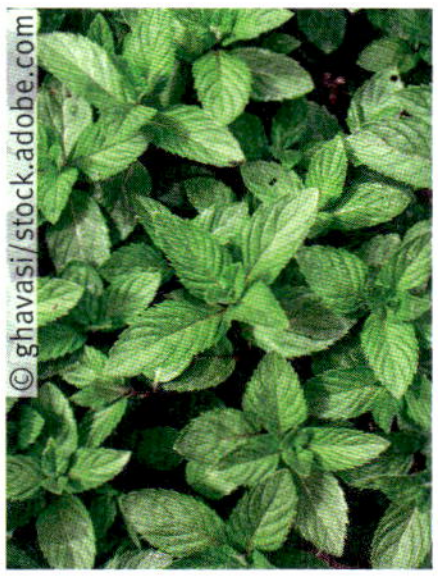

Minze[73]

Geschmack scharf

Thermik erfrischend

Wann geben wir Minze? Minze beruhigt Hitzesymptome im oberen Teil des Körpers, wie Kopfschmerzen, brennende Augen, Zahnschmerzen, brennende Zunge, Halsschmerzen oder Trigeminusneuralgie. Bei Hautausschlag kann sie die Oberfläche und Haut kühlen.

In heißen Ländern wird warmer oder lauwarmer Minztee getrunken. Er kühlt sanft und macht die Hitze erträglicher, bewahrt vor Überhitzung, ohne dabei innerlich zu stark zu kühlen. Denn auch oder gerade in heißen Sommermonaten ist die Mitte anfällig für Kälte.

Die Pfefferminze hat am meisten Menthol und ist schärfer als die anderen Sorten wie grüne Minze (Spearmint), Wasserminze und Katzenminze.

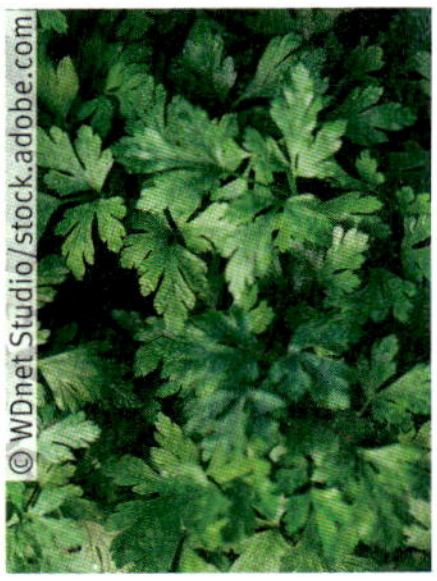

Petersilie

Geschmack bitter, scharf, salzig

Thermik leicht warm

Wann geben wir Petersilie? Petersilie stärkt das Blut und zählt zu den Kräutern, die wir gerne empfehlen, um den Blutaufbau zu unterstützen. Dafür täglich 1 bis 2 Esslöffel gehackte Petersilie zum warmen Essen geben. Der leicht salzige und bittere Geschmack sinkt in die Tiefe zu den Nieren und kann sie kräftigen.

Zur Ausleitung von Ansammlungen im Gewebe und von Entzündungen in der Blase ist Petersilientee zu empfehlen: 1 Esslöffel zerkleinerte Blätter und Stiele in einem großen Glas mit heißem Wasser überbrühen. 10 Minuten ziehen lassen. 2 bis 3 Tassen am Tag trinken, als dreiwöchige Kur, nicht auf Dauer.

Bitte beachten Petersilientee nicht in der Schwangerschaft trinken.

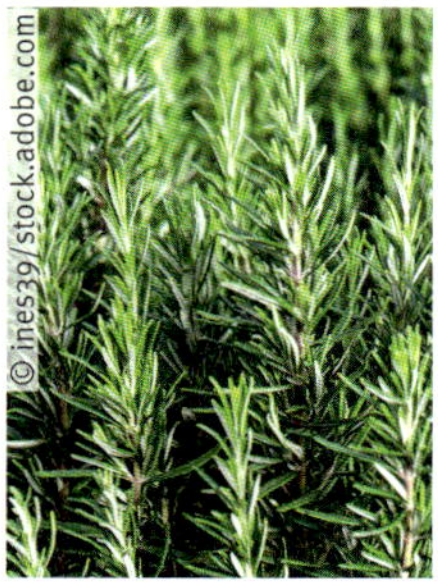

Rosmarin

Geschmack bitter, scharf

Thermik warm

Wann geben wir Rosmarin? Die Kombination des Rosmaringeschmacks aus bitter, scharf und warm stärkt das Yang der Milz: Sie wird gewärmt und getrocknet.

Rosmarin bewegt besonders das Blut im Herzbereich und sorgt dafür, dass es frei in den Gefäßen fließen kann. Bei Gedächtnisstörungen, die aufgrund von Schleimansammlungen im Kopf entstehen, kann er den Schleim ausleiten und zu einem klaren Geist verhelfen.

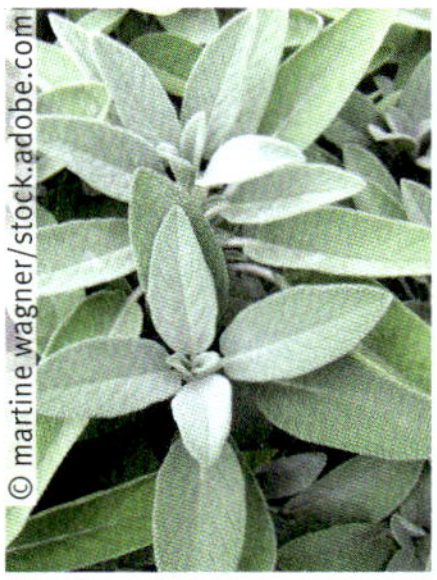

Salbei

Geschmack bitter, scharf

Thermik warm

Wann geben wir Salbei? Salbei stärkt das Qi der Milz und der Nieren. Er reguliert den Fluss von Qi und wirkt lindernd bei Völlegefühl, Sodbrennen und Blähungen.

Salbeitee: 1 Teelöffel getrocknete Salbeiblätter oder 1 Esslöffel frische Salbeiblätter mit 500 ml kochendem Wasser übergießen und 10 Minuten ziehen lassen, dann abseihen. Bei Verdauungsbeschwerden Salbeitee warm vor den Mahlzeiten trinken.

In der Menopause mit Hitzewallungen kann Salbeitee schweißhemmend wirken: 2 bis 3 Tassen Tee am Tag lauwarm oder kalt trinken.

Gurgeln mit Salbeitee: Ätherische Öle in den Blättern wirken entzündungshemmend auf die Schleimhäute im Mund, an den Zähnen und im Hals.

Fette/Öle

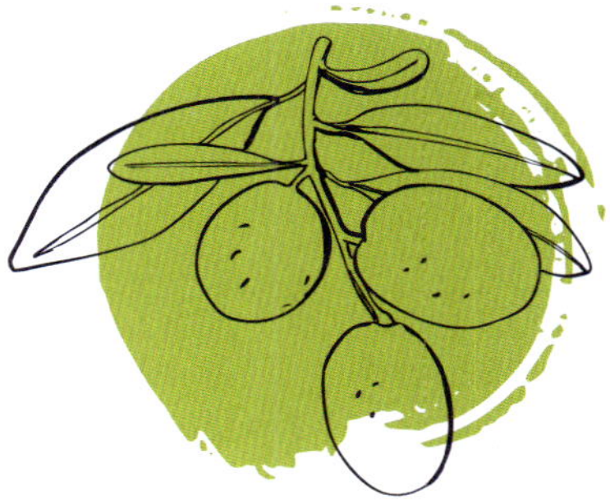

Fette dienen unserem Körper als Energielieferant oder Energiespeicher. Öle sind die flüssige Form von Fetten. Neben Eiweißen und Kohlenhydraten sind Fette ein wichtiger Bestandteil der Ernährung.

Aus TCM-Sicht haben Fette vorwiegend Yin-Charakter. Sie bauen Substanz auf, bilden Gewebe, verbessern den Flüssigkeitshaushalt und befördern Nährstoffe ins Nervensystem. Im Körper jedoch wandelt sich das Yin-Prinzip der Fette in Yang, sie energetisieren und wärmen. Im kalten Klima wird viel Fett konsumiert, denn Fette steigern mehr als Kohlenhydrate die Wärme tief im Inneren. Fette »erden« und geben Schwere.

Die Zusammensetzung der verschiedenen Fette

Jedes Fett hat eine ganz eigene Zusammensetzung an Fettsäuren. Wir unterscheiden zwischen gesättigten und ungesättigten Fettsäuren.

Gesättigte Fettsäuren

Die gesättigten Fette werden über die Nahrung aufgenommen und kommen vor allem in tierischen Lebensmitteln wie Milch, Butter und Fleischprodukten in recht hohen Mengen vor. Da sie die Blutfettwerte und den Cholesterinspiegel ansteigen lassen, empfiehlt sich ein mäßiger Verzehr. Das Typische für gesättigte Fettsäuren ist, dass sie auch bei Raumtemperatur fest sind. Sie sind die stabilsten Fette.

Gesättigte Fette

- Butter (nicht so hoch erhitzbar)
- Ghee
- Schweineschmalz
- Kokosnussfett
- Palmfett

Gesättigte Fette können erhitzt werden und sind lange haltbar.

Ungesättigte Fettsäuren

Hier wird zwischen den einfach und mehrfach ungesättigten Fettsäuren unterschieden.

Einfach ungesättigte Fettsäuren Öle mit reichlich einfach ungesättigten Fettsäuren sind gut bekömmlich. Sie fördern die Gesundheit der Gefäße, weil sie eine vermehrte Ansammlung von Blutfetten nach einer Mahlzeit und während der Essenspausen reduzieren. Olivenöl hat den höchsten Anteil an einfach ungesättigten Fettsäuren. Typisch für diese Öle ist, dass sie nicht leicht ranzig werden.

Einfach ungesättigte Fettsäuren senken die Blutfette, insbesondere das schlechte LDL-Cholesterin, und erhöhen das gute HDL-Cholesterin. Sie können zur Senkung des Blutdrucks eingesetzt werden.

Einfach ungesättigte Fettsäuren sind flüssig bei Raumtemperatur und werden fest im Kühlschrank. Sie können auch erhitzt werden.

Öle mit einfach ungesättigten Fettsäuren

- Aprikosenkernöl
- Avocadoöl
- Erdnussöl
- Mandelöl
- Olivenöl
- Rapsöl
- Sesamöl

Mehrfach ungesättigte Fettsäuren Mehrfach ungesättigte Fettsäuren kann der Körper nicht selbst herstellen, daher werden sie auch als »essenzielle Fettsäuren« bezeichnet. Wir müssen sie also über die Nahrung aufnehmen. Sie sind wichtig für uns, weil sie sich nachweislich positiv auf die Abwehrkraft, Herzgesundheit, Gehirnleistung und Sehkraft auswirken. Allerdings können nur kaltgepresste unraffinierte Öle diese Wirkung entfalten.

Im Körper wandeln sich mehrfach ungesättigte Fettsäuren zu einer hormonähnlichen Substanz um, die eine wichtige Rolle in der Regulation und im Funktionieren jedes Organs und jeder Zelle spielt. Sie haben eine positive Wirkung bei Krebs, Rheuma, Multipler Sklerose (MS), Aids, Depression, Psoriasis, Migräne und Gehirnerkrankungen wie Demenz und Alzheimer. Sie stärken die Abwehrkraft und erhalten die Haut jung (Empfehlung bei trockener Haut).

Typisch für Öle mit mehrfach ungesättigten Fettsäuren ist, dass sie immer flüssig sind. Sie werden leicht ranzig, haben eine kurze Haltbarkeit und werden daher im Kühlschrank gelagert. Sie sollten nicht erhitzt werden.

In der Lebensmittelindustrie werden diese Fette wegen ihrer kurzen Haltbarkeit nicht verwendet. Folglich besteht bei einer Ernährung mit industrieller Nahrung ein absoluter Mangel an mehrfach ungesättigten Fettsäuren. Folge davon können eine schwache Abwehrkraft und Neigung zu degenerativen Erkrankungen sein.

Öle mit mehrfach ungesättigten Fettsäuren

- Algenöl* (hochkonzentriertes Öl der Mikroalge Schizochytrium sp. aus Aquakulturen)
- Borretschöl*
- Chiasamenöl*
- Distelöl
- Hanföl*
- Leinöl*
- Maisöl
- Nachtkerzenöl*
- Sojaöl
- Sonnenblumenöl
- Traubenkernöl*
- Walnussöl*
- Weizenkeimöl*

* Besonders wertvolle Öle, da bei ihnen die Zusammensetzung zwischen Omega-6- und Omega-3-Fettsäuren gesundheitsförderlich wirkt.

Diese Öle nicht erhitzen. Schnell verbrauchen, da sie schnell ranzig werden. Kühl lagern.

Lebensmittel mit einem relativ hohen Anteil von mehrfach ungesättigten Fettsäuren:

- dunkelgrünes Blattgemüse wie Spinat, Grünkohl, Mangold
- Getreidegras
- Spirulina und Chlorella
- Petersilie
- Portulak
- Wildkräuter
- Kohl
- Meeresfische wie Lachs, Makrele, Sardinen, Lachs, Hering, Anchovis, Kabeljau, Thunfisch und Heringe
- Sojabohnenprodukte wie Tofu und Tempeh

Praktische Tipps

Zum Kochen stehen bei uns Olivenöl und ungeröstetes Sesamöl am Herd. Beide Öle können bei niedrigen Temperaturen schonend gewonnen werden. Erhitzbar sind sie bis zum Rauchpunkt (ca. 130 bis 175 °C).

Im Kühlschrank stehen immer eine Flasche Leinöl und eventuell ein anderes mehrfach ungesättigtes Öl wie Weizenkeimöl oder Walnussöl, die täglich teelöffelweise verwendet und relativ zügig aufgebraucht werden.

Klassifizierung von Fetten/Ölen

Wir gehen hier von unbehandelten, naturbelassenen Ölen aus, d. h., der Fettsäuregehalt wurde nicht zugunsten der Erhitzbarkeit verändert.

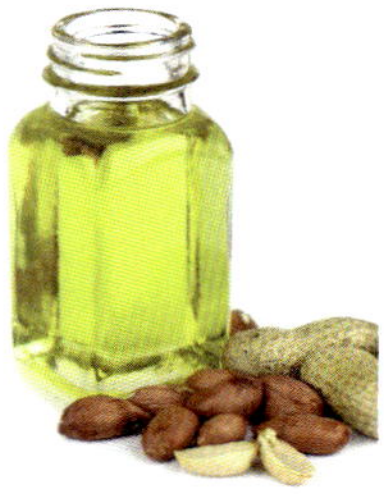

Erdnussöl

Geschmack süß

Thermik neutral

Wann geben wir Erdnussöl? Erdnussöl kann gut erhitzt werden und ist für uns daher das Öl, welches beim scharfen Anbraten oder Frittieren verwendet wird. Es stärkt die Mitte und befeuchtet Trockenheit in der Lunge und im Darm.

Erdnussöl kann erhitzt werden.

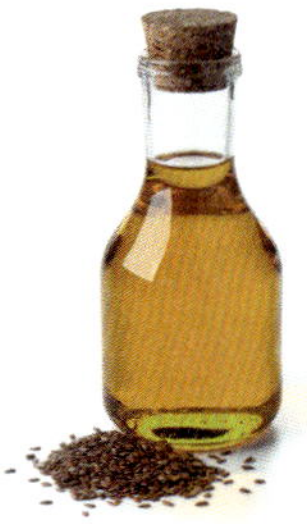

Leinöl

Geschmack süß, leicht bitter

Thermik neutral

Wann geben wir Leinöl? Leinöl ist eines der Öle, das kühl gelagert wird und mit seinen mehrfach ungesättigten Fettsäuren eine besonders positive Wirkung auf unsere Gesundheit hat. Es hat den höchsten Anteil an Omega-3-Fettsäuren und ist damit ein wichtiges Öl zur Prävention und Begleitung von Entzündungen und Herzerkrankungen. Es scheint eine positive Wirkung bei Krebs, Rheuma und Arthrose zu haben.

Leinöl ist für uns das beste Öl, um degenerative Erkrankungen vorzubeugen, und ist ein fester Bestandteil der täglichen Ernährung.

Es wird teelöffelweise pur gegessen oder über das Essen gegeben.

Leinöl sollte nicht erhitzt werden.

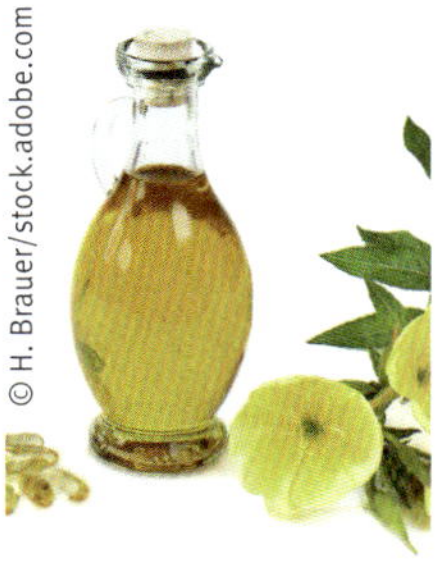

Nachtkerzenöl

Geschmack süß

Thermik erfrischend

Wann geben wir Nachtkerzenöl? Nachtkerzenöl ist ein erfrischendes Öl, das besonders beruhigend auf die Haut wirkt. Es nährt die Haut bei Neurodermitis und lindert Juckreiz bei trockener und empfindlicher Haut. Es kann sowohl innerlich eingenommen als auch äußerlich auf die betroffenen Hautareale aufgetragen werden.

Nachtkerzenöl sollte nicht erhitzt werden.

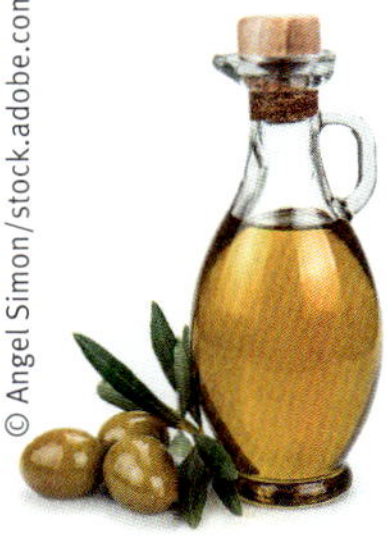

Olivenöl

Geschmack süß, scharf

Thermik neutral

Wann geben wir Olivenöl? Olivenöl baut Qi auf und nährt das Yin. Es ist unser bevorzugtes Öl. Olivenöl speichert den ganzen Sommer über die Sonne und ist damit besonders reich an Qi.

Wir verwenden Olivenöl zum Kochen und es kann zum Dünsten und leichten Anbraten verwendet werden, solange das Öl nicht anfängt zu rauchen. Wie bei jedem Öl darf der Rauchpunkt nicht überschritten werden. Schön ist es auch, dem Gericht nach dem Kochen noch etwas kaltgepresstes, extra natives Olivenöl hinzuzufügen.

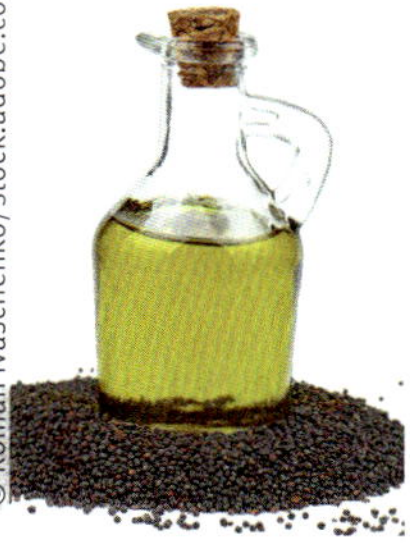

Rapsöl

Geschmack scharf

Thermik warm

Wann geben wir Rapsöl? Wie alle Öle wirkt Rapsöl befeuchtend, vor allem auf den Darm bei Trockenheit mit Verstopfung, und kann leicht abführen. Da es eines der Öle mit warmer Thermik ist, wird es gezielt eingesetzt.

Rapsöl ist ein hochgezüchtetes Öl. Bis 1970 wurde es ausschließlich zu industriellen Zwecken eingesetzt. Durch eine spezielle Züchtung wurden gesundheitsbedenkliche Stoffe entfernt und die Zusammensetzung der Fettsäuren verändert, sodass es erhitzbar ist. Normalerweise wäre dies nicht möglich.

Bitte beachten Rapsöl nicht bei Hitzesymptomen, Hautentzündungen und Augenerkrankungen verwenden.

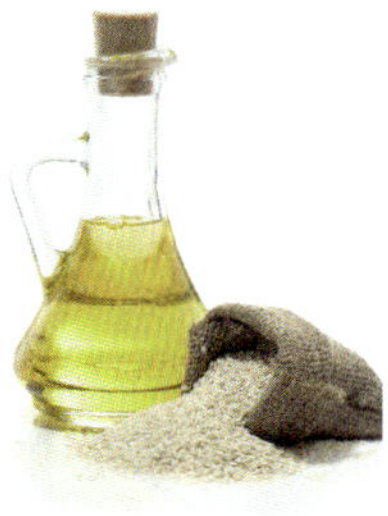

© iprachenko/stock.adobe.com

Sesamöl
(ungeröstet)

Geschmack süß

Thermik erfrischend

Wann geben wir Sesamöl? Sesamöl wirkt befeuchtend und stärkend auf das Yin. Äußerlich kann es die Haut befeuchten und nähren, insbesondere bei trockener Haut und bei rissigen Hautstellen.

Sesamöl kann erhitzt werden.

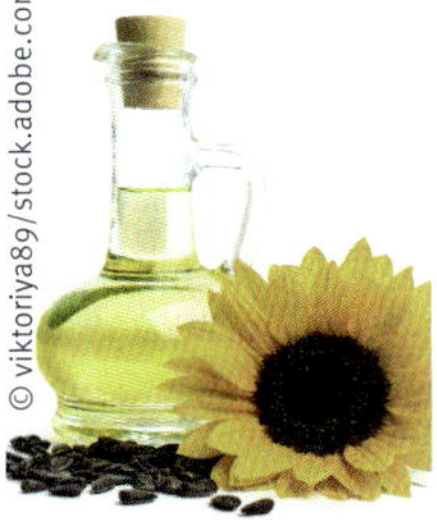

© viktoriya89/stock.adobe.com

Sonnenblumenkernöl

Geschmack süß

Thermik neutral

Wann geben wir Sonnenblumenkernöl? Das naturbelassene, kaltgepresste Sonnenblumenkernöl stärkt die Milz und kann den Darm befeuchten.

Sonnenblumenkernöl sollte nicht erhitzt werden.

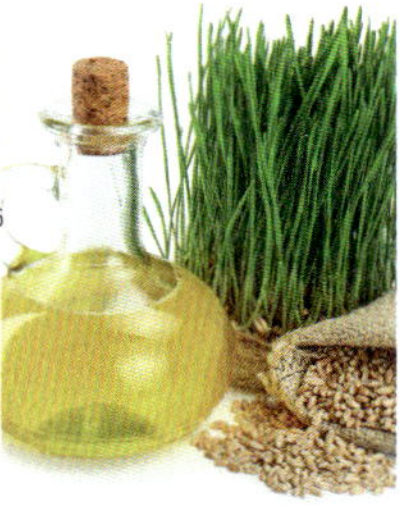

© kolesnikovserg/stock.adobe.com

Weizenkeimöl

Geschmack süß

Thermik erfrischend

Wann geben wir Weizenkeimöl? Das erfrischende Weizenkeimöl baut Yin auf und nährt Haut und Haare. Es ist das optimale Öl für Babys und Kinder.

Weizenkeimöl sollte nicht erhitzt werden.

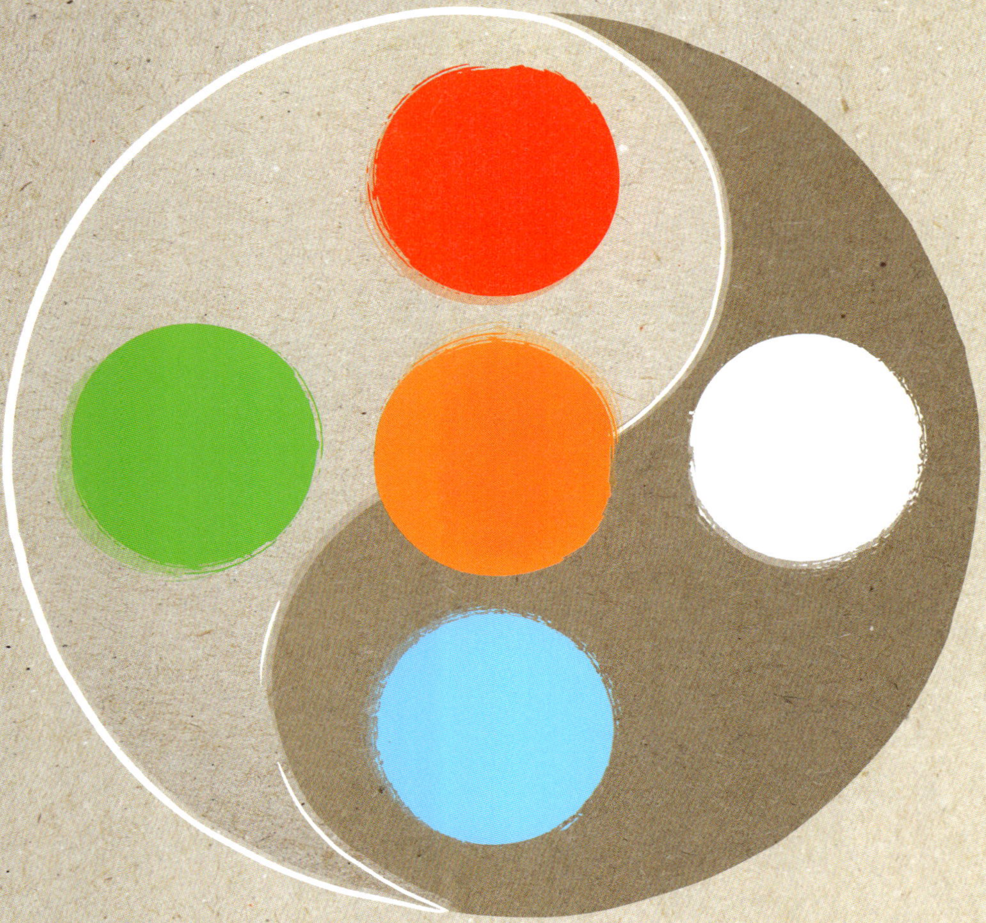

Erkrankungsmuster und Therapieansätze

Jedes Erkrankungsmuster kann einer der fünf Wandlungsphasen zugeordnet werden. Entsprechend ergeben sich daraus charakteristische Merkmale, Symptome und die jeweiligen Therapieansätze.

Die Organe der fünf Wandlungsphasen und ihre Ungleichgewichte

Dieses Kapitel ist so aufgebaut, dass es die Aufgaben der Organe unter zwei Aspekten beleuchtet: Zum einen wird beschrieben, wie die Organe in einem gesunden und gut funktionierenden Zustand arbeiten, und zum anderen, welche Beschwerden auftreten können, wenn die jeweiligen Organe geschwächt sind.

Parallel dazu analysieren wir das emotionale Potenzial jeder Wandlungsphase und ordnen es den Organen zu. Dies trägt zu einem Verständnis für eine gesunde Lebensführung bei und verknüpft Ursache und Symptome emotionaler Herausforderungen. Gleichzeitig beschreibt das emotionale Potenzial eines Organs, wie wir uns auf der emotionalen und psychischen Ebene fühlen, wenn das Organ auf körperlicher Ebene geschwächt ist. Wir zeigen auf, welche Lebensweisen und Ernährungsgewohnheiten Schwächen verursachen, und stellen gleichzeitig passende Alternativen vor, die die Schwächen ausgleichen.

Um eine präzise Diagnose stellen zu können, ist eine genaue Zuordnung der individuellen Befindlichkeiten und Symptome notwendig.

Diese Analyse ermöglicht letztendlich eine personalisierte Ernährungsberatung, die speziell auf individuelle Bedürfnisse und Lebensumstände zugeschnitten ist.

Wandlungsphase Erde

Die Wandlungsphase Erde, »die Mitte«, ist das Kernstück der Ernährung. Denn jedes andere Organ braucht die nährende Qualität der gut funktionierenden Organe Magen und Milz.

Die Mitte (Wandlungsphase Erde) steht in der TCM vor allem für unsere Verdauung. Jede Schwäche des Verdauungssystems wirkt sich auf die anderen Organsysteme aus und beeinflusst die Versorgung des gesamten Körpers mit Qi, Flüssigkeiten und Blut. Somit ist die »Mitte« der Nabel für Wohlbefinden und ein kraftvolles Lebensgefühl.

Die Milz

Die Hauptfunktion der Milz ist es, Qi und Blut zu bilden, indem sie die Nahrung aus dem Magen aufnimmt und umwandelt. Das daraus gewonnene Qi wird im Dreifacherwärmer nach oben gegeben und dient als Materialgrundlage für die Blutbildung. Die Milz ist damit in der TCM das zentrale Organ der Verdauung und die Hauptquelle für die Bildung von nachgeburtlicher Energie, welche uns ein positives Lebensgefühl verleiht.

Zeichen für eine gute Funktion der Milz

Zeichen für eine gute Funktion der Milz sind ein wohliges Bauchgefühl und geformter Stuhl.

Die Bewegungsrichtung der Milz ist aufstrebend; sie schickt die umgewandelte Nahrung nach oben. Diese aufsteigende Bewegung wirkt sich gleichzeitig auf alle Organe aus. Dies bedeutet, dass bei einer guten Funktion der Milz alle Organe an ihrem Platz gehalten werden und es nicht zu Organsenkungen (Prolapsen) kommt. Zugleich hält die Milz das Blut in den Gefäßen und verhindert Blutungen und Aussackungen der Gefäße wie beispielsweise Krampfadern und Hämorrhoiden.

Verdauung beginnt bereits im Mund, wo die Nahrung gekaut und das erste Mal aufgespalten wird. Die Aufgabe der Milz ist es, genügend Qi bis zum Mund zu schicken, sodass ein angemessener Appetit und ein guter Geschmackssinn möglich sind.

Die Muskelmasse, das Bindegewebe und die Kraft unserer vier Extremitäten werden von der Milz mit Qi und Nährstoffen versorgt. Da die Muskeln viel Qi und Blut benötigen, um Masse aufzubauen und unser Skelett kraftvoll zu stützen, sorgt die Milz dafür, dass wir ein gesundes Gewicht, harmonische Körperproportionen und eine angemessene Muskelmasse haben.

Die Milz ist anfällig für Nässe, da sie in sich ein »nasses« Organ ist. Wir können sie durch unsere Ernährung unterstützen, sodass sie weder »sumpfig« noch zu kalt wird.

Ähnlich ist es mit dem geistigen Aspekt der Milz: Fehlt es ihr an Qi oder ist sie zu »sumpfig«, fühlen wir uns lethargisch und »matschig«, geraten in negative Gedankenmuster. Wenn die Milz hingegen gut funktioniert, können wir klare Gedanken fassen, haben ein gutes Gedächtnis und fühlen uns stabil in unserer Mitte.

Zeichen mangelnder Funktion der Milz sind Milz-Qi-Mangel (s. u.), Milz-Yang-Mangel (S. 129), Nässe-Kälte der Milz (S. 130), Nässe-Hitze der Milz (S. 133).

Milz-Qi-Mangel

Der Milz-Qi-Mangel ist eine der am häufigsten gestellten Diagnosen. Oftmals ist neben feuchtem, kaltem Klima auch unser westlicher, von hochverarbeiteten Lebensmitteln geprägter Ernährungsstil Ursache eines Milz-Qi-Mangels. Wenn wir uns darüber im Klaren sind, welch zentrale Rolle die Milz bei der Bildung von Qi, Blut und Flüssigkeiten spielt, können wir sie mit der richtigen Ernährung täglich unterstützen und dadurch stärken.

Symptome

Symptome, die auf einen Milz-Qi-Mangel hinweisen, betreffen vorrangig den Energiehaushalt, die Verdauung und als emotionalen Aspekt das Grübeln.

Erscheinungsbild

- leichte Blässe
- Energiemangel
- leichtes Frösteln
- Neigung zu Über- oder Untergewicht

Lebensgefühl

- Grübeln, Sorgen, Gedankenkarussell
- Neigung zum Helfersyndrom
- Konzentrationsschwäche

Verdauung

- wenig Appetit
- breiiger/weicher Stuhl
- Neigung zu Blähungen
- Völlegefühl nach dem Essen
- reduzierter Geschmacksinn, evtl. Geschmacksverlust

Sonstiges

- Schweregefühl des Körpers
- Neigung zu blauen Flecken, Krampfadern, Hämorrhoiden (die Milz hält das Blut nicht in den Gefäßen)
- Neigung zu Organsenkungen/Prolaps (Milz hält die Organe nicht am Platz)
- schwache Muskulatur/Atrophie (Gewebeschwund)

Ursachen für Milz-Qi-Mangel

Konstitutionelle Schwäche Wer bereits mit einer konstitutionellen Schwäche der Milz auf die Welt kommt oder diese durch Ernährungsfehler in den ersten Lebensmonaten und -jahren erworben hat, sollte stets einen Fokus auf die Stärkung der Milz legen. Eine milzstärkende Ernährung sollte zur täglichen Routine werden, damit aus der konstitutionellen Schwäche keine Beschwerden entstehen.

Ernährungsfehler Durch Ernährungsfehler kann die Mitte kein Qi bilden und zusätzlich wird die Milz in ihrer Umwandlungsfunktion gestört. Ursachen sind meist industriell verarbeitete Nahrungsmittel, Fast Food und hochgezüchtete Obst- und Gemüsesorten, die kaum Qi enthalten.

Worauf sollten wir bei Milz-Qi-Mangel achten?

Vermeiden bzw. einschränken	stattdessen
Ernährungsstil: zu schnell, zu schwer essen, hungern, unregelmäßig essen, zu heiß oder zu kalt essen, überwürzt oder geschmacklos essen	gut kauen, regelmäßige Essenszeiten, Yin-Atmosphäre, leicht verdauliche Speisen
kalte Getränke, vor allem während des Essens: Mineralwasser, Apfelschorle, Fruchtsäfte, Bier	½ Stunde vor und nach den Mahlzeiten warmes Wasser oder Tee trinken
Milchprodukte: Milch, Quark, Käse, Joghurt	Butter, Sahne, Hartkäse, Sojamilch mit Ingwer, Sojasahne, Ziegenkäse, Schafskäse
Südfrüchte, Fruchtsäfte, Rohkost, Gurke, Tomate	einheimisches Obst, Kompotte, Blattsalate, gekochte oder geraspelte Gemüsesalate, Petersilie und andere grüne Kräuter
industriell verarbeitete Nahrung: Lightprodukte, Fertigprodukte, Tiefkühlkost, Mikrowellen- und Dosenkost, Margarine, Weißmehl	frische Zutaten in guter Qualität; auf Vorrat kochen: heiß in Gläser füllen, einwecken, aufwärmen und »aufpeppen«, im Thermosbehälter warmhalten
Speisesalz	Steinsalz, Himalayasalz, Meersalz
Fabrikzucker, Süßigkeiten, Cola, Limo, Süßstoff	Vollrohrzucker, Agavendicksaft, Ahornsirup, Getreidemalze, Trockenfrüchte
zu häufige Brotzeiten mit Käse und Wurst	Brot toasten, Beläge wie Salatblätter und grüne Kräuter

Zu viel Sitzen Zu viel Sitzen schwächt das Milz-Qi, da sich die Energien im Bauch nicht frei bewegen können und die Milz in ihrer aufstrebenden Bewegung blockiert wird.

Mentale Belastung Viel Lernen, Kopfarbeit und mentale Belastung schwächen das Qi der Milz. So wie wir Nahrung aufnehmen, umwandeln und verdauen, müssen auch Informationen aufgenommen, umgewandelt, verdaut und gespeichert werden, was viel Energie beansprucht. Zu viel Lernen und zu viel Kopfarbeit ist wie »zu viel essen«; im Übermaß schwächt dies die Milz.

Nasses Klima Nasses und feuchtes Klima wirkt schwächend auf die Milz, da sie selbst anfällig für Nässe und Feuchtigkeit ist und in einem »sumpfigen« Zustand ihrer Arbeit nicht angemessen nachgehen kann. In unseren Breiten sind wir viele Monate von diesem Klima betroffen; wir sollten daher stetig und vermehrt unser Milz-Qi stärken.

Ernährungsempfehlungen bei Milz-Qi-Mangel

Strategie Wie bei Qi-Mangel (S. 53)

- Geschmack: **süß** (um Qi und Säfte aufzubauen) und wenig **scharf heiß** (um die aufwärtsstrebende Bewegung der Milz zu unterstützen)
- Thermik: **neutral** und **warm**

Allgemein: Empfehlenswert sind leichte, warme, gekochte Speisen, die Verwendung von aromatischen Gewürzen, nur wenige Zutaten, pur, nichts Vermischtes (statt Lasagne mit einer Mischung aus Fleisch, Teig, Tomatensauce und Käse sollten z. B. lieber Basmatireis und gedünstete Karotten mit etwas Ingwer und Chili gegessen werden).

Kochmethoden

- Dünsten, das Gemüse oder Obst darf noch knackig sein
- Blanchieren von Salaten und Hülsenfrüchte-Sprossen
- Backen im Ofen
- Kochen von Suppen, Eintöpfen und Congees

Vollkorngetreide sollte nur als Grieß, als Flocken, geschrotet oder als ganzes Korn gekocht verwendet werden. Wenn das Getreide als ganzes Korn gekocht wird, sollte es ein paar Stunden oder über Nacht eingeweicht und lange in reichlich Wasser gekocht werden, damit es besonders bekömmlich ist.

Obst wird als Kompott leichter verdaut. Kompotte aus einheimischem Obst sind am besten geeignet. Zum Kochen werden Gewürze wie wenig frischer Ingwer, Kardamom, Koriander, Zimt oder Vanille hinzugefügt.

Besonders empfohlene Lebensmittel bei Milz-Qi-Mangel

Lebensmittelgruppe	Lebensmittel
Getreide	Basmatireis, Dinkelgrieß, Haferflocken, Hirse, Polenta, Quinoa, Süßreis, Vollkornreis (lange gekocht)
Gemüse	Champignons, Erbsen, Fenchel, Frühlingszwiebeln, Grünkohl, Kürbis, Lauch, Maiskolben, Meerrettich Karotten, Pastinake, Süßkartoffel, Weißkohl, Zwiebeln
Hülsenfrüchte	Erbsen, Kichererbsen, Linsen, Saubohnen (mit etwas Ingwer gekocht), schwarze Bohnen
Kräuter/Gewürze	alle frischen und getrockneten Küchenkräuter Anis, Bockshornkleesamen, Estragon, Ingwer (frisch, regelmäßig kleine Mengen), Kardamom, Koriander, Kümmel, Majoran, Nelke, Petersilie, Rosmarin, Schnittlauch, Vanille, Wacholderbeeren, Zimt
Fleisch (am besten als Suppe oder fein geschnetzelt)	Huhn, Pute, Rind
Fisch	Barsch, Forelle, geräucherter Fisch, Hering, Karpfen, Makrele, Meeräsche, Shrimps
Getränke	abgekochtes heißes Wasser, Fencheltee, Gewürztee (S. 331), Gerstentee (S. 377), Kardamomtee, Süßholzwurzeltee
Nüsse und Samen	Mandeln, Pinienkerne, Sonnenblumenkerne, Walnüsse Dosierung: kleine Mengen wie 2 Walnüsse oder 5 Mandeln am Tag
Sonstiges	Butter, Ghee, kleine Mengen hochwertige Öle, kleine Mengen Radieschen- oder Alfalfasprossen, Leinöl, Olivenöl, Sesamöl, Trockenfrüchte (einweichen oder mitkochen)

Kraftsuppen können aus Rindfleisch, Huhn oder vegetarisch aus Wurzelgemüse mit Hülsenfrüchten wie schwarzen Bohnen zubereitet werden.

Warmes Frühstück mit Kompott oder (besser) als pikante Version mit gedünstetem Gemüse tut gut.

Rezepte bei Milz-Qi-Mangel sind unter »Qi stärken« (S. 320) im Rezeptteil zu finden.

Innere Einstellung

Wichtig ist das Ruhen in der Mitte: Ich konzentriere mich auf das, was ich brauche. Ich achte auf meine Bedürfnisse, auf das, was ich an Nahrung, Bewegung, Zuwendung und Liebe brauche. Ich stelle mir die Frage »Was tut mir gut?«. Zuerst sorge ich gut für mich selbst. Gut in seiner Mitte zu ruhen bedeutet auch, in erster Linie mütterlich mit sich selbst zu sein. Nur wer gut für sich sorgt, kann für andere da sein und bedingungslos geben, ohne dabei selbst an Kraft zu verlieren.

Milz-Yang-Mangel

Beim Bild des Milz-Yang-Mangels fehlt es nicht nur an Qi, sondern auch an Yang und damit an Wärme. Diese Wärme wird von der Milz für ihre Umwandlungsfunktion benötigt.

Symptome

Die Symptome, die auf einen Milz-Yang-Mangel hinweisen, sind ähnlich wie bei einem Milz-Qi-Mangel. Es handelt sich allerdings um eine Verschlechterung dieses Zustandes, bei dem nicht nur der Mangel an Qi, sondern auch das geschwächte Yang im Vordergrund steht. Dies zeigt sich anhand deutlicherer Kältesymptome.

Erscheinungsbild

- wie bei Milz-Qi-Mangel
- Blässe
- mangelnde Vitalität und Ausstrahlung
- ausgeprägteres Kältegefühl mit kalten Extremitäten

Lebensgefühl

- Neigung zu Depressionen

Verdauung Die Verdauungsfunktion der Milz ist hier noch schwächer als beim Milz-Qi-Mangel und zeigt sich anhand folgender Symptome:

- Durchfall
- unverdaute Nahrungsreste im Stuhl
- Malabsorptionsstörungen
- Nahrungsmittelunverträglichkeiten

Ursachen für Milz-Yang-Mangel

Wie bei einem Milz-Qi-Mangel führt das Essen von kalter Nahrung über lange Zeit zu einer Milz-Yang-Leere. Überlastung, allgemeine Erschöpfung und körperliche Verausgabung erschöpfen das Nieren-Yang, das das Milz-Yang wärmt und damit für eine gute Verdauungsfunktion sorgt.

Ernährungsempfehlungen bei Milz-Yang-Mangel

Alle Empfehlungen bei Milz-Qi-Mangel (S. 127) gelten auch hier und sollten noch konsequenter umgesetzt werden. Dem Körper muss innerlich und äußerlich ausreichend Wärme zugeführt werden, damit der Mittlere Erwärmer und das Nieren-Yang genügend gestärkt und aufgebaut werden. Innerlich kann diese Wärme mit Nahrung und Getränken zugeführt werden, äußerlich mit warmer Kleidung, einer Wärmflasche und einem Kirschkernkissen.

Besonders empfohlene Lebensmittel bei Milz-Yang-Mangel

Lebensmittelgruppe	Lebensmittel
Getreide	Haferflocken-Porridge, Langkorn-Vollkornreis, Polenta, Süßreis
Gemüse	Fenchel, Kastanien, Lauch, Süßkartoffel, Zwiebeln
Fleisch	Hirsch, Huhn, Lamm, Rind
Fisch/Meeresfrüchte	Lachs, Shrimps
Gewürze	Ingwer, Kardamom, Knoblauch, Koriander, Kümmel, Kurkuma, Muskat, Nelke, Pfeffer, Rosmarin, Sternanis, Wacholderbeeren, Zimt
Nüsse	Walnüsse

Strategie Wie bei Yang-Mangel (S. 53)
- Geschmack: **süß** und **scharf**
- Thermik: **warm, heiß**

Allgemein gelten dieselben Ernährungsempfehlungen wie bei Qi-Mangel (S. 127); gut sind außerdem thermisch wärmere Nahrungsmittel und Gewürze; Proteine in Form von magerem Fleisch und Fisch oder Hülsenfrüchten; Getreide sollte vor dem Kochen ohne Fett geröstet werden. Empfohlen wird Getreide wie Hirse, Quinoa, Amaranth und Basmatireis, gut sind lang gekochte Brühen, im Ofen Gebackenes, lange Geschmortes.

Vermeiden
- Algen
- Gurke
- Hirse
- kalte Getränke
- Milchprodukte
- Nüsse und Samen
- rohe Früchte und Gemüse, v.a. Spinat
- Salz im Übermaß
- Sojaprodukte
- Sprossen und Salate
- Süßspeisen
- Tomate
- Wassermelone

Besonders empfohlene Zubereitungsarten
- Fleisch- und Fischbrühen
- lang gekochte Kraftbrühe aus Rindfleisch, Huhn
- Gemüsekraftsuppe aus Wurzelgemüse mit schwarzen Bohnen und warmen Gewürzen

Rezepte bei Milz-Yang-Mangel sind unter »Yang stärken und wärmen« (S. 332) und »Qi stärken« (S. 320) im Rezeptteil zu finden.

Nässe-Kälte der Milz

Die Ansammlung von Nässe-Kälte entsteht häufig durch einen länger anhaltenden Milz-Qi- und Milz-Yang-Mangel. Es kommt zu Ansammlungen, die sich meist durch Lethargie und ein Schweregefühl bemerkbar machen können; Patientinnen und Patienten fühlen sich manchmal »wie ein nasser Sack«. Diesen nassen, kalten und »sumpfigen« Zustand gilt es durch Wärmen und Trocknen zu bessern.

Die Empfehlungen richten sich nach den Empfehlungen bei Milz-Qi-Mangel und Milz-Yang-Mangel. Hinzu kommen neben den Milz-Qi-stärkenden Lebensmitteln noch wärmende und nässeaustreibende

Worauf sollten wir bei Nässe-Kälte der Milz achten?

Vermeiden bzw. einschränken	stattdessen
zu viel Verschiedenes auf einmal	einfache Zusammenstellung der Speisen
nur mit Pfeffer und Salz würzen	aromatische Gewürze verwenden
Rohkost, Frischkornbrei, ganze Körner gekocht, grobes und feuchtes Vollkornbrot	hoher Anteil an gedünsteten Gemüsen und leicht verdaulichem Getreide wie Hirse, Quinoa, Amaranth und Basmatireis
konzentrierte Süße: Zucker, Malz, Ahornsirup	Trockenfrüchte
Schweinefleisch, Wurst, Ente, Gans, Ei Nüsse und Samen Eis Milch- und Weißmehlprodukte, Gurken, Tomaten, Südfrüchte	kein oder wenig Fleisch (Pute, Huhn) herzhaftes gekochtes Frühstück
Fleisch, Rohkost, Obst am Abend, zu spätes, zu deftiges Abendessen	frühe Abendmahlzeiten, Suppe, Gemüse
Bewegungsmangel, viel Sitzen am Tag	Bewegung ist wichtig (»Ein feuchtes Tuch trocknet nur an der Luft«)

Lebensmittel und Zubereitungsarten. Um genügend Wärme in den Bauch zu bringen und die Nässe auszuleiten, sind 2 bis 3 warme Mahlzeiten am Tag nötig.

Symptome

Die Symptome sind dieselben wie bei Milz-Qi-Mangel, hinzu können folgende Symptome kommen:

Erscheinungsbild

- Cellulitis
- Ödeme

Lebensgefühl

- Neigung zu Trägheit
- Niedergeschlagenheit, Lethargie
- Unlust
- Motivationsschwierigkeiten (Nicht-in-die-Gänge-Kommen)

Verdauung

- breiiger, ungeformter, dünner Stuhl
- Völle- und Schwergefühl im Oberbauch
- aufgeblähter Bauch

Sonstiges

- Schweregefühl im Körper, evtl. ein Gefühl von schweren Beinen
- Benommenheit und schlechte Konzentration
- geschwächter Geschmackssinn
- Gelenkbeschwerden
- Wattegefühl im Kopf, Kopfschmerzen wie von einer drückenden Mütze
- evtl. sichtbare Nässe in Form von Schleim in Nebenhöhlen, Hals, Nase
- Symptome evtl. morgens schlimmer

Ursachen für Nässe-Kälte der Milz

Milz-Qi- und Milz-Yang-Mangel Bei langanhaltendem Milz-Qi- und Milz-Yang-Mangel kann es zu mehr Nässe im Bauch kommen.

Besonders empfohlene Lebensmittel bei Nässe-Kälte der Milz

Lebensmittelgruppe	Lebensmittel
Getreide	Amaranth, Basmati-Vollkornreis, Buchweizen* (trocken geröstet), Gerste* (trocken geröstet), Haferflocken (geröstet), Hirse* (trocken geröstet), Langkornreis, Polenta, Quinoa, Roggen * Anleitung zu geröstetem Getreide: Das Getreide/Pseudogetreide in einer Pfanne oder Topf ohne Fett anrösten, bis es anfängt zu duften. Anschließend wie gewohnt mit Wasser kochen.
Gemüse	Karotten, Kohlrabi und Kohlrabiblätter, Kürbis, Lauch, Maiskolben, Meerrettich, Rettich, Schalotten, Stangensellerie, Steckrüben, Zwiebeln
Gewürze/Kräuter	Basilikum, Dill, Ingwer (frisch), Kardamom, Knoblauch, Koriander(-grün), Majoran, Muskatnuss, Nelken, Orangenschale (getr.), Oregano, Petersilie, Rosmarin, Schnittlauch, Thymian, Wacholderbeeren, weißer Pfeffer
Hülsenfrüchte	Adzukibohnen, schwarze Bohnen, Nierenbohnen, Linsen Tipp: Adzukibohnen mit 1 Scheibe Ingwer, 1 Stück Wakame, Thymianzweig und getrockneter Orangenschale gekocht, dazu Basmati-Vollkornreis
Fleisch/Meeresfrüchte	Pute (wenig), Huhn (wenig), Venusmuschel
Getränke	abgekochtes Wasser kleine Mengen: Bancha-Tee; Getreidekaffee, Gewürztee (S. 331), grüner Tee, Lapacho-Tee, roter Tee (Pu Erh und Tuo Cha)
Salat	Alfalfasprossen, Brunnenkresse, grüner Salat
Sonstiges	Kürbiskerne, Leinsamen, Meeresalgen, ungesalzene Pistazien, Ziegenmilch als einziges Milchprodukt möglich

Ernährungsfehler Viel kalte, nasse Nahrung wie Joghurt, Quark, Bananen; auch Milchersatzprodukte, die »kalt und schleimig« sind, können eine kalte, nasse Ansammlung begünstigen. Auch eine Ernährung mit Fertigprodukten und regelmäßigen üppigen Mahlzeiten begünstigt dies.

Klima Kaltes und feuchtes Klima sind äußere Ursachen, die eine Schwächung der Milz mit Nässe-Kälte-Ansammlungen begünstigen.

Ernährungsempfehlungen bei Nässe-Kälte der Milz

Das Qi der Milz soll gestärkt werden, sodass Nässe reguliert und ausgeschieden werden kann. Dazu ist reichlich Wärme aus der Nahrung nötig.

Strategie Wie bei Yin-Fülle (S. 53)

- Geschmack: **bitter** (bitter trocknet, weil das Bittere Nässe ausleiten kann), **süß** (stärkt die Milz), **fade** (hilft Nässe und Ansammlungen auszuleiten)
- Thermik: **neutral**, **warm** und **heiß**

Allgemein wird empfohlen: 2 bis 3 warme Mahlzeiten am Tag, ein herzhaftes Frühstück am Morgen, die Verwendung von aromatischen Gewürzen. Einfache Kombinationen bei der Zusammenstellung von Zutaten, die auf dem Teller klar und separat angerichtet werden können, helfen, weniger Nässe zu bilden.

Rezepte bei Nässe-Kälte der Milz sind unter »Nässe und Kälte ausleiten« (S. 368), »Qi stärken« (S. 320) und »Yang stärken und wärmen« (S. 332) im Rezeptteil zu finden.

Nässe-Hitze der Milz

Wie bei der Nässe-Kälte der Milz ist hier die Umwandlung von Nahrung gestört. Die angesammelte Nässe kann sich in Hitze umwandeln.

Symptome

Ähnlich wie bei der Milz-Nässe-Kälte zeigt sich Müdigkeit mit Benommenheit und es fällt schwer, klare Gedanken zu fassen. Hinzu kommen mögliche Hitzesymptome.

Hitzesymptome

- Unruhe
- Getriebensein
- Durst nach kleinen Schlucken, ohne Verlangen zu trinken

Lebensgefühl

- Müdigkeit
- große Abgeschlagenheit
- Ruhelosigkeit

Verdauung

- Durchfall oder Verstopfung
- stark riechender Stuhl
- wenig dunkelgelber Urin
- Abneigung gegen fettes Essen und evtl. Erbrechen

Sonstiges

- leicht gelbliche Gesichtsfarbe möglich
- Engegefühl und Völle im Oberbauch
- bitterer Mundgeschmack

Ursachen für Nässe-Hitze in der Milz

Klima Feuchtes und warmes Klima kann die Bildung von Nässe-Hitze begünstigen. Häufig kann man dies auf Reisen in feuchttropischen Ländern beobachten. Auch in unseren Breiten können vorübergehend diese Wetterbedingungen auftreten.

Ernährungsfehler Verdorbenes, unreines Essen löst kurzzeitig diesen Zustand aus. Übermäßig fette und scharfe Speisen, Fleisch und Alkohol begünstigen zum einen eine Ansammlung von Nässe und zum anderen die Entstehung von Hitze. Milchprodukte, Fett und Süßigkeiten erzeugen ebenfalls Nässe und Hitze.

Leber-Qi-Stagnation Eine Leber-Qi-Stagnation (S. 153) begünstigt die Umwandlung von Kälte-Nässe in Nässe-Hitze. Die Stagnation erzeugt gewissermaßen Hitze, wodurch die Nässe zusätzlich zu »brodeln« beginnt.

Ernährungsempfehlungen bei Nässe-Hitze der Milz

Strategie

- Geschmack: **bitter** (trocknet, indem das Bittere Nässe ausleitet), **süß** (da es das Qi der Milz stärkt und es überallhin verteilt)
- Thermik: **neutral**, **erfrischend** und **kalt**

Allgemein gilt es, Nässe aufzulösen und Hitze zu kühlen. Es sollte generell weniger gegessen werden, bevorzugt leichte, einfache Speisen, reichlich gedünstetes Gemüse sowie reichlich grüne Blätter und grüne Kräuter.

Besonders empfohlene Lebensmittel bei Nässe-Hitze der Milz

Lebensmittelgruppe	Lebensmittel
Gemüse	Artischocke, Aubergine, Blumenkohl, Brokkoli, Erbsen, Gurke, Karotten, Radieschen, Rettich, Sellerie, Shiitake, Spargel, Spinat, Weißkohl
Hülsenfrüchte	Adzukibohnen, gelbe Sojabohnen, Mungbohnen, Tempeh, Tofu
Salate und Kräuter	Alfalfasprossen, alle bitteren Salate (wie Chicorée, Endivien, Löwenzahn, Rucola), Kopfsalat, Kresse, Löwenzahn, Radieschensprossen, Sojasprossen
Getreide	Amaranth, Buchweizen, Gerste, Hirse, Polenta, Rundkornreis, Weizen
Fisch/Meeresfrüchte	Krebse, Muscheln
Getränke	Löwenzahnblätter-Tee, Maishaar-Tee, Minztee

Vermeiden Hier gelten die Empfehlungen der Tabellen mit den empfehlenswerten bzw. zu vermeidenden Lebensmitteln bei Milz-Qi-Mangel (S. 127) und Nässe-Kälte der Milz (S. 132).

Zusätzlich sollte vermieden werden:

- Alkohol
- Chili
- Essig
- fettes, schweres Essen (fettes Fleisch, Frittiertes, Eier, Käse)
- Ingwer
- Junkfood/Fast Food
- Kaffee
- Knoblauch
- Nudeln
- Nüsse, besonders Erdnüsse
- Chips
- Pfeffer
- Shrimps
- Zimt
- zu viel Salz
- Zucker, Schokolade, konzentrierte Süßmittel

Der Magen

Die Hauptfunktion des Magens besteht darin, Nahrung aufzuspalten und an den Dünndarm weiterzuleiten. Dabei extrahiert er wichtige Nährstoffe und vor allem die guten Säfte und Flüssigkeiten, die für die Flüssigkeitsbildung wichtig sind. Er benötigt ausreichend Feuchtigkeit, um optimal zu funktionieren, und ist anfällig für Trockenheit. Magen und Milz sind zwei Organe, die sich gegenseitig brauchen, Schwachstellen ausgleichen und ergänzen.

Zeichen für eine gute Funktion des Magens

Ein gut funktionierender Magen äußert sich durch ein wohliges Bauchgefühl, ein gutes Sättigungsgefühl und regelmäßigen, geformten Stuhlgang. Dies trägt dazu bei, dass wir uns körperlich leistungsfähig und insgesamt wohl fühlen.

Der Magen empfängt die Nahrung und beginnt mit der Aufspaltung der einzelnen Bestandteile – ein Prozess, der bereits im Mund durch das Kauen und die Enzyme im Speichel beginnt. Gutes Kauen und das

Verzehren von gegarter Nahrung erleichtern dem Magen die Verdauungsarbeit sehr. Bei warmen Speisen wird zudem weniger Energie benötigt, um die Nahrung im Magen auf die körpereigene Temperatur von etwa 37 °C zu erwärmen, was den Verdauungsprozess weiter unterstützt. Stellen wir uns vor, dass eine roh gegessene Gurke aus dem Kühlschrank jedes Mal vom Körper auf 37 °C erwärmt werden muss. So können wir nachvollziehen, dass warme Mahlzeiten für den Magen viel Energieaufwand einsparen.

Der teilweise aufgespaltene Nahrungsbrei wird dann vom Magen in den Dünndarm weitergeleitet, wo die Verdauung, Nährstoffaufnahme und -umwandlung fortgesetzt werden. Diese Bewegung der Nahrung erfolgt in einer absteigenden Richtung. Die Bewegung des Magens geht nach unten, entgegengesetzt der aufstrebenden Bewegung der Milz. Wenn diese absteigende Bewegung des Magens gestört ist, können Symptome wie Aufstoßen, Schluckauf oder Übelkeit auftreten – allesamt Symptome, bei denen die Bewegung des Magens fälschlicherweise nach oben geht.

Der Magen ist maßgeblich an der Bildung von Flüssigkeiten beteiligt, indem er aus der Nahrung die guten und nahrhaften Säfte herauszieht. Damit der Magen gut arbeiten kann, benötigt er selbst genügend Feuchtigkeit, um seine Schleimhäute gesund zu halten; wird er zu trocken, leidet er darunter. Im Gegensatz dazu bevorzugt die Milz ein trockeneres Milieu, da sie zu Feuchtigkeit neigt. Milz und Magen sind zwei Organe, die sich gegenseitig ergänzen. Die Milz gibt überschüssige Feuchtigkeit an den Magen ab, während der Magen dazu beiträgt, die Milz trocken zu halten.

Zeichen mangelnder Funktion des Magens sind Magen-Hitze (s. u.) und Magen-Yin-Mangel/Trockenheit (S. 137).

Magen-Hitze

Der Magen als Hohlorgan ist sehr anfällig für die Entstehung von Hitze. Er braucht Feuchtigkeit, damit seine Schleimhäute gut genährt werden. Gleichzeitig braucht er Ruhe (Yin), um die Nahrung weiter nach unten in Richtung Dünndarm zu leiten.

Symptome

Symptome, die auf »Magen-Hitze« hinweisen, betreffen alle das Bild einer lodernden Flamme im Magen. Dies kann zu Sodbrennen und Schmerzen in der Magenregion führen und bei einer weiter aufsteigenden Flamme zu Hitzezeichen im Mund. Zudem köchelt die Hitze die Flüssigkeiten ein und es kann zu Verdauungsbeschwerden mit Verstopfung kommen.

Erscheinungsbild

- rötliche Gesichtsfarbe möglich

Verdauung

- Neigung zu Verstopfung
- saures Aufstoßen
- Übelkeit, evtl. Erbrechen

Lebensgefühl

- aufbrausendes Wesen
- Bedürfnis nach viel Aktivität

Sonstiges

- Brennen und Schmerz im Oberbauch/Epigastrium
- Beschwerden eher am Morgen
- andauernder Hunger, Heißhunger
- Durst mit Verlangen nach kalten Getränken
- Zahnfleischbluten, Karies, Parodontitis

Besonders empfohlene Lebensmittel bei Magen-Hitze

Lebensmittelgruppe	Lebensmittel
Gemüse	Aubergine, Avocado, Chinakohl, Erbsen, Gurke, Kartoffel, Rettich, Rote Bete, Spinat, Stangensellerie, Süßkartoffel, Tomate, Weißkohl
Getreide	Buchweizen, Gerste, Hirse, Rundkornreis, Weizen
Hülsenfrüchte	Erbsen, Mungbohnen
Salate und Sprossen	Bambussprossen, gekeimte Gerste und Weizen, geraspelte Salate aus Gurke, Karotte, Sellerie, Pilzen, grüne Blattsalate
Obst	Banane, Birne, Grapefruit, Kiwi, Mandarine, Mango, Melone (alle Sorten), Pflaume, Weintrauben

Ursache für Magen-Hitze

Ernährungsfehler Durch Ernährungsfehler mit übermäßig thermisch heißen Lebensmitteln wird der Magen zu hitzig und die Schleimhäute werden in Mitleidenschaft gezogen. Dazu zählen vorrangig viel gebratenes oder gegrilltes Fleisch, scharf-heiße Gewürze und Alkohol. Zu große, reichhaltige Mahlzeiten, vor allem spätabends, fördern ebenfalls die Entstehung von Magen-Hitze. Der Magen benötigt ausreichend Ruhe und Zeit zur Verdauung. Hastiges Essen oder Essen im Stehen und Essen während hitziger Diskussionen oder Streitgesprächen kann zu Hitze im Magen führen. Das »schnelle« Mittagessen, kombiniert mit einem beruflich anspruchsvollen Meeting, wäre ein klassisches Bild dafür.

Stress und Ärger Stress und Ärger führen ebenfalls zu Hitze: Ein zu starkes Leber-Yang mit unterdrückten Emotionen und einer Leber-Qi-Stagnation kann zur Entstehung von Magen-Hitze führen.

Ernährungsempfehlungen bei Magen-Hitze

Strategie Wie bei Yang-Fülle (S. 53)

- Geschmack: **bitter**, **sauer**, **salzig** (senken alle ab), **süß** (da süß befeuchtet)
- Thermik: **neutral**, **erfrischend**, **kalt**

Allgemein sollten die Hitzeursache geklärt und das Magen-Qi nach unten gelenkt werden. In der Ernährung sollte der Gemüse- und Früchteanteil überwiegen; gut sind auch Getreide, da sie die wichtigen Säfte für den Magen spenden. Suppen, Brühen, Getreidesuppen und kleine Mengen Milchprodukte dürfen bevorzugt verzehrt werden.

Das Frühstück ist die wichtigste Mahlzeit, um das Magen-Qi nach unten zu richten und die Hitze zu kühlen, abends tut eine leichte Yin-nährende Speise gut.

Bei guter Konstitution Wenn die Konstitution kräftig ist (was häufig eher bei Männern der Fall ist), kann mehr gekühlt werden mit:

- Frischkornbrei
- Gemüse- und Fruchtsäften

- mildem Obst
- Naturjoghurt
- Rohkost
- Sprossen

Bei schwacher Konstitution Bei schwächerer Konstitution muss auf die kälte- und nässeempfindliche Milz Rücksicht genommen werden. Empfehlenswert sind

- blanchierte Salate
- Congee und Suppen
- kleine Mengen Milchprodukte
- warme Speisen

Vermeiden Alkohol, Eier, Essig, exzessiv Salz, Frittiertes und Gegrilltes, Fruchtsäure, geräucherter Fisch, Huhn, Kaffee, Käse, Lamm, rotes Fleisch, Rotwein, scharf angebratene Speisen, Shrimps, schwarzer Tee, Wildfleisch

Scharfe heiße und warme Gewürze: Cayennepfeffer, Chili, Ingwer, Knoblauch, Meerrettich, Paprika, schwarzer Pfeffer, Senf, Zimt

Tipp Das Frühstück ist die wichtigste Mahlzeit, um den Magen zu besänftigen. Zwischen 7 und 9 Uhr ist die »Magen-Zeit«, die Zeit, in der der Magen am besten gestärkt werden kann. Nahrungsmittel mit kühlender und absenkender Wirkung können in dieser Zeit die beste Erleichterung bringen.

Kochmethoden Die Kochmethoden sind »suppig, sämig, soßig«. Die Nahrung sollte sanft und weich für den Magen sein.

Obstkompotte oder Saft werden mit Agar Agar (S. 99) oder Kuzu (S. 367) eingedickt.

Rezepte bei Magen-Hitze sind unter »Hitze kühlen« (S. 340) im Rezeptteil zu finden.

Magen-Yin-Mangel/Trockenheit

Für die Bildung von Flüssigkeiten, die den Körper von innen heraus befeuchten, extrahiert der Magen gute Flüssigkeiten und Säfte aus der Nahrung. Ist diese Funktion gestört, kann es zu Trockenheit im Magen und im gesamten Verdauungstrakt kommen.

Symptome

Die Trockenheitssymptome eines Magen-Yin-Mangels betreffen vorrangig den Verdauungstrakt, v.a. Mund, Magen und Darm.

Erscheinungsbild

- Nasolabialfalten
- Falten um den Mund

Lebensgefühl

- innere Getriebenheit
- Unruhe

Verdauung

- trockener und harter Stuhl
- Völlegefühl nach dem Essen

Sonstiges

- trockener Mund und Hals
- Hitzegefühl, meist nachmittags
- Durstgefühl nach kleinen Schlucken
- Magenschmerz, eher nachmittags
- Fieber am Nachmittag möglich

Ursache für Magen-Yin-Mangel/Trockenheit

Ernährungsfehler Ein allgemeiner Yin-Mangel und Trockenheit sind meist auf Ernährungsfehler zurückzuführen. Unregelmäßiges Essen, hektisches »Nebenbei-Essen« und lange Hungerphasen tagsüber führen oft dazu, dass der Magen nicht genug Flüssigkeit bekommt. Ebenfalls kann das Essen zur falschen Zeit, also spätabends oder nachts, zu Trockenheit führen, da der Magen dann nicht mehr »richtig« arbeitet.

Besonders empfohlene Lebensmittel bei Magen-Yin-Mangel

Lebensmittelgruppe	Lebensmittel
Getreide	Dinkel, Gerste, Hirse, Rundkornreis, Weizen
Gemüse	Aubergine, Brokkoli, Champignons, Chinakohl, Kartoffeln, Kürbis, Rote Bete, Sellerie, Spargel, Spinat, Tomate, weißer Rettich, Weißkohl, Zucchini
Fleisch	Ente, Gans, Kaninchen, Schwein
Hülsenfrüchte	Mungbohnen, Tofu
Sonstiges	Agar Agar, Aloe-Vera-Saft, Ananas, Apfel, Banane, Birne, Butter, Eibischwurzel-Tee, Honig, Kokosmilch, Kuh- und Ziegenmilch, Leinöl, Lychee, Mandarine, Mango, Naturjoghurt, Olivenöl, Pflaume, Reissirup, Sesam, Sojasauce, Sonnenblumenkerne, Stein- oder Meersalz

Ernährungsempfehlungen bei Magen-Yin-Mangel

Strategie Wie bei Yin-Mangel (S. 53)

- Geschmack: **süß** (um die Säfte zu nähren), **sauer** (um die Säfte im Magen zu halten) und wenig **bitter, salzig** (um das Yang des Magens abzusenken)
- Thermik: **erfrischend, kalt**

Allgemein ist es jetzt wichtig, zu kühlen (beruhigen) und das Yin zu nähren. Die zubereiteten Speisen sollen saftig, weich, samtig, sämig, soßig sein, um dem Magen die nötige Feuchtigkeit zu liefern. Mehrere kleine Mahlzeiten über den Tag verteilt helfen, den Magen »feucht« zu halten. Dabei sollte der Gemüse- und Getreideanteil in etwa gleich sein und Milchprodukte, Samen und Hülsenfrüchte dürfen 10 bis 20 Prozent der Nahrung ausmachen.

Vermeiden Wie bei Magen-Hitze: Alkohol, angebratene Speisen, Eier, entzündungshemmende Medikamente, Essig, exzessiv Salz, Frittiertes, Fruchtsäure, Gegrilltes, Huhn, Kaffee, Käse, Lamm, rotes Fleisch, Rotwein, schwarzer Tee, Shrimps, Zitrusfrüchte; scharfe Gewürze: Chili, Ingwer, Knoblauch, Lauch, schwarzer Pfeffer, Senf, Zimt, Zwiebeln

Tipp Regelmäßig weich gekochte Suppen essen. Rezepte bei Magen-Yin-Mangel/Trockenheit sind unter »Yin und Säfte aufbauen« (S. 358) im Rezeptteil zu finden.

Wandlungsphase Metall

Die Wandlungsphase Metall ist dem Herbst und den Organen Lunge und Dickdarm zugeordnet. So wie im Herbst die Blätter fallen und der Abschied vom Sommer ansteht, ist das Metall mit dem Loslassen verbunden.

In unserem Körper sind es die Organe Lunge und Dickdarm, die aufnehmen und loslassen müssen. Die Lunge nimmt frischen Sauerstoff auf; sie ist damit die Quelle für nachgeburtliches Qi und gibt im Anschluss verbrauchte Luft ab. Der Dickdarm trennt »Reines« von »Unreinem«, bis der Stuhl ausgeschieden wird. Die Wandlungsphase Metall hat damit eine sehr reinigende Wirkung auf den Körper. Stetig wird entschieden, was bleiben und was losgelassen und ausgeschieden werden soll.

Die Lunge

Die Lungen sind für die Qi-Gewinnung aus der Atemluft zuständig und damit neben der Milz eine Hauptquelle für nachgeburtliches Qi. Die Lunge nimmt das Qi aus der Luft auf und bildet zusammen mit dem Qi aus der Nahrung unser nachgeburtliches Qi.

Beim Einatmen strömt das Qi der Lunge bis unterhalb des Nabels, um sich mit den Energien der Niere zu verbinden. Von dort wird der gesamte Körper mit Qi versorgt. Gleichzeitig hilft die Lunge von dort aus, die Flüssigkeiten im Körper zu verteilen, sodass Haut und Schleimhäute von innen heraus gut befeuchtet werden.

Die Lunge nährt und stärkt somit unsere physiologischen Grenzen und Abwehrmechanismen gegenüber der Außenwelt. Durch die Bereitstellung von Qi für die äußeren Hautschichten bildet sie eine schützende Schicht, die unser Immunsystem unterstützt. Gleichzeitig nährt sie unsere inneren Schleimhäute, um auch hier ein ausgeglichenes Milieu zu fördern.

Zeichen für eine gute Funktion der Lunge

Durch die Atmung verteilt sich Qi zusammen mit Flüssigkeiten und Blut im gesamten Körper. Das Lungen-Qi spiegelt somit das Empfinden von Vitalität im Körper wider. Ein Teil der in der Lunge gebildeten Energie fließt in die äußeren Schichten des Körpers und bildet dort eine Schutzschicht als Abwehr gegen Bakterien, Viren und äußere Einflüsse wie Wind. Die Lunge reguliert zudem die Aktivität der Poren. Das Qi der Lunge sorgt dafür, dass sich die Poren öffnen und schließen, wodurch ein angemessenes Schwitzen ermöglicht wird.

Die Beschaffenheit der Haut und Schleimhäute spiegelt die Gesundheit der Lunge wider: Sie dürfen weder zu feucht noch zu trocken sein. Sind die Schleimhäute zu feucht, können sich leichter Pathogene (Viren, Bakterien, Allergene) festsetzen. Ist die Haut zu trocken und nicht ausreichend mit Qi versorgt, leidet unsere Abwehrkraft darunter.

Auch das Riechvermögen und die Gesundheit der Nase stehen in direkter Verbindung mit der Lungenfunktion. Das »Schmecken« ist der Milz zugeordnet, das »Riechen« der Lunge.

Zeichen mangelnder Funktion der Lunge ist der Lungen-Qi-Mangel (s. u.) und Lungen-Yin-Mangel/Trockenheit (S. 141).

Lungen-Qi-Mangel

Neben der Nahrung ist die Atmung die zweite Quelle, um tagtäglich Qi zu gewinnen und zu nähren. Eine gesunde Atmung ist damit essenziell für ein gutes Lebensgefühl.

Symptome

Symptome, die uns in Richtung »Lungen-Qi-Mangel« weisen, betreffen vorrangig unsere Vitalität, die Abwehr und den Atemtrakt. Der emotionale Aspekt der Lungen ist die Trauer.

Erscheinungsbild

- schwache Stimme, Abneigung gegen Sprechen
- Gesichtsfarbe/Teint leuchtend weiß

Lebensgefühl

- wenig Vitalität, Müdigkeit
- Antriebsschwäche

Sonstiges

- Abneigung gegen Kälte
- Abwehrschwäche/Infektanfälligkeit
- spontanes Schwitzen tagsüber bereits nach leichtester Anstrengung
- Völlegefühl im Brustraum, da das Qi nicht nach unten absteigt
- flache, schwache Atmung, evtl. Husten
- evtl. wässriges Sputum (Auswurf)

Ursache für Lungen-Qi-Mangel

Lungenerkrankungen Als Folge von akuten Lungenerkrankungen kann das Lungen-Qi vorübergehend beeinträchtigt sein. Bei chronischen Lungenerkrankungen ist das Lungen-Qi dauerhaft geschwächt.

Liegen Langes Liegen schwächt das Qi der Lungen, da es nicht ausreichend im Körper zirkulieren kann. Zudem verhindert Liegen, dass die Lungen ausreichend Qi aus der Atemluft aufnehmen. Auch regelmäßiges oder lang andauerndes Sitzen in vorgebeugter Haltung kann dies begünstigen.

Trauer Dauert eine Trauerphase über einen längeren Zeitraum an, so schwächt dies das Qi der Lungen. Die Trauer ist der Wandlungsphase Metall zugeordnet, im Sinne von »Loslassen«. Trauer zu verspüren und die Phasen des Abschieds zu durchleben ist gesund; nur wenn die Trauer sehr lange anhält, kann dies schwächend wirken. Um den Trauerprozess zu unterstützen, kann es hilfreich sein, das Qi der Lungen zu stärken.

Ernährungsempfehlungen bei Lungen-Qi-Mangel

Strategie Wie bei Qi-Mangel (S. 53)

- Geschmack: **süß** (baut Qi und Säfte auf), **sauer** (um die »Luft einsammelnde« Funktion der Lunge zu unterstützen), wenig **scharf** und thermisch **heiß** (um das Qi an die Oberfläche zu bringen)
- Thermik: **neutral** und **warm**

Besonders empfohlene Lebensmittel bei Lungen-Qi-Mangel

Lebensmittelgruppe	Lebensmittel
weiße Lebensmittel (alle Getreide und Gemüse mit weißer Farbe wirken stärkend auf die Lunge)	Blumenkohl, Reis, Rettich, Zwiebeln
Sonstiges	Ingwer, Schnittlauch

Allgemein sind warme Speisen und regelmäßiges Essen zu empfehlen. Lang gekochte Brühen tun gut, wichtig ist auch eine einfache Zusammenstellung der Speisen und Klarheit auf dem Teller.

Die allgemeinen Empfehlungen richten sich nach den Empfehlungen für Milz-Qi-Mangel (S. 127), ergänzt durch:

- leicht verdauliche Speisen
- möglichst Qi-reiche Lebensmittel
- aromatische Gewürze

Rezepte bei Lungen-Qi-Mangel sind unter »Qi stärken« (S. 320) im Rezeptteil zu finden.

Tipps Bewegung an der frischen Luft, Atemübungen, Qi Gong und Tai Chi fördern die Qi-Aufnahme durch die Lungen.

Wenn wir es für sinnvoll erachten, empfehlen wir unseren Patientinnen und Patienten, täglich mindestens einmal an die frische Luft zu gehen und sich leicht zu bewegen. Manchmal kann es auch hilfreich sein, ihnen eine kleine »Aufgabe« mitzugeben: Zweimal täglich, morgens und abends, tiefe Atemzüge nehmen, während die Arme beim Einatmen seitlich angehoben und über den Kopf gestreckt werden. Beim Ausatmen die Arme wieder sinken lassen. Mindestens drei Wiederholungen. Dabei die Luft in alle Bereiche des Brustkorbs strömen lassen – vorne bis unter den Nabel, seitlich in den Brustkorb und durch den gesamten Rücken.

Lungen-Yin-Mangel/Trockenheit

Die Lungen benötigen ausreichend Feuchtigkeit; diese bekommen sie maßgeblich aus der Nahrung. Ob ein Lungen-Yin-Mangel vorliegt, können wir an bestimmten Symptomen erkennen.

Symptome

Anzeichen, die uns in Richtung »Lungen-Yin-Mangel« weisen, sind von Trockenheit und mindestens einem Hitzezeichen geprägt.

Erscheinungsbild

- trockene Haut
- Ekzeme
- frischrote Wangen

Sonstiges

- trockener Husten ohne Auswurf, trockener Reizhusten besonders am Nachmittag
- Durst nach kleinen Schlucken
- heiße Fuß- und Handflächen
- Nachtschweiß möglich

Ursache für Lungen-Yin-Mangel/Trockenheit

Lungenerkrankungen Eine vorausgegangene Lungenerkrankung zehrt am Yin und führt dadurch zu Trockenheit in der Lunge.

Schwache Mitte Eine weitere Ursache kann eine Schwäche von Milz und Magen sein.

Besonders empfohlene Lebensmittel bei Lungen-Yin-Mangel/Trockenheit

Lebensmittelgruppe	Lebensmittel
Getreide	Buchweizen, Gerste, Hirse, Rundkornreis, Weizen
Gemüse	Aubergine, Blumenkohl, Champignon, Chinakohl, Gurke, Karotte, Kohlrabi, Kürbis, Radieschen, Rettich, Sellerie, Spargel, Spinat, Stangenbohnen, Tomate, Yamswurzel
Obst	Apfel, Aprikose, Banane, Birne, Feige, Honigmelone, Lychee, Mandarine
Fleisch	Ente, Schwein
Nüsse und Samen	Erdnüsse, Mandeln, Pinienkerne, Sesam, Sonnenblumenkerne
Sonstiges	Algen, Spirulina, Austern, Erdnussöl kleine Mengen an Butter, Sahne, Kuhmilch, Joghurt, Quark, Kefir, Ei Krabben, Leinsamen, Schweineschmalz, Sojamilch, Tempeh, Tofu in geringen Mengen: Vollrohrzucker, Reissirup, Reismalz, Honig Ziegen- und Schafsmilch
Getränke	Tee, einzeln oder drei Sorten gemischt aus: Borretsch, Breitwegerich, Brunnenkresse, Eibischwurzel, Feldstiefmütterchen, Islandflechte, Königskerze, Lungenkraut, Süßholzwurzel, Vogelmiere, Weißer Andorn

Können sie nicht ausreichend Qi und Flüssigkeiten aus der Nahrung gewinnen, steht der Lunge nicht genügend Flüssigkeit zur Verfügung. Die Lunge wird nicht mehr mit ausreichend guten Säften und Qi genährt und wird anschließend zu trocken.

Ernährungsempfehlungen bei Lungen-Yin-Mangel/Trockenheit

Strategie Wie bei Yin-Mangel (S. 53)

- Geschmack: **süß** (baut Qi und Säfte auf), **sauer** (hält die Säfte), wenig **salzig** und **bitter** (unterstützen beim Einatmen die absteigende Funktion der Lunge)
- Thermik: **neutral**, **erfrischend**, wenig **kalt**

Allgemein gilt: Kühlen und befeuchten; saftige Speisen tun gut, ebenso regelmäßige Mahlzeiten sowie gute Säfte aus gekochtem Getreide, Gemüse, Obst

Besondere Tipps

- Reis-Congee mit Mandeln
- Mandelmilch mit Honig
- Rettichsaft, mit Zucker gekocht
- Birne mit Rohrzucker als Kompott gekocht

Kochmethoden Getreide nimmt beim Kochen Wasser auf und ist damit eine hilfreiche Quelle für den Aufbau von guten Flüssigkeiten im Körper.

Obst als Kompott spendet gut Säfte und Flüssigkeiten. Besonders ein Kompott aus Birnen kann bei der Befeuchtung der Lungen helfen.

Gemüse als Suppe oder im eigenen Saft gedünstet spendet wichtige Flüssigkeiten.

Rezepte bei Lungen-Yin-Mangel sind unter »Yin und Säfte aufbauen« (S. 358) im Rezeptteil zu finden.

Der Dickdarm

Der Dickdarm nimmt vom Dünndarm unreine Substanzen auf, wobei er zwischen verwertbaren und nicht verwertbaren Substanzen unterscheidet. In mehreren Schritten wird »Reines« von »Unreinem« getrennt und Letzteres anschließend als Stuhl ausgeschieden. Er spielt somit eine entscheidende Rolle bei der Aufrechterhaltung der körperlichen Reinheit. Die Bewegungen des Dickdarms, bekannt als Peristaltik, sind direkt mit dem Qi von Milz und Lunge verbunden.

Häufige Probleme oder Dysbalancen des Dickdarms äußern sich in Form von Durchfall oder Verstopfung. Weiterführende Details zu diesen Zuständen können im Register zu Befindlichkeiten unter »Durchfall« (S. 235) und »Verstopfung« (S. 231) nachgeschlagen werden.

Prävention und Pflege des Dickdarms

Die Pflege der Schleimhäute und die Regeneration des Dickdarms sind die beste Prävention. Folgende Empfehlungen können regelmäßig in die Ernährung eingebaut werden:

Faserstoffe Für die Regeneration und Pflege des Dickdarms sind ausreichend Faserstoffe nötig. Sie befinden sich in den Randschalen von Getreide, in den Schalen von Obst und in den Zellwänden von Gemüse.

Drei Farben für einen gesunden Dickdarm Die drei Farben Weiß, Orange und Grün pflegen den Dickdarm:

- Weiß: Spargel, Meerrettich, Rettich, Zwiebel
- Orange: Karotte, Kürbis
- Grün: Brokkoli, Grünkohl

Die Pflege der Darmflora/des Mikrobioms
Milchsauer Vergorenes wie unpasteurisiertes, nicht erhitztes Sauerkraut, Kimchi, Miso, sowie Joghurt und Kefir sollten regelmäßig konsumiert werden. So kann z. B. täglich 1 Esslöffel frisches Sauerkraut zu den warmen Mahlzeiten gegeben werden.

Tees zur Pflege der inneren Schleimhäute

- Eibischwurzeltee
- Leinsamentee

Wandlungsphase Wasser

Die Wandlungsphase Wasser ist dem Winter zugeordnet und umfasst die Organe Niere und Blase. Sie stehen, wie auch die kalte Jahreszeit, für Stille, Einkehr, Sammeln und Bewahren.

Im Winter sammeln sich die Säfte und Energien tief in den Wurzeln der Bäume, sie sinken tief, damit sie vor der Kälte des Winters geschützt sind. So sind auch die Organe Niere und Blase die tiefsten Organe in unserem Körper.

Die Niere

Die Nieren sind die Grundlage für alle Yin- und Yang-Energien im Körper. Das Yin der Nieren stellt das Materielle, die Substanz, zur Verfügung. Das Yang der Nieren stellt die nötige Wärme für die Funktion aller Organe bereit. Beide Anteile sind voneinander abhängig: Wie beim Bild eines brennenden Feuers existieren Holz (Materie) und Flamme (Wärme) nur in Kombination. Ist das eine geschwächt, verliert auch das andere an Energie.

Die Nieren sind die Wurzel und die Grundlage des Lebens. In ihnen verbindet sich die vorgeburtliche Energie (Essenz), die wir von den Eltern mitbekommen haben, mit der Energie, die aus der Nahrung und Atmung gewonnen wird. Die Nieren sind das Reservoir unserer tiefsten Kraft, unserer Essenz. Daraus ergibt sich unser genetischer Plan und unsere vererbte Konstitution.

Die Aufgabe der Nieren ist es, aus dem »Ererbten« durch fortwährende Erneuerung, Aktivierung und Speicherung der Lebenskraft das Beste zu machen. Diese kostbare Essenz in den Nieren ist jedoch nicht unerschöpflich. Sie verbraucht sich im Laufe des Lebens. Neigt sich das Reservoir an Lebensenergie in den Nieren dem Ende zu, so nähert sich auch die Lebensspanne dem Ende. So können wir verstehen, dass es die wichtigste Aufgabe im Leben ist, »das Leben zu pflegen«. Nur mit einem angemessenen Lebensstil verbrauchen wir diese Essenz nicht zu schnell.

Die Nieren können nicht kräftig genug sein; es gibt hier keine Fülle, nur Leere. So ist es weise, eine Lebensführung zu wählen, die die Nieren kräftig hält, um die Lebensspanne erfüllt auszukosten. Dann erscheint das Lebensende als natürlicher Wandel, der Tod als Abschluss für ein erfülltes Leben.

Zeichen für eine gute Funktion der Nieren Die Nieren spielen eine zentrale Rolle für unsere Gesundheit. Sie sind nicht nur entscheidend für unser Überleben, sondern auch für ein gesundes Wachstum und für unsere Entwicklung und Fortpflanzungsfähigkeit.

Da sie die tiefste Kraft in unserem Körper sind und alle Substanzen in der Tiefe verdichten, stärken sie unsere Knochen, das Knochenmark, unser Gehirn, die Haare und die Zähne – all dies sind Zeichen einer kräftigen Nierenfunktion. Die Nieren versorgen dabei auch das Gehirn und die Ohren mit Energie und Essenz, die für eine effiziente Gehirnleistung und ein gutes Hörvermögen verantwortlich sind.

Die Nieren und die Wandlungsphase Wasser sind dem Alter zugeordnet. Naturgemäß wird die Nierenkraft im Alter schwächer und die Essenz verbraucht sich allmählich. Es ist ein physiologischer Prozess, dass das Kurzzeitgedächtnis nachlässt, die Knochen und Zähne instabiler werden und das Gehör schwächer wird.

Ein weiterer Aspekt der Nierenfunktion ist das harmonische Zusammenspiel von Nieren-Yin und Nieren-Yang, das für das korrekte Wasserlassen durch Öffnen und Schließen der Blase verantwortlich ist. Die Nieren versorgen die Blase mit der notwendigen Wärme, damit diese Urin speichern und halten, umwandeln und ausscheiden kann.

Mit einer guten Nierenkraft sind wir zielstrebig und klar, haben Pläne, die wir mit Mut, Kraft und Ausdauer angehen und umsetzen. Die Nieren verleihen uns die Lebenskraft und den Lebenswillen, die uns beharrlich der inneren Stimme folgen lassen.

Zeichen mangelnder Funktion der Nieren sind Nieren-Yang-Mangel (s. u.) und Nieren-Yin-Mangel (S. 147).

Nieren-Yang-Mangel

Die Symptome des Nieren-Yang-Mangels sind geprägt durch das verminderte »Feuer«. Die Kälte-Symptome stehen im Vordergrund: Lebenslust, Verdauung, Blase und Temperaturempfinden sind vorrangig davon betroffen.

Symptome

Lebensgefühl

- Lustlosigkeit
- Trägheit, Apathie, Ängstlichkeit
- Antriebslosigkeit am Morgen

Verdauung Verdauungsstörung, da durch den Nieren-Yang-Mangel ein Milz-Yang-Mangel entsteht. Es wird nicht genügend Wärme für das Reistopfmodell zur Verfügung gestellt, die Nahrung kann nicht ausreichend umgewandelt werden

Worauf sollten wir bei Nieren-Yang-Mangel zusätzlich achten?

Vermeiden bzw. einschränken	stattdessen
zu viel süße Speisen, Milchprodukte, Rohkost, Tiefkühlprodukte	pikante Speisen warme Speisen
kalte Getränke	warme Getränke, aromatische Kräutertees
Sprossen, Salat, Spinat, Tomate, Tofu, Hirse	gekochte Getreide, Hülsenfrüchte, Gemüse
Algen, zu viel Salz	aromatische Gewürze

Besonders empfohlene Lebensmittel bei Nieren-Yang-Mangel

Lebensmittelgruppe	Lebensmittel
Getreide	Buchweizen, Haferflocken, Quinoa, Rundkornreis (trocken geröstet, S. 62), Süßreis
Gemüse	Esskastanie, Fenchel, Frühlingszwiebeln, Kohl, Lauch, Rosenkohl, Wirsing, Zwiebel
Fleisch	Hirschfleisch, Huhn, Lamm, Rindfleischbrühe, Schaf, Ziege
Fisch	Forelle, Garnelen, Lachs, Muscheln
Gewürze	Anissamen, Bockshornkleesamen, Fenchelsamen, Ingwer, Knoblauch, Muskat, Nelken, Rosmarin, schwarzer Pfeffer, Sternanis, Thymian, Wacholderbeeren, Zimt (am besten Zimtrinde)
Sonstiges	Galgant, Schaf- und Ziegenmilch, schwarze Bohnen, Walnüsse

Sonstiges
- inneres Frieren, kalte Füße, kalte Knie, kaltes Gesäß und unterer Rücken. Die Kälte geht »bis in die Knochen«.
- untere Rückenschmerzen
- Infektanfälligkeit, Blässe: Auch das Lungen-Qi/Yang ist vom Nieren-Yang abhängig
- verminderte Libido
- Unfruchtbarkeit
- häufiger Harndrang, reichlich klarer Urin
- evtl. Inkontinenz
- Ausfluss

Ursache für Nieren-Yang-Mangel

Fortgeschrittenes Alter Im fortgeschrittenen Alter ist es ganz normal, dass das Yang und auch das Yin der Nieren zunehmend weniger werden. Mit entsprechend nierenkräftigender Ernährung kann dieser Prozess verlangsamt oder unterstützend begleitet werden.

Verausgabung Chronische Erkrankungen und viele Geburten zehren sowohl am Nieren-Yang als auch am Nieren-Yin. Körperliche und mentale Verausgabung erschöpfen die Nieren und verbrauchen übermäßig viel Essenz der Nieren. Der Ausdruck »Das geht an die Reserven« beschreibt diesen Zustand.

Dazu zählen auch Extremsportarten und oft auch Leistungssport, da der Körper hier über seine Grenzen hinaus gefordert wird, immer auf Kosten der Nieren. Viele Extremsportler, Leistungssportler oder sehr »erfolgreiche« Menschen, die extrem viel leisten, laufen Gefahr, »auszubrennen«.

Kälte Kälte von außen und thermisch kalte Nahrung über einen langen Zeitraum schwächen das Yang.

Ernährungsempfehlungen bei Nieren-Yang-Mangel

Strategie Wie bei Yang-Mangel (S. 53)
- Geschmack: **süß** (baut Qi und Säfte auf), wenig **scharf** (bewegt nach oben), **bitter**, **sauer** und **salzig** (um die sammelnde Funktion der Niere zu unterstützen)
- Thermik: **neutral**, **warm**, wenig **heiß**

Allgemein ist es wichtig, Wärme zuzuführen, am besten sollten drei gekochte warme

Mahlzeiten am Tag gegessen werden, vor allem Kraftsuppen, viel Getreide und Hülsenfrüchte.

Die Empfehlungen können komplett von Milz-Qi-Mangel (S. 127) und Milz-Yang-Mangel (S. 129) übernommen und mit folgenden Punkten ergänzt werden:

Kochmethoden
- im Ofen gebacken
- lang geschmort
- angebraten und angeröstet

Rezepte bei Nieren-Yang-Mangel sind unter »Yang stärken und wärmen« (S. 332) im Rezeptteil zu finden.

Nieren-Yin-Mangel

Wenn das Yin, die materiellen Substanzen der Nieren, weniger wird, zeigen sich vorrangig Symptome, die die Knochen, das Gehör und das Gehirn betreffen. Hinzu kommen Hitzesymptome wie Ruhelosigkeit, Nervosität und körperliche Hitzeempfindungen.

Symptome

Lebensgefühl
- Hektik, Nervosität, Hyperaktivität
- Hilflosigkeit

Sonstiges
- Schwindel
- Tinnitus, Schwerhörigkeit
- Rücken- und Knochenschmerzen
- Osteoporose
- Ergrauen der Haare
- Vergesslichkeit
- nächtlicher Samenverlust
- Durst nach kleinen Schlucken, evtl. abends trockener Mund
- Hitzegefühl der Handteller und Fußsohlen
- heiße Füße in der Nacht
- Nachtschweiß

Ursache für Nieren-Yin-Mangel

Chronische Belastungen Chronische Krankheiten oder langandauernde körperliche und mentale Belastungen zehren am Yin der Nieren. Sie verbrauchen verhältnismäßig viel Substanz, besonders wenn sich diese Belastungen über einen langen Zeitraum erstrecken.

Hier zehrt vor allem nächtliche Bildschirmarbeit am Yin. Nachts ist die Zeit, in der sich das Yin regeneriert. Wird regelmäßig spät am Bildschirm gearbeitet und zusätzlich noch mit Handy oder bei laufendem Fernseher eingeschlafen, leidet das Yin darunter.

Worauf sollte bei Nieren-Yin-Mangel geachtet werden?

Vermeiden bzw. einschränken	stattdessen
scharf Angebratenes, Gegrilltes	im eigenen Saft gedünstet, blanchiert, gedämpft
Zucker	Reissirup, Melasse, Getreidezucker
schwarzen Tee, grünen Tee, Kaffee, Alkohol, Rotwein	Getreidetee, Kräutertee, heißes Wasser wenn Alkohol: Prosecco, Champagner
Industriesalz	Meer-Steinsalz, Bio-Sojasauce
Essen spätabends	ausreichend frühstücken, leichtes frühes Abendessen

Stress und Exzesse Überarbeitung, Stress und Schlafmangel verbrauchen verhältnismäßig viel Yin. Dazu zählen ebenfalls Exzesse, chemische Drogen und Aufputschmittel. Die künstlich erworbene Aktivität geht auf Kosten des Nieren-Yin.

Ernährungsempfehlungen

Strategie Wie bei Yin-Mangel (S. 53)

- Geschmack: **süß** (baut Qi und Säfte auf), **salzig** (macht flüssig und leitet nach unten), **sauer** (hält die Säfte) und **scharf** (verteilt die Flüssigkeiten)
- Thermik: **neutral** (da das Milz-Qi gestärkt werden muss, um die Säfte bilden zu können), **erfrischend** und **kalt**

Besonders empfohlene Lebensmittel bei Nieren-Yin-Mangel

Lebensmittelgruppe	Lebensmittel
Getreide	Amaranth, Dinkel, Gerste, Hirse, Rundkorn-Vollkornreis, Weizen
Gemüse	erfrischend: Aubergine, Champignon, Gurke, Mangold, Rettich, Rote Bete, Schwarzwurzel, Sellerie, Spargel, Tomate, Zucchini Neutral: Grüne Bohnen, Karotte, Kartoffel, Kürbis, Yamswurzel
Hülsenfrüchte	Mungbohnen, Nierenbohnen, schwarze Bohnen, Sprossen, Tofu und andere Sojaprodukte
Obst	Apfel, Birne, Blaubeere, Brombeere, Heidelbeere, Himbeere, Honigmelone, Mango, Maulbeere, Trockenfrüchte (einweichen oder mitkochen), Wassermelone, Weintraube
Kräuter/Gewürze	etwas aromatische Kräuter für das Qi der Milz verwenden, auch wenn sie thermisch warm sind und nicht bei Yin-Mangel induziert. Je nach Zustand der Milz kann es jedoch nötig sein, diese in kleinen Mengen zu verwenden: Dill, Kardamom, Koriander, Kreuzkümmel, Salbei
Fleisch	Ente, Knochenmark, Rinder- und Schweineniere, Schwein
Fisch/Meeresfrüchte	Austern, Barsch, Karpfen, Krabbe, Sardine, Tintenfisch, Venusmuschel
Milchprodukte	Butter, Joghurt, Käse im kleinen Mengen, Sahne, Schaf- und Ziegenmilch
Salate und Sprossen	Alfalfasprossen, Chicorée, Endivie, Radicchio, Radieschen und Radieschensprossen, Rucola
Nüsse und Samen	Erdnüsse, Sesam (gelb und schwarz), Sonnenblumenkerne, Walnuss (stärkt Yin und Yang der Nieren)
Getränke	abgekochtes heißes Wasser, Lapacho-Tee, Schachtelhalm-Tee, Vogelmiere-Tee
Sonstiges	Aloe-Vera-Saft, Ei, Kuzu (S. 367), Algen, Mikroalgen, Sesamöl, Weizenkleie, Weizentee (S. 347, abends trinken), Kokosmilch

Allgemein sollte das Kühlen, Nähren und Bewahren des Nieren-Yin im Mittelpunkt stehen, mit vielseitiger, abwechslungsreicher Nahrung, vor allem Hülsenfrüchten, gekochtem Getreide, gedünstetem Gemüse, Milchprodukten, Nüssen und Samen.

Kochmethoden

- Gemüse oder Obst im eigenen Saft dünsten

Rezepte bei Nieren-Yin-Mangel sind unter »Yin und Säfte aufbauen« (S. 358) im Rezeptteil zu finden.

Innere Einstellung

- Ruhepausen in den Alltag integrieren
- sich darin üben, nicht durchzupowern, sondern immer wieder eine kleine Pause einzubauen, damit Ruhe einkehren kann. Zum Beispiel auch in stressigen Phasen den Wecker auf 60 Minuten stellen und für 3 Minuten pausieren. Augen schließen, pausieren, innehalten, durchatmen
- für ausreichend Schlaf sorgen und sich darin üben, vor Mitternacht zu schlafen
- Schlafhygiene beachten

Die Blase

Die Blase ist abhängig von der Wärme der Nieren, die dafür sorgt, dass das Öffnen, Schließen und »Urin halten« gut funktionieren.

Zeichen mangelnder Funktion der Blase

Befindlichkeiten der Blase behandeln wir in erster Linie über die Nieren. In der beschwerdefreien Zeit werden die Nieren gestärkt, um die Kälteanfälligkeit der Blase zu verringern (siehe »Ernährungsempfehlungen bei Nieren-Yang-Mangel«, S. 146). Bei akuten Beschwerden wie Blasenentzündung (S. 270) kommen gezielte Empfehlungen für die Blase hinzu.

Blasenentzündung

Kälte kann leicht in die Blase eindringen, z. B. beim Sitzen auf einem kalten Stein oder beim Schwimmen in kaltem Wasser. Die Kälte bewirkt, dass die Bewegungen (Öffnen und Halten) der Blase nicht mehr gut funktionieren. Zu Beginn kann sich die Blase nicht richtig öffnen, es wird nur wenig Urin entlassen. Der Urin, der zurückbleibt, heizt sich in der Blase auf, was ihn gelb verfärbt. Hitzesymptome wie Brennen und Schmerzen kommen hinzu.

Wandlungsphase Holz

Die Wandlungsphase Holz ist dem Frühling und den Organen Leber und Gallenblase zugeordnet. Beide stehen für Kreativität, Aktivität und das konkrete Umsetzen von Plänen und Ideen.

Leber und Gallenblase stehen für Beweglichkeit und Flexibilität – so wie ein Bambus, der biegsam dem Wind standhält und nicht bricht.

Die Leber

Die Leber sorgt für einen geschmeidigen, freien Fluss von Qi. Sie verteilt Qi in alle Richtungen und sorgt dafür, dass das Qi reibungslos in allen Organen fließen kann, um dort seine Funktion zu erfüllen. Sie speichert das Blut und gibt es frei, damit der ganze Organismus genährt wird.

Zeichen für eine gute Funktion der Leber Die Leber sorgt für die freie Beweglichkeit der Gelenke sowie für geschmeidige, bewegliche Muskeln und Sehnen. Alles ist flexibel, beweglich und biegsam wie ein Bambus.

Die Augen werden der Leber zugeordnet; sie sind abhängig von dem nährenden Blut der Leber, das bewirkt, dass die Sicht sowohl am Tag als auch in der Nacht gut ist. Dadurch, dass sie das Qi im Fluss hält, sorgt die Leber für innere Gelassenheit, Flexibilität und frei fließende Kreativität.

Zeichen mangelnder Funktion der Leber sind Leber-Blut-Mangel (s. u.), Leber-Qi-Stagnation (S. 153) und Leber-Hitze (S. 155).

Leber-Blut-Mangel

Meistens betrifft der Leber-Blut-Mangel Frauen, doch in der Praxis begegnen uns in den letzten Jahren mehr und mehr Männer, die ebenfalls unter einem Leber-Blut-Mangel leiden.

Symptome

Erscheinungsbild

- blasse, bleiche Gesichtsfarbe
- blasse Lippen
- trockene Haut und Haare
- brüchige, weiche Fingernägel

Lebensgefühl

- Dünnhäutigkeit
- Alles geht einem zu nah

Sonstiges

- schwache oder ausbleibende Menstruation (es ist nicht genug Blut vorhanden)
- Probleme beim Einschlafen
- trockene Augen, verschwommene Sicht, Nachtblindheit

Worauf sollte bei Leber-Blut-Mangel geachtet werden?

Vermeiden bzw. einschränken	stattdessen
übertriebenes Arbeiten während der Nachtzeit	keine nächtliche Bildschirm-Arbeit
Computerarbeit über viele Stunden	Schlaf vor Mitternacht, Pausen, blutstärkende Tees zum Ausgleich
kalte Speisen	Milz- und Nieren Qi stärken: warme Speisen
gegrilltes Fleisch, scharf Angebratenes	im eigenen Saft gedünstetes Gemüse, gekochtes Fleisch
Kaffee, Kakao, schwarzer und grüner Tee, Yogi-Tee, klarer Schnaps, Rotwein	Traubensaft und heißes Wasser, warmes Wasser
scharfe Gewürze wie Curry, Pfeffer, Ingwer, Knoblauch, Zimt	thermisch neutrale, erfrischende, milde Gewürze
weißer Zucker	Melasse, Muscovado-Zucker
chemische Zusatzstoffe in verarbeiteten Lebensmitteln	hochwertige Qualität, Frischequalität bei Lebensmitteln
zu viel gesättigte Fette	pflanzliche Öle
schlechtes (raffiniertes) Salz	Meer- oder Steinsalz in Maßen

Ursache für Leber-Blut-Mangel

Milz-Qi-Mangel und Nässe Bedingt durch Milz-Qi-Mangel und Nässe kann nicht genug Blut gebildet werden. Dies kann konstitutionell oder durch die Ernährung bedingt sein.

Blutverlust Jede Geburt, ebenso Stillen, starke Menstruationsblutungen oder Operationen mit Blutverlust können zu einem Blutmangel führen. Frauen sind nach der Menstruation physiologisch kurzzeitig in einem leichten Blutmangel, bis der Körper diesen wieder ausgleicht (siehe Kapitel »Frauengesundheit«, S. 253).

Ernährungsfehler Ein Blutmangel entsteht häufig durch falsch umgesetzte vegetarische/vegane Ernährung. Dies kann jedoch ausgeglichen werden (S. 152/153).

Ernährungsempfehlungen bei Leber-Blut-Mangel

Strategie Wie Blutmangel (S. 53)
- Geschmack: **süß** (baut Qi und Säfte auf), **sauer** (hält die Säfte)
- Thermik: **neutral**, **erfrischend**

Allgemein sollten bevorzugt warme, gekochte, nahrhafte Speisen verzehrt werden, mit ausreichend pflanzlichen und/oder tierischen Proteinquellen, viel dunkelgrünem Gemüse (enthält viel Chlorophyll) und frischen Kräutern. Obstkompotte, Gemüse und gekochte Getreide spenden Flüssigkeiten.

Besonders empfohlene Lebensmittel bei Leber-But-Mangel

Lebensmittelgruppe	Lebensmittel
Getreide	Dinkel, Gerste, Hafer, Hirse, Mais, Polenta, Quinoa, Reis, Süßreis, Weizen
Gemüse	Blumenkohl, Bohnen, Brokkoli, Chinakohl, Grünkohl, Karotte, Kohlrabi, Mangold, Brennnesseln, Rote Bete, Sellerie, Spinat, Tomate, Zucchini
Fleisch	Ente, Huhn, Hühner-, Enten- und Rinderleber, Rindfleisch
Fisch	Aal, Austern, Barsch, Fischsuppe, Muscheln, Sardinen, Tintenfisch
Salat	Alfalfasprossen, Basilikum, Brunnenkresse, Chicorée, Dill, Endivien, Feldsalat, grüner Blattsalat, Löwenzahn, Petersilie, Radicchio, Rucola, Schnittlauch
Hülsenfrüchte	Nierenbohnen, schwarze Bohnen, Tofu
Obst	Apfel, Blaubeeren, Brombeeren, Datteln, Feige, Heidelbeeren, Himbeeren, Lychee, Mango, Maulbeeren, Pflaume, rote Trauben, süße Kirschen, Zitrone
Nüsse und Samen	Pinienkerne, Sesammus oder Sesam gemahlen, Sonnenblumenkerne, Brennnesselsamen
Milchprodukte (auch pflanzlich)	Butter/Ghee, Frischkäse, Kokosmilch, Naturjoghurt, Sahne
Öle	Borretschsamenöl, Leinöl, Nachtkerzenöl, Sesamöl
Getränke	Brennesseltee, Karottensaft, milder Früchtetee, roter Traubensaft (verdünnt mit Wasser)
Sonstiges	Agar Agar, Algen (Kombu), Aloe Vera, Beifuß, Eigelb, Getreidegras: Gersten-, Weizengras, Spirulina, Chlorella, Umeboshi-Pflaume

Besondere Tipps

- Hühnersuppe mit Eigelb und Petersilie
- Fructus Lycii (Gojibeeren) mit in die Suppe oder in Süßspeise/Kompott geben
- 1 l Rotwein und 50 g chinesische Angelikawurzel (Dang Gui) 14 Tage ansetzen: 1 Schnapsglas davon täglich trinken (nicht während der Menstruation, nicht in der Schwangerschaft)

Warme, gekochte Speisen bringen die Wärme in die Tiefe des Körpers zu den Nieren. Wenn das Wasser im Heizkörper kalt ist, wärmt es nicht. Wärme das Wasser (die Nieren), dann wird das Blut auch warm. Für die tiefe Wärme in den Nieren sorgen Kraftsuppen, entweder mit Fleisch und Knochen als Fleischkraftbrühen oder vegan als langgekochte Gemüsekraftbrühe mit Hülsenfrüchten und thermisch warmen Gewürzen.

Proteine sind essenziell für die Blutbildung, das Wachstum und die Hormonbildung. Die beste pflanzliche Quelle dafür sind Hülsenfrüchte. In Kombination mit Getreide ergänzen sich diese beiden Nahrungsgruppen ideal in der Zusammenstellung der Proteine. Am effektivsten für die Blutbildung sind jedoch die Proteine aus Fleisch. Vitamine (B_{12}), Eisen und Zink liegen dabei in der bestverfügbaren Form vor. Fette und Proteine sind in Fleisch, Fisch und Ei enthalten.

Vegetarisch/vegan: Hier sind Hülsenfrüchte als pflanzliche Proteinquelle täglich in kleinen Mengen (1 bis 2 Esslöffel genügen) in die Ernährung zu integrieren. Idealerweise warm gegessen und selbst gekocht, denn so können thermisch warme Gewürze beim Kochen hinzugefügt werden, um den wärmenden Aspekt von Fleisch auszugleichen. Tempeh kann Vitamin B_{12} liefern.

Das Chlorophyll in den dunkelgrünen Blättern von Kräutern, Salaten und Gemüsen entspricht dem Hämoglobin im menschlichen Blut. Es ist besonders in Basilikum, Brennnesselblättern, Feldsalat, grünen Blattsalaten, Mangold, Petersilie und Spinat zu finden. Zum Blutaufbau wird täglich 1 Esslöffel gehacktes »Grünes« zum warmen Essen gegessen.

Wer keinen Salat vertragen bzw. verdauen kann, hackt das Grün klein oder macht eine Art Pesto und mischt es unter das warme Essen. Spirulina und Chlorella sind feinste dunkelgrüne Mikroalgen aus dem Süßwasser (S. 99). Sie können wie eine Kur eingenommen werden und sind eine gute Ergänzung für das Blut. Da beide thermisch kalt sind, werden sie nicht immer vertragen, z. B. bei Nässe-Kälte der Milz.

Befeuchtung Für den Blutaufbau braucht es gleichzeitig genügend Flüssigkeiten im Körper. Nur Wasser trinken reicht nicht aus, die Feuchtigkeit muss über die Nahrung zugeführt werden. Die Flüssigkeit aus der Nahrung befeuchtet die Nieren, die wiederum einen feinen Dampf bilden, der aufsteigt und den gesamten Körper befeuchtet. Auch das Blut ist von dieser ausreichend genährten Flüssigkeit abhängig. Obstkompotte, Gemüse und gekochtes Getreide spenden diese wichtigen Flüssigkeiten.

Rezepte bei Leber-Blut-Mangel sind unter »Blut aufbauen« (S. 348), »Qi stärken« (S. 320) und »Yin und Säfte aufbauen« (S. 358) im Rezeptteil zu finden.

Leber-Qi-Stagnation (wenn die Leber nicht frei fließt)

Die Leber sorgt für den geschmeidigen Fluss von Qi im gesamten Körper. Nach oben, nach unten, zur Seite und überallhin. Wenn das Qi der Leber nicht frei fließt, kommt es auf körperlicher und psychischer Ebene zu Einschnürungen, Blockaden, Druck und Stagnationen.

Symptome

Erscheinungsbild

- eher angespannte Gesichtszüge
- Verbissenheit
- drahtiger Körperbau

Lebensgefühl

- Gereiztheit, Anspannung
- depressive Stimmung oder Stimmungsschwankungen (»Das Leben ist nicht im Fluss«)
- Frustration und Ärger

Verdauung

- Blähungen, die schmerzhaft sind (Verdauungsorgane fühlen sich an wie »eingeschnürt«)
- Stuhl »schafsköttelig«
- Reizdarmsyndrom

Worauf sollte bei Leber-Qi-Stagnation geachtet werden?

Vermeiden bzw. einschränken	stattdessen
schwer Verdauliches, üppige und fette Speisen Nüsse und Samen	leicht verdauliche Speisen
Hauptmahlzeit am Abend	Hauptmahlzeit am Morgen
Produkte, die sehr fetthaltig sind und mit salzigem oder süßem Geschmack kombiniert sind: Käse, Ei, Chips, salzige Nüsse, Pizza, Eis, Torte, Schokolade	viel Gemüse, weniger Getreide Sprossen und Salate wenig Mild-Süßes entspannt
scharf-warm-heiße Gewürze, da aus Stagnation Hitze entstehen kann: Chili, Cayennepfeffer, Paprika, scharfes Curry, Ingwer, Knoblauch; Alkohol	mild-scharfes Gemüse und Kräuter bewegen das Qi

Sonstiges

- Prämenstruelles Syndrom (PMS); Brustspannen, Heißhunger auf Süßes, Gereiztheit, Stimmungsschwankungen vor der Menstruation
- Kloßgefühl im Hals
- Kopfschmerzen
- kalte Hände und Füße, ohne zu frieren
- Bedürfnis nach Bewegung (kann exzessiv sein), weil Bewegung das Qi in Fluss bringt und die Beschwerden löst
- Lust auf scharfes Essen, da scharf kurzzeitig Bewegung in den Körper bringt

Ursache für Leber-Qi-Stagnation

Ernährungsfehler Zu üppige, fettige Speisen mit künstlichen Zusatzstoffen belasten die Leber, das Qi stagniert und kann nicht mehr frei und ungehindert fließen.

Druck Leistungsdruck, großer Ehrgeiz, Anspannung und Unzufriedenheit belasten den freien Fluss der Leber.

Bewegungsmangel Fehlende Bewegung, aber auch fehlende Entspannungspausen können zu einer Leber-Qi-Stagnation führen.

Ernährungsempfehlungen bei Leber-Qi-Stagnation

Strategie Aus jeder Stagnation kann Hitze entstehen. Um der Entstehung einer Leber-Hitze vorzubeugen, gilt es, bei einer Stagnation das Qi zu bewegen und gleichzeitig thermisch zu erfrischen.

- Geschmack: **süß** (entspannt), **bitter** (verhindert, dass die gestaute Energie seinen Weg nach oben sucht und z. B. Kopfschmerzen auslöst), **scharf** (zerstreut)
- Thermik: **neutral**, **erfrischend** (da aus der Stagnation Hitze entsteht)

Allgemein gilt es die Qi-Bewegungen im Körper in alle Richtungen zu unterstützen. Gut ist leicht verdauliches Essen mit viel Gemüse und weniger Getreide.

Rezepte bei Leber-Qi-Stagnation sind unter »Qi stärken« (S. 320) zu finden.

Innere Einstellung

- sich in Gelassenheit üben
- sich täglich ausreichend bewegen
- den Ehrgeiz von 150 auf 100 Prozent reduzieren

Besonders empfohlene Lebensmittel bei Leber-Qi-Stagnation

Lebensmittelgruppe	Lebensmittel
Gemüse	Artischocken, Blumenkohl, Brokkoli, Karotten, Kohlrabi, Lauch, Rettich, Rote Bete, Spargel, Spinat, Stangensellerie, weiße Rüben, Weißkohl, Zwiebel
Getreide	Bulgur, Couscous, Dinkel, Gerste, Hirse, Polenta, Roggen, Weizengrieß
Salat	bittere Salate: Chicorée, Endivien, grüne Blattsalate, Löwenzahn, Rucola
Sprossen	Alfalfasprossen, Radieschensprossen, Senfsamensprossen
Kräuter	Basilikum, Brunnenkresse, Dill, Ingwer (frisch), Kresse, Liebstöckel, Lorbeer, Meerrettich, Minze, Rosmarin, Schnittlauch
Gewürze	Curcuma, Kardamom, Koriander, Kreuzkümmel, Majoran, Pfeffer
Obst	Grapefruit, Kirschen, Mandarine, Pfirsich, Pflaumen
Getränke	Tee: gerösteter Reistee, Gerstentee (S. 377), Jasminblüten, Kamille, Melisse, Minze, Orangenblüte, Passionsblume, Rosenblüte
Sonstige	kleine Mengen: Gerstenmalz, Grapefruitschale, Honig, Melasse, Orangenschale

Leber-Hitze

Aus einer Stagnation heraus kann sich durch den entstehenden Druck Hitze bilden, ähnlich wie beim Aufpumpen eines Fahrradreifens. Dies beobachten wir häufig bei einer Leber-Qi-Stagnation.

Bei einem ausgeprägten Blutmangel kann auch das Yin der Leber geschwächt werden, zurück bleibt eine scheinbare Hitze der Leber, auch »leere Hitze« genannt. In diesem Fall wird zuerst das Blut genährt und parallel dazu die Hitze gekühlt.

Symptome, die auf Leber-Hitze hinweisen, sind von Hitzezeichen geprägt, die sich in den meisten Fällen im oberen Bereich des Körpers manifestieren.

Symptome

Erscheinungsbild

- rotes Gesicht
- rote Augen

Sonstiges

- Reizbarkeit
- Tinnitus
- Schlafstörung
- pochender Kopfschmerz
- Durst
- bitterer Mundgeschmack
- Verstopfung

Ursachen für Leber-Hitze

Ernährungsfehler Scharf-heiße Ernährung kann zu Leber-Hitze führen. Dazu zählen vor allem Gegrilltes, scharf-heiße Gewürze wie Chili, Cayennepfeffer, Ingwer und Paprika, und Alkohol.

Emotionen Als emotionale Ursache kann unterdrückter Ärger zu Leber-Hitze führen.

Ernährungsempfehlungen bei Leber-Hitze

Strategie Wie Yang-Fülle (S. 53)
- Geschmack: **bitter, sauer, salzig**
- Thermik: **neutral, erfrischend, kalt**

Allgemein gilt es, das Yang zu senken, die Stagnation zu lösen und das Blut zu nähren.

Vermeiden sollten wir
- Alkohol
- Cayennepfeffer
- Curry
- Fleisch, außer Ente
- Knoblauch
- Pfeffer
- scharf-heiße Speisen
- Zimt

Besonders empfohlene Lebensmittel Siehe Empfehlungen bei Blutmangel (S. 151) und bei Leber-Qi-Stagnation (S. 154)

Zusätzlich:
- Algen
- Mungbohnensprossen
- Rhabarber
- Sauermilchprodukte
- Südfrüchte
- Wassermelone

Die Gallenblase

Die Gallenblase speichert Gallensaft und gibt ihn bei Bedarf frei. Für den freien Fluss dieser Substanz ist die Leber bzw. das Leber-Qi zuständig.

Zeichen für eine gute Funktion der Gallenblase Der Meridian der Gallenblase ist ein langer Kanal, der im Zickzack durch den Körper verläuft. Er entscheidet sich stetig zwischen rechts und links, vor und zurück. Mit einer kräftigen Gallenblase ist man entscheidungsfreudig, hat einen mutigen Unternehmergeist und kann sich den wechselnden Bedingungen des Wetters und des Lebens anpassen.

Zeichen mangelnder Funktion der Gallenblase Die Gallenblase ist anfällig für Hitze und Nässe-Hitze. Zu den Erkrankungen des Organs zählen Gallensteine, Gallengrieß und Gallenblasenentzündungen. Diese Erkrankungen sind geprägt von starken Schmerzzuständen. Vorbeugend kann sich an die Ernährung »Nässe-Hitze der Milz« (S. 133) gehalten werden.

Wandlungsphase Feuer

Die Wandlungsphase Feuer ist dem Sommer und den Organen Herz und Dünndarm, Perikard und Dreifacherwärmer zugeordnet. Das Herz hat dabei die zentrale Funktion.

Das Herz als Organ des Feuers ist nicht nur ein Körperorgan, sondern auch ein Konzept in der TCM für unsere mentale und emotionale Gesundheit. Das Herz reguliert die Blutzirkulation und wird als »Kaiser des Blutes« bezeichnet.

Das Herz

Das Herz, das anatomisch höchstgelegene Organ im Körper, wird in der TCM als »Kaiser« angesehen. Es »regiert« über die Blutgefäße und sorgt darin für eine gleichmäßige Zirkulation. Zudem ist das Herz die oberste Instanz für die Blut- und Schweißproduktion.

Aus den kostbaren Flüssigkeiten, die bei der Umwandlung von Qi aus Nahrung und Atmung entstehen, bildet das Herz Schweiß und Blut. Laut TCM wird das Blut erst rot, da das Herz ihm die rote Farbe verleiht. Schweiß bleibt hingegen ohne rote Farbe, ist aber als genauso kostbar anzusehen.

Zeichen für eine gute Funktion des Herzens

Mit einem kraftvollen Herzen sind wir begeisterungsfähig, fähig zu lieben, empfinden Lebensfreude und fühlen uns mit etwas »Größerem« verbunden, je nachdem, wie man es benennt.

Die Zunge wird dem Herzen zugeordnet. Die Redewendung »das Herz auf der Zunge tragen« beschreibt, wie die Wortwahl und das Handeln aus einem ehrlichen, gutmütigen und reinen Herzen kommen. Dabei sprechen wir flüssig, verständlich und ausgeglichen in Tonlage und Geschwindigkeit. Die Schweißproduktion und -sekretion ist bei einer guten Funktion des Herzens den Umständen angemessen.

Zeichen mangelnder Funktion des Herzens sind Herz-Qi-Mangel (s. u.), Herz-Blut-Mangel (S. 159) und Herz-Hitze (S. 160).

Herz-Qi-Mangel

Symptome, die uns in Richtung »Herz-Qi-Mangel« leiten, betreffen vorrangig die Lebensfreude, das Schwitzen und Palpitationen.

Symptome

Erscheinungsbild

- blasses Gesicht
- wenig Gesichtsausdruck

Lebensgefühl
- Lustlosigkeit, keine spontanen Emotionen
- Müdigkeit, Kraft- und Antriebslosigkeit, Lethargie

Sonstiges
- Schwitzen ohne Anstrengung
- evtl. Kurzatmigkeit
- Stottern
- Palpitationen, Gefühl, den Herzschlag zu spüren

Worauf sollte bei Herz-Qi-Mangel geachtet werden?

Vermeiden bzw. einschränken	stattdessen
Übermaß an Salz industriell verarbeitete Lebensmittel Reizstoffe wie Kaffee, Alkohol	Stein- oder Meersalz moderat verwenden
fette und schwere Speisen (Schleimbildung kann im Herzen zu psychischen Störungen wie Depressionen führen)	vollwertige Süße wie Honig in Maßen
Rohkosternährung	erwärmende Speisen mit guter Bekömmlichkeit
Mineralwasser, kalte Getränke	Tee aus Gewürzen, roter Saft mit warmem Wasser verdünnt

Besonders empfohlene Lebensmittel bei Herz-Qi-Mangel

Lebensmittelgruppe	Lebensmittel
Fleisch/Fisch	Fischsuppe; Hühner- und Rindfleischkraftsuppe, Hühnerfleisch
Gemüse	Chicorée, Fenchel, Karotten, Mais, Rosenkohl, Rote Bete, Rotkohl
Getreide	Amaranth, Haferflocken (geröstet, Anleitung siehe S. 132), Hirse (geröstet), Quinoa, Rundkornreis, Weizen im ganzen Korn gekocht
Gewürze	Anis, Ingwer, Kardamom, Lorbeer, Nelken, Rosmarin, Thymian, Zimt
Hülsenfrüchte	Adzukibohnen
Kräuter	Basilikum, Beifuß, Thymian (frisch), Ingwer (frisch), Melisse, Petersilie, Rosmarin, Schnittlauch, Weißdornbeeren und -blüten
Getränke	Getreidekaffee, Gewürztee für Herz-Qi (S. 331), Kakao (S. 339), Traubensaft/ Kirschsaft mit heißem Wasser verdünnt Tee aus: Fenchelsamen, Lavendel, Melisse, Rosmarin, Süßholzwurzel, Weißdornbeeren
Sonstiges	frisches Obst in Karottensaft gedünstet, Ghee, Honig (ist Herznahrung), Walnüsse

Ursache für Herz-Qi-Mangel

Konstitutionell/Ernährung Entweder konstitutionell bedingt oder bedingt durch Ernährungsfehler kann es zu einem Milz-Qi-Mangel kommen (S. 126). Es wird nicht ausreichend Qi über die Nahrung produziert und folglich steht dem Herzen weniger Qi zur Verfügung.

Nieren-Yin/Yang-Mangel Wenn die Nieren (Yin und Yang) schwächeln, steht im Reistopfmodell nicht genug Wärme und Substanz für die Produktion von Qi zur Verfügung. Als Folge davon wird der Obere Erwärmer (Herz) nicht mit ausreichend Qi versorgt.

Ernährungsempfehlungen bei Herz-Qi-Mangel

Strategie Wie Qi-Mangel (S. 53)

- Geschmack: **süß** (baut Qi und Säfte auf), wenig **scharf** (bringt das Qi nach oben)
- Thermik: **neutral**, **warm**

Allgemein sollten das Milz-Qi und das Nieren-Qi gestärkt werden.

Rezepte bei Herz-Qi-Mangel-Mangel sind unter »Qi stärken« (S. 320) im Rezeptteil zu finden.

Herz-Blut-Mangel

Da das Herz der »Kaiser« über das Blut ist, sind die Blutmangelsymptome im Herzen spürbar. Wo das Herz normalerweise ruhig sein sollte, tauchen hier Panik und Schreckhaftigkeit auf.

Symptome

Erscheinungsbild

- stumpf-blasser Teint

Lebensgefühl

- Müdigkeit
- Antriebslosigkeit

Sonstiges

- Einschlaf- und Durchschlafschwierigkeiten
- Herzschlag spürbar, evtl. Herzstolpern
- Angstzustände und Schreckhaftigkeit
- Gedächtnisschwäche

Ursachen für Herz-Blut-Mangel

Herz-Qi- oder Milz-Qi-Mangel Ein vorausgegangener Herz-Qi- oder Milz-Qi-Mangel kann die Ursache dafür sein, dass nicht genügend Blut für das Herz zur Verfügung steht. Es kann entweder durch einen Milz-Qi-Mangel nicht genug Blut aus der Nahrung gebildet werden oder es wird aufgrund eines Herz-Qi-Mangels nicht ausreichend zu rotem Blut im Herzen umgewandelt.

Blutmangel Bei einem Leber-Blut-Mangel oder starken Blutverlusten, z. B. nach Geburten, kann dem Herz nicht mehr ausreichend Blut bereitgestellt werden, es kommt zu einem Herz-Blut-Mangel.

Intellektuelle Anstrengung Übermäßige intellektuelle Anstrengung kann zu einem Blutmangel führen, vor allem im Herzen. Dazu zählen insbesondere intensive Lernphasen.

Ernährungsempfehlungen bei Herz-Blut-Mangel

Strategie Wie Blutmangel (S. 53)

- Geschmack: **süß** (baut Qi und Säfte auf), sauer (hält die Säfte)
- Thermik: **neutral**, **erfrischend**

Allgemein gilt es, das Qi der Milz für die Blutbildung zu stärken und das Blut zu nähren. Siehe dazu die Empfehlungen bei

Besonders empfohlene Lebensmittel bei Herz-Blut-Mangel

Lebensmittelgruppe	Lebensmittel
Getreide	Gerste, Hafer, Hirse, Mais, Polenta, Quinoa, Reis, Süßreis, Weizen (als ganzes Korn gekocht), Weizenkeime, Weizenkleie
Fleisch	Ente, Huhn, Leber von Rind und Huhn, Rindfleisch, Rindfleisch-Kraftsuppe, Schwein
Fisch	Aal, Austern, Barsch, Fisch-Kraftsuppe, Muscheln, Tintenfisch
Gemüse	Rote Bete, Spinat, Brokkoli, Grünkohl, Pilze, Mangold, Bohnen, Karotten, Sellerie, Gurke
Salat	Basilikum, Blattsalat, Brunnenkresse, Chicorée, Dill, Endivien, Feldsalat, Löwenzahn, Petersilie, Radicchio, Rucola, Schnittlauch, Sprossen
Obst	Apfel, Beerenobst, Feige, Lychee, Mango, Maulbeeren, Pflaume, rote Trauben
Hülsenfrüchte	schwarze Bohnen, Tofu
Sonstiges	Algen, Datteln, Eigelb, Ghee, Kokosnuss, Melasse, schwarzer Sesam, Spirulina, Weißdornbeeren, Weizengras, Weizenkeimöl

Leber-Blut-Mangel (S. 151) und Milz-Qi-Mangel (S. 127).

Rezepte bei Herz-Blut-Mangel sind unter »Blut aufbauen« (S. 348) und »Qi stärken« (S. 320) im Rezeptteil zu finden.

Herz-Hitze

Das Herz ist ein Feuerorgan und ein wenig Hitze ist ein Zeichen für Lebensfreude und einen wachen Geist. Herz-Hitze ist jedoch ein Übermaß an Hitze im Herzen, das sich vorrangig in psychischen Symptomen wie Unruhe, verwirrtem Sprechen und gelegentlich auch psychotischen Zuständen zeigen kann.

Symptome

Erscheinungsbild

- rotes Gesicht

Lebensgefühl

- Unruhe
- Reizbarkeit
- Verwirrtheit

Sonstiges

- Durst
- Mundentzündungen, Aphten
- Palpitationen
- Schlafstörungen
- dunkler Urin
- Honeymoon-Zystitis (Blasenentzündung, S. 270)

Ursachen für Herz-Hitze

Herz-Blut-Mangel Ein Herz-Blut-Mangel kann dazu führen, dass das Herz »überhitzt«. Es ist nicht genügend kühlende Flüssigkeit im Herzen vorhanden, wodurch es Gefahr läuft, zu heiß zu werden.

Besonders empfohlene Lebensmittel bei Herz-Hitze

Lebensmittelgruppe	Lebensmittel
Getreide	Amaranth, Buchweizen, Gerste, Hirse, Polenta, Weizen
Gemüse	Aubergine, Gurke, Rote Bete, Sellerie, Spargel, Spinat, Tomaten, Weißkohl, Zucchini
Salat, Sprossen	alle grünen Blattsalate, Chicorée, Mungbohnensprossen, Radicchio, Rucola
Obst	Avocado, Birne, Wassermelone
Hülsenfrüchte	Adzukibohnen, Kichererbsen, Mungbohnen, schwarze und gelbe Sojabohnen
Fleisch	sollte gemieden werden
Milchprodukte	Frischkäse, Naturjoghurt 3,5 %, Quark, Sauerrahm
Getränke	Gerstentee (S. 377), grüner Tee, Wasser mit Zitrone, Weizentee (S. 347) Tee aus: Malve, Hibiskus, Hopfen, Kamille, Lavendel, Melisse, Pfefferminze
Sonstiges	Agar Agar, Algen, Spirulina, Tofu, Weizenkeimöl, Wilde blaugrüne Mikroalge

Leber-Hitze Besteht das Muster einer Leber-Hitze, kann sich die Hitze auf das Herz übertragen.

Ernährungsempfehlungen bei Herz-Hitze

Strategie Wie Yang-Fülle (S. 53)
- Geschmack: **sauer, bitter, salzig, süß**
- Thermik: **neutral, erfrischend, kalt**

Die Hitze sollte gekühlt und die Flüssigkeiten im Herzen geschützt werden. Empfehlenswert ist der Verzehr von reichlich Sprossen und Salaten in Kombination mit gedünstetem Gemüse und gekochtem Getreide, garniert mit Sauermilchprodukten wie Joghurt, Quark oder Sauerrahm.

Vermeiden sollten wir
- Eier
- Essig
- Frittiertes
- gegrilltes Fleisch
- geräucherten Fisch
- Gewürze
- Huhn
- Kaffee, Kakao
- Käse
- Lamm
- salzige Speisen
- Schnaps
- Schweinefleisch und -wurst
- Shrimps
- Yogi-Tees
- Zigaretten

Rezepte bei Herz-Hitze sind unter »Hitze kühlen« (S. 340) im Rezeptteil zu finden.

Der Dünndarm

Der Dünndarm empfängt die Nahrung vom Magen und extrahiert das feine Qi, das zur Milz geleitet wird. Den Rest schickt er weiter in Richtung Dickdarm. Auf geistiger Ebene empfängt er Eindrücke, Erfahrungen, Ideen und Gefühle, die er einem Reinigungsprozess unterwirft. Nur das Reinste wird aufgenommen, der Rest wird abgegeben. Man könnte dies auch als Intuition/Bauchgefühl und Bauch-Hirn-Achse bezeichnen, die bei guter Dünndarmkraft gut funktioniert.

Der Dünndarm ist ein Feuerorgan, was deutlich daran zu erkennen ist, dass er rein physiologisch gesehen eine höhere Temperatur als unsere Körpertemperatur hat. Er ist damit die »Heizspirale« unter dem »Reistopf«.

Zeichen für eine gute Funktion des Dünndarms Der Dünndarm trennt die Nahrung und entscheidet zwischen brauchbar und unbrauchbar. Auch diese Entscheidungsfähigkeit spiegelt sich in der Psyche wider – was ist gut für mich, was nicht? Das Resultat ist Klarheit, auf körperlicher und psychischer Ebene.

Zeichen mangelnder Funktion des Dünndarms sind Dünndarm-Kälte, Dünndarm-Hitze und Dünndarm-Hitze mit Nässe/Schleim.

Dünndarm-Kälte

Symptome, die uns in Richtung Dünndarm-Kälte weisen, haben vorrangig mit der Verdauung zu tun. Die aufgenommene Nahrung kann durch fehlende Wärme nicht richtig aufgespalten werden und es kann zu Unverträglichkeiten oder auch Allergien kommen.

Symptome

Erscheinungsbild
- unklarer Geist, Neigung zu Opportunität
- Zerstreutheit, Verwirrtheit

Verdauung
- Nahrungsunverträglichkeiten
- Nahrungsmittelallergien
- Durchfall, unverdaute Nahrung im Stuhl
- Unterbauchschmerzen

Sonstiges
- Bedürfnis nach warmen Getränken

Worauf sollte bei Dünndarm-Kälte geachtet werden?

Vermeiden bzw. einschränken	stattdessen
rohe Früchte und Gemüse	gedünstetes Gemüse und Suppen
Sprossen und Salate	Salate/Kräuter, unter das warme Essen gemischt
Spinat, Gurke, Tomate, Sojaprodukte, Algen	leicht verdauliches Getreide
Wassermelone, Südfrüchte	Kompott aus heimischem Obst mit Gewürzen
Nüsse und Samen außer Walnüsse	
Milchprodukte	
kalte Getränke, Eis, Tiefkühlprodukte	heiße Getränke

Besonders empfohlene Lebensmittel bei Dünndarm-Kälte

Lebensmittelgruppe	Lebensmittel
Getreide	Haferflocken-Porridge, Langkornreis, Polenta, Reis (Congee), Süßreis
Gemüse	Lauch, Maronen, Süßkartoffel, Zwiebeln
Fleisch und Fisch	Huhn, Kraftsuppen aus Fleisch- und Fisch, Lachs, Lamm, Rind, Shrimps
Gewürze	Ingwer, Kardamom, Knoblauch, Koriander, Kümmel, Kurkuma, Muskat, Nelke, Pfeffer, Rosmarin, Sternanis, Zimt
Sonstiges	Walnüsse, Gemüsekraftsuppe (lange gekocht)

Ursache für Dünndarm-Kälte

Kalter Ernährungsstil Wird über einen langen Zeitraum hauptsächlich thermisch kaltes Essen gegessen, kann es dazu führen, dass der Dünndarm abkühlt.

Ernährungsempfehlungen bei Dünndarm-Kälte

Strategie Wie Yang-Mangel (S. 53)
- Geschmack: **süß** (baut Qi und Säfte auf), wenig **scharf** (bringt das Qi nach oben)
- Thermik: **neutral**, **warm** und wenig **heiß**

Um Kälte zu vertreiben und Wärme zuzuführen, sind Kraftsuppen aus Fleisch oder Gemüse wichtig. Hülsenfrüchte und Getreide (im ganzen Korn gekocht) können wegen der Verdauungsschwäche oft nicht verdaut und vertragen werden und sollten deswegen vermieden werden. Drei warme Mahlzeiten täglich sind nötig (siehe dazu Milz-Yang-Mangel, S. 129). Weitere Empfehlungen sind zu finden unter »Nahrungsmittelunverträglichkeiten« (S. 227).

Rezepte bei Dünndarm-Kälte sind unter »Yang stärken und wärmen« (S. 332) und »Küchenmedizin – Kraftsuppen« (S. 378) im Rezeptteil zu finden.

Dünndarm-Hitze

Meist kommt es zu Dünndarm-Hitze, wenn das Herz oder der Magen überschüssige Hitze über den Darm ausleiten.

Symptome

Erscheinungsbild
- innere Unruhe
- rote Gesichtsfarbe möglich

Verdauung
- Sodbrennen
- Heißhunger
- Verstopfung
- Koliken um den Bauchnabel

Sonstiges
- Brennen beim Wasserlassen, Blut im Urin (da ein Teil der Hitze ebenfalls über die Blase ausgeleitet werden kann)
- Aphten
- Durst

Ursachen für Dünndarm-Hitze

Magen-Hitze Die Hitze vom Magen wird weitergeleitet an den Dünndarm, damit sie über den Darm ausgeschieden wird.

Herz-Hitze Die Hitze des Herzens wird an das Partnerorgan Dünndarm weitergeleitet, damit sie über den Darm ausgeschieden wird.

Ernährungsempfehlungen bei Dünndarm-Hitze

Strategie Wie Yang-Fülle (S. 53)
- Geschmack: **bitter**, **sauer**, **süß**, **salzig**
- Thermik: **neutral**, **erfrischend** und **kalt**

Empfehlungen Siehe die folgenden Ernährungstipps bei Dünndarm-Hitze mit Nässe/Schleim sowie die Empfehlungen bei Magen-Hitze (S. 136) und Herz-Hitze (S. 161).

Dünndarm-Hitze mit Nässe/Schleim

Bei einer bestehenden Nässe-Hitze der Milz kann aus einer Dünndarm-Hitze eine Dünndarm-Hitze mit Nässe/Schleim entstehen. Dies ist ein Zustand, der akut auftreten oder auch zu chronischen entzündlichen Darmerkrankungen führen kann.

Symptome

Verdauung
- Durchfälle mit Schleim und eventuell Blut
- Stuhl ist riechend
- Brennen am After

Sonstiges
- Aphten, Geschwüre im Mund

Ursachen für Dünndarm-Hitze mit Nässe/Schleim

Nässe-Hitze der Milz mit Herz-Hitze Die Hitze des Herzens wird zur Ausleitung in den Dünndarm übertragen; dabei verbindet sich die Hitze mit der Nässe der Milz und es entsteht Hitze-Nässe/Schleim im Dünndarm.

Nässe-Hitze der Milz mit Magen-Hitze Die Hitze des Magens wird zur Ausleitung in den Dünndarm übertragen; die Hitze verbindet sich mit der Nässe der Milz und es entsteht Hitze-Nässe/Schleim im Dünndarm.

Ernährungsempfehlungen bei Dünndarm-Hitze mit Nässe/Schleim

Strategie
- Geschmack: **süß** (stärkt Qi der Milz), **sauer** (hält Stuhl), **bitter** (leitet Nässe/ Schleim aus)
- Thermik: **neutral**, **erfrischend**, **kalt**

Allgemein gilt: Hitze kühlen und ausleiten, Nässe (und Schleim) umwandeln, Milz-Qi stärken. In der akuten Zeit der Beschwerden ist es wichtig, konsequent zu sein mit der Auswahl der Lebensmittel. Nach Abklingen der Symptome wird je nach Ursache die Ernährung weiter angepasst: Das Milz-Qi wird gestärkt, Herz-Hitze und/oder Magen-Hitze werden gekühlt.

Besonders empfohlene Lebensmittel bei Dünndarm-Hitze mit Nässe/Schleim

Lebensmittelgruppe	Lebensmittel
Getreide	Buchweizen (als Grütze, Gries oder fein gemahlen) eingeweicht und gekocht, Gersten-Congee, Haferflocken-Congee, Vollkorn-Rundkornreis-Congee
Gemüse	Aubergine, Gurke, Karotten, Kartoffeln, Spinat, Sprossen (in Maßen), Weißkohl
Milchprodukte	Joghurt, Ziegenjoghurt
Hülsenfrüchte	Adzukibohnen, Mungbohnen, Mungbohnensprossen (in Maßen), Sojamilch, Tofu

Die Ernährungsempfehlungen entsprechen jenen bei Nässe-Hitze der Milz (S. 133) und jenen im Kapitel »Entzündliche Darmerkrankungen« (S. 237).

Vermeiden sollten wir

- Alkohol
- Brot
- Gebratenes
- Kaffee
- Nudeln, auch Vollkornnudeln
- Pflaumen, Zitrusfrüchte
- rotes Fleisch
- Salz, Essig, Senf
- scharf, warm, heiße Gewürze
- Zucker, Süßigkeiten, Limonaden

Rezepte bei Dünndarm-Hitze mit Nässe/Schleim sind unter »Hitze kühlen« (S. 340) und »Qi stärken« (S. 320) zu finden.

Die Syndrome der Organe in den fünf Wandlungsphasen auf einen Blick

Wandlungsphase	zugeordnetes Organ	Syndrom
Wandlungsphase Erde	Milz	Milz-Qi-Mangel (S. 126) Milz-Yang-Mangel (S. 129) Nässe-Kälte der Milz (S. 130) Nässe-Hitze der Milz (S. 133)
	Magen	Magen-Hitze (S. 135) Magen-Yin-Mangel/Trockenheit (S. 137)
Wandlungsphase Metall	Lunge	Lungen-Qi-Mangel (S. 140) Lungen-Yin-Mangel/Trockenheit (S. 141)
	Dickdarm	(Pflege des Dickdarms, S. 143)
Wandlungsphase Wasser	Niere	Nieren-Yang-Mangel (S. 145) Nieren-Yin-Mangel (S. 147)
	Blase	(Blasenentzündung, S. 148)
Wandlungsphase Holz	Leber	Leber-Blut-Mangel (S. 150) Leber-Qi-Stagnation (S. 153) Leber-Hitze (S. 155)
	Gallenblase	(S. 156)
Wandlungsphase Feuer	Herz	Herz-Qi-Mangel (S. 157) Herz-Blut-Mangel (S. 158) Herz-Hitze (S. 160)
	Dünndarm	Dünndarm-Kälte (S. 162) Dünndarm-Hitze (S. 163) Dünndarm-Hitze mit Nässe/Schleim (S. 163)

Anamnese und Fallbeispiele

Die Grundlage jeder Diagnosestellung ist die Unvoreingenommenheit und die Offenheit gegenüber den Ratsuchenden. Wir wollen den Menschen so umfassend wahrnehmen, dass die anschließenden Empfehlungen genau zu ihm passen.

Der Weg zur Diagnosefindung

Auch wenn das Kategorisieren in Listen nicht der Denkweise der TCM entspricht, finden wir einen kleinen Leitfaden zur Diagnosestellung hilfreich. Dieser soll helfen, schnell in die richtige Richtung zu denken.

Mit etwas Zeit für ausführliche Fragen sowie viel Übung und Erfahrung werden wir durch die einzelnen beschriebenen Symptome zur Ursache der Beschwerden geleitet. So kommen wir in der Anamnese für eine Ernährungsberatung auch ohne Puls- und Zungendiagnose zu einem stimmigen Ergebnis.

Differenzialdiagnosen

In den meisten Fällen kommen Patientinnen und Patienten mit einem spezifischen Anliegen. Um eine TCM-Ursache dafür zu benennen, ist es hilfreich einige grundlegende Vitalparameter abzufragen. Wir haben folgende Kategorien herausgegriffen:

- Erscheinungsbild
- Vitalität/Lebensgefühl
- Schlaf
- Verdauung
- Temperaturempfinden

Gesichtsfarbe als erster Hinweis auf mögliche Symptome

Die Kategorien sollen eine Stütze für die Differenzialdiagnose sein und sind nicht als absolute und starre Vorgaben zu sehen.

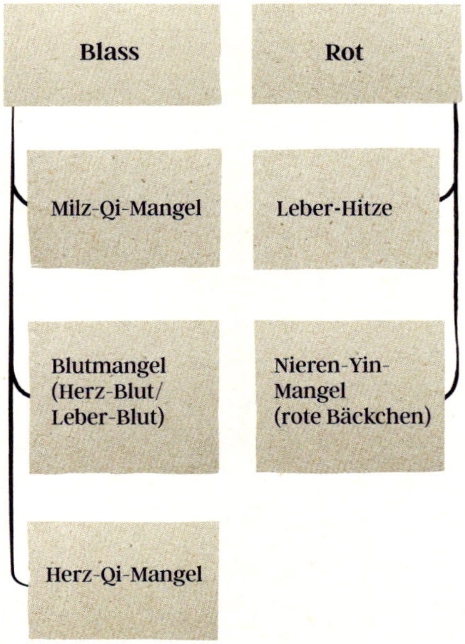

Erscheinungsbild

Schon der erste Eindruck der Gesichtsfarbe kann uns einen ersten Hinweis geben, ob Hitze-, Kälte- oder Blutmangel-Symptome vorliegen.

Vitalität/Lebensgefühl

Die Vitalität ist manchen Patientinnen und Patienten bereits nach ein paar Augenblicken anzusehen. Andere berichten, dass sie schnell gereizt, nervös oder dünnhäutig sind. All dies sind Hinweise, die uns zu den entsprechenden Wandlungsphasen mit möglichen Ungleichgewichten führen.

Vitalität (oben) und Schlaf (unten) als Hinweis auf mögliche Ungleichgewichte

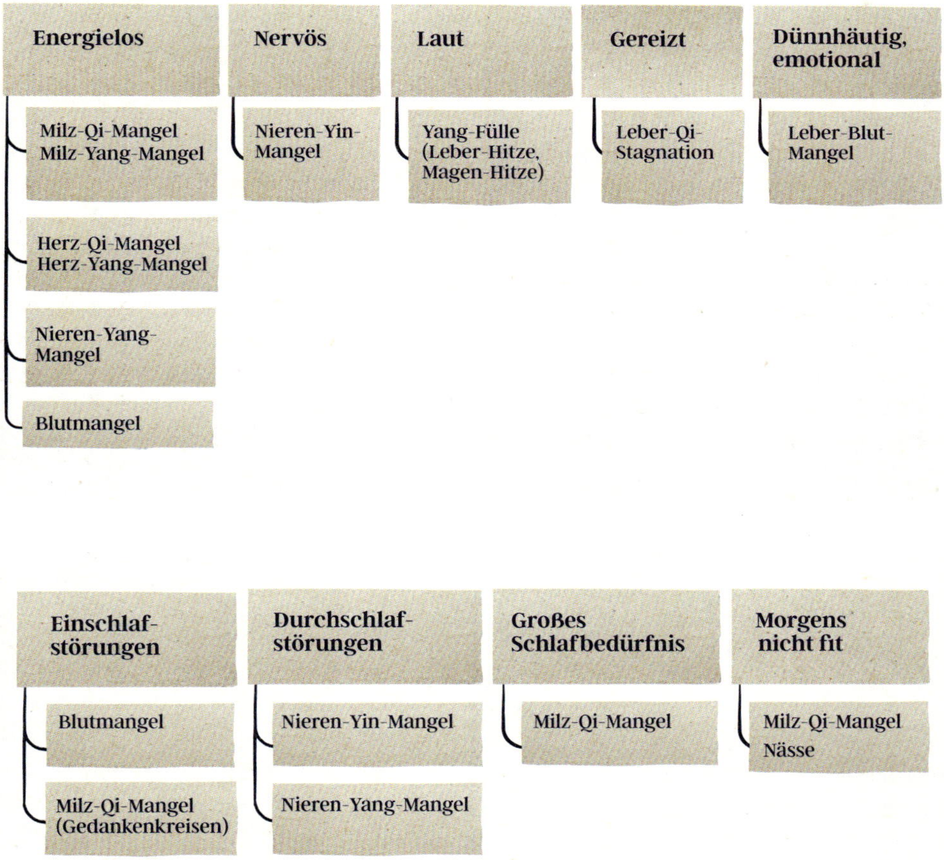

Schlaf

Die Qualität des Schlafes kann uns Hinweise darauf geben, ob und wo ein Ungleichgewicht vorliegt. Dabei unterscheiden wir zwischen Einschlaf- und Durchschlafstörungen. Ebenfalls richtungsweisend sind »große Müdigkeit mit vermehrtem Schlafbedürfnis« und das Gefühl, »morgens nicht fit« zu sein.

Verdauung

Die Verdauung ist ein Spiegel für die Funktionalität der Organe, die an der Umwandlung der Nahrung und damit an der Produktion von Qi, Blut und Säften beteiligt sind.

Temperaturempfinden/Schwitzen

Normalerweise passt sich das Temperaturempfinden der Umgebung an. Wir fühlen uns bis in die Fingerspitzen wohlig warm, ohne uns zu warm zu fühlen, wir frieren nicht, haben angenehm warme Füße und dabei einen kühlen Kopf. Wir können uns sowohl gut an heiße als auch an kalte Temperaturen anpassen. Wir schwitzen der Temperatur und der Anstrengung nach angemessen.

Sind sowohl Temperaturempfinden als auch Schwitzen auffällig, kann uns dies Hinweise auf die zugrundeliegende Ursache geben.

Gewichtung der Diagnosen

Wenn das Anliegen der Patientinnen und Patienten, die dazugehörigen Symptome und wegweisenden Kategorien festgelegt sind, kann mit der Gewichtung der Diagnosen begonnen werden.

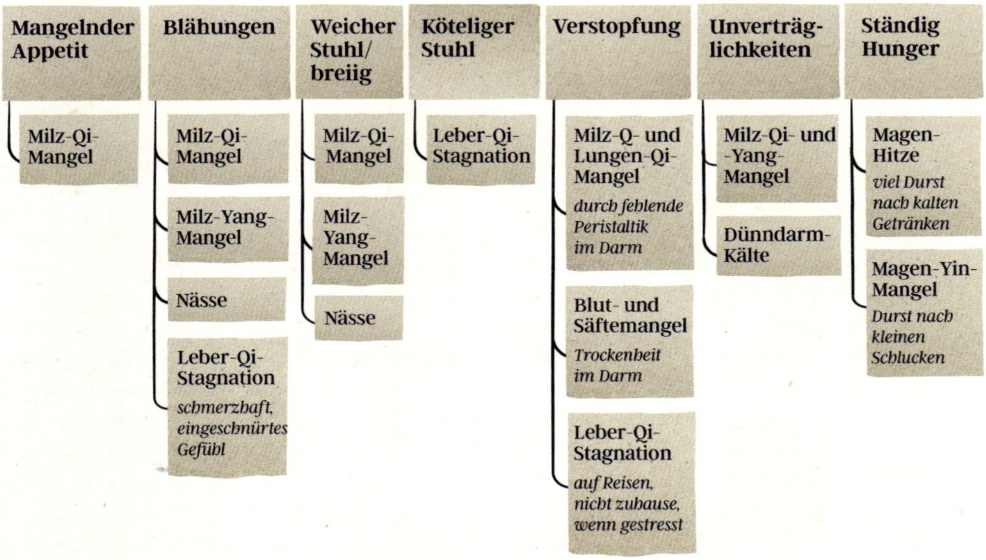

Die Verdauung gibt Hinweise auf mögliche Ungleichgewichte

Zuerst legen wir fest, warum die Beratung aufgesucht wurde, was das Anliegen und die Hauptsymptome sind. Das Anliegen mit den Hauptsymptomen wird entsprechend den TCM-Diagnosen zugeordnet und benannt und kann z. B. lauten: Die Person kommt wegen Schlafproblemen – die Befragung ergibt die Diagnose »Blutmangel«.

Liegen mehrere TCM-Diagnosen vor, muss eine Gewichtung vorgenommen werden. Welches Ungleichgewicht muss zuerst behoben werden? Welches ist die Ursache für die Entstehung der anderen Ungleichgewichte?

Meistens liegen mehrere Diagnosen vor. So können ein Milz-Qi-Mangel und ein Leber-Blut-Mangel zur selben Zeit auftreten. Hier muss zuerst das Milz-Qi genährt werden, damit die Blutproduktion funktioniert.
In der Ernährung wird beides gleichzeitig umgesetzt. Dabei orientieren wir uns stark an den Empfehlungen zur Behandlung des Milz-Qi-Mangels, damit die Bildung von Qi und Blut möglich ist. Die Milz-Qi-stärkende Ernährung bildet die Grundlage. Parallel dazu werden Empfehlungen umgesetzt, die gezielt bei Blutmangel hilfreich sind.

Manchmal scheint es paradox, wenn zu dem oben genannten Beispiel mit Milz-Qi-Mangel und Blutmangel noch Hitzesymptome wie beispielsweise Magen-Hitze hinzukommen. Ausschließlich die Magen-Hitze zu kühlen, würde eine sehr kurzzeitige Linderung verschaffen, aber die darunterliegenden Ungleichgewichte wie Milz-Qi-Mangel und Blutmangel weiter verschlimmern.

Das Temperaturempfinden kann Hinweise auf mögliche Ungleichgewichte geben

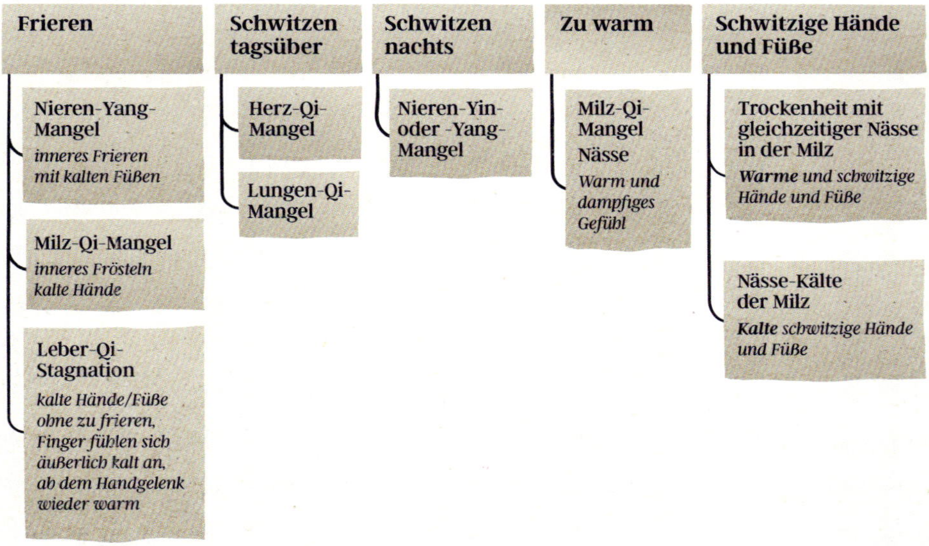

Effektiver und nachhaltiger ist es, die ursächlichen Ungleichgewichte zu behandeln und mit kühlenden Lebensmitteln zu ergänzen. So stärken wir auch hier in erster Linie das Milz-Qi und kombinieren es mit blutaufbauenden Lebensmitteln. Diese Kombination ergänzen wir dann mit einer kleinen Zugabe für die Magen-Hitze, indem wir Lebensmittel mit erfrischender und kühlender Thermik hinzufügen.

Strategie der Empfehlungen/Beratung

Nur wenn die Ernährungsberatung umsetzbar ist und mit Leichtigkeit und Freude im Alltag realisiert werden kann, ist sie von Erfolg begleitet. Unserer Erfahrung nach ist es daher wichtig, dass sich die Beratung individuell den Patientinnen und Patienten anpasst.

Wissensstand berücksichtigen

Wir erklären den Patientinnen und Patienten ihre Diagnose in einer für sie verständlichen Sprache. Sie verstehen, warum es zu den Symptomen kommt, und können daraufhin aktiv werden. Ernährungsberatung bedeutet für uns, die Menschen zu motivieren die Gesundheit in die eigenen Hände zu nehmen und sich aktiv am Heilungsprozess zu beteiligen. Wichtig ist es daher, die Sprache dem Wissensstand der Patientinnen und Patienten anzupassen. Dabei unterscheiden wir, ob wir Fachbegriffe verwenden können oder ob wir beispielsweise den Stoffwechsel mit einfachen Worten anhand des Reistopfmodells beschreiben.

Lebensumstände berücksichtigen

Wichtig für die Beratung sind auch Beruf, Familie, Lebenssituation und Tagesablauf der Ratsuchenden. Wir passen unsere Empfehlungen den jeweiligen Lebensumständen und Möglichkeiten an.

- Kocht jemand gerne oder nicht?
- Kocht jemand für sich allein oder für Partner und Familie?
- Wie sieht der zeitliche Tagesablauf aus?
- Lässt der Tagesablauf ein Frühstück zu Hause zu oder ist es vielleicht das späte Frühstück in der Arbeit?

Essensgewohnheiten und Vorlieben berücksichtigen

Die beste Ernährungsberatung bringt nichts, wenn nicht auf die Gewohnheiten und Vorlieben eingegangen wird. Hören wir beispielsweise heraus, dass ein Lebensmittel nicht gemocht wird, so finden wir sofort eine passende Alternative. Wir nehmen zu jedem Zeitpunkt das Anliegen und die Person ernst. Gemeinsam erarbeiten wir Empfehlungen, sodass sich die Patientin bzw. der Patient nach der Beratung auf die Umsetzung der Empfehlungen freut.

Die Ausführlichkeit der Beratung

Wie viele Tipps gebe ich mit, um die Patientinnen und Patienten nicht zu überfordern? Genügen einzelne Rezepte oder braucht es einen ausführlichen Plan? Sind die Lebensmittel bereits zu Hause vorrätig oder ist ein Einkaufszettel für das Wichtigste hilfreich? Reicht eine Sitzung oder braucht es mehrere?

Typ I: Hat ein akutes Anliegen Wir geben gezielt ein bis zwei Rezepte mit und treffen zusammen eine Auswahl von ein bis zwei Lebensmitteln, die entweder bereits in der Küche vorhanden sind oder gekauft werden. Nach der Beratung kann dann gleich mit der Umsetzung begonnen werden.

Hierbei spielen die Grundlage und Theorie der TCM eine untergeordnete Rolle. Es kann kurz erläutert werden, wie die Empfehlungen zustandekommen.

Typ II: Die TCM ist ein neues Gebiet, Fachbegriffe sind fremd Hier kann mit einfachen Worten erklärt werden, wie es zu den Beschwerden kommt und wie die Beschwerden mit der Ernährung ausgeglichen werden können: Was sind die Grundlagen der TCM-Ernährung, bezogen auf den Alltag? Wie wird in den nächsten Tagen/Wochen begonnen, diese Tipps in den Alltag zu integrieren?

Hier kann es hilfreich sein, mehrere Rezepte zusammen rauszusuchen und eine Liste mit den empfohlenen Lebensmitteln zu erstellen. Ebenfalls kann es nützlich sein, kurz zu jeder Befindlichkeit zu notieren, welche Lebensmittel oder Tipps hilfreich sind. Dies erleichtert die Umsetzung zu Hause.

Wir empfehlen, nach vier bis sechs Wochen einen Folgetermin auszumachen, weitere Tipps können ergänzt werden und die Liste der Empfehlungen kann ausgebaut werden.

Typ III: Kennt sich mit der TCM aus, möchte eine gezielte Ernährungsberatung Hier können TCM-Begriffe verwendet werden. Die Diagnose und die daraus resultierende Strategie der Ernährung kann erklärt werden. Oft freut es Patientinnen und Patienten zu hören, wie sie mit der Ernährung gezielt und passend für ihre Diagnose selbst etwas tun können.

Typ IV: Möchte nach einer schulmedizinischen Diagnose den Heilungsprozess mit der Ernährung unterstützen Hier erklären wir die mögliche Schwäche, die der Erkrankung zugrunde liegt, und weisen einen Weg auf, diese Schwäche auszugleichen, um den Heilungsprozess zu unterstützen. Je nach Ernährungsgewohnheiten und Wunsch des Patienten können es ein paar gezielte Tipps sein oder eine ausführlichere Ernährungsberatung.

Aussicht auf Therapieerfolg

Die Aussicht auf Therapieerfolg hängt von den Beschwerden und von der Compliance des Patienten oder der Patientin ab, d. h. der Bereitschaft, aktiv mitzuwirken.

Bei akuten Beschwerden können bereits wenige gezielte Tipps helfen, wenn diese konsequent umgesetzt werden. Bei länger bestehenden Ungleichgewichten und bei allen Befindlichkeiten, die durch einen Mangel (im Vergleich zu einer Fülle) geprägt sind, braucht es mehr Zeit. Denn die Behebung eines Mangels an Qi, Blut oder Säften benötigt Zeit und der Mangel kann nur langsam, von Tag zu Tag, mit der passenden Ernährung ausgeglichen werden.

In manchen Fällen bedarf es der Unterstützung aus anderen TCM-Bereichen oder durch andere Therapiemethoden, etwa

- wenn die konsequente Umsetzung der Empfehlungen nicht möglich ist,
- wenn die Schwäche zu groß ist,
- wenn Erkrankungen auftreten, nicht nur Befindlichkeiten. Dann ist die Ernährung als Ergänzung zu sehen.

Fallbeispiele aus der Praxis

Mit den hier aufgeführten Fällen geben wir einen kleinen Einblick in unsere Praxisarbeit. Sie sollen das jeweilige Vorgehen zeigen, das aus unserer Erfahrung sehr zielführend ist.

Wir schulen die Schülerinnen und Schüler in unseren Ausbildungen, wie gezielte Fragen gestellt werden, um zu einem klaren und effizienten Ergebnis zu kommen. Fragen, die nicht relevant sind, werden gar nicht erst gestellt, um eine überflüssige Verkomplizierung des Diagnoseprozesses zu verhindern.

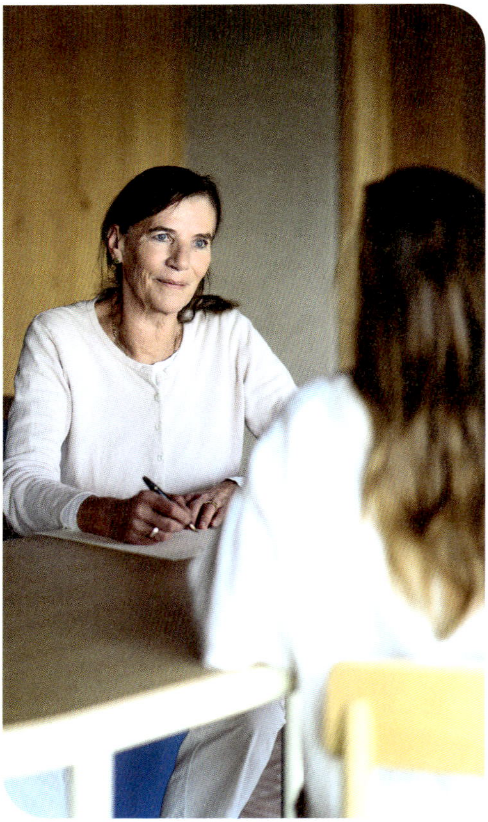

Gerade beim Thema Ernährung geht es darum, die Empfehlungen an die Einzigartigkeit des Menschen anzupassen. Es gibt nicht den einen Ernährungsplan, der immer passt. Viel wichtiger ist es aus unserer Sicht, die Bedürfnisse, Lebensumstände und Vorlieben zu berücksichtigen. So kann es sein, dass nur ein bis zwei Tipps mitgegeben werden oder ein ausführlicher Plan erarbeitet wird. Wir könnten natürlich z. B. bei einer Milz-Qi-Mangel-Diagnose die Liste kopieren und diese dem Patienten mitgeben. Aber so kommt es nicht zur Umsetzung. Wir halten uns an die Listen, wählen dann aber mit

» Die Ernährungsberatung

dem Patienten gezielt aus, was er mag und was er im Alltag umsetzen kann. Es kann sein, dass wir aus der Milz-Qi-Mangel-Liste nur zwei Getreidesorten, zwei Gemüse und drei Gewürze auswählen.

Anhand der Fälle wollen wir zudem zeigen, wie wir scheinbare Widersprüchlichkeiten in der Diagnosestellung praktisch lösen. Tauchen Hitze- und Kälte-Zeichen gleichzeitig auf, so geben wir gezielte Erklärungen und Tipps mit, wie beides in einem Essen ausgeglichen werden kann.

FALL 1 Ernährungsberatung bei Blutmangel

Die Patientin, Frau B., ist 27 Jahre alt, arbeitet in einem körperlich fordernden Job. Sie hat eine blasse Gesichtsfarbe.

Ihr Anliegen Frau B. leidet unter verlängerten Zyklen von 40 bis 60 Tagen, neigt zu Migräne und Nachtblindheit.

Anamnese

Die Patientin wirkt aufgeweckt und fit, sie selbst beschreibt sich als dünnhäutig und erschöpft. Ihre Periode kommt nur alle 40 bis 50 Tage, die Untersuchungen beim Frauenarzt seien unauffällig.

Um herauszufinden, ob ein Blutmangel ursächlich für den verlängerten Zyklus sein könnte, helfen gezielte Fragen

- **Wie ernährt sie sich? Vegetarisch? Vegan?** Sie isst kaum Fleisch, vielleicht einmal alle ein bis zwei Monate. Hülsenfrüchte isst sie nicht, auch kaum andere Quellen für Eiweiß. Sie nimmt keine Nahrungsergänzungsmittel.
- **Wann hat sie Migräne?** Meist nach der Periode → Gerät das Blut nach der Menstruation durch den Blutverlust noch weiter in einen Mangel, so kommt es häufig zu Kopfschmerzen oder Migräne. Die Leberenergie wird nicht genug im Blut gehalten und »schießt« hoch in den Kopf.

Fragen, um zu ermitteln, ob eine Leber-Qi-Stagnation beteiligt ist

- **Hat sie kalte Hände und Füße?** Ja!
- **PMS?** Ja, meist ein bis zwei Wochen, bevor die Periode beginnt; dann ist sie gereizt, verspürt Brustspannungen → Hinweise auf Leber-Qi-Stagnation.
- **Wie ist ihr Schlaf?** Gut, aber die Hände schlafen ihr nachts regelmäßig ein → Während des Schlafes steht nicht genügend Blut zur Verfügung, typischerweise kann es dazu führen, dass die Hände/Arme leicht einschlafen.

Weitere Fragen nach einem Blutmangel sollen Aufschluss geben

- **Hat sie brüchige Fingernägel?** Ja, sehr weiche Fingernägel.
- **Trockene Haut?** Ja, sie muss sich immer eincremen, vor allem die Beine → Hinweise auf Blutmangel.

Ernährungsgewohnheiten

Frau B. kocht gerne, aber oft fehlen ihr die Ideen. Da sie auf ihr Gewicht achtet, isst sie viel Salat. Morgens isst sie Joghurt mit Müsli, das mache sie schon immer und das tue ihr gut, sagt sie.

Unsere TCM-Diagnose

- Leber-Blut-Mangel
- Leber-Qi-Stagnation

Ernährungsberatung

Ziel ist es, ihr Blut so gut zu stärken, dass ihre Menstruation wieder regelmäßiger einsetzt, Frau B. nicht mehr so dünnhäutig ist und sich ihre Befindlichkeiten verbessern. Sie ist jung, kocht gerne und braucht knappe, klare Anweisungen, mit denen sie sofort loslegen kann.

Wir erklären Frau B. kurz, wie Blut gebildet wird und welche drei Punkte dazu grundsätzlich nötig sind:

- warmes Essen
- eine Proteinquelle, wenn nicht Fleisch, dann Hülsenfrüchte
- Chlorophyll

Wir schreiben ihr eine kleine Liste mit Lebensmitteln, die sie mag und die sie sich besorgen soll. Dazu gehören Hirse, Quinoa und rote Linsen. Wir ermutigen Frau B., täglich warm zu essen, täglich eine Proteinquelle (tierisch oder pflanzlich) und 1 bis 2 Esslöffel gehackte, dunkelgrüne Kräuter in den Speiseplan aufzunehmen. Wenn sie keine Kräuter zu Hause hat, empfehlen wir ihr, Brennnesselsamen zu verwenden. Diese kann sie auch täglich essen.

Wir erklären ihr auch kurz, wie der Stoffwechsel funktioniert und dass sie mit den Tipps nicht zunehmen, sondern vermutlich ihr Gewicht regulieren wird. Dabei wird sie genug Energie zur Verfügung haben und sich stabil fühlen.

Frau B. mag Fleisch; hier ermutigen wir sie, auf ihren Körper zu hören, wenn dieser danach verlangt. Wir erklären ihr auch kurz, wann sie im Zyklus am besten ihr Blut nähren kann und dass sie damit der Migräne vorbeugen kann (Näheres dazu unter »Frauengesundheit/Das Blut«, S. 254).

Aussicht auf Therapieerfolg

Frau B. setzt die Tipps gut um – nach den ersten Wochen stellen sich erste Erfolge ein. Meist kocht sie abends und bereitet etwas mehr zu, sodass sie den Rest am nächsten Tag mit zur Arbeit nehmen kann. Sie hat nun immer ein Bund frischer Kräuter zu Hause und möchte nicht mehr darauf verzichten.

Wir arbeiten weitere Ideen aus, wie sie die Tipps zum Blutaufbau der Jahreszeit entsprechend umsetzen kann. Die Patientin fragt, ob ihr gewohntes Frühstück gut für sie sei, und gemeinsam entwickeln wir ein warmes Frühstück, mit dem sie bereits morgens für ihre körperlich zehrende Arbeit gut genährt wird und ihr Blut aufbauen kann.

In den folgenden Monaten verkürzt sich ihr Zyklus, es gibt immer mal wieder »Ausreißer«, aber in der Regel bewegt er sich nur noch zwischen 30 und 40 Tagen. Frau B. beobachtet, dass es ihr leichtfällt, ihr Gewicht zu halten. Sie ist auch zwischen den Mahlzeiten nicht mehr hungrig und muss nichts naschen.

In stressigen Situationen, vor allem im Frühling, kann es vorkommen, dass sie einen Migräneschub bekommt. Ansonsten ist sie für den Rest des Jahres beschwerdefrei.

FALL 2
Ernährungsberatung für einen älteren Menschen

Die Patientin, Frau S., ist 76 Jahre alt und lebt allein. Ihr Erscheinungsbild ist blass, sie hat dunkle Schatten unter den Augen.

Ihr Anliegen Ihr Gedächtnis lässt nach, was sie von sich bisher nicht kennt. Sie ist nicht mehr so agil und leidet zunehmend unter Müdigkeit.

Anamnese

Die fit wirkende Frau S. kommt in die Praxis, da sie vermehrt unter Gedächtnislücken leidet und zunehmend »tüdelig« wird. → Der natürliche Prozess des Älterwerdens führt dazu, dass das Nieren-Qi sowie Nieren-Yin und -Yang abnehmen. Dies bedeutet, dass die Säfte, das Qi und die Wärme zunehmend schwächer werden. In Verbindung mit einem Milz-Qi-Mangel und Nässe in der Mitte kann der Geist nicht ausreichend mit klarem Qi versorgt werden. Wenn die Flamme unter dem Reistopf schwächer wird und gleichzeitig die Umwandlung der Nahrung durch Nässe blockiert ist, ist die Produktion von Qi, Blut und Säften geringer.

Wir vermuten, dass Frau S. unter Blutmangel und Milz-Qi-Mangel mit Nässe/Schleim leidet. Die Nieren versorgen das Gehirn; wie kräftig ist ihr Nieren-Qi? Weitere Fragen sollen dies klären.

Fragen zum Milz-Qi-Mangel

- **Wie sieht es mit ihrer Energie aus?** Frau S. klagt über Müdigkeit am Mittag. Auf die Nachfrage nach ihrem Schlaf berichtet sie von einer Schlafapnoe. Ihre Nase sei besonders abends und nachts immer »verstopft«. Zudem hat sie seit einigen Jahren keinen Geruchssinn mehr.
- **Wie ist die Verdauung?** Ihre Verdauung ist träge und weich → Mangelnde Peristaltik durch Milz-Qi-Mangel.

Fragen zum Blutmangel

- **Wie ist ihr Schlaf?** Nachts leidet sie unter Krämpfen in den Beinen (die Muskeln werden nicht ausreichend durch Blut befeuchtet).
- **Sieht sie gut?** Sie leidet unter Nachtblindheit.

Fragen, ob die Nieren mit Nieren-Yang-Mangel beteiligt sind

- **Friert sie?** Die Frage nach ihrem Temperaturempfinden ergibt, dass sie den Winter nicht mag. Sie friert stark → Bestätigung eines Nieren-Yang-Mangels.

Ernährungsgewohnheiten

Morgens und abends macht Frau S. Brotzeit mit Käse und Wurst, das macht sie schon immer so. Mittags bevorzugt sie gekochte Mahlzeiten, meist Fleisch und Pasta oder Kartoffeln. Sie mag gerne bittere Lebensmittel.

Unsere TCM-Diagnose

- Milz-Qi-Mangel mit Nässe
- Nieren-Yang-Mangel
- Blutmangel

Ernährungsberatung

Zuerst wollen wir das Milz-Qi stärken und die Nässe ausleiten, damit sowohl ausreichend Qi als auch Blut gebildet werden können. Parallel dazu empfehlen wir Nieren-Yang-stärkende Speisen, um Frau S., gerade im Alter, mehr innere Wärme zu geben. Diese Kombination hat zum Ziel, dass mehr klares Qi produziert wird, welches das Gehirn nährt.

Wir berücksichtigen sowohl das Alter von Frau S. als auch ihre Ernährungsgewohnheiten und passen daher unsere Empfehlungen entsprechend an. Wir entscheiden uns, dass wir ihr nur kleine Tipps mitgeben und sie nicht überfordern. Ihren Ernährungsstil bewerten wir nicht und verlangen auch nicht, dass sie ihre Gewohnheiten ablegt, sondern ermutigen sie, ein paar Kleinigkeiten zu ergänzen.

Da sie sich momentan nicht vorstellen kann, zusätzlich morgens und abends zu kochen, vereinbaren wir nach gemeinsamer Überlegung, dass sie einmal in der Woche eine Kraftsuppe aufsetzt und davon dann morgen eine Tasse vor ihrem gewohnten Frühstück trinkt. Somit bekommt sie bereits bei Tagesbeginn die nötige Wärme für Nieren und Milz.

Wir erklären Frau S., dass Käse und Mehlspeisen, auch Nudeln, schwächend auf die Mitte wirken und die Verdauung träge machen. Wir regen sie an, vermehrt aromatische Gewürze beim Kochen zu verwenden und das Brot zu toasten, und ermuntern sie, ein- bis zweimal die Woche statt Nudeln und Kartoffeln Basmatireis als Beilage zu kochen.

Frau S. mag Bitteres, welches hilfreich bei der Ausleitung von Nässe ist. Wir raten ihr daher, weiterhin Bitteres zu essen, auch in Form von bitteren Salaten und Gemüse.

Für die Stärkung ihrer Gedächtnisleistung geben wir Leinöl und Algenöl. Beides wird im Kühlschrank aufbewahrt. Wir empfehlen ihr, morgens 1 Teelöffel Leinöl in 1 Esslöffel Joghurt zu rühren und nachmittags dasselbe mit 1 Teelöffel Algenöl zu tun.

Aussicht auf Therapieerfolg

Die Verdauung von Frau S. wurde weniger träge. Sehr gut gefiel der Patientin, dass sie mit den beiden Ölen etwas gegen die »Tüdeligkeit« tun konnte. Ihr Essen wurde vielfältiger und schmeckte ihr.

FALL 3
Ernährungsberatung bei Übergewicht

Die Patientin, Frau M., ist weiblich, 68 Jahre alt und alleinstehend. Ihr Erscheinungsbild ist blass, ihr Gesicht hat weiche Konturen, sie hat Schwellungen unter den Augen.

Ihr Anliegen Die Patientin möchte abnehmen, und zwar ganz langsam, da alle bisherigen Diäten nicht dauerhaft erfolgreich waren. Zudem möchte sie nicht hungern müssen, da sie dies in seelische Not bringt.

Anamnese

Übergewicht ist ein schwieriges Thema, da Essen mit emotionalen Zuständen gekoppelt ist. Meist haben die Menschen den Kontakt und die Liebe zu sich selbst verloren. Sie tun nicht das, was ihnen guttut. Hier kann die Ernährungsberatung einen wichtigen therapeutischen Schritt aufzeigen. Über das Zubereiten und Kochen des Essens könnten erste Erfahrungen der liebevollen Selbstfürsorge gemacht werden.

Wie kommt es zur Gewichtsentgleisung? An erster Stelle sehen wir die Ursache in einem ausgeprägten Milz-Qi-Mangel/Milz-Yang-Mangel mit Nieren-Yang-Mangel. Die Milz steht für Selbstwert und Selbstfürsorge, das »Muttersein für sich«. Diese Kraft kann durch emotionale Erlebnisse oder Traumata erschüttert sein und den Menschen aus seiner »Mitte« werfen. Aus TCM-Sicht gibt es jedoch noch weitere Ursachen. So kann die Wandlungsphase Holz mit der Leber und den Emotionen die Mitte blockieren. Auch langanhaltende Trauer in der Wandlungsphase Metall kann die Mitte blockieren und die Nierenenergie schwächen.

Es gibt Fälle, die eine Ursache in der Magen-Hitze zeigen, was ein »Nicht-satt-Werden« mit Heißhungerattacken und anderen entsprechenden Symptomen zur Folge hat. An diesem Punkt wollen wir ansetzen und Frau M. einen machbaren Weg in ihrer Küche aufzeigen. Wir wünschen uns, dass sie mit leuchtenden Augen und Freude zustimmt.

Wir stellen Fragen, um die Dynamik bei dieser Patientin zu verstehen.

Fragen zum Übergewicht

- **Seit wann ist das Gewicht ein Thema?** Frau M. war Lehrerin. Mit Beginn der Wechseljahre nahm sie zu, was auch durch Diäten nicht zu verhindern war. Dazu kamen schwere Schlafstörungen und Depressionen. Sie musste vorzeitig in Pension gehen. Zwei Jahre später starb plötzlich ihr Mann. Sie ist zeitweise in Psychotherapie.

Zum Zustand der Mitte

- **Hat sie Süßhunger?** Ja, extrem. Richtige Attacken am Abend → Milz-Qi-Mangel.
- **Wie ist die Verdauung?** Sie hat häufig einen weichen Stuhl → Milz-Qi-Mangel, Nässe.
- **Hat sie Blähungen?** Ab und zu.
- **Hat sie Durst?** Nein → Milz-Qi-Mangel, Nässe.
- **Hat sie manchmal einen benebelten Kopf?** Ja, immer, so dass sie nicht klar denken kann → Milz-Qi-Mangel, Nässe.
- **Krampfadern, Venenleiden?** Ja. Sie hat tiefe Krampfadern und muss Kompressionsstrümpfe tragen → Milz-Qi-Mangel: Das Milz-Qi sorgt für gutes Bindegewebe und elastische Venen.

Wir fragen weiter, um Magen-Hitze auszuschließen

- **Leidet sie unter Heißhungerattacken außer nach süß?** Nein.
- **Gibt es ein Brennen oder Druck in der Magengegend? Sodbrennen?** Nein.
- **Durst nach kalten Getränken?** Nein.

Dann sollten wir nach dem Zustand der Nieren fragen

- **Wie ist das Wärmegefühl?** Ihr ist immer kalt. Sie muss ihre Gelenke warmhalten. Sie hat den ganzen Winter am Tag und in der Nacht Wärmflaschen am Körper → Nieren-Yang-Mangel.
- **Muss sie nachts auf die Toilette?** Ja, 4- bis 6-mal → Die Blase bekommt zu wenig Wärme von den Nieren, um den Urin nachts zu halten.
- **Und am Tag?** Da geht es besser → Das Yang am Tag hilft ihr.
- **Leidet sie unter Blasenentzündungen?** Ja, immer wieder. Oft musste sie Antibiotika nehmen. Sie würde gerne schwimmen gehen, aber dann würde es sofort wieder mit den Blasenentzündungen losgehen → Die Blase blockiert durch Kälte und heizt sich auf.
- **Rückenschmerzen?** Ja, immer wieder, eigentlich immer → Nieren-Yang-Mangel.
- **Gelenkschmerzen?** Ja, beide Knie. Sie hat Anlaufschwierigkeiten → Nieren-Yang-Mangel und Nässe durch Milz-Qi-Mangel.
- **Ödeme?** Ja, beide Unterschenkel; es geht nur mit Kompressionsstrümpfen → Bei Nieren-Yang-Mangel verdampfen die Flüssigkeiten nicht, es kommt zum Flüssigkeitsstau im unteren Körper.
- **Wie ist der Schlaf?** Sie wacht früh auf, und ihr Schlaf wird nachts oft unterbrochen durch das viele Wasserlassen.
- **Wie ist die Energie über den Tag?** Sie muss sehr aufpassen, nicht zu viel zu

machen. Immer wieder gibt es Einbrüche in ihrer Kraft mit körperlichen Schmerzen. Sie wird dann depressiv und liegt viel → Nieren-Yang-Mangel.

Ernährungsgewohnheiten
Frau M. isst viele Milchprodukte und hat lange Phasen, in denen sie es nicht schafft zu kochen. Sie kann kochen und gute Bioqualität der Lebensmittel ist für sie selbstverständlich. Quarkspeisen, Brot und wenig Gemüse stehen auf ihrem Speiseplan. Fleisch isst sie kaum, weil es zu aufwendig zuzubereiten ist. Sie isst viel Obst. Bei ihr gibt es keine regelmäßigen Mahlzeiten und der Tag hat keine Struktur.

Unsere TCM-Diagnose
- Nieren-Yang-Mangel
- Milz-Qi-Mangel und Nässe

Ernährungsberatung

Wir beginnen damit, Frau M. durch das tägliche Zubereiten, Kochen und Essen Struktur zu geben. Dazu braucht sie einen Fahrplan, an den sie sich halten kann. Wir zeigen hier die Anleitung (S. 181), die die Patientin noch heute mit Freude befolgt. Den Weg dahin ging sie in kleinen Schritten, natürlich auch mit einigen Rückschritten, doch sie fand immer zurück zu dem Essen, zu dem sie sich hingezogen fühlte.

Besonders empfohlene Lebensmittel bei Übergewicht

Lebensmittelgruppe	Lebensmittel
Getreide	Amaranth, Basmati-Vollkornreis, Haferflocken (trocken geröstet), Hirse (trocken geröstet), Langkornreis, Polenta, Quinoa
Gemüse (alles Gemüse ist erlaubt, hier die wärmenden und Nässe ausleitenden Sorten)	Fenchel, Frühlingszwiebeln, Hokkaidokürbis, Karotte, Kohlarten (alle), Kohlrabi, Lauch, Maiskolben, Rettich, Stangensellerie, Steckrübe, Zwiebel
Fleisch/Fisch	Hirsch, Huhn, Lamm, Schaf Forelle, Lachs
Gewürze	Anissamen, Bockshornkleesamen, Fenchelsamen, Ingwer (frisch), Knoblauch, Muskat, Nelken, Pfeffer, Rosmarin, Sternanis, Thymian, Wacholder, Zimtrinde
Hülsenfrüchte	Adzukibohnen, Linsen, Nierenbohnen, schwarze Bohnen
Salate/Kräuter	Basilikum, Dill, grüne Blattsalate, Petersilie, Radicchio, Rucola, Sprossen
Öle	Leinöl, Olivenöl
Milchprodukte	Ziegenkäse, Ziegenmilch
Obst	Grapefruit und Schale, Obst der Saison, Zitrone mit Schale (bitter leitet aus)
Getränke (für die Haltefunktion der Blase)	Hagebuttentee, Himbeer- und Brombeerblättertee, Petersilienblättertee, Weizentee, Zitrone (ein Spritzer) ins Getränk

Für den Gewichtsverlust wird auf stark Nährendes verzichtet, wie z. B. Rundkorn-Vollkornreis, Süßreis, Kartoffeln, Nudeln und Weißmehlprodukte. Auch Fette wie Butter, Sahne, Crème fraîche, mit Käse Überbackenes, Croissant und Schokolade werden reduziert. Es wird kaum Verbote geben, sondern vielmehr eine Reduktion des Ungesunden mit guten Alternativen dafür. Ausnahmen sind dann möglich.

Das Ziel der Beratung ist, dass die Patientin sich mit der zu ihrer Konstitution passenden Ernährung satt essen kann, Freude daran hat und Erfolge spürt.

Für das Nieren-Yang

- Geschmack: salzig, bitter, sauer, süß
- Thermik: neutral und warm (heiß)

Für das Milz-Qi und Nässe

- Geschmack: bitter, fade, süß
- Thermik: neutral, warm, heiß (heiß, weil keine Hitzezeichen da sind)

Anleitung für die Patientin

Wir empfehlen Frau M., einfache Kombinationen für die Stärkung ihrer Mitte zu kochen. Das Gemüse darf knackig sein, sie kann es in Olivenöl dünsten und einzeln servieren. Alternativ kann sie das Gemüse blanchieren oder im Ofen backen. Mit den Gewürzen kommt das Aroma dazu, so wird das Gericht schmackhaft und kurbelt den Stoffwechsel an. Die Gemüseportion darf üppig sein, der Getreideanteil ist geringer. »Grünes« ist immer eine gute Ergänzung dazu. Die Patientin erfährt, dass Hülsenfrüchte diuretisch und stärkend wirken, was sie motiviert, diese auszuprobieren.

Sie erhält einen Tagesplan, damit sie eine konkrete Vorstellung bekommt und motiviert wird, gleich zu beginnen. Wir arbeiten heraus, wie oft sie am Tag eine Mahlzeit essen möchte. Ihr genügen zwei Mahlzeiten, wenn sie sich satt essen darf. Natürlich! Das ist perfekt.

Im Hinterkopf haben wir, dass ein pikantes Frühstück für sie wegen des Milz-Qi-Mangels und der Nässe das Beste wäre. Und nach der zweiten Mahlzeit könnte sie sich einen kleinen süßen Nachtisch gönnen, wegen ihrer Süßgelüste. Die Idee gefällt ihr.

Frühstück (ca. 10/11 Uhr)

- 1 bis 2 Esslöffel gekochte Linsen oder Adzukibohnen
- gekochte Quinoa oder trocken geröstete und gekochte Hirse
- Frühlingszwiebel (kleingehackt), Ingwer (gerieben), Pfeffer, Bockshornkleesamen (gemahlen), grüne Kräuter (gehackt), Olivenöl, Sojasauce oder Salz

Um ihr Gefühl, dass alles erlaubt ist, zu bestärken, kann auch geraspelter Parmesan, Mozzarella oder Schafs-/Ziegenkäse darübergestreut werden.

Mittagessen (ca. 15/16 Uhr)

- nach Saison: gegartes Gemüse mit Fleisch oder Fisch 2- bis 3-mal die Woche und Salat dazu
- wenig Getreide (siehe oben)
- Gewürze passend zum Gemüse (siehe oben). Ein Hauch von Chili oder Paprikapulver bringt Bewegung in die Mitte und aktiviert die Nieren.
- Nachtisch: Polenta in Wasser mit einer Prise Salz gekocht. Mit Koriander, Kardamom, Zitronensaft und -schale sowie wenig Ingwer würzen. Zimt und Rohrzucker mischen und die Polenta damit bestreuen. Mit Obst der Saison servieren. Alternativ:

Hirse oder geröstete Haferflocken mit Kompott.

Aussicht auf Therapieerfolg

Nach eineinhalb Jahren hat Frau M. 12 Kilo abgenommen, ohne Jo-Jo-Effekt. Akute Blaseninfekte konnten mit Kräutermedizin behandelt werden, wodurch sie die immer wiederkehrenden Antibiotikatherapien vermeiden konnte.

Das Kochen wurde zu einem Highlight des Tages. Die Patientin probierte viele Rezepte aus und kann das Essen jetzt wieder richtig genießen, ohne dabei ein Gefühl von »Verzicht« zu haben. Sie begann, ihr eigenes Gemüse anzubauen. Das Kochen wurde für sie körperlich und auch seelisch zu einer wichtigen Tätigkeit, zu der sie sich hingezogen fühlt. Was enorm half, Zeiten mit dem Gefühl »nichts kann mir helfen« zu überwinden und »etwas tun zu können«. Körper, Geist und Seele beruhigten sich.

FALL 4 Ernährungsberatung bei Bluthochdruck

Unser Patient, Herr P., ist 43 Jahre alt und Schauspieler. Vor uns steht ein Mann mit weicher Körperstatur, leicht übergewichtig, mit auffallend »hängenden« Gesichtszügen, einem blassen Gesicht, Schwellungen und dunklen Schatten unter den Augen (Tränensäcke).

Sein Anliegen Herr P. hatte früher immer niedrigen Blutdruck. Seit der Schauspielerei nach dem Studium plagt ihn sein Blutdruck, der auf 140/90 hochging. Er hat Angst vor einem Schlaganfall, weil seine Mutter mit 70 Jahren einen erlitten hat und seine Großeltern beide an einem Herzinfarkt gestorben sind. Die Panik ist groß; er sagt, er sei ein Hypochonder. Hörsturz vor einem Jahr.

Der Patient möchte wissen, wie er sich mit Ernährung unterstützen kann. Er möchte gezielte Tipps. Tägliches Qi Gong tue ihm gut. Er sagt, er müsse »runterkommen«.

Anamnese

Bei den Schwellungen unter den Augen denken wir an Milz-Qi-Mangel und Nässe (Wasser oben). Die Schatten zeigen einen Nieren-Yang-Mangel. Die Gesichtsblässe weist auf Blutmangel hin. Die Statur lässt uns an Milz-Qi-Mangel denken.

Unsere Gedanken bei erhöhtem Blutdruck kreisen um mögliche Szenarien: Aufsteigendes Leber-Yang: Volle Hitze? Leere Hitze? (Blutmangel, Yin-Mangel) Magen-Hitze? Nieren-Yin/Yang-Leere? Milz-Qi-Mangel, Nässe? Weitere Fragen sollen es abklären.

Fragen zu Hitze und Leere-Hitze

- **Wie ist der Durst?** Herr P. hat keinen Durst.
- **Kleine Schlucke?** Nein → Keine Fülle-Hitze, keine Leere-Hitze.
- **Kopfschmerzen?** Nein.
- **Unruhe?** Ja.
- **Wie tritt die Unruhe auf?** Sie ist immer da → Herz-Blut-Mangel.
- **Gibt es Magenschmerzen, Brennen im Magen oder Heißhunger?** Nein → Keine Magen-Hitze.

Fragen zu Hitze und Leere-Hitze

- **Schwitzen?** Nein.
- **Hat er oft einen heißen Kopf?** Nein. → Keine Fülle-Hitze. Da er keine Hitzezeichen zeigt, schließen wir Leere-Hitze und Fülle-Hitze aus.

Fragen zum Qi allgemein

- **Wie ist die Energie?** Herr P. hat Zeiten, die sehr stressvoll sind; viele Proben vor der Aufführung. Dies erschöpft ihn sehr und kostet Kraft. Sonst ist er fit, aber auch erschöpft.
- **Wie ist das Wärmeempfinden?** Er fühlt sich angenehm warm.

Fragen zu Milz-Qi und Nässe

- **Wie ist die Verdauung? Blähungen, Stuhlgang, Unverträglichkeiten?** Leicht Blähungen. Weicher Stuhl bei Stress. Wenn er Obst oder ausschließlich Kaltes isst, wird der Stuhl flüssig → Milz-Qi-Mangel und Nässe.
- **Kommt er gut in die Gänge am Morgen?** Nein, er fühlt sich schwer. Nach Bewegung geht es besser → Nässe der Milz.
- **Nimmt er leicht zu?** Ja, obwohl er wenig isst, nimmt er nicht ab → Milz-Qi-Mangel.

Fragen nach Blutmangel

- **Wie ist die Stimmung?** Er ist sehr emotional, dünnhäutig → Leber-Blut-Mangel.
- **Lebt er vegan? Ist er Vegetarier?** Bis zum 13. Lebensjahr hat er vegetarisch gelebt → Qi-Mangel, Blutmangel.
- **Wie ist der Schlaf?** Er leidet darunter, dass er nur bis vier Uhr morgens schlafen kann. Er geht meistens nach Mitternacht zu Bett. Dadurch hat er oft zu wenig Schlaf → Das frühe Aufwachen kann von der Leber (Blutmangel, Leere-Hitze) kommen, die zu früh aktiv wird und die Augen öffnet.
- **Kennt er Panikgefühle?** Ja, die Panik steigt innerlich hoch. Das ist sehr unangenehm → Leber-Blut-Mangel.

Weiter fragen wir nach dem Zustand der Nieren-Energie

- **Hat er oft kalte Füße?** Ja, er geht immer mit Socken ins Bett.
- **Rückenschmerzen?** Ja, er muss die Nierengegend immer warmhalten.
- **Leidet er unter Erschöpfung?** Ja, er muss sehr auf sich achten
  → Alle drei Antworten weisen auf Nieren-Yang-Mangel hin.

Ernährungsgewohnheiten

Herr P. ernährt sich bereits nach den Fünf Elementen. Er bekam die Diagnose Leber-Qi-Stagnation. Er frühstückt warm: Linsen und 1 bis 2 Eier. Er isst kaum Fleisch, eher Fisch. Nach der Probe isst er um ca. 15 Uhr zu Mittag; abends etwas Kleines, Leichtes vor der Aufführung.

Unsere TCM-Diagnose

- Nieren-Yang-Mangel
- Milz-Qi-Mangel mit Nässe
- Blutmangel der Leber und des Herzens

Das Herz kommuniziert mit den Nieren. Wasser hält das Herz kühl, Feuer hält die Nieren warm. Dies gibt das Gefühl, »gut verankert zu sein«. Hier zeigt sich beim Patienten die Unruhe oben im Herzen mit Leere unten in den Nieren (Verausgabung). Damit Herz und Nieren richtig in Verbindung sind, muss die Mitte gut funktionieren und durchgängig sein. Hier blockiert die Nässe der Milz die Mitte. Auch bekommt die Mitte nicht genug Wärme zur Transformation des Nahrungs-Qi vom Unteren Erwärmer (weicher Stuhl), um Blut zu bilden. Schauspieler holen die Emotionen aus sich heraus; das Leber-Yang ist dadurch provoziert und kann das Blut und Yin erschöpfen, mit der Folge von Blutmangel im Herzen und in der Leber.

Wir gewichten die Diagnose folgendermaßen

Wenn das Nieren-Yang gestärkt wird, verbessert sich die Verdauungskraft, wodurch Nahrung durch das Milz-Qi besser trans-

Besonders empfohlene Lebensmittel bei Bluthochdruck

Wirkung	Lebensmittel
für die Stärke von Qi	**Getreide:** Amaranth, Basmati-Vollkornreis, Buchweizen (herzstärkend), Haferflocken (herzstärkend), Hirse (stärkt die Mitte und Yin und Yang der Nieren), Roggen (herzstärkend), Rundkorn-Vollkornreis **Gewürze:** Anis, Fenchelsamen, italienische Kräuter, Kardamom, Koriander, Kreuzkümmel, Kurkuma, Nelkenpulver, Vanille
für das Yang	Fenchel, Frühlingszwiebel, Kraftsuppe im Herbst und Winter, Lauch, Quinoa, Schalotten, schwarze Bohnen (mit Wacholder, Ingwer, Thymian, Pfefferkörnern und Grapefruit gekocht), Zwiebel
für festeren Stuhl	**Kleinste Menge und nicht durchzuschmecken:** Ingwer (frisch), Nelke, Muskat, Pfeffer **Sonstiges:** Lauch, Aubergine, Granatapfel, Olive, Karotte, Apfel, Umeboshi-Pflaume (sehr sauer-salzig), davon etwas (1/3 TL) zum warmen Essen als Dip dazugeben
für das Herz	Mais, Rote Bete, Rotkohl, Weizenkeime und Chiasamen ins Frühstück geben, Weizentee am Abend
für das Blut	**Beerenobst:** Brombeeren, Himbeeren, Holunderbeeren, rote Grütze, schwarze Johannisbeeren, schwarze Kirschen **Sonstiges:** blaue Trauben, Datteln, Feigen, Weißdornbeeren-Tee **Rind:** Hüftsteak, fein geschnitten, kleine Menge: Filet, in feine Streifen nach dem Braten geschnitten; Rinderhackfleisch **Grüne Blätter:** Salate, besonders Feldsalat: Fein schneiden und zum warmen Essen dazugeben oder unter das warme Essen mischen (noch besser verdaulich).
für die Beruhigung der Leber und die Absenkung des Blutdrucks	bittere Salate, Grapefruit, Maulbeeren, Mungbohnen (kühlen die Leber und stärken die Milz), Staudensellerie, Weizen-Dattel-Süßholz-Tee (S. 364), Zitrone, Zitronenwasser ans Bett stellen, schluckweise beim Aufwachen trinken

formiert wird und zusammen mit dem Qi der Atmung im Herzen Blut gebildet werden kann. Zum Absenken der »Bewegung nach oben« (Blutdruck, Panikgefühl, Unruhe) werden Geschmäcker eingesetzt, die eine nach unten gerichtete Bewegungsrichtung auslösen: bitter, salzig und sauer.

Ernährungsberatung mit gezielten Tipps

Geschmack: bitter, salzig, sauer (für das Absteigen der Energie); süß: neutral, warm (erfrischend für Milz-Qi und Blut); salzig: warm (für das Nieren-Yang)

Wir raten unserem Patienten, den bitteren und sauren Geschmack in jeder Mahlzeit zu verwenden.

Aussicht auf Therapieerfolg

Als wir ihm die Diagnose und damit die Ursache für seinen erhöhten Blutdruck erklärten, fühlte Herr P. sich sehr verstanden, weil sie völlig dem entsprach, wie er sich fühlte: Auf der einen Seite fit, agil, warm mit Unruhe und Panik und auf der anderen Seite erschöpft und kalt. Neu war für ihn, dass er thermisch warme Lebensmittel verwenden durfte. Die Kraftsuppen liebte er; abgefüllt in eine Thermoskanne, nahm er sie zur Arbeit mit und fühlte sich so über den Tag gut versorgt. Da ausreichend Schlaf die Grundlage für die Regeneration und die Stärkung von Qi und Blut ist, bekam er zusätzlich eine Kräuterrezeptur. Da die Aufführungen abends stattfanden, konnte er den späten Schlafrhythmus nicht ändern.

Das Bild der Herz-Nieren-Verbindung trug er mit in seine Qi-Gong-Übungen.

FALL 5 Ernährungsberatung bei Burnout

Unser Patient, Herr L., ist 55 Jahre alt und Angestellter. Er ist von schlanker Statur und sieht erschöpft aus.

Sein Anliegen Herr L. hat regelmäßig Infekte mit Gliederschmerzen, leichtem Fieber und Erkältungssymptomen. Wenn er sich von einem Infekt erholt, vergehen meist nur wenige Tage, bis die Beschwerden erneut auftauchen. Er ist oft krankgeschrieben und kann nicht arbeiten. Er fühlt sich sehr erschöpft, seine Energie reicht kaum für einen Tag aus.

Anamnese

Unser Patient friert sehr stark, braucht warme Kleidung und Wärmflaschen. Selbst damit wird er das Gefühl, »innerlich zu frieren«, nicht los.

Wir denken an Nieren-Yang-Mangel und stellen gezielte Fragen

- **Wie ist sein Schlaf?** Morgens kommt Herr L. nicht in die Gänge, der Schlaf ist nicht erholsam → Yang-Mangel: Er scheint zu erschöpft, um tief zu schlafen.
- **Leidet er unter Nachtschweiß?** Teilweise muss er sich 1- bis 2-mal nachts umziehen. Es kommt ihm vor, als könne sein Körper nachts Temperaturschwankungen nicht gut regulieren, sodass er verstärkt schwitzen müsse → Blutmangel, Nieren-Yang-Mangel, eventuell Nieren-Yin-Mangel.

Wir fragen zum Thema Nieren-Yin-Mangel

- **Hat er oft Hitzegefühle?** Nein.
- **Durst?** Nein.
- **Einen trockenen Mund?** Nein.
- **Heiße Füße nachts?** Nein.
- **Schwitzt er auch tagsüber?** Ja, er hat immer ein zweites Shirt zum Wechseln dabei → Dies weist auf einen Lungen-Qi-Mangel hin. Das Lungen-Qi kontrolliert das Öffnen und Schließen der Poren. Es ist abhängig vom Nieren-Yang.

- **Wie ist die Verdauung?** Er ist häufig geplagt von Durchfällen. Nach manchen Speisen bekommt er sofort Durchfall, dies schlaucht ihn zusätzlich.
- **Welche Speisen sind das?** Oft sind es die Gerichte, wenn er abends essen geht oder auch mittags, wenn er sich etwas zu essen auswärts holt. Wenn er dazu kommt, selbst zu kochen, ist es besser → Das Nieren-Yang gibt die nötige Wärme an die Milz weiter. Ist dies vermindert, leidet die Verdauung darunter.
- **Wie kommt er mit Temperaturschwankungen am Tag zurecht?** Sehr schwer. Er kann sich nicht anpassen, ihm scheint, als ob sein Körper sie nicht regulieren kann. Am besten wäre es für ihn, wenn es draußen immer maximal 20 Grad hätte, nicht heißer und nicht kälter. Winter und Sommer verträgt er nicht. Herbst und Frühling sind besser, aber da hat er noch mehr Infekte → Dies weist auf eine tiefe Erschöpfung auch des Blutes hin. Das Blut regelt die Temperaturanpassung.
- **Gibt es Beschwerden im unteren Rücken/ Knie?** Er beschreibt ein Gefühl von »die Nieren sind leer«. Der untere Rücken ist immer kalt, die Knie auch.

Ernährungsgewohnheiten

Unser Patient hat keine Kraft, sich um das Essen zu kümmern. Er wärmt sich ein Mittagessen auf. Mehr Informationen bekommen wir nicht, außer dass er sich unterwegs etwas zum Essen holt. Gut – damit wissen wir, dass wir vorerst nur eine einzige leicht umsetzbare Rezeptidee geben können, um ihn nicht zu überfordern.

Unsere TCM-Diagnose

- Nieren-Yang-Mangel
- Milz-Qi-Mangel
- Blutmangel

Ernährungsberatung

Wir empfehlen eine Rinderkraftsuppe (S. 380) bzw. Blutaufbau-Kraftsuppe (S. 382): Eine große Portion davon jede Woche einmal für 3 bis 4 Tage auf Vorrat kochen, in saubere Flaschen füllen und kühl stellen. Täglich 2 Tassen davon trinken. Heiß in eine Thermoskanne gefüllt mit zur Arbeit nehmen. Nicht trinken an Tagen, an denen er einen akuten Infekt mit Gliederschmerzen und Fieber hat (Näheres dazu ab S. 305).

Aussicht auf Therapieerfolg

Herr L. wird seit längerem bei uns mit Akupunktur, Moxibustion und Kräutermedizin behandelt. Um nach einem Burnout wieder zu Kräften zu kommen, braucht es viel Zeit. Er beginnt erst einmal, die Kraftsuppe in seinen Alltag zu integrieren. Wenn die Zeit reif ist, bekommt er weitere Tipps zur Ernährung.

FALL 6 Ernährungsberatung bei Akne

Unser Patient, Leon, ist 17 Jahre alt, Schüler und wirkt sehr sportlich.

Sein Anliegen Leon leidet sehr unter Akne und ist sich nicht sicher, was er essen darf und was nicht. Alle Tipps aus dem Internet, von Freunden, Familie und Ärzten haben bis jetzt keinen sichtbaren Erfolg gebracht.

Anamnese

Der Patient ist aufgeschlossen und interessiert an der Sichtweise der TCM. Er sei fit, nur die Akne mache ihm zu schaffen.

Folgende Fragen sollen mögliche Ursachen klären

- **Wie sieht die Ernährung aus?** Leon treibt viel Sport und isst daher viel Eiweiß in Form von Fleisch, Eiern und Milchprodukten wie Joghurt und Quark. Auf Kohlenhydrate verzichtet er meistens. Beim Lernen bekommt er immer Hunger und isst Nüsse und Trockenobst.
- **Konsumiert er Alkohol, Kaffee, Chips, Süßigkeiten?** Er versucht schon, weniger Alkohol zu trinken, auch wenn es ihm beim Zusammensein mit Freunden schwerfällt und er nicht verzichten möchte. Chips isst er kaum, Süßigkeiten versucht er durch Nüsse zu ersetzen. Er trinkt viel Kaffee in der Schule → Diese Ernährungsform begünstigt die Entstehung von Nässe und Hitze.

Wie kommt es zur Hitze-Bildung?

- **Wie sind die Lernfähigkeit und Konzentration?** Er kann sich nicht sehr gut konzentrieren und wird schnell wütend, wenn er merkt, dass die Konzentration nachlässt. Er empfindet die Klausuren und das Lernen als Druck → Die mangelnde Konzentration ist auf die schwache Milz mit Nässe zurückzuführen. Es fällt ihm schwer, klare Gedanken zu fassen. Hinzu kommt eine Leber-Qi-Stagnation, die die Entstehung von Hitze in der Milz begünstigt.

Fragen zur Klärung, ob eine Leber-Qi-Stagnation beteiligt ist

- **Was bedeutet der Sport für ihn?** Er braucht den Sport, um »ausgeglichen« zu sein.
- **Kennt er das Gefühl, eine »kurze Zündschnur« zu haben?** Ja! → Hinweise auf Leber-Qi-Stagnation.

Unsere TCM-Diagnose

- Nässe-Hitze der Milz
- Leber-Qi-Stagnation

Ernährungsberatung

Aus unserer Erfahrung spielt der Verzehr von Nüssen bei Hautunreinheiten eine große Rolle. Sobald eine Neigung zu Pickeln, vor allem zu eitrigen und entzündeten Pickeln, besteht, raten wir, komplett auf Nüsse zu verzichten. Viele Patienten bemerken dadurch bereits eine Besserung. Nüsse begünstigen die Entstehung von Schleim, der sich in der Haut ablagern kann. Besonders Erdnüsse fördern die Entstehung von Schleim mit Hitze (Entzündungen).

Als Alternative zu den »Nuss-Snacks« zwischendurch überlegen wir zusammen: Leon braucht etwas Nährendes für seinen häufigen Sport und sein intensives Lernen. Er könnte sich vorstellen, am Nachmittag noch einmal etwas Kleines und Leichtes zu essen, damit er nicht in ein »Hungerloch« fällt. Wir empfehlen statt Nüssen eine kleine Zwischenmahlzeit, z. B. den knusprigen Mungbohnen-Snack (S. 342).

Bei der Beratung fragen wir Leon zudem, ob er beim Frühstück ausreichend satt wird. Es stellt sich heraus, dass er meistens nicht frühstückt, sondern erst in der Schule ein Croissant oder Schokocroissant zu einem Kaffee isst. Für die Milz wäre ein kleines Frühstück ideal, auch zur Unterstützung seiner Lernfähigkeit. Leon kann sich mit dem Gedanken an ein schnelles und unkompliziertes warmes Frühstück, z. B. ein schnelles Porridge (S. 322), nur mit milden Gewürzen, anfreunden.

Wir raten ihm, einen Teil der tierischen Eiweißquelle regelmäßig durch Hülsenfrüchte

Nüsse besser mit Schale kaufen

Nüsse werden ranzig, sobald die Schalen entfernt sind. Die ranzigen Öle sind eine Belastung für die Leber und Verdauung. Sie speichern außerdem hohe Konzentrationen von Chemikalien. Besser ist, unbehandelte heimische Nüsse in Schale zu nehmen; sie sind ca. 1 Jahr haltbar und werden erst nach Bedarf frisch geknackt/geöffnet.

zu ersetzen. Wir erklären ihm die Wirkung von tierischen und pflanzlichen Proteinquellen und ermutigen ihn, mehr Hülsenfrüchte zu essen. Er kam bisher nicht auf die Idee, aber er mag Linsen eigentlich sehr gerne. Er wird auch schwarze Bohnen und Mungbohnen ausprobieren.

Dazu kommen reichlich grüne Kräuter, Gurke mit Schale und Stangensellerie, die alle zur Reinigung des Blutes und damit der Haut beitragen sollen.

Aussicht auf Therapieerfolg

Je nachdem, wie groß der Leidensdruck ist, wird unser Patient mehr oder weniger konsequent die Empfehlungen umsetzen. Es werden immer wieder Phasen dabei sein, in denen es ihm schwererfällt, seinen Rhythmus beizubehalten, etwa wenn im Umfeld Fast Food und Alkohol Thema konsumiert werden. Wir erklären Leon, dass es hauptsächlich darum geht, zu Hause eine gute Routine für sich zu finden. Wenn er, so gut es geht, die Ernährung umsetzt, die ihm guttut, können auch Ausnahmen gemacht werden.

FALL 7 Ernährungsberatung bei Leber-Qi-Stagnation

Unsere Patientin, Frau D., ist 42 Jahre alt, sie ist Mutter eines zweijährigen Kindes. Frau D. ist eine agile, zarte Frau, drahtig und sportlich mit kühlem Händedruck.

Ihr Anliegen Die Patientin wird von plötzlichen Wutanfällen geplagt. Sie ist derzeit in Therapie und hat Möglichkeiten der Selbstregulation gelernt. Trotzdem treten die Anfälle weiterhin auf. Frau D. möchte wissen, ob sie sich mit TCM-Ernährung unterstützen kann, weil sie einen körperlichen Bezug spürt: Denn je schwächer und gestresster sie sich fühlt, umso eher kommt der Wutausbruch. Nach der Geburt ihres Kindes wurden die Ausbrüche immer schlimmer. Frau D. arbeitet seit eineinhalb Jahren 30 Stunden in einer Firma. Ihr Mann arbeitet Vollzeit.

Anamnese

Frau D. berichtet, dass sie neben den Wutanfällen auch unter starken Verspannungen des Nackens und des unteren Rückens leidet.

Bei Wut denken wir natürlich als Erstes an die Leber, das Organ, das für den freien Fluss der Energien sorgt und Blut sowie alle Emotionen speichert. Wut und Ärger sind ihr Ausdruck. Bei Druck, Stress und Frustration neigt die Leber zu Stagnation (Leber-Qi-Stagnation). Auch Leber-Blut-Mangel kann zur Stagnation führen. Für den freien Fluss der Energien ist genügend Blut nötig. Aus der Stagnation kann Hitze entstehen, die sich eine Bahn sucht, oft in Form von Ausbrüchen. Die Rückenverspannungen können aufgrund von Blutmangel und Leber-Qi-Stagnation auftreten. Wir fragen gezielter nach.

Fragen zum Blutmangel

- **Wie lange wurde gestillt?** Frau D. stillt das über zweijährige Kind noch. Sie hat acht Monate lang voll gestillt.
- **Wann hat die Menstruation nach der Geburt wieder eingesetzt?** Nach ca. einem Jahr.
- **Wie ist ihr Schlaf?** Ein- und Durchschlafen ist schwierig → Alle Antworten weisen auf Leber-Blut-Mangel hin.

Wir wollen den Zustand der Leber klären, wollen wissen, ob sich der Verdacht der Leber-Qi-Stagnation bestätigt

- **Wie ist die Verdauung?** Sehr wechselhaft. Manchmal mehrmals am Tag breiig, dann wieder geformt, manchmal ganz hart.
- **Blähungen?** Ja, das ist zum Abend hin sehr unangenehm. Manchmal tut dann der ganze Bauch weh und fühlt sich an wie ein Brett.
- **Ist sie ehrgeizig?** Ja, sie macht alles 150-prozentig.
- **Kalte Finger?** Ja immer, auch wenn sie sich innerlich warm fühlt → Alle Antworten bestätigen Leber-Qi-Stagnation.

Fragen zum Qi und Yang

- **Wie ist das Wärmegefühl?** Sie friert viel. Kalte Füße und Hände.
- **Ist das Frieren auch innerlich?** Ja, außer in der Schwangerschaft → Wir vermuten Nieren-Yang-Mangel als Konstitution.
- **Fühlt sie sich fit?** Nein, überhaupt nicht. Sie neigt zu depressiven Verstimmungen, sie ist dann ganz down. Arbeit und Kind bringen sie an die Grenzen. Das Kind hat auch Wutanfälle → Qi- und Yang-Mangel.

Ernährungsgewohnheiten

Frau D. lebt vegetarisch. Sie geht ohne Frühstück zur Arbeit, da sie das Kind morgens auch noch in die Kita bringen muss. Mittags isst sie ein Sandwich vom Bäcker. Abends isst sie, wenn sie es zeitlich schafft, Nudeln oder eine Gemüsepfanne.

Unsere TCM-Diagnose

- Leber-Blut-Mangel
- Leber-Qi-Stagnation (Nieren-Qi-Mangel)

In der TCM wird Müttern geraten, dass es Zeit zum Abstillen ist, wenn die Menstruation wieder einsetzt. Somit wird verhindert, dass die Mutter in einen Blutmangel rutscht. Die Geburt an sich und das Stillen sind eng mit einem Blutverlust verknüpft. Hier hat das lange Stillen den Blutmangel verstärkt. Bei der Geburt war die Patientin 40 Jahre alt. Ihre Energie war bereits auch konstitutionell geschwächt. Bei einem Leber-Blut-Mangel mit darunterliegendem Nieren-Energie-Mangel kann sie am ehesten aus der Stagnation Kraft schöpfen, so, als wenn sie nur durch »Sich-Zusammenreißen« den Tag meistern kann.

Ernährungsberatung

Wir klären Frau D. auf und motivieren sie zuallererst, das Kind abzustillen (S. 209), was sie auch tut. Daraufhin werden die Bauchbeschwerden und Verspannungen sofort besser.

Wir kombinieren die Empfehlungen bei Leber-Blut-Mangel (S. 151) und Leber-Qi-Stagnation (S. 154) zu einem Plan, der einfach und umsetzbar ist und zu ihrem zeitlich knappen Alltag passt:

Wir raten zu einem reichhaltigen Frühstück, damit sie morgens mehr Energie tankt und am Nachmittag nicht bereits ganz erschöpft das Kind abholt. Für die Mittagspause nimmt sie sich den Rest vom Frühstück mit, das sie abends vorbereitet hat. Da sie Eiweiß für das Blut braucht, fängt sie an, sich Linsen zu kochen, die sie unter das Frühstück mischt.

Aussicht auf Therapieerfolg

Als Frau D. verstand, dass sie mit regelmäßigem Essen über den Tag verteilt ihre Energie und das Blut stärken kann, setzte sie viele Ernährungsempfehlungen um. Die Wutanfälle wurden weniger, und wenn sie kamen, dann in abgeschwächter Form. Alle zwei Monate kommt sie nun in die Praxis, um ihre Ernährung zu besprechen und zu verfeinern. Sie braucht den Kontakt, um nicht in alte Muster zu fallen.

FALL 8
Ernährungsberatung nach Bauchoperation

Unsere Patientin, Frau N., ist 56 Jahre alt, arbeitet seit ihrer Bauch-OP in Teilzeit. Sie macht einen gebrechlichen Eindruck, der Bauch ist stark geschwollen.

Ihr Anliegen Seit einer großen Bauch-OP vor drei Monaten leidet sie unter Bauchschmerzen, Verdauungsbeschwerden und Gewichtszunahme.

Anamnese

Frau N. wirkt geschwächt. Ihr Bauch fühlt sich gebläht, gespannt und geschwollen an. Sie selbst beschreibt, dass sich ihr Bauch innerlich wie äußerlich sehr kalt anfühlt. Ihr Leben lang hatte sie eine sehr regelmäßige, gute Verdauung; seit der OP leidet sie unter Verstopfung und mangelndem Appetit. Gleichzeitig nimmt sie stetig an Gewicht zu.

Wir vermuten, dass durch die Operation Kälte in den Bauch eingedrungen ist. Die Kälte führt zu Stagnationen, die sich durch Schmerzen und Blähungen bemerkbar machen. Zudem ist durch die Kälte die Transformation der Milz geschwächt und der Stoffwechsel funktioniert nicht gut.

Weitere Fragen zu Milz-Qi, Nässe und Kälte sollen dies abklären

- **Tut Wärme auf dem Bauch gut?** Sie kam noch nicht auf die Idee, aber die Vorstellung einer Wärmflasche auf dem Bauch klingt sehr gut.
- **Neigt sie zu Infekten?** Ja, sie ist sehr anfällig für Infekte und neigt zu Schleim in der Nase.
- **Wie kommt sie durch den Tag? Hat sie genug Energie?** Sie hat ein vermehrtes Schlafbedürfnis. Seit der OP hat sie weniger Energie und bemerkt, dass ihre Muskeln am ganzen Körper schwächer werden.
- **Wie ist die Verdauung?** Sie beschreibt die Verdauung als sehr träge, der Stuhl an sich sei normal. Sie hat ein Völlegefühl nach dem Essen, Bauchschmerzen und der Bauch fühlt sich an wie ein kalter Stein.
- **Das Temperaturempfinden?** Sie fröstelt leicht.
- **Wie ist ihr Gemütszustand?** Sie grübelt viel und sorgt sich oft. → Alles weist auf Milz-Qi-Mangel, Nässe und Kälte der Milz hin.

Ernährungsgewohnheiten

Frau N. frühstückt meistens nicht; manchmal isst sie morgens Haferflocken mit Milch, Joghurt und Banane oder ein Brot mit Käse. Dazu trinkt sie gerne Schorlen und Wasser aus dem Kühlschrank. Mittags wird meistens gekocht und abends gibt es Salat oder Brotzeit. Nach dem Abendessen hat sie meist noch Süßgelüste.

Da ihre Verdauung seit der OP zu träge ist, wurde ihr geraten, täglich Joghurt zu essen. Es ist keine Besserung eingetreten.

Unsere TCM-Diagnose

- eingedrungene Kälte im Bauch
- Milz-Qi-Mangel
- Nässe-Kälte der Milz

Ernährungsberatung

Wir erklären Frau N., dass bei Operationen häufig Kälte in den Körper eindringen kann. Diese Kälte setzt sich fest, in ihrem Fall im gesamten Bauchraum, und führt dazu, dass die Energien nicht frei fließen können. Wir erläutern ihr kurz das Reistopfmodell.

Um möglichst schnell eine Erleichterung der Beschwerden zu erzielen, erklären wir, dass es nötig ist, dreimal am Tag warm zu essen und ausschließlich warme Getränke zu trinken. Sie soll ausprobieren, ob warmes, abgekochtes Wasser am Morgen sowohl Wärme in den Bauch bringt als auch die Verdauung sanft anregt.

Im Gespräch stellt sich heraus, dass Frau N. sich ein warmes Frühstück sehr gut vorstellen kann. Statt Milch und Joghurt wird sie die Haferflocken mit heißem Wasser übergießen und wärmende Gewürze wie Zimt und Kardamom hinzufügen. Wir erklären ihr kurz die unterschiedliche thermische Wirkung von Lebensmitteln und wie sie mit der Auswahl von wärmenden Lebensmitteln die Kälte im Bauch lindern kann. Wir weisen darauf hin, dass Milch, Joghurt, Käse, Bananen und Südfrüchte kontraindiziert sind und dass leichte gekochte Speisen mit aromatischen Gewürzen und neutraler, warmer Thermik zu bevorzugen sind. Zudem ist der bittere Geschmack gut für sie, da er Nässe trocknet.

Ernährungsempfehlungen

Die Empfehlungen entsprechen jenen bei Milz-Qi-Mangel (S. 127) und Kälte-Nässe (S. 132). Zusätzlich zu den Ernährungstipps raten wir der Patientin, den Bauch von außen zu wärmen. Wenn sie zu Hause ist, kann sie sich eine Wärmflasche mit einem Schal um den Bauch binden oder Kirschkernkissen verwenden. Zudem sollten Bauch und Rücken mit entsprechender Kleidung warmgehalten werden.

Diese Empfehlungen gelten sowohl für den akuten Zustand als auch für die Behandlung der zugrundeliegenden Schwäche. Wir motivieren sie, dass sie tagtäglich mit der richtigen Ernährung die Schwäche ausgleichen und sich stärken kann.

Aussicht auf Therapieerfolg

Werden die Empfehlungen konsequent umgesetzt, sollten sich bereits nach ein paar Tagen Verbesserungen in der Verdauung bemerkbar machen.

Beim zweiten Termin, nach zwei Wochen, zeigen sich bereits deutliche Besserungen. Das warme Wasser am Morgen tut Frau N. sehr gut und sie kann sich gar nicht mehr vorstellen, etwas Kaltes zu trinken. Wenn sie sich an die warmen Mahlzeiten hält, kommt die Verdauung in Gang. Das warme Frühstück hilft ebenfalls.

Nach zwei Monaten stellt sie fest, dass sie ihr Gewicht reduzieren bzw. halten kann und dass ihre Verdauung wieder regelmäßig ist. Der Bauch fühlt sich nicht mehr kalt und wie ein Stein an. Sie merkt jedoch, dass sie sehr gut auf die Ernährung achten muss. Hier hat es sich bewährt, alle paar Monate einen Termin auszumachen, um die Ernährung immer feiner an sie anzupassen und ihr auch durch die kalten Monate das Jahr hindurch neue Tipps mit an die Hand zu geben.

FALL 9 Ernährungsberatung bei Heuschnupfen

Unsere Patientin, Frau T., ist 26 Jahre alt und befindet sich derzeit in Ausbildung. Die junge Frau mit herzlicher Ausstrahlung und weicher Körperstatur kommt im Frühling zur Beratung.

Ihr Anliegen Die Patientin ist sehr von Heuschnupfen geplagt. Ihre Nase läuft, sie niest häufig und ihre Augen jucken. Sie möchte wissen, ob sie etwas an ihrer Ernährung ändern sollte.

Anamnese

Frau T. fühlt sich, als hätte sie einen grippalen Infekt, und ist insgesamt geschwächt. Sie kommt in der akuten Phase im Frühling, deswegen geht es jetzt um Linderung der Symptome und schnelle Hilfe. Der Frühling mit der Wandlungsphase Holz ist die Zeit von Leber und Gallenblase. Da die Leber das Blut speichert und reichlich Blut und Yin sie ausgeglichen hält, kann eine Leere zu Leber-Hitze oder Wind führen.

Wir denken an zu nasse Schleimhäute (sie werden von Lunge und Milz kontrolliert), die Partikel wie Pollen aufnehmen können. Diese können zu Allergenen werden und es bildet sich noch mehr Nässe und Schleim.

Wir fragen die Patientin nach Symptomen des Milz-Qi-Mangels und Nässe/Schleim

- **Wie ist die Verdauung, ist der Stuhl breiig?** Ja, immer, jetzt noch weicher als sonst.
- **Wie fühlt sich der Kopf an?** Matschig, dumpf, benommen.
- **Wie ist das Wärmeempfinden?** Warm, sie fühlt sich dampfig/feucht-nass-warm → Feuchte Hitze in der Milz.
- **Und im Winter?** Sie friert leicht im Winter.
- **Durst?** Nein.
- **Läuft die Nase, muss sie sich schnäuzen?** Ja, dauernd kommt klarer Schleim. → Milz-Qi-Mangel/Nässe/Schleim bestätigt sich.

Weiter klären wir Leber-Blut-Mangel und Leere-Hitze

- **Wie sind die Augen?** Sie jucken und sind gerötet → Leber-Hitze.
- **Und der Rachen?** Er juckt → Leber-Hitze.
- **Sind die Augen auch sonst empfindlich?** Ja, es besteht Nachtblindheit und sie sieht auch tagsüber schlechter.
- **Menstruation – wie ist die Blutung?** Sehr schwach. → Leber-Blut-Mangel mit Leere-Hitze. Keine Fülle-Hitze, da Frau T. weder Durst noch einen roten Kopf hat.

Ernährungsgewohnheiten

Frau T. ernährt sich »gesund«. Einmal am Tag, abends, kocht sie, z. B. Nudeln, Kartoffeln mit Gemüse, Rührei. Morgens isst sie Müsli mit Joghurt oder Milch und über den Tag verteilt belegte Brote, die sie zur Arbeit mitnimmt. Sie ernährt sich vegetarisch.

Unsere TCM-Diagnose

- Milz-Qi-Mangel mit Nässe
- Nässe-Hitze der Milz
- Leber-Blut-Mangel mit Leere-Hitze der Leber

Ernährungsberatung

Wir erklären Frau T., welche Schwäche in ihr den Heuschnupfen auslöst. Ihre Konstitution ist geprägt durch eine schwache Mitte und Blutmangel. Die Stärkung der Mitte ist die Basis; gleichzeitig wird Nässe und feuchte Hitze ausgeleitet. Zudem wird mit der entsprechenden Ernährung die Leber gekühlt und beruhigt und das Blut wird genährt.

Zur Linderung der akuten Symptome sollten die Tipps konsequent für ein bis zwei Wochen umgesetzt werden:

- Verzicht auf alle Milchprodukte, auch Käse. Butter und Sahne sind okay.
- kein Brot, keine Weißmehlprodukte, kein Zucker
- keine scharf-heißen Gewürze wie Chili, Cayennepfeffer, Zimt, Knoblauch, Pfeffer

Empfohlene Ernährung Für die Beruhigung (Kühlung) der Leber:

- Geschmack: sauer und bitter
- Thermik: erfrischend (kalt)

Für die Nässe der Milz und feuchte Hitze:

- Geschmack: bitter, fade
- Thermik: neutral, erfrischend

Wir empfehlen Frau T., morgens eine warme Mahlzeit mit Hülsenfrüchten, Getreide, Öl und bitteren Blättern sowie gedünstetem Gemüse zu essen oder diese zur Arbeit mitzunehmen. Allgemein raten wir, leichte, einfache Speisen zu essen und einen klaren Rhythmus in die Ernährung zu bringen. Kein Durcheinander, kein Essen »zwischendurch«.

Wir geben ihr Ideen zur Auswahl (siehe Tabelle unten).

Aussicht auf Therapieerfolg

Frau T. hat die Tipps schnell und konsequent umgesetzt. Nach 1½ Wochen war sie beschwerdefrei. Sie will sich weiterhin so ernähren, da es ihr guttat. Der Plan wurde erweitert.

Empfohlene Lebensmittel für die Patientin mit Heuschnupfen

Lebensmittelgruppe bzw. Wirkung	Lebensmittel
Gemüse	Artischocke, Aubergine, Blumenkohl, Brokkoli, Erbsen, Gurke, Karotten, Rettich, Sellerie, Shiitake, Spargel, Spinat, Weißkohl
Hülsenfrüchte	Adzukibohnen, Mungbohnen, Tempeh, Tofu
Grünes	Alfalfa, Kopfsalat, Kresse, Löwenzahnblätter, Radicchio, Radieschen, Rucola, Sojasprossen
Getreide	Amaranth, Buchweizen, Gerste, Hirse, Reis (Congee)
zum Beruhigen der aufsteigenden Leber-Hitze	Pfefferminztee, Geißblatttee, Zitronensaft und -schale zum Kochen verwenden
zur Linderung der juckenden Augen	Chrysanthemenblüten-Tee: 2 Blüten mit ½ l heißem Wasser übergießen und 10 Min. ziehen lassen; 3 Tassen täglich In Tee getränkten Wattepad auf die Augen legen

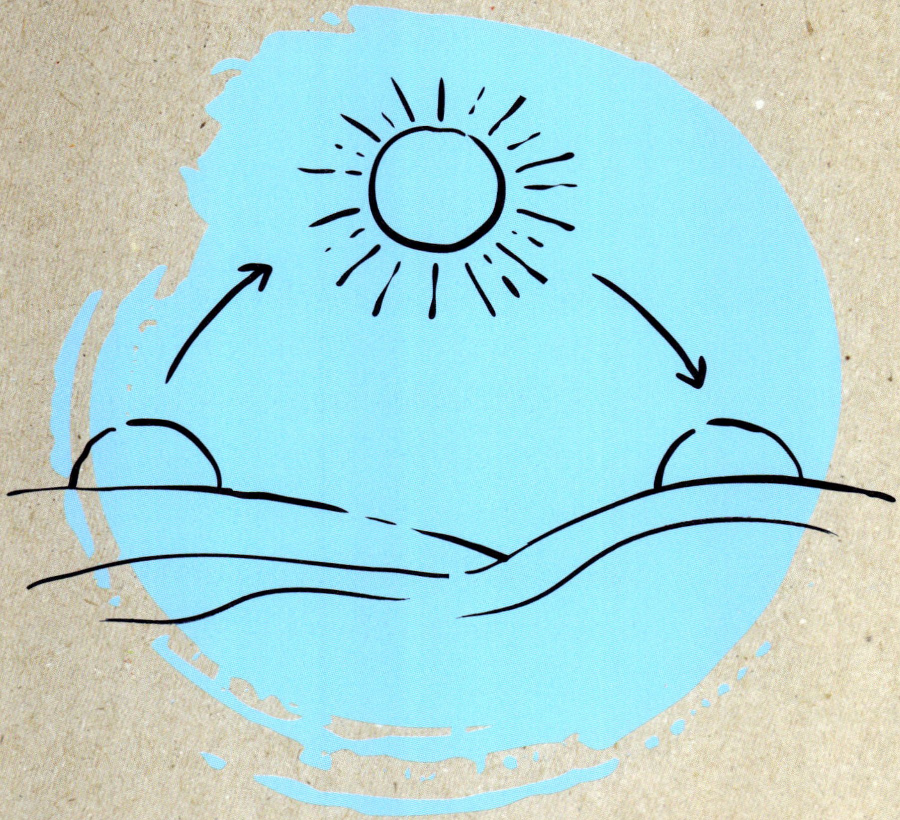

TCM-Ernährung täglich, ganzjährig, lebenslang

Egal in welchem Alter, zu welcher Tages- oder Jahreszeit: Die TCM-Ernährung passt sich unserer individuellen Lebenssituation an. Sie hilft nicht nur bei einzelnen Beschwerden, sondern kann uns durchs ganze Leben begleiten.

Gesund durch das Jahr

Unser Körper spiegelt die Zyklen der Jahreszeiten wider, genau wie die Natur selbst. Durch eine darauf abgestimmte Ernährung können wir ihn optimal unterstützen, um beschwerdefrei durch das Jahr zu gehen.

Es ist weise, mit den Energien der Natur zu leben und nicht gegen sie. Die TCM sieht die Natur als Makrokosmos und den Menschen – unseren Körper – als Mikrokosmos. Das bedeutet, dass der Mensch ein Abbild der Natur ist und denselben Wandlungen der Natur unterliegt. Diesen Wandlungen sind wir unweigerlich ausgesetzt, denn nach jedem Winter folgt ein Frühling, nach jedem Frühling ein Sommer.

Das Jahr in Bezug auf die Ernährung

Je mehr wir uns den wandelnden Jahreszeiten anpassen, umso leichter und gesünder gehen wir durchs Jahr. Betrachten wir das Tai-Chi-Symbol (Yin-Yang-Symbol) mit seiner Yin- und Yang-Phase, so erkennen wir darin den Wandel der Jahreszeiten.

Der Sommer verkörpert die große Yang-Zeit, die uns die Gelegenheit bietet, unser Yang zu stärken. Im Gegensatz dazu ist der Winter die große Yin-Zeit, in der wir unser Yin aufbauen können. Dazwischen spiegeln der Frühling und der Herbst jeweils die kleine Yang- und kleine Yin-Zeit wider.

Der Sommer – die große Yang-Zeit

Mit der passenden Ernährung haben wir im Sommer die Chance, unser Yang zu stärken. Jeder sollte darauf achten, seine Energie und Lebenskraft zu steigern. Leider neigen viele Menschen gerade im Sommer dazu, weniger zu kochen. Da sich die Wärme und das Yang mehr in den äußeren Schichten des Körpers befindet, bleibt der Bauch mit der Verdauungskraft mit weniger Wärme und Yang zurück. Fälschlicherweise wollen wir uns mit Salaten und Quarkspeisen »abkühlen«, doch die Mitte ist grundsätzlich schwächer in der Sommerzeit. Die Sommergrippen mit Magen-Darm-Infekten sind ein typisches Zeichen dafür, dass kühlende Nahrung die Mitte zusätzlich geschwächt hat.

Wir empfehlen, trotz der warmen Temperaturen im Sommer weiter zu kochen und warm zu essen. Das Essen sollte leicht und bekömmlich sein. Die erfrischenden Früchte und Salate sind als Ergänzung zum warmen Essen zu sehen, nicht als Ersatz. Wird der Körper innerlich warmgehalten, kann Sommerhitze besser ertragen werden, weil der Temperaturunterschied zwischen einem warmen Körper und der Außentemperatur geringer ist.

Um gezielt die Yang-Zeit für die eigene Stärkung und innere Wärme zu nutzen, sind Gemüsebrühen ideal – vor allem für jene, die im Winter viel frieren. Warmes Essen im Sommer ist die beste Prävention, um gewärmt durch den Winter zu kommen und sich besser vor der Erkältungszeit mit den grippalen Infekten zu schützen.

Der Herbst – die kleine Yin-Zeit

Bereits im Sommer beginnt das Yin, sich langsam auszubreiten. Im Herbst beginnt das Yang, sich zurückzuziehen. Jetzt haben wir die Möglichkeit, unser Yin zu nähren. Die Trockenheit mit dem Fallen der Blätter macht Haut und Haare trocken. Der Herbst ist auch die Zeit, um die Abwehrkräfte zu stärken. Mit saftigen Kompotten und Gemüsen für Blut und Säfte sowie länger gegarten Gerichten für die Immunabwehr ist dies auch die beste Prävention, um gut durch den Frühling zu kommen. Heuschnupfen und andere Allergien werden vorausschauend im Herbst behandelt.

Der Winter – die große Yin-Zeit

Der Winter ist die perfekte Zeit, um das Yin zu stärken. Säfte, Blut und Substanz werden mit nährenden Zutaten wie Hülsenfrüchten, Rinderknochenbrühe und Eintöpfen gestärkt. Anders als im Sommer ist die Wärme nun vermehrt im Bauch und weniger in den äußeren Schichten des Körpers. Es steht also mehr Wärme für den Verdauungstrakt zur Verfügung und wir können deftige und fettere Speisen besser verdauen als im Sommer.

Der Frühling – die kleine Yang-Zeit

Bereits im Winter wächst das Yang wieder an, um dann im Frühling prägend zu werden. Es ist noch klein und strebt nach oben, so wie draußen alles zu sprießen beginnt. Die Energien wollen fließen. Unterstützt wird dies durch leichte Kost, die leichteste im ganzen Jahr. Nach dem Winter ist im Frühling ein entlastender, belebender Ernährungsstil wohltuend, um in die Aktion der Frühlingsenergie und ins Tun zu kommen.

Der Wandel der Jahreszeiten: Dojo-Zeiten

Die Übergänge vom Winter zum Frühling und vom Sommer zum Herbst sind die größten Hürden, um geschmeidig mit dem Wandel gehen zu können. Viele kennen die Herbst- und Frühlingsdepressionen. Eine Hilfe bieten uns die Dojo-Zeiten, die wie ein Puffer viermal im Jahr zwischen den Jahreszeiten liegen.

Die Dojo-Zeiten sind immer 18 Tage, die sich zwischen die Jahreszeiten schieben. Sie entsprechen der Wandlungsphase Erde. Häufig kann man beobachten, dass in dieser Zeit die Natur stillsteht, die Vögel weniger zwitschern und sich draußen nur wenig verändert. Es scheint, als würde sich die Natur auf die nächste Jahreszeit vorbereiten. Besonders in diesen Tagen können wir unsere »Erde«, unsere Mitte, stärken. Dies unterstützt unsere Fähigkeit, mit dem Wandel der Jahreszeiten umzugehen.

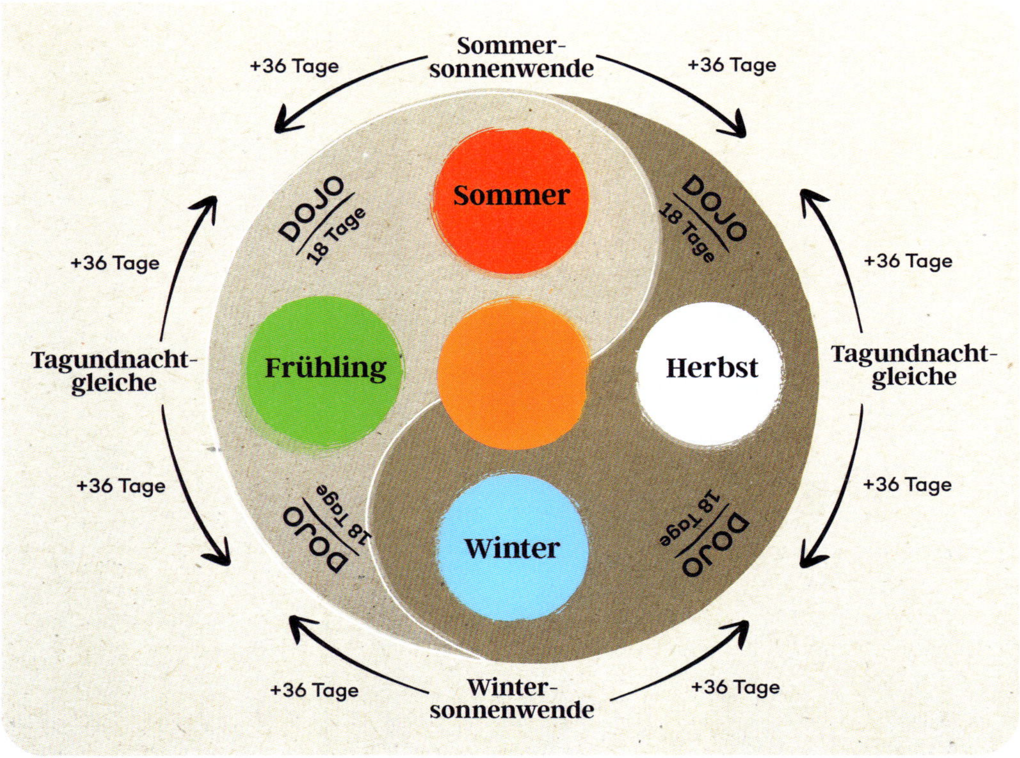

Die Dojo-Zeiten liegen zwischen den vier Jahreszeiten

Wir können in dieser Zeit auch die eigene Ernährung überprüfen, ob sich vielleicht alte Gewohnheiten eingeschlichen haben – was ja menschlich ist! Ein paar Tage konsequent nur Mitte-stärkende Nahrung zu sich zu nehmen bringt uns wieder auf den richtigen Weg. Die Dojo-Zeiten sind willkommene Tage, um darüber nachzudenken und unsere Mitte für körperliche und seelische Stabilität zu kräftigen. Die genaue Berechnung des Doja-Kalenders wird im Serviceteil des Buches (S. 384) erklärt.[74]

Saisonalität und Regionalität der Lebensmittel

Für die Gesunderhaltung sind die Gaben der Natur, die zu bestimmten Jahreszeiten reifen, genau jene, die der Körper zu dieser Zeit braucht. Wenn im Sommer die Tomaten bei uns reif sind, sind sie thermisch und geschmacklich ideal für uns. Ebenso verhält es sich mit dem süßen und nährenden Kürbis im Winter. Selbstverständlich wird bei der Auswahl der Gemüse- und Obstsorten immer die individuelle Konstitution berücksichtigt.

Natürlich sind bei der Berücksichtigung der Saisonalität und Regionalität der Lebensmittel dann auch Abstriche in der Vielfalt nötig. So gibt es den ganzen Winter hindurch keine große Obstauswahl: nur gelagerte Äpfel und Birnen. Die Gemüsewahl beschränkt sich auf Wintergemüse wie verschiedene Kohlsorten, gelagerte Karotten, Kartoffeln und Lauch. Tomaten, Gurken und Zucchini sind im Winter nicht saisonal. Gleichzeitig steigt bei dieser verringerten Auswahl an Obst und Gemüse die Freude, wenn im frühen Sommer wieder Beeren und die ersten Aprikosen reif werden.

Gesund durch den Tag

Ähnlich wie bei den Jahreszeiten gibt es auch am Tag die große Yang-Zeit und in der Nacht die große Yin-Zeit. Auf unsere Verdauungskraft haben diese Zeiten großen Einfluss.

Wenn der Tag am Morgen mit dem Sonnenaufgang anbricht, beginnt die Flamme unter dem Reistopf zu brennen. Bis mittags, wenn die Sonne im Zenit steht, brennt sie mit großer Aktivität und Wärme. Ab Mittag bis zum Nachmittag wird die Flamme immer kleiner. Das Yang nimmt immer weiter ab, bis das Yin, die Nacht, beginnt. So ist unsere Verdauungskraft bis zum Mittag am stärksten und wird zum Abend hin, wenn der Tag zu Ende geht, immer schwächer.

Ein kräftigendes, nährendes Essen in der ersten Tageshälfte kann uns helfen, energiegeladen und konzentriert durch den Tag zu kommen. Es ist die Zeit, um unser Qi und Yang zu stärken. In der zweiten Tageshälfte stärken wir vor allem unser Yin, damit Blut und Säfte ausreichend genährt werden.

So sehen unsere Mahlzeiten dann aus

- Frühstück: Stabilität am Morgen für den ganzen Tag schaffen
- Mittagessen: Nährendes und Aktivierendes für Konzentration und Leistungsfähigkeit
- Abendessen: Beruhigendes, Leichtes für den Ausklang des Tages

Anpassung der Ernährung an den Tag

Die Lebensmittelgruppen werden entsprechend ihrer Verdaulichkeit ausgewählt. Die Übersicht gibt eine grobe Orientierung über die Verträglichkeit zu den jeweiligen Tageszeiten. Dies ist nicht absolut zu verstehen, denn manche Menschen vertragen auch abends noch etwas Fleisch oder Salat.

Hunger und Durst

Es klingt banal, doch für uns ist es essenziell, dass das Hungergefühl den Rhythmus des Tages vorgibt. Hunger bedeutet: »Ich brauche Energie.« Es ist gesund, Hunger zu verspüren. Wichtig ist, dieses Gefühl nicht »wegzutrinken«, sondern dann etwas zu essen, auch wenn es nur etwas Kleines ist. Zudem sollte nur gegessen werden, wenn

Lebensmittelgruppe	Gute Verträglichkeit
Hülsenfrüchte	Frühstück/Mittag
Fleisch	Mittag
Salate	Mittag
Fisch	Mittag/Abend
Getreide	immer
Gemüse	immer
Obst	immer
Gewürze	immer
Fette	immer
grüne Kräuter	immer
Algen	immer

Wann sind die jeweiligen Lebensmittelgruppen am verträglichsten?

tatsächlich ein Hungergefühl vorhanden ist. Wenn wir das Hungergefühl vielleicht gar nicht mehr verspüren, da es seit Jahren »abtrainiert« wurde, können wir es wiederentdecken, wenn wir gezielt darauf achten. Letztendlich bedeutet dies eine Prophylaxe vor Erschöpfung, denn so zehren wir nicht von unseren kostbaren Reserven.

Ähnlich wie mit dem Hunger verhält es sich mit dem Thema Durst. Es sollte nur getrunken werden, wenn Durst verspürt wird. Wasser ist wichtig, aber man sollte es nur nach Bedarf trinken. Manche Menschen haben bereits so viel Feuchtigkeit in sich, dass sie nicht viel Flüssigkeit in Form von Getränken brauchen. Wer keinen Durst verspürt und trotzdem ständig trinkt, muss die zusätzliche Feuchtigkeit wieder ausscheiden. Mit der richtigen Ernährung kann die innere Nässe getrocknet werden, dann kommt auch das natürliche Durstgefühl zurück.

Bei übermäßigem Durst kann die Ernährung dahingehend angepasst werden, dass der Körper ausreichend gute Säfte über die Nahrung bekommt. Damit sinkt das Bedürfnis, übermäßig viel Wasser zu trinken. Wer ständig eine Wasserflasche neben sich stehen hat und immer trinkt, kommt eher in Versuchung, das natürliche Hungergefühl zu überhören.

Es gilt jedoch immer: Nach körperlicher Anstrengung oder nach vielem Sprechen braucht der Körper mehr Wasser.

Das gesunde Maß

Wie in allen Bereichen der TCM geht es auch beim Thema Hunger und Sättigungsgefühl um das gesunde Maß: Weder Hungern noch Völlerei. Stattdessen sollte man bei Hungergefühl so lange essen, bis ein angenehmes Sättigungsgefühl eintritt. Es ist besonders gesund, mit dem Essen aufzuhören, bevor man sich völlig satt fühlt.

Häufigkeit der Mahlzeiten

Die Essenszeiten richten sich nach den individuellen Lebensumständen – zum einen hinsichtlich des zeitlichen Tagesablaufs, zum anderen hinsichtlich der körperlichen oder mentalen Leistung. Im Nachfolgenden möchten wir beispielhaft einige Ernährungstypen mit jeweils empfohlenen Ernährungsstilen einführen.

Typ I – neigt zu Übergewicht, ist körperlich und mental wenig gefordert und zeitlich flexibel

Hier genügen ein oder zwei Mahlzeiten am Tag. Die erste Mahlzeit kann am späten Vormittag sein, eventuell wird noch eine zweite leichte Mahlzeit am frühen Nachmittag eingenommen.

Typ II – arbeitet körperlich viel, verlässt früh das Haus

Hier sollte bereits vor dem Verlassen des Hauses gefrühstückt werden, um den Körper mit ausreichend Energie für die körperlichen Anstrengungen zu versorgen. Die zweite Hauptmahlzeit ist mittags, um ebenfalls wieder Energie aufzubauen. Die Abendmahlzeit ist leichter und stärkt das Yin, um Substanz, Blut und Säfte zu nähren, die die Muskeln befeuchten. Gleichzeitig verhilft dies zu einem regenerativen Schlaf.

Typ III – ist dynamisch, leistet mental anspruchsvolle Arbeit

Viele denken, sie müssten nichts essen und seien insgesamt fitter, wenn sie erst abends essen. Mentale Arbeit benötigt allerdings genauso viel Energie wie körperliche Arbeit. Auf lange Sicht zehrt es an der Substanz, wenn tagsüber nicht oder kaum gegessen wird.

Wer das Haus früh verlässt, kann das Frühstück vorbereiten, mitnehmen und am Vormittag essen. Es ist notwendig, bereits tagsüber, besonders mittags, zu essen, damit Qi, Blut und Säfte produziert werden können. Wird erst spätabends gegessen, können langfristig die Speicher an Qi, Blut und Säften nicht aufgefüllt werden.

Das gemeinsame Essen abends mit Freunden und Familie

Wunderbar ist es, wenn abends alle zusammenkommen. Für viele ist es die Zeit des Austausches. Wenn die Abendmahlzeit vielfältig ist, kann sich jeder das nehmen, was er braucht. Wer keinen Salat verträgt, nimmt dafür mehr gekochtes Gemüse, wer viel Nährendes braucht, nimmt sich mehr davon. Das bedeutet nicht, dass für jeden separat gekocht werden muss. Gemeinsame Mahlzeiten bedeuten für uns gemeinsames Essen, lediglich die Mengen variieren. Oder die Gerichte werden durch kleine Ergänzungen individuell angepasst: Der eine braucht einen zusätzlichen Löffel Joghurt, der andere eine Prise Chili.

Gesund durchs Leben

Wandel bestimmt nicht nur jeden Tag, sondern auch unser Leben mit seinen verschiedenen Phasen. Jede Phase hat ihre Qualität, ihre Herausforderungen und Bedürfnisse – entsprechend sieht unsere Ernährung aus.

Wenn wir die Ernährung den jeweiligen Phasen anpassen, bewegen wir uns leichter durchs Leben, können im Vorfeld vermeiden, in Ungleichgewichte zu rutschen, und gleichen typische Befindlichkeiten gezielt aus.

Wir beginnen mit der Phase der Empfängnis, die ausschlaggebend für die Konstitution des Kindes ist. Anschließend führen wir durch die Phasen Schwangerschaft, Geburt und Stillzeit, bei denen es um besondere Herausforderungen für die Frau geht. Danach geben wir unsere wichtigsten Tipps für die Ernährung von Kleinkindern, Jugendlichen, die die Pubertät durchlaufen, Erwachsenen und älteren Menschen.

Empfängnis und Schwangerschaft

Die Vitalität und der Gesundheitszustand von Mann und Frau zum Zeitpunkt der Empfängnis sind prägend für das Kind und dessen Konstitution. Eine tiefgreifende Verbesserung der Gesundheit nimmt oft mehrere Monate Zeit in Anspruch. In der TCM wird empfohlen, dass sich beide Partner bereits zwei Jahre vor der geplanten Empfängnis gesundheitlich stärken. Wenn Paare eine Schwangerschaft planen, ist es wunderbar, Essensgewohnheiten gemeinsam zu überdenken und Routinen zu entwickeln, die dazu beitragen, Qi, Blut und Yang zu stärken. Die Essenz von Mann und Frau, die zur Empfängnis führt und aus der das Kind entsteht, wird so optimal vorbereitet.

Entwicklung der Schwangerschaft

Neben dem gesundheitlichen Zustand beider Partner zum Zeitpunkt der Empfängnis spielt die Gesundheit der Mutter in der Schwangerschaft eine zentrale Rolle.

Während der Schwangerschaft sammeln sich das Blut und das Yin der Frau in der Gebärmutter. Das Blut verwandelt sich in Essenz für das Ungeborene und ermöglicht dessen Wachstum und Entwicklung. Gleichzeitig steigt die Yang-Energie auf, was sich durch ein wohliges Wärmegefühl im gesamten Körper, äußerlich durch leuchtende Augen und den sogenannten »Schwangerschafts-Glow« der werdenden Mutter bemerkbar macht. Diese Aufwärtsbewegung des Yang kann die Bewegung des Magen-Qi umkehren und nach oben ziehen, was in der Folge zu Übelkeit und Sodbrennen führen kann.

Große Mengen und Reserven an Blut werden von der Frau für den Fötus bereitgestellt, was die Müdigkeit in den ersten drei Monaten der Schwangerschaft erklärt.

In den ersten Wochen der Schwangerschaft

In dieser Phase liegt der Fokus auf dem Aufbau von Blut und Yin. Entsprechend sollte die Ernährung zusammengesetzt sein. Geeignet sind regelmäßige warme Mahlzeiten mit reichlich Gemüse, leicht verdaulichem Getreide, Hülsenfrüchten sowie Ei und/oder Fleisch, ergänzt durch frische grüne Salate. Obstkompotte und Suppen unterstützen zusätzlich die Mitte und stärken damit Blut und Säfte.

Ab dem fünften Monat

Ab dem fünften Monat ist es zusätzlich wichtig, die Reserven der Mutter zu unterstützen. Sie muss genügend Qi, Blut und Essenz über die Ernährung zur Verfügung gestellt bekommen, um nicht zu stark von ihren eigenen Reserven zehren zu müssen. Sie benötigt diese Reserven für Geburt, Wochenbett und Stillzeit. Zur Unterstützung des Qi der Nieren und der Milz sowie zum Aufbau der Essenz sind Kraftsuppen empfehlenswert. Des Weiteren sind glutenfreie Getreidesorten wie Hirse, Reis, Quinoa, Amaranth und Haferflocken leicht verdaulich und sehr Qi-stärkend.

Intuitives Essen

Die Schwangere kann darauf vertrauen, dass sie weiß, was sie braucht, denn ihre Intuition ist gestärkt. Sie kann auf ihren inneren Kompass hören und dementsprechend handeln. Nicht gemeint ist damit der Griff nach Energieräubern wie Süßigkeiten oder Ähnlichem.

Vegetarierinnen und Veganerinnen verspüren in der Schwangerschaft manchmal den Wunsch nach Ei, Fisch oder anderen tierischen Produkten. Dies liegt daran, dass es viele Jahre und Generationen dauern kann, bis der Körper sich vollständig an eine vegetarische oder vegane Ernährung gewöhnt hat, insbesondere wenn die Eltern und Großeltern Fleischesser waren.

Besonders empfehlenswert in der Schwangerschaft

Das Ziel einer gesunden und bekömmlichen Ernährung, insbesondere während der Schwangerschaft, ist der Aufbau des nachgeburtlichen Qi der Milz sowie die Stärkung des Blutes. Die werdende Mutter kann dabei aus einem reichen Repertoire an nährenden Lebensmitteln schöpfen, stets im Bewusstsein, dass alles, was sie zu sich nimmt, über ihr Blut an das Kind weitergegeben wird. Sie sollte dabei besonderen Wert auf eine hohe Qualität der Nahrung legen und Fertigprodukte vermeiden.

Um das Qi von Magen und Milz zu stärken, sollten vor allem gekochte und leicht verdauliche Speisen bevorzugt werden. Dabei ist es wichtig, dass die verwendeten Lebensmittel thermisch überwiegend neutral und warm sind und einen mild-süßen Geschmack aufweisen. Solche Eigenschaften finden sich in Vollkorngetreide, verschiedenen Gemüsesorten, Hülsenfrüchten, Fleisch und Fisch.

Die Grundlage einer ausgewogenen und gesunden Ernährung während der Schwangerschaft bilden geschrotetes oder im ganzen Korn gekochtes Getreide sowie Pseudogetreide. Bei Vollkorngetreide, bei dem das Getreidekorn inklusive der Schale verwendet wird, befinden sich alle wichtigen Mineralien in den äußeren Schichten des Korns. Für diejenigen, die an Vollkorngetreide nicht gewöhnt sind, empfiehlt sich der Einstieg mit leicht verdaulichen Getreidesorten wie Hirse, Quinoa, Reis und Polenta. Hirse spielt eine besondere Rolle in der Schwangerschaft: Sie tonisiert Qi und Blut, baut Substanz auf und hat eine stärkende Wirkung auf Milz und Nieren. Diese beiden Organe sind von besonderer Bedeutung, da sie direkt für die Versorgung des Kindes verantwortlich sind.

In der Schwangerschaft zu vermeiden

Folgende Lebensmittel sollten in der Schwangerschaft gemieden werden:

Blut-bewegende Lebensmittel Petersilienwurzel und Samen, Liebstöckelwurzel und Aubergine sollten vermieden werden, da sie das Blut in Bewegung setzen können. In der Schwangerschaft ist es jedoch wichtig, dass das Blut gesammelt und gehalten wird, um den Aufbau der Gebärmutter zu unterstützen und dem Fötus ausreichend Blut zur Verfügung zu stellen.

Kalte Lebensmittel Zu viele Milchprodukte schwächen das Qi der Mitte und fördern Nässe sowohl bei der Mutter als auch beim ungeborenen Kind. Die Konstitution des ungeborenen Kindes wird schon im Mutterbauch geprägt, daher sollte auf zu viele Milchprodukte verzichtet werden, ebenso auf rohe Speisen, kalte Speisen und kalte Getränke, Südfrüchte und weißen Zucker.

Scharf-heiße Lebensmittel Scharf-heiße Gewürze wie Chili, Cayennepfeffer, scharfes Curry, schwarzer Pfeffer, scharfer Senf und Kaffee sollten ebenfalls gemieden werden. Die Hitze dieser Lebensmittel kann auf das Kind übergehen.

Vorsicht bei radikalen Veränderungen Gravierende Ernährungsumstellungen oder auch strikte Diäten und Fastenkuren sind während der Schwangerschaft und Stillzeit nicht ratsam, da sie den Körper zu stark belasten und zu stark ausleiten. Dies kann negative Auswirkungen auf das ungeborene Kind haben.

Befindlichkeiten in der Schwangerschaft

Im ersten Drittel der Schwangerschaft kommen weitreichende Veränderungen im Körper der Mutter vor. Ihr Blut, ihre Essenzen und ihre Nierenenergie nähren den Fötus. Deshalb können sowohl das Blut als auch das Nieren-Qi der Mutter in eine relative Leere geraten.

Während der Schwangerschaft sammelt sich die Energie des Blutes in zwei großen Meridianen im Bauchraum, um das Kind ausreichend zu versorgen. Diese Meridiane führen die Energie nach oben, es handelt sich um eine aufsteigende Bewegung. Während sich das Yin, also das Blut, im unteren Bauchraum konzentriert, ist das Yang-Qi, also die Yang-Energie, im oberen Körperbereich im Überschuss vorhanden.

Übelkeit

Wenn das Milz-Qi der Mutter konstitutionell schwach ist, kann es passieren, dass das Magen-Qi nach oben »rebelliert« und sich nicht wie gewöhnlich nach unten bewegt. Die aufsteigende Bewegung des Yang nimmt das Magen-Qi gewissermaßen mit nach oben. Die Bewegungsrichtung des Magens kehrt sich um, was zu Übelkeit und Erbrechen führt.

Auch ein Überschuss an Leber-Yang kann diese Beschwerden verursachen. Die Leber sorgt normalerweise dafür, dass die Energien im Körper richtig fließen, auch in die richtige Richtung. Wenn jedoch die Leber zu Hitze neigt, verbindet sich ihre Energie mit der aufsteigenden Energie der Schwangerschaft. Dies kann den normalen Energiefluss im Magen stören und die Hitze auf den Magen übertragen, was ebenfalls Übelkeit und Erbrechen zur Folge hat.

Aus energetischer Sicht gibt es zwei Gründe, warum das Magen-Qi Beschwerden in den ersten Schwangerschaftsmonaten verursacht:

Milz-Qi-Mangel Eine aufsteigende Bewegung des Yang, die das Magen-Qi nach oben zieht, aufgrund von schwachem Milz-Qi.

Leber-Hitze mit Magen-Hitze Ein Überschuss an Leber-Yang, der die normale Energieflussrichtung im Magen stört und Hitze auf den Magen überträgt.

Übelkeit aufgrund von Milz- und Magen-Qi-Mangel

Leichte morgendliche Übelkeit bei leerem Magen weist auf einen Milz-Qi-Mangel hin. Kommt es zum Erbrechen dünner, klarer Flüssigkeiten, ist dies ein Zeichen für Kälte- und Qi-Mangel der Milz.

Bezüglich der Ernährung sollte Folgendes beachtet werden: Es muss behutsam das Qi des Mittleren Erwärmers aufgebaut werden. Warme, leicht verdauliche, gekochte Speisen und aromatische Gewürze stabilisieren die Mitte (siehe »Milz-Qi-Mangel«, S. 127).

Zusätzlich empfehlen wir bei Milz- und Magen-Qi-Mangel:

- Hirse mit Kardamom und gekochten Linsen
- Reis-Congee mit Karotten
- Haferflocken-Porridge mit frischem Ingwer
- Rinder-Kraftbrühe, Hühner-Kraftsuppe
- Hokkaidokürbis gedämpft
- frischen Ingwer-Tee
- Kardamom-Koriander-Tee

Übelkeit aufgrund von Leber-Hitze und Magen-Hitze

Neben der Übelkeit kommt es zu einem schlechten oder bitteren Mundgeschmack am Morgen, Zahnfleischbluten, Zahnfleischentzündungen und eventuell Sodbrennen. Typisch für die Fülle/Hitzesymptomatik der Leber und des Magens ist das Auftreten von Übelkeit und Erbrechen von sauren oder bitteren Flüssigkeiten nach dem Essen.

In diesem Fall, wenn die Übelkeit mit Leber-Hitze und Magen-Hitze einhergeht, ist es wichtig, alle heißen Nahrungsmittel zu vermeiden und warme Lebensmittel durch erfrischende zu ersetzen. Die folgenden Ernährungsempfehlungen senken die Hitze des Magens, wobei ein erfrischendes Frühstück gerade in der energetischen Maximalzeit des Magens am Morgen besonders harmonisierend wirkt.

So könnte ein Birnensaft, eingedickt mit Kuzu (S. 367), als erste Mahlzeit am Morgen, und wann immer die Übelkeit auftritt, den Magen beruhigen und kühlen. Als Alternative dazu kann auch eine Hirsesuppe da-

Ernährungsempfehlungen bei Leber- und Magen-Hitze

Lebensmittelgruppe	Lebensmittel
erfrischendes Gemüse	Nachtschattengewächse wie Tomaten, Kartoffeln; Staudensellerie, Chinakohl, gedünstete Salatgurken, gedünstete Sojasprossen, gedämpfter Chicorée
Getreide	Rundkornreis, Hirse, Weizen, Dinkel, Gerste
Getränke	Selleriesaft, Hibiskustee, Malventee, Pfefferminztee, Weizentee
Sonstiges	geschroteter, gekochter Weizen oder Hirse mit Birnen; Naturjoghurt, Gerstenmalz, Reis mit gedünstetem Apfel, Birne oder Kiwi und etwas Joghurt (kann mit etwas Birnendicksaft gesüßt werden) Brot aus fein gemahlenem Weizenmehl mit Avocado und Tomate

bei unterstützen (Congee: 1 Tasse Hirse mit 8 Tassen Wasser 2 Stunden köcheln lassen).

Vermieden werden müssen in beiden Fällen alle scharf-heißen und scharf-warmen Nahrungsmittel, da sie die Energie zu sehr nach oben bringen und die Beschwerden verschlimmern. Dies betrifft im Wesentlichen alle scharfen Gewürze, Knoblauch, Senf, Meerrettich, Pfeffer, Zimt, Zwiebeln und Lauch.

Erste-Hilfe-Tipps bei Übelkeit Nicht bei jeder Schwangeren wirken dieselben Tipps. Hier ein paar bewährte Empfehlungen aus der Praxis, die ausprobiert werden können:

- auf einer Kardamomkapsel kauen
- die Zunge mit frischem Ingwer abreiben
- Orangenschale gerieben zum Essen geben
- Tee aus frischem Ingwer kochen: Eine 1 cm dicke Scheibe Ingwer in 1 l Wasser 20 Minuten köcheln lassen. Schlückchenweise einnehmen
- frische Grapefruit essen

Wenn eine schwangere Frau unter starken Beschwerden leidet und über Wochen nichts bei sich behalten kann, ist sie erschöpft und völlig entkräftet. Bevor es dazu kommt, sollte sie sich in Behandlung begeben. Therapiemethoden wie beispielsweise Akupunktur und Kräutertherapie können bewirken, dass das Magen-Qi wieder in die richtige Richtung fließt, und helfen, die Ursache des Geschehens – sei es der Qi-Mangel oder die Leber-Hitze – zu beseitigen.

Drohende Fehlgeburt

Es gibt Lebensmittel, die die Haltefunktion zusätzlich zur Mitte-stärkenden Ernährung (S. 127) unterstützen. Es ist das Qi der Milz, welches das Blut und damit den Fötus hält.

Weitere Lebensmittel wie Hirse, Ei und Hühnerleber können zusätzlich unterstützend bei einer drohenden Fehlgeburt wirken.

Ödeme

Hier ist die Ursache innere Nässe durch Milz-Qi-Mangel. Einige Frauen leiden im Verlauf der Schwangerschaft an Wasseransammlungen und übermäßiger Gewichtszunahme. Zu den häufigen Symptomen gehören Ödeme, mangelndes Durstgefühl sowie eine niedergeschlagene und antriebslose Stimmung. Die Ernährung sollte sich daher nach den Empfehlungen für Milz-Qi-Mangel (S. 127) und Nässe (S. 132) richten. Zusätzlich wird eine eiweißreiche pflanzliche Ernährung, insbesondere Hülsenfrüchte, empfohlen, um Flüssigkeiten im Blut zu halten.

Schwäche und Kältegefühl

Während die meisten Frauen während der Schwangerschaft ein angenehmes Wärmegefühl genießen und sich über eine rosigen Teint freuen, leiden einige unter Kälteempfindungen, Rückenschmerzen, Schwäche und blassem Aussehen.

In diesen Fällen benötigt das Nieren-Yang, die tiefste Kraft- und Wärmequelle des Körpers, besondere Unterstützung. Durch den Verzehr von drei warmen Mahlzeiten am Tag und Kraftsuppen aus Huhn, Rind oder Gemüse, die mindestens drei Stunden lang gekocht werden, kann die werdende Mutter ihre Energie stärken (S. 146).

Leber-Blut-Mangel

Das Blut ist für Frauen immer ein wichtiges Thema. Besonders in der Schwangerschaft ist das Reservoir der Frau an Blut für das neue Leben bestimmt. Je nach Konstitution hat sie möglicherweise nicht genügend Blut für sich selbst zur Verfügung und wird anämisch, was zu Müdigkeit, Dünnhäutigkeit und blassem Aussehen führt.

Für die Blutbildung ist es wichtig, ausreichend Eiweiß zu essen. Täglich morgens oder mittags sollten 1 bis 2 Esslöffel Hülsenfrüchte, Ei oder etwas Fleisch zum warmen Frühstück und Mittagessen hinzugefügt werden. Frische grüne Blätter und grünes Gemüse ergänzen täglich die warmen Mahlzeiten. Ein schönes Rezept ist Spinat mit Ei und Sesam. Mehr zur Ernährung bei Leber-Blut-Mangel gibt es im Kapitel »Leber-Blut-Mangel« (S. 151).

Die Geburt

Mit der Geburt nimmt das Baby über die Nabelschnur das letzte Mal Essenz der Mutter auf. Mit dem ersten Atemzug entfaltet sich der Dreifacherwärmer des Kindes und das Leben mit einem eigenen Stoffwechsel beginnt. Noch äußerst zart beginnt das Neugeborene, eigenständig nachgeburtliche Energie zu gewinnen – aus der Atemluft und der Nahrung, die es nun verdauen muss.

Für ihre große Leistung braucht die Mutter nach der Geburt rasche Stärkung, um den natürlichen Verlust an Qi, Blut und Wärme auszugleichen. Die Hühnerkraftsuppe ist traditionell die beste Medizin dafür. Schon vorbereitet vom Partner oder von Freunden bekommt sie frisch gekochte Hühnerkraftsuppe (S. 381) als erstes Getränk. Sie wärmt, stärkt das Blut und verhindert, dass das Blut stagniert. Auch während der Geburt hilft die Suppe der Frau, bei Kräften zu bleiben, und kann sie zudem davor schützen, dass Kälte in ihren Körper eindringt. Manche Frauen lassen sich daher schon während der Geburt von Angehörigen eine Thermoskanne Hühnerkraftsuppe ins Krankenhaus bringen.

Traditionell wird die Kraftsuppe mit der Wurzel Radix Angelica sinensis (Dang Gui) gekocht. Während des Wochenbetts kann immer wieder eine frische Suppe zur Regenerierung der Kräfte aufgesetzt werden. Sie sorgt für ein stabiles körperliches und seelisches Energielevel und kann einer Wochenbettdepression vorbeugen. Denn eine Wochenbettdepression geht mit einem Qi-, Blut- und Yang-Mangel einher.

Muss nach der Geburt Eisen substituiert werden, kann die Hühnerkraftsuppe helfen, den Eisenhaushalt schnell und langfristig aufzubauen. Wenn nur Eisen gegeben wird, wird nicht der wärmende, Qi- und Yang-reiche Anteil genährt, den es ebenfalls für die Blutbildung braucht. Bei ausgeprägtem Blutmangel kann eine Kombination von beidem hilfreich sein.

Für Vegetarierinnen gibt es keinen adäquaten Ersatz für die Hühnerkraftsuppe, zumindest nicht, was die schnelle Wirkung anbelangt. Eine vegetarische/vegane Kraftsuppe (S. 382) für die Zeit nach der Geburt ist jedoch ähnlich wirksam.

Die Stillzeit

Stillen ist der Grundstein für die kindliche Ernährung. Doch nicht alle Frauen können oder wollen den Weg des Stillens einschlagen. Es gibt Lebensumstände, die das Stillen erschweren oder unmöglich machen. Auch die Milchbildung selbst birgt Herausforderungen: Während manche Mütter mit einem Überfluss an Milch kämpfen, haben andere Schwierigkeiten, genügend Milch zu produzieren. Die Ernährung der Mutter spielt hierbei eine wichtige Rolle und bietet Möglichkeiten, die Milchproduktion zu unterstützen oder zu regulieren.

Nahrungsmittel und Getränke, die die Milchbildung fördern

Die Muttermilch wird in der TCM als das »weiße Blut« bezeichnet. Die Fähigkeit, Milch zu produzieren, lässt sich durch eine Ernährung fördern, die sowohl die Mitte als auch das Blut stärkt. Darüber hinaus gibt es Lebensmittel, die gezielt die Milchbildung anregen, z. B.

- Fenchel, Anis und Kümmel (Zubereitung: Zu gleichen Teilen mischen, 1 Teelöffel der Mischung mörsern, mit ½ l Wasser 10 bis 15 Minuten köcheln lassen, abseihen und trinken)
- Brennnesseltee
- Haferflockenporridge, Hafermilch
- Huhn, Lamm, Hirsch, insbesondere als Suppe
- Malzbier
- Eigelb
- Erdnussmus, Sesammus
- Süßkartoffel, Karotten, Pilze, Sellerie, Salat
- Schaf- und Ziegenmilch
- schwarze Holunder-, Weißdornbeeren

Lebensmittel, die die Milchbildung verringern

Ein Milchüberschuss ist sehr unangenehm. Einige Lebensmittel und Tipps aus der Küchenmedizin können Linderung schaffen, indem sie helfen, die Milchmenge zu reduzieren. Besonders Gerste und Weizen können die Milchbildung abschwächen:

- Sprossen aus Gersten- und Weizenkörnern: Da das Keimen 5 bis 6 Tage dauert, sind sie nicht bei akutem Milchüberschuss geeignet. Sie können jedoch bei länger anhaltendem Milchüberschuss oder zum Abstillen verwendet werden.
- Gerstentee: 100 g Gerste in 1 l Wasser über Nacht einweichen. Dann 1 Stunde bei geschlossenem Deckel kochen. Die Gerste abseihen und anderweitig verwenden, den Sud trinken – 3 Tassen täglich, bis sich die Milchmenge angepasst hat. Gerstentee macht die Meridiane durchgängig, wodurch Milchstau verhindert und Brustentzündungen vorgebeugt werden kann.

Außerdem hilfreich:

- Salbeitee
- Zitronenverbenetee
- Minztee
- Aloe-Vera-Saft

Kommt es trotz alledem zur Brustentzündung, kann Löwenzahntee aus Blättern und Wurzeln unterstützend helfen.

Wenn nicht gestillt wird

Wenn nicht gestillt oder vor dem ersten Geburtstag komplett abgestillt wird, gibt es in der TCM-Diätetik eine Möglichkeit, wie Muttermilch ersetzt werden kann, ohne dass auf Industrie- und Fertig-Produkte zurückgegriffen werden muss. Hierfür sollte ein in Diätetik erfahrener TCM-Therapeut oder eine TCM-Therapeutin aufgesucht werden.

Die Phasen des Abstillens

Nach vier bis sechs Monaten Stillzeit kann mit dem Abstillen begonnen werden. Wer auf Fertignahrung, Gläschen und Co. verzichten möchte und stattdessen die erste Beikost selbst zubereiten möchte, findet im Folgenden eine mögliche Anleitung.

Phase 1: Die ersten 3 bis 4 Wochen des Zufütterns Die erste Brustmahlzeit wird ersetzt (vormittags). Bei voll gestillten Babys kann nach 4 bis 6 Monaten Stillzeit die Reissuppe (S. 211) erstmals angeboten werden, die nach und nach eine Brustmahlzeit ersetzen kann. Zusätzlich zum Stillen, am besten davor, wird mit dem Löffel oder der Flasche die abgeseihte Reissuppe gegeben. Zu Anfang wird das Kind nur ein paar Schlucke trinken, aber bereits nach 3 bis 4 Tagen wird es deutlich mehr sein.

Nach etwa zwei Wochen wird die Reissuppe nicht mehr durch ein Mulltuch geseiht, sondern durch ein Sieb gestrichen oder in ein Passiergerät mit Babybreieinsatz gegeben. Dieser Reisschleim (S. 211) wird mit **weißem Mandelmus** aus dem Bioladen und **Weizenkeimöl** angereichert. Die Menge des zugefütterten Reisschleims wird langsam gesteigert. Die Portion von 180 bis 200 ml kann dann eine Brustmahlzeit, vielleicht am Vormittag, ersetzen (siehe Tabelle S. 210).

Phase 2: Die folgenden 3 bis 4 Wochen Eine zweite Brustmahlzeit wird ersetzt (mittags). Dem Baby können nun gekochte, pürierte Karotten (S. 211) mit ein paar Tropfen Weizenkeimöl am Mittag gegeben werden. Verträgt das Baby die Karotten gut, können sie mit dem Reisschleim vermengt werden. Jede Portion Reisschleim von etwa 200 ml wird mit 1 Teelöffel weißem Mandelmus und ½ Teelöffel Weizenkeimöl angereichert (siehe Tabelle S. 210).

Phase 3: Die folgenden 2 Wochen Hat sich das Baby in den 3 bis 4 Wochen an die Nahrung gewöhnt, vereinfacht sich die Zubereitung des Reisschleims. Statt des Reisschleims wird Reisbrei zubereitet. Die weich gedünsteten pürierten Karotten am Mittag werden nun unter den pürierten Reisbrei – anstelle des oben genannten Reisschleims – gemischt und mit Weizenkeimöl angereichert (siehe Tabelle S. 210).

Phase 4: Die folgenden 3 bis 4 Wochen Eine dritte Brustmahlzeit wird ersetzt (nachmittags). Nach zwei Wochen Umstellung auf den pürierten Reis- und Gemüsebrei kann nachmittags ein Obstbrei (S. 211) zubereitet werden.

Nach etwa zwei Wochen wird das gedünstete Obst mit dem pürierten Reisbrei vermischt. Der Getreide-Obstbrei ist nährender und macht das wachsende Baby satt. Damit ist dann auch die dritte Stillmahlzeit am Nachmittag ersetzt (siehe Tabelle S. 210).

Phase 1: Die ersten 3 bis 4 Wochen des Zufütterns

morgens	vormittags	mittags	nachmittags	abends
Stillen	Beginn Reissuppe, etwa nach 2 Wochen: 180–200 ml Reisschleim + 1/2 TL Mandelmus + 1/4 TL Weizenkeimöl	Stillen	Stillen	Stillen

Phase 2: Die folgenden 3 bis 4 Wochen

morgens	vormittags	mittags	nachmittags	abends
Stillen	ca. 200 ml Reisschleim + 1 TL Mandelmus + ½ TL Weizenkeimöl	Beginn Karottenbrei: ca. 200 ml Reisschleim + Karottenbrei + 1 TL Mandelmus + ½ TL Weizenkeimöl	Stillen	Stillen

Phase 3: Die folgenden 2 Wochen

morgens	vormittags	mittags	nachmittags	abends
Stillen	ca. 200 ml Reisbrei + 1 TL Mandelmus + ½ TL Weizenkeimöl	ca. 200 ml Reisbrei + Karottenbrei +1 TL Mandelmus + ½ TL Weizenkeimöl	Stillen	Stillen

Phase 4: Die folgenden 3 bis 4 Wochen

morgens	vormittags	mittags	nachmittags	abends
Stillen	ca. 200 ml Reisbrei + 1 TL Mandelmus + ½ TL Weizenkeimöl	ca. 200 ml Gemüsebrei + Reisbrei + 1 TL Mandelmus + ½ TL Weizenkeimöl	Beginn Obstbrei: ca. 200 ml Obstbrei + Reisbrei + 1 TL Mandelmus + ½ TL Weizenkeimöl	Stillen

Phase 5: Ab dem 1. Geburtstag

morgens	vormittags	mittags	nachmittags	abends
Stillen	ca. 200 ml Reisbrei + 1 TL Mandelmus + ½ TL Weizenkeimöl	ca. 200 ml Reisbrei + 1 TL Mandelmus + ½ TL Weizenkeimöl	ca. 200 ml Obstbrei + Reisbrei + 1 TL Mandelmus + ½ TL Weizenkeimöl	ca. 200 ml Reisbrei + 1 TL Mandelmus + ½ TL Weizenkeimöl Stillen

Phase 5: Ab dem 1. Geburtstag Feiert das Kind seinen ersten Geburtstag, kann es zusätzlich zum Stillen bereits drei bis vier Breimahlzeiten zu sich nehmen (siehe Tabelle S. 210).

Rezeptanleitungen zum Abstillen

Reissuppe Rundkorn-Vollkornreis wird im Verhältnis 1:8 oder 1:10 mit Wasser gekocht. Dafür wird der Reis gründlich unter fließendem Wasser gewaschen. Den Reis mit Wasser bedecken und über Nacht einweichen. Das Wasser wegschütten und den Reis nochmals gründlich waschen, bis das Wasser klar ist. Man nimmt einen Teil Rundkorn-Vollkornreis und gibt nun die 8 bis 10 Teile Wasser hinzu. Diese Mischung einmal aufkochen und 4 Stunden bei geschlossenem Deckel leise köcheln lassen. Die Reissuppe sollte noch leicht flüssig sein. Die genaue Wassermenge ist abhängig von der Art des Herdes und der Stärke der kleinsten Flamme.

Nach dem Kochen wird die Suppe durch ein grobmaschiges Mulltuch oder ein feinmaschiges Sieb abgeseiht, wobei der weiche Reis mit den Getreideschalen zurückgehalten wird. Der flüssige Anteil ist die gewonnene Reissuppe, die abgekühlt im Kühlschrank aufbewahrt wird.

Um den Zeitaufwand zu erleichtern, kann die fertige Reissuppe auch eingeweckt werden. Die in saubere Gläschen mit Schraubdeckel gefüllten Reissuppenportionen werden im Weckkessel oder im Backofen 60 Minuten bei 100 Grad eingeweckt und damit haltbar gemacht. Das Gläschen kann dann im Wasserbad erwärmt werden.

Reisschleim Für Reisschleim wird eine Reissuppe wie oben beschrieben zubereitet, nur muss diese nicht durch ein Mulltuch abgeseiht werden. Stattdessen streicht man sie durch ein Sieb oder gibt sie in ein Passiergerät mit Babybreieinsatz, damit sie eine cremige Konsistenz bekommt.

Reisbrei Der Rundkorn-Vollkornreis braucht nun nicht mehr 4 Stunden gekocht zu werden. Er wird gründlich gewaschen und über Nacht eingeweicht. Das Wasser wird weggeschüttet und der Reis mit frischem Wasser gewaschen, bis das Wasser klar ist. Im Verhältnis 1 Teil Rundkorn-Vollkornreis zu 2 ½ Teilen Wasser wird der Reis 45 Minuten bei geschlossenem Deckel weichgekocht und anschließend püriert.

Gemüsebrei Biokarotte schälen, waschen und kleinschneiden. In etwas Wasser mit geschlossenem Deckel weich dünsten und dann pürieren. Später genügt es, das Gemüse mit der Gabel zu zerdrücken. Anfangs werden es 1 bis 2 Teelöffel sein, später steigert sich die Menge auf 1 bis 2 Esslöffel.

Obstbrei Apfel oder Birne schälen, kleinschneiden und mit wenig Wasser bei geschlossenem Deckel weich dünsten und pürieren. Später genügt es, das Obst mit der Gabel zu zerdrücken. Anfangs werden es 1 bis 2 Teelöffel sein, später steigert sich die Menge je nach Bedarf des Babys auf 1 bis 2 Esslöffel.

Welche Lebensmittel sind für Babys und Kleinkinder geeignet?

Geeignetes Gemüse Karotte, Kürbis, Süßkartoffel und Pastinake werden dem Baby im ersten Jahr bevorzugt gegeben, da sie thermisch warm sind. Aufgrund ihres süßen Geschmacks und der gelben Farbe sind sie besonders Milz-Qi-stärkend. Ab dem 10. bis 12. Monat kann das gedünstete, pürierte oder mit der Gabel zerdrückte Gemüse mit etwas Mandelmus, einem Stückchen Butter oder etwas Sahne angereichert werden.

Ab dem 10. Monat eignen sich auch Mangold, Kohlrabi, Rote Bete, Fenchel, Zucchini und Brokkoli. Bei jeder neuen Gemüsesorte wartet man ein paar Tage, ob sie vom Kind gut vertragen wird. Ab dem 12. Monat kann auch frischer, zarter Blattspinat gegeben werden.

Geeignetes Getreide Neben dem süßlich schmeckenden Rundkorn-Vollkornreis ist auch der Süßreis geeignet. Besonders bei schwächlichen Kindern fördert er durch seine warme Thermik und den sehr süßen Geschmack Gewichtszunahme und Kraft. Kräftige und vitale Kinder können ab dem 8. Monat Hirse probieren. Sie hat einen süßen Geschmack und ist erfrischend.

Getreidearten wie Weizen, Dinkel und Gerste enthalten das Klebereiweiß Gluten, das bei der Verdauung auf besondere Art aufgespalten werden muss. Auch daran sollte sich die Verdauung gewöhnen, um die Verträglichkeit zu verbessern. Im zweiten Lebensjahr können diese Getreide fein gemahlen oder im ganzen Korn gekocht und dann püriert werden. Das ganze Korn muss immer nach dem Waschen über Nacht eingeweicht werden, bevor man es mindestens 45 Minuten weichkocht, um es anschließend fein pürieren zu können.

Das Getreide kann auch zunächst fein gemahlen und dann für 1 bis 3 Stunden eingeweicht werden. Auf kleiner Flamme wird es dann 30 Minuten in Wasser gekocht.

Der Reis-Milch-Brei für früher abgestillte Babys im 1. Lebensjahr Wenn das Baby vor

Zur Arsenbelastung in Reis

Vollkornreis und auch Reisprodukte (z. B. Reiswaffeln) sind immer wieder im Gespräch, arsenbelastet zu sein, hauptsächlich dann, wenn es sich um Kinderprodukte handelt, wie z. B. Babynahrung auf Reisbasis. Was können wir tun? Es gibt kein anderes glutenfreies Getreide, das für Babys geeignet wäre. Fertigen Reisbrei kaufen? Die Arsenbelastung ist die gleiche, nur dass die Hersteller verpflichtet sind, die Produkte auf Überschreitung des Arsengrenzwertes zu prüfen. Hier müssen wir selbst entscheiden, ob die Grenzwerte angemessen sind. Greifen wir auf fertige Produkte zurück, haben wir auf die Arsenbelastung keinen Einfluss mehr. Wenn wir selbst kochen, können wir das Herstellungsunternehmen nach der Arsenbelastung des gekauften Vollkornreis fragen. Heutzutage müssen diese die Arsenwerte zur Hand haben. So können wir den Reis verwenden, der am wenigsten belastet ist.

Maßnahmen zur Minimierung der Belastung:

- Reis mit kaltem Wasser waschen, so oft wiederholen, bis das Wasser klar ist. So wird neben der Stärke auch Arsen herausgewaschen.
- Reis über Nacht einweichen, anschließend nochmals waschen und mit frischem Wasser aufsetzen.

dem ersten Geburtstag abgestillt wird, braucht es einen Ersatz für die Muttermilch. In diesem Fall sollte der Reisbrei mit Milch zubereitet werden. Unbehandelte oder pasteurisierte Kuhmilch wird durch Aufkochen bekömmlich. Sofern keine Allergie bei den Eltern vorliegt, kann diese verwendet werden. Ziegenmilch ist die Alternative zur Kuhmilch.

Die Ernährung des Kleinkindes

Nach dem Abstillen und der Breiphase – etwa ab dem 14. Monat – wird es für die Eltern weniger aufwendig, da für das Kind bald nicht mehr extra gekocht werden muss. Dies setzt natürlich voraus, dass sich die Eltern ausgewogen und vollwertig ernähren und auf starkes Würzen der Speisen verzichten oder das Essen für das Kind vor dem Würzen beiseite nehmen. Anstatt die Nahrung zu pürieren, genügt es nun, sie mit einer Gabel zu zerdrücken. Das Kind lernt, dass die Mahlzeiten immer zur gleichen Zeit eingenommen werden. Dazwischen gibt es Pausen, in denen nichts gegessen wird.

Das Potenzial des Kleinkindes zeigt sich in seiner starken Yang-Energie, sichtbar in seinem unendlichen Tatendrang und seiner geistigen Entwicklung, ebenso im Haarwuchs, Zahnwechsel und Körperwuchs. Die Verdauungskraft jedoch ist noch schwach und bildet sich erst aus. Auf nicht kindgerechte oder zu früh eingeführte Erwachsenennahrung reagieren Kinder schnell mit Bauchschmerzen und Allergien. Sie neigen dann zu Schleim, der sich in Infekten wie Erkältungen, Ohrenschmerzen und Husten zeigt. Zu viel Zucker, kaltes Essen, belegte Brote und Quarkspeisen verursachen schnell Nässe im empfindlichen Bauch. Passender sind warme Getreidebreie mit Kompott am Morgen oder mit Gemüse am Mittag.

Getreide Neben dem Reis sind Hirse, Polenta, Haferflocken, Quinoa und Amaranth leicht verdaulich und stärkend. Weizen- und Dinkel-Vollkorn-Grießbrei sind für den Abend geeignet. Weizen wirkt beruhigend.

Milchprodukte Im Vergleich zu Gemüse, Obst und Getreide spielen Milchprodukte für Kleinkinder eine untergeordnete Rolle. Wenn dem Baby im ersten Lebensjahr Milch gegeben wurde, wird die Menge nach und nach reduziert. Naturjoghurt, Kokosmilchprodukte, Crème fraîche, Frischkäse, Butter und Sahne können warme Speisen ergänzen.

Hülsenfrüchte Bereits ab dem 12. Monat können weich gekochte Linsen und Kichererbsen mit ihrem pflanzlichen Eiweiß und Eisengehalt die Getreide-, Gemüse- und Obstgerichte ergänzen.

Hülsenfrüchte müssen richtig zubereitet werden, damit sie keine Blähungen verursachen. Linsen werden für Kinder ca. 2 Stunden eingeweicht und etwa 45 Minuten weichgekocht. Alle anderen Hülsenfrüchte werden gewaschen, über Nacht eingeweicht und 1½ Stunden in frischem Wasser weichgekocht. Das Würzen mit gemahlenem Kreuzkümmel erhöht die Verdaulichkeit.

Tierische Produkte/vegane Ernährung
Fleisch, Ei und Fisch sind Qi- und blutaufbauend. Wenn das Kind danach greift, weil die Eltern es essen, kann man ihm sehr kleingeschnittenes Fleisch, grätenfreien Fisch oder etwas Ei geben. Wahrscheinlich braucht es gerade die Kräftigung durch die tierischen Produkte.

Wenn die Eltern vegan leben, ist es wichtig zu wissen, dass das Kind mehr als andere auf warme, gekochte Speisen angewiesen ist. Rohkost darf nicht überwiegen. Die Vielfalt an pflanzlicher Kost sollte genutzt werden: Wurzelgemüse, grünes Blattgemüse und Getreide, angereichert mit Ölen oder Nussmusen. Um die Qi- und blutstärkende Kraft von Fleisch/Fisch/Ei zu kompensieren, ist eine Gemüsekraftsuppe eine gute Alternative. Eiweißquellen sind Mandel- und Sesammus, Kokosmilchprodukte, Hülsenfrüchte, Quinoa und Amaranth.

Ernährungsberatung für Schulkinder bis zur Pubertät

In unseren Beratungen fragen wir gezielt das Kind, was es mag und was nicht. Wir finden heraus, ob es Frühstück, Schulbrot, Mittagessen und Abendessen mag. Oft kann ein Kind genau sagen, was es daran mag und was nicht.

Wenn Eltern an ihre Grenzen stoßen, weil das Kind nicht das isst, was es essen soll, machen wir in den Beratungen erstaunliche Erfahrungen. Da wir schnell sehen können, was das Kind braucht, reichen oft ein paar einfache Rezeptvorschläge, die die Augen des Kindes zum Strahlen bringen. Meist kommen die Eltern nicht selbst auf die Idee. Sie sind in ihrer Art zu kochen und zu essen gefangen. Wir erweitern in unserer Beratung also ihren Blick. Eltern könnten dann dem Kind mehrere Angebote an Essen machen.

Fallbeispiel Bei einer Beratung stellte sich heraus, dass es immer Schulbrot mit Frischkäse und Käse gibt, welches das Kind aber nicht mag. Auf unsere Nachfrage hin erzählte das Kind, dass es die matschige Konsistenz von aufgeweichtem Brot mit Frischkäse nicht mag. Auf unsere Frage, was es denn möge, war die Antwort: Am liebsten Knäckebrot, getoastetes Brot, Kräuter wie Schnittlauch und knackiges Obst und Gemüse. Aber da auch Knäckebrot mit Frischkäse matschig wird, gab es dies nicht. Unsere Idee war es nun, dem Kind eine Dose mit in die Schule zu geben, wo alles getrennt ist: das Knäckebrot, ein paar Avocadoscheiben, mal ein hartgekochtes Ei, klein geschnittene Karotten oder anderes knackiges Gemüse und Obst. Die Vorstellung, das Knäckebrot mit etwas Butter zu bestreichen und mit Schnittlauch zu bestreuen, klang für das Kind toll.

Entspannte Kinderernährung

So einfach kann es sein und so wichtig ist die Beratung für die Familie! Bieten Sie Ihrem Kind immer mal wieder etwas Gesundes an, das es noch nie gab. Kinder greifen nach dem, was sie brauchen, nur muss es auch vor ihnen liegen. Sie sagen in der Regel deutlich, was sie mögen und was nicht. Hier kann es hilfreich sein, hinzuhören und Möglichkeiten aufzuzeigen. Machen Sie das Essen nicht zu einem großen Thema, wenn das Kind dies und jenes nicht mag. Bieten Sie eine Auswahl an, geben Sie einen klaren Rahmen für das gemeinsame Essen vor, essen Sie mit und bleiben Sie entspannt. Wenn ungesunde Nahrungsmittel in Ihrem Haushalt nicht mehr vorkommen und Sie nicht dogmatisch mit der Ernährung sind, wird der Umgang mit dem Essen immer leichter und freier.

Die Ernährung in der Jugend

Wenn die Essenz bei Mädchen und Jungen in vollem Maße vorhanden ist, beginnt bei Mädchen im Alter von etwa 14 Jahren die Menstruation und bei Jungen im Alter von circa 16 Jahren die Produktion von Samen. Dies ist auch die Zeit, in der die Mitte ausgereift ist, die Verdauungskraft stark und die Essenz in Fülle vorhanden ist.

Das gesteigerte Verlangen nach großen Essensportionen in dieser Phase verdeutlicht den hohen Bedarf an stärkender Nahrung, die es für die Produktion von Qi und Blut bedarf. Jugendliche brauchen eine ausgewogene Ernährung, die reich an Hülsenfrüchten, Gemüse, Fleisch, Obst und Salaten ist, um ihrem wachsenden Körper und aktiven Geist die notwendige Nahrung zuzuführen.

Die Bedeutung von Blut in der Pubertät

Besonders Mädchen sollten in dieser Zeit auf eine blutstärkende Ernährung achten. Viele junge Mädchen neigen in diesem Alter zur veganen Ernährung, obwohl sie bereits zu Symptomen eines Blutmangels wie Blässe und Müdigkeit neigen. Mit Einsetzen der Menstruation benötigen sie zusätzlich eine Mitte- und blutstärkende Ernährung.

Wenn sie sich für eine vegane Ernährung entscheiden, sollten junge Mädchen sicherstellen, dass sie ausreichend nährende und blutaufbauende Gemüsekraftsuppen, Getreide und Hülsenfrüchte zu sich nehmen. Alternativ sollten sie in Erwägung ziehen, während der Pubertät ein- bis zweimal pro Woche Fisch oder Fleisch zu essen, um ihren Körper gesund zu halten. Diese Empfehlung gilt ebenso für Jungen, um sicherzustellen, dass ihre Essenz und körperliche Entwicklung optimal unterstützt werden. Immer mehr junge Männer neigen zu Blut- und Qi-Mangel mit Blässe, Schwäche und Frieren.

Die Ernährungsberatung für Jugendliche

Die Ernährungsberatung für pubertierende Jugendliche ist äußerst spannend. Die Ohren werden groß, wenn wir ihnen erklären, wie das, was sie essen, aus der Sicht der TCM auf ihren Körper wirkt und wie ihre Befindlichkeiten dadurch erklärt werden können. Wir schätzen es sehr, ihnen ein Verständnis für diese Zusammenhänge mit auf den Weg zu geben. Auf diese Weise legen wir den Grundstein für einen bewussten Umgang mit der Ernährung und ihrer Wirkung während der Phase des Erwachsenwerdens.

Befindlichkeiten in der Pubertät

In der Pubertät unterliegt die Entwicklung zum Erwachsenen einer starken aufwärtsstrebenden Energetik. Leicht kann dies zu Leber- und Magen-Hitze führen, mit Unruhe, Getriebenheit, Aggressivität und »Nicht-Sattwerden«. Die Ernährung mit Chips oder Pizza mit scharf-heißen Gewürzen gibt zusätzlich den Kick »nach oben« und verstärkt die Dynamik. Die Jugendlichen sind erst bei körperlichen Beschwerden offen für eine Veränderung der Ernährung und dann äußerst dankbar über Aufklärung und Tipps!

Hautprobleme, Akne

Bei Hautproblemen spielt die Ernährung eine zentrale Rolle. Es sollte unbedingt darauf geachtet werden, weißen Zucker, der in den meisten Süßigkeiten und Fertigprodukten enthalten ist, zu meiden. Zusammen mit Lebensmitteln wie Pizza, Nudeln und Kuhmilchprodukten kann dies zu einer Schwäche des Milz-Qi und zur Bildung von Schleim führen.

Erstaunlicherweise trinken viele Jugendliche immer noch Kuhmilch. Wir erklären ihnen, dass Milch hauptsächlich zur Ernährung von Babys vorgesehen ist. Für Jugendliche ist Milch so nährend wie eine vollständige Mahlzeit – das bedeutet, dass sie im Grunde keine zusätzliche Mahlzeit mehr benötigen würden. Gleichzeitig fördert Milch die Schleimbildung. Dabei könnte ihr Körper doch so vielfältig von den Vorteilen der verschiedenen Nahrungsgruppen profitieren.

Geschmacklich scharfe und thermisch heiße Snacks wie Chips und Alkohol verursachen Hitze. Auch Stress oder Emotionen wie Aggressionen bilden innerliche Hitze. Der vorhandene Schleim wandelt sich in Hitze und der Körper versucht, sowohl Schleim als auch Hitze über die Haut auszuscheiden. Dies führt zu den Hautproblemen und den entzündeten Eiterpickeln der Akne.

Strategie bei Akne

Folgende Punkte haben sich als Strategie bei Hautproblemen und insbesondere Akne bewährt:

Thermisch erfrischende und kalte Lebensmittel mit bitterem Geschmack Auf scharfe, heiße und alle hitzebildenden Lebensmittel sollte verzichtet werden. Dafür sollten Lebensmittel mit einer erfrischenden und kalten Thermik und bitterem Geschmack in die Ernährung integriert werden. Diese können die Hitze beruhigen. Dazu zählen Lebensmittel wie:

- Chicorée
- Löwenzahnblätter
- Minztee
- Mungbohnensprossen
- Radicchio
- Rucola
- Salatgurke mit Schale
- Spargel
- Tomate
- Wassermelone

Hitze und Toxine ausleiten Vollkorngetreide wirkt reinigend, da es mit den Ballaststoffen, die in den Randschichten enthalten sind, die Ausscheidung von Nässe und Schadstoffen über den Darm anregt. Die Haut wird dabei entlastet. Dunkelgrüne Gemüsesorten und Salate wirken antientzündlich.

Getreide:

- Amaranth
- Hirse
- Polenta
- Quinoa
- Rundkorn-Vollkornreis oder Basmatireis, weiß oder Vollkorn (weißer Reis wird eher von Jugendlichen akzeptiert)

Grünes:

- Blattsalate
- Feldsalat
- Gurke mit Schale
- Rucola

Gute Öle Bei Hautproblemen sind die Omega-3-Fettsäuren wichtig, wie sie in Nachtkerzenöl enthalten sind. Es ist zur innerlichen und äußerlichen Anwendung geeignet. Zum Kochen ist Sesamöl mit seiner erfrischenden Thermik gut.

Besonders empfohlenes Gemüse

- Vor allem gelbes und orangefarbenes Gemüse wirkt entzündungshemmend: Karotten, Kürbis, Rote Bete
- Blumenkohl
- Brokkoli
- Chicorée
- Kohl
- Pilze
- Spinat

Besonders empfohlenes Obst

- Beerenobst der Saison
- Birne
- Feige
- Zitrone

Sonstiges Mungbohnen und Adzukibohnen stärken das Milz-Qi und fördern die Ausscheidung von Hitze und Toxinen über den Darm.

Vorsicht vor Verausgabung (Sport, Sexualität, Genussmittel)

Jugendliche erleben große seelische und körperliche Veränderungen, sie wollen sich »entpuppen«, spüren und ausprobieren. Die Pubertät ist die Feuerzeit unter den fünf Wandlungsphasen, gekennzeichnet durch Wissensdurst und Tatendrang. Vorsicht ist geboten, damit sich die Essenz, die sich in der Pubertät gerade voll entfaltet, nicht frühzeitig erschöpft. Das maßvolle Verhalten in Essen und Lebensstil ist eine Maxime, die in der TCM zur Gesunderhaltung an oberster Stelle steht.

In der Pubertät wird aus Überschwang oft sehr verausgabend gelebt, sei es im Sexualleben, bei nächtlichen Partys mit Alkoholexzessen oder durch Drogenkonsum. Auch beim Sport oder Fitnesstraining wird gerne übertrieben. Für Muskelzuwachs wird mit Eiweißshakes trainiert, oft weit über die eigenen körperlichen Grenzen hinaus. Hier sind Beratung und Aufklärung darüber nötig, dass eine Verausgabung in jungen Jahren Auswirkungen auf die Gesundheit im Erwachsenenalter haben kann.

Unserer Erfahrung nach hören Jugendliche dies gerne, denn sie können es einfach nicht wissen. Wir motivieren sie, dass Sport gut ist, solange sie sich dabei nicht verausgaben. Auch Partys sind okay, wenn es als Ausgleich Zeiten mit genügend regenerierendem Schlaf gibt. Bei übermäßigem Alkoholkonsum klären wir auf, dass Gehirnzellen unwiderruflich zerstört werden können. Drogen und Alkohol sind essenzschwächend, sie zehren am kostbaren Gut, welches wir für unsere Lebensspanne zur Verfügung haben.

Die Ernährung im Erwachsenenalter

Das Erwachsenwerden verläuft aus Sicht der TCM in Sieben-Jahres-Schritten bei der Frau und in Acht-Jahres-Schritten beim Mann. Dies bedeutet, die Essenz verändert sich alle sieben Jahre bei der Frau und alle acht Jahre beim Mann. Nach dieser Rechnung ist die Frau ab 21 Jahren und der Mann ab 24 Jahren erwachsen.

Die Lebensmitte: Stärkung auf allen Ebenen

Reichlich Essenz steht nun für die Fruchtbarkeit zur Verfügung. Es ist so viel Essenz vorhanden, dass daraus ein neues Leben entstehen kann. Diese Fülle an Essenz sollte kostbar behandelt werden, wie ein teures Gut. Das Alter zwischen etwa 20 und 40 Jahren ist im Leben wie eine Art »Hoch-Zeit«. Qi und Essenz sind in Fülle am höchsten Punkt im Leben. Anschließend werden sie langsam schwächer – dies ist der natürliche Prozess des Älterwerdens –, bis sich die Essenz im Laufe des Lebens gänzlich verbraucht.

Mit diesem Wissen kann sich der junge Erwachsene gerade in dieser Zeit stärken. Die reichliche Bildung von nachgeburtlichem Qi mit Milz-Qi-stärkender Ernährung verlangsamt die Erschöpfung der »Essenz-Reserven« in den Nieren. So sorgen er oder sie in weiser Voraussicht für gesundes Älterwerden bereits in jungen Jahren. Auch Erschöpfung kann damit vorgebeugt werden.

Essenzstärkung für die Schaffenskraft

Die essenzstärkende Lebensweise ist ein unglaublich wichtiger Teil in der aktiven Zeit des Erwachsenseins. Berufliche und familiäre Verwirklichung, Tatendrang und Schaffenskraft sind der Inbegriff von Yang-Qualitäten. Wie bei allem im Leben bedarf diese ausgeprägte Yang-Qualität der anderen Seite der Medaille – des Yin. Genügend Ruhe, ausreichend Schlaf, Phasen der Regeneration, ein friedlicher Geist – all dies sind Yin-Qualitäten, die neben der gezielten Ernährung für die Bildung von Blut und Säften (Yin) essenziell sind. Nur wenn diese Seite auch genährt wird, kann die aktive Yang-Seite erfüllend ausgelebt werden. Die Ernährung in dieser Zeit ist daher abwechslungsreich, mit einer Vielfalt an Lebensmitteln, die Yin und Yang, Blut, Säfte, Wärme und Essenz gleichermaßen stärken. Neben den stärkenden und wärmenden Speisen und den Kraftsuppen für das Yang gibt es für das Yin das Saftige, Nährende von Kompotten, Gemüsesuppen und gekochtem Getreide. Gemüse in allen Variationen bieten eine geschmackliche Vielfalt und stärken gleichzeitig die Säfte und das Qi.

Wenn die Erinnerung daran wachgerufen wird, dass Getreide sowohl für die Essenz als auch für das Qi sehr stärkend ist, wird es zur Basis der Ernährung. Die anderen Lebensmittelgruppen gesellen sich harmonisch dazu: Bunte Vielfalt entsteht durch Gemüse, Früchte, grüne Blätter und aromatische Gewürze. Ein Fest für Geschmack und Sinne! Ob Fisch, Fleisch oder vegetarisch, mit regelmäßig einbezogenen Hülsenfrüchten – alles ist bestens, solange die Vielfalt der Nahrungsmittel genutzt wird. Oft ist es die Einseitigkeit der Ernährung, die schwächt: nur Salate als Hauptmahlzeit, nur Brot morgens und abends oder nur Pasta.

Die Ernährung der Eltern ist Vorbild für die Kinder

Wer in dieser Phase des Lebens eine Familie gründet, ist plötzlich nicht mehr nur für seine eigene, sondern auch für die Ernährung eines neuen Lebens verantwortlich. In dieser Zeit sind Mutter und Vater gleichermaßen Vorbild für das Kind und legen damit den Grundstein für eine »ganz selbstverständlich« gesunde und passende Ernährung.

In erster Linie kann als Vorbild nur erfolgreich sein, wer sich gut um sich selbst kümmert. Nur wenn wir gut für uns sorgen, können wir gut für andere sorgen. Wir motivieren junge Eltern in unseren Beratungen, ihre Ernährung auf so gute Füße zu stellen, dass das Kind mitbekommt, was es heißt, »gut für sich zu sorgen«. Wer die Ernährung des Kindes weit vor die eigenen Bedürfnisse stellt, wird über kurz oder lang in die Erschöpfung rutschen. Wir erleben häufig, wie wohltuend es für Eltern und Kind sein kann, wenn die Eltern beginnen, sich zuerst um ihre eigene Ernährung und Stärkung zu kümmern. Damit fällt das Weitergeben von Kraft an das Kind leichter. Wir erleben auch häufig, dass nicht beide Partner an einem Strang ziehen, wenn es um die Ernährung geht. Es ist so erleichternd, wenn beide als Vorbild gut für sich sorgen.

Die Verdauungskraft lässt etwas nach

Gehen wir einen Sieben- bzw. einen Acht-Jahres-Schritt weiter, ist die Frau 35 Jahre und der Mann 40 Jahre alt. Ungefähr in dieser Zeit beginnt die Verdauungskraft von Magen und Milz abzunehmen. Bei gleicher Ernährung kann es zu Gewichtszunahme kommen, da die Umwandlung von Nahrung schwächer wird. Das Verdauungsfeuer, der Stoffwechsel, nimmt in seiner Kraft langsam ab. Dies hat zur Folge, dass Säfte und Blut nicht mehr so gut gebildet werden können. Bemerkbar macht sich dies durch das Erscheinen der ersten Falten, Haut und Haare werden insgesamt trockener, die Gelenke beginnen vielleicht zu knirschen. Wer dies weiß, kann den natürlichen Wandel bestmöglich unterstützen, indem die Verdauung dem Zustand des Verdauungsfeuers und des Stoffwechsels angepasst wird.

Es kann sein, dass plötzlich große Abendmahlzeiten nicht mehr wie gewohnt vertragen werden. Es kann sein, dass Rohkost und Salate nicht mehr gut von der schwächer werdenden Mitte verdaut werden können. Es kann auch sein, dass die Essensportionen kleiner werden. Hier ist es hilfreich, auf Anzeichen des Körpers zu hören und die Ernährung entsprechend anzupassen. Vielleicht genügt abends eine kleinere Portion oder etwas Leichtes, Gekochtes? Vielleicht wird etwas Salat vertragen, wenn er kleingeschnitten zum warmen Essen gegessen wird? Vielleicht verträgt die Mitte eher mehrere kleinere Portionen? Je nach Konstitution sollte die Ernährung grundsätzlich Milz-Qi-stärkend (S. 127) sowie blut- und säfteaufbauend (S. 151) sein.

Zusammenhang von Essen, Fürsorge, Psyche und Freiheit

Jedes gelebte Jahr bereichert uns an Lebenserfahrung und Selbsterkenntnis. Das ist das Schöne am Älterwerden! Aus den Erfahrungen mit der Ernährung kann nun geschöpft werden, da bereits verschiedene Ernährungsstile ausprobiert wurden. Dabei wurde vielleicht erkannt, dass Nahrung, die einer Freundin guttut, nicht unbedingt genauso für uns selbst geeignet ist. Wie merken wir das? Indem wir uns fragen: Fühle ich mich wohl nach dem Essen? Bin ich energiegeladen oder müde? Bin ich innerlich gewärmt oder friere ich, obwohl ich gegessen habe? Ist mein Essen so stärkend, dass es in Balance zu dem steht, was ich leiste? Oder lebe ich von den kostbaren Reserven? Es sind wichtige Schritte, schwächendes Essverhalten zu erkennen und die Ernährung so anzupassen, dass sie individuell passt.

Viele Menschen sind durch die Informationsflut verunsichert, die in der heutigen Zeit auf sie einströmt. Es ist nicht einfach, seinen Ernährungsweg zu finden und zu verfolgen. Wir wissen, dass es ein wenig Mut braucht, nicht mit dem Mainstream zu gehen. Auf welche Informationen kann Verlass sein? Verlass ist auf die Natur mit ihren Gesetzen, deren Teil wir sind. Wenn die Ernährung und der Lebensstil im Einklang mit der Natur stehen, dann wird die Kraft der Natur für die Gesundheit genutzt. Dann ernährt man sich entsprechend den Jahreszeiten mit deren Klima, angepasst an den Tagesverlauf, an das Alter, an die eigene Konstitution und die individuellen Befindlichkeiten.

Wichtig ist die individuell passende Ernährungsweise

Welchen Namen diese Ernährungsweise bekommt, ist fast schon unwichtig, weil der Name die Freiheit, die in dieser Ernährung steckt, einschränken könnte. Die Suche nach der richtigen Ernährung endet hier, weil es nicht die eine richtige gibt, sondern nur die individuell passende. Denn die beste Ernährung zur Gesunderhaltung ist, passend für sich zu kochen, weil man fürsorglich mit sich selbst ist. Mit der Selbstfürsorge wird auch zunehmend selbstverständlich der Lebensstil an die eigenen Ressourcen angepasst. Das ist mit »Lebenspflege« in der Chinesischen Medizin gemeint, die sich im Begriff »Diätetik« verbirgt.

Der Schritt zur Selbstfürsorge hat nicht zu unterschätzende therapeutische Folgen! Zum einen bilden Körper und Psyche eine Einheit, denn wenn der Körper gestärkt wird, kann sich auch die Psyche stabilisieren. Zum anderen bedeutet gute Selbstfürsorge durch Essen ein konkretes Tun: Einkaufen, Schneiden und Kochen, wodurch wir psychisch erfahren: Wir kümmern uns gut um uns selbst, können für uns selbst sorgen und handeln, anstatt nur eine Idee davon zu haben. Es ist nicht vage, sondern konkret und handfest. Oft sind es die kleinen Schritte im Leben, die gegangen werden müssen und die dann, wie ein ins Wasser geworfener Stein, immer größere Kreise ziehen.

Wir sind immer wieder fasziniert, wenn wir Menschen in Ernährungsfragen länger begleiten und beobachten, wie sie in ihrem Leben kleine Veränderungen vornehmen, weil so manches im Alltagsleben nicht mehr ganz zu ihnen passt. Denn wenn die Ernährung passt, dann wollen auch andere Lebensbereiche angepasst werden. Da sind wir wieder bei der Lebenspflege, die wie die Körperpflege täglich gelebt wird.

Die Ernährung im Alter

Naturgemäß lässt die Kraft der Nieren und der Essenz im Alter weiter nach. Auch die Kraft der Mitte wird langsam schwächer, um Blut, Qi und Säfte zu bilden. Der Mensch wird »trockener«, schwächer und kann nicht mehr so tief schlafen wie in jüngeren Jahren. Dies sind Yin-Mangel-Symptome. Da Yin und Yang untrennbar sind, zieht der Yin-Mangel den Yang-Mangel mit sich. Die wärmenden, kontrollierenden Qualitäten des Yang werden schwächer. Nachlassende körperliche Energie und zunehmende Kälteempfindlichkeit sowie eventuelle Schwierigkeiten in der Kontrolle über Blase und Stuhl sind Anzeichen dafür.

Das Älterwerden ist nie einfach und manchmal müssen große Hürden gemeistert werden. Trotz alledem sollte sich ein älterer Mensch an der Wertschätzung erfreuen, die ihm andere für seine Weisheit und Gelassenheit entgegenbringen. Dies ist das kraftgebende Potenzial dieser Phase.

Die Kraft der Nieren, Essenz und Mitte verändert sich

Um den Prozess der nachlassenden Kraft der Nieren und der Mitte bestmöglich zu meistern, kann die Ernährung so angepasst werden, dass aus der Nahrung das Bestmögliche zur Bildung von Qi, Wärme, Blut und Säften herausgezogen wird. Die Lebensmittel und Zubereitungsarten unterstützen die Mitte in der Umwandlung und sind so bekömmlich, dass sie leicht und ohne viel Kraftaufwand verdaut werden können.

Die typischen Symptome weisen uns die Richtung. Bei einer schwächer werdenden Mitte (Milz-Qi-Mangel, S. 126) sind dies:

- Verdauungsschwäche mit trägem Stuhlgang
- nachlassender Appetit
- Durchfall
- Völlegefühl
- Unverträglichkeiten
- Müdigkeit

Bei Yin-Mangel:

- Trockenheit ohne Durstgefühl
- Juckreiz
- Verstopfung
- Ängstlichkeit, Unruhe
- leichter Schlaf, Schlaflosigkeit

Bei Yang-Mangel:

- Kältegefühl mit großem Wärmebedürfnis, v.a. in Rücken und Knien
- Schwächegefühl, Müdigkeit
- frühes Aufwachen, leichter Schlaf, Schlaflosigkeit

In der Tabelle unten ist aufgeführt, welche Lebensmittel und Speisen im Alter besonders empfehlenswert sind.

Ernährung für geistige Klarheit

Wenn sich der Ernährungsstil dem Alter anpasst, kann die geistige Kraft davon erheblich profitieren, denn Klarheit kommt aus der Mitte. Die Nahrung wird umgewandelt und versorgt den gesamten Körper, so auch unseren Geist. Die klarsten Energien, die aus der Nahrung gewonnen werden, versorgen den Geist. Ziel ist es, dass die Mitte so gut funktioniert, dass diese Umwandlung möglich ist. Eine dem Alter angepasste Ernährung verhindert, dass sich Schleim bildet, der »den Geist vernebelt«. Daher wird älteren Erwachsenen empfohlen, sich nach den Milz-Qi-stärkenden Empfehlungen zu richten und alles zu vermeiden, was Nässe und Schleim produzieren könnte (siehe Milz-Nässe/Schleim, S. 132, und das Kapitel »Gedächtnisschwäche und Alzheimer/Demenz«, S. 264).

Ernährung für starke Knochen

Die Knochen werden von der Nierenenergie versorgt. Die Stärke und Stabilität der Knochen kann mit Markknochen-Kraftsuppen, grünem, magnesiumreichem Gemüse und kalziumreichen Lebensmitteln unterstützt werden. Auch die Versorgung des Gehirns profitiert davon (mehr dazu unter »Osteoporose«, S. 279).

Neben der altersgerechten Ernährung für eine funktionierende Mitte und den speziellen Tipps für die Versorgung der Knochen ist genügend Sonnenlicht oder eine Vitamin-D-Zufuhr nach ärztlicher Empfehlung nötig. Zudem bedarf es regelmäßiger Bewegung, um den Knochenstoffwechsel über die Muskulatur anzuregen.

Allgemeine Ernährungstipps im Alter

Wirkung	Lebensmittel bzw. Speisen
für den Aufbau der Säfte	Congee, Gemüse, Getreidebreie, Kompotte, saftige Suppen
für das Yang, die innere Wärme	Kraftsuppen
für die Verdauung und den freien Fluss von Blut und Säften	aromatische Gewürze
zusätzlich für die Säfte und Blut	Avocado, Chlorella, Getreidegras, Joghurt, Kefir, Sardinen, Sesam, Spirulina, Walnuss
Lebensmittel, die besonders viel Essenz in sich haben und die nachlassende Essenz (Jing) der Nieren unterstützen können	Algen, Bienenpollen, Brennnesselsamen, Ei, Gelee Royale, Getreidekorn (es hat die Essenz für die neue Pflanze in sich), Ghee (geklärte Butter), Honig, Knochenkraftsuppe, Knochenmark, Mandelmilch, Mandeln

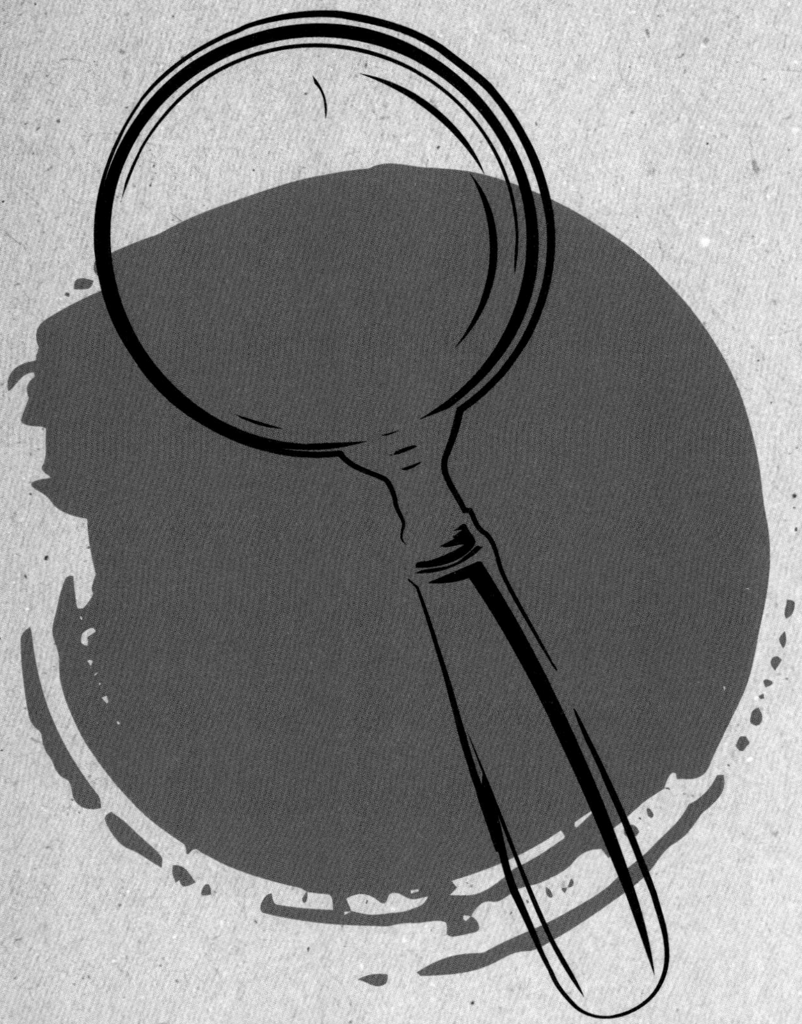

Nachschlageregister bei Erkrankungen

Wir möchten ein Verständnis für Beschwerden und Erkrankungen wecken, indem wir die entsprechenden Organfunktionen und energetischen Zusammenhänge erklären. Darauf stimmen wir unsere Ernährungsempfehlungen ab.

Ernährung bei Befindlichkeiten und Erkrankungen

Generell kann Ernährung Krankheiten auslösen bzw. begünstigen oder als Heilmittel wirken. Unsere Ernährungsempfehlungen unterstützen den Heilungsprozess, können aber auch präventiv genutzt werden.

Wir haben alle eine individuelle Konstitution und daher auch ganz unterschiedliche Neigungen zu bestimmten Erkrankungsmustern. Bei Beschwerden und Erkrankungen gilt es daher, die eigene Ernährung entsprechend anzupassen.

Spezielle Lebensmittel und »Küchenmedizin-Rezepte« in diesem Nachschlageregister sind als Ergänzung zu einer ausgewogenen Ernährung zu betrachten und sollen andere therapeutische Maßnahmen oder regelmäßige Arztbesuche nicht ersetzen. Sie sind keinesfalls als Ersatz für professionelle medizinische Beratung und Behandlung zu verstehen. Vielmehr fördern sie die Eigenverantwortung und bieten einfache, praktische Möglichkeiten, die Gesundheit zu Hause selbst in die Hand zu nehmen und sich täglich gut zu versorgen.

Verdauungsschwäche mit Völlegefühl, Blähungen

Der Bauch als zentraler Ort der Verdauung mit den Organen Magen und Milz sowie Dünndarm und Dickdarm sollte sich wohlig, warm und weich anfühlen, weder gebläht noch hart oder kalt.

Jeder kennt das: Kaum hat man etwas gegessen, fühlt sich der Bauch voll an. Bildet sich übermäßig Luft im Bauchraum, ist es wohltuend, wenn die Luft wieder entweicht. Etwas Luft darf immer sein, sie befördert den Speisebrei und den Stuhl weiter durch den Darm. Wenn aber die Luft im Bauch verbleibt, sich aufstaut und nicht entweichen kann, wird der Bauch hart und kann auch schmerzen.

Ursachen für Völlegefühl und Blähungen

Meist liegt den Beschwerden ein Milz-Qi-Mangel mit Leber-Qi-Stagnation zugrunde. Ist die Mitte zu schwach, kann die Leber übergriffig werden und die Verdauungsfunktion der Milz und des Magens blockieren. Die Leber sorgt für die Bewegungen im Bauchraum: Sie unterstützt die Milz bei der Umwandlung von Nahrung und sorgt für das Hochsteigen der klaren, feinen Anteile aus der Nahrung. Auch Emotionen, Stress und Druck haben Einfluss auf die Bauchgesundheit und verursachen Stagnationen und Einschnürungen im Bauchraum.

Ziel ist es daher, die Verdauungsfunktion zu stärken und das Leber-Qi zu bewegen, um die Stagnation im Bauchraum aufzulösen.

Symptome bei Bauchbeschwerden

Typisch für diese Beschwerden, die durch Milz-Qi-Mangel und Leber-Qi-Stagnation entstehen, ist, dass sich der Bauch gegen Abend aufbläht, hart ist und auch schmerzen kann. Die Symptome sind:

- Völlegefühl, Blähungen
- Anspannung im Epigastrium und Bauch, abends meist verstärkt
- mangelnder Appetit
- unregelmäßiger Stuhlgang

Strategie

Geschmack süß und scharf (für die Entspannung der Leber), bitter (damit der Magen in der absteigenden Funktion unterstützen kann)

Thermik erfrischend (für die Leber) und neutral, warm (für die Milz)

Empfehlungen Warme, gekochte Speisen mit aromatischen, warmen Gewürzen und Kräutern sind wichtig, um die Funktion der Milz anzuregen (siehe Milz-Qi-Mangel, S. 127).

Kombiniert werden die Empfehlungen mit Leber-Qi bewegenden Lebensmitteln (siehe dazu Leber-Qi-Stagnation, S. 154):

- Einfache Kombinationen fördern die Verdauung.
- Zitrusschalen bewegen Qi. Geriebene Zitrusschale zum Würzen verwenden.
- Frischer Ingwer wärmt und bewegt.

- Ballaststoffe in pflanzlichen Nahrungsmitteln enthalten Bestandteile der Zellwand von Pflanzen, die trotz der Sekretionen im Verdauungstrakt unverdaulich sind und für geformten Stuhl sorgen.
- Geröstete Fenchelsamen bewegen das Qi. Dafür Fenchelsamen in einer Pfanne ohne Fett anrösten, bis sie duften. Sie können zum Würzen verwendet oder pur gegessen werden.
- Alle süßlich schmeckenden Getreide wirken entspannend auf den Bauchraum, z. B. Haferflockenporridge, Hirse, Polenta, Rundkorn-Vollkornreis, Süßreis.
- Ebenfalls empfohlen werden die Gewürzmischung für die Milz (S. 250) und Gewürztee (S. 331).

Sodbrennen

Der Magen hat die Aufgabe, die aufgenommene und vorverdaute Nahrung weiter nach unten Richtung Dünndarm zu leiten. Geht die Bewegung des Magens nicht nach unten, sondern nach oben, dann spüren wir dies deutlich als Sodbrennen oder Reflux. Hierbei steigt die Magen-Energie nach oben und nimmt Magensäure mit.

Aus Sicht der TCM ist hier nicht ein Zuviel oder Zuwenig an Magensäure die Ursache, sondern lediglich die Bewegungsrichtung des Magens.

Ursachen für die Entstehung von Sodbrennen

Ursache für das Aufsteigen der Magen-Energie kann der regelmäßige Verzehr von zu üppigen Speisen am Abend sein. Auch ein »Yang«-geprägter Lebensstil mit Stress und Zeitdruck beeinträchtigt leicht die gesunde Magenfunktion. Der Magen reagiert besonders empfindlich auf Stress! Er braucht es ruhig, kühl und feucht. Die inneren Schleimhäute dürfen nicht zu trocken werden.

Strategie

Die Strategie bei Sodbrennen heißt »nach unten leiten« und den Magen befeuchten. Kleinere Mahlzeiten werden über den Tag verteilt, um den Magen abends in seiner inaktivsten Zeit zu entlasten. Die aktivste Verdauungsfunktion hat er zu Beginn des Tages.

Geschmack Bitter, salzig und sauer (lösen eine Bewegung nach unten aus)

Thermik erfrischend (für das Yin des Magens zur Befeuchtung)

Vermeiden Scharfer Geschmack verstärkt die Bewegung nach oben:
- Cayennepfeffer
- Chili
- Knoblauch
- Meerrettich
- Paprikapulver
- Senf
- Zimt

Empfohlene Lebensmittel bei Sodbrennen

Lebensmittelgruppe	Lebensmittel
Getreide	Congee (S. 310), Hirse, Reis
Obst	Ananas, Papaya
Gemüse	Gurke, Kartoffel, Kartoffelsaft (Kartoffel reiben und Saft auspressen), Karotte, Spinat
Sonstiges	Avocado, Joghurt, Sojasauce (biologisch), Tofu

Trocknen zu sehr den Magen aus:
- Kaffee
- Zitrusfrüchte
- Zucker

Weitere Tipps
- Bitter-Kräuter-Tropfen
- geschälte Mandeln über den Tag verteilt kauen
- kleinere Mahlzeiten
- vor dem Essen Maishaar-Tee trinken

Nahrungsmittelunverträglichkeiten/ -allergien

Die Beschwerden reichen von Unwohlsein und Druckgefühl im Bauch bis hin zu Krämpfen, Völlegefühl, Durchfall oder Verstopfung, Übelkeit, Appetitverlust, Aufstoßen und Schluckauf. Auch Müdigkeit nach dem Essen und Kopfschmerzen können Anzeichen einer Unverträglichkeit sein. Ob nun Fruktose-, Laktose-, Gluten- oder Histaminintoleranzen vorliegen – die Entstehung des Ungleichgewichts ist aus Sicht der TCM die gleiche, nur die Auslöser unterscheiden sich.

Ursachen

Jeder Nahrungsmittelunverträglichkeit und Allergie liegt ein Milz-Qi-Mangel mit Nässe und Kälte zugrunde. Die Milz ist bei der Wandlung von Qi und Blut auf ausreichende Wärme angewiesen. Mangelt es an Wärme (Verdauungsfeuer), wird die »Erde« kalt und es entsteht Nässe mit Kälte. In diesem sumpfig-kalten Nährboden werden Lebensmittelbestandteile zu Allergenen. Aus unserer Erfahrung bedeutet dies, dass Nahrungsunverträglichkeiten und -allergien behandelbar sind, indem die Mitte gestärkt, gewärmt und Nässe ausgeleitet wird.

Denaturierte Lebensmittel, besonders in Form von Fertignahrungsmitteln, sind der Natur des Körpers fremd und belasten oder überfordern das System. Zudem führt eine Ernährung mit ausschließlich oder viel

Rohkost, übermäßigem Konsum von Milchprodukten und häufigen Brotmahlzeiten zu Milz-Qi-Schwäche mit Kälte und Nässe. Auch können trotz gesunder Lebensmittel ungünstige Kombinationen von Lebensmittelgruppen eine mögliche Ursache von Unverträglichkeiten sein.

Strategie

Eine kurze Zeit kann man die Lebensmittel, die Beschwerden verursachen, weglassen, um das System zu entlasten, Ziel ist es jedoch, die Ursache zu beheben, sodass die Lebensmittel wieder ganz normal in die Ernährung aufgenommen werden können, ohne dass Beschwerden auftreten. Aber äußerst wichtig ist, den Fokus von »Ich darf nicht« auf »Was kann ich stattdessen anderes essen?« zu legen. Das Unverträgliche wird durch stärkende Nahrung ersetzt, um die Ursache der Unverträglichkeit zu beheben. Und plötzlich ist die Auswahl riesig!

Würden wir immer ein Lebensmittel nach dem anderen weglassen, kämen erfahrungsgemäß immer mehr Lebensmittel auf die Liste, die nicht vertragen werden, denn die Ursache von Milz-Qi-Mangel und Nässe würde nicht behoben.

Folgende Strategie hat sich dagegen gut bewährt:

Geschmack süß, bitter, fade, wenig scharf

Thermik warm, neutral, wenig heiß

Ziel ist es, mit entsprechender Ernährung das »Feuer unter dem Reistopf« zu wärmen, die Erde zu stärken und Nässe-Kälte auszuleiten (S. 132). Dafür sind täglich drei warme Mahlzeiten nötig.

Besonders wichtig ist es, in der Phase der Stärkung des Milz-Qi strikt auf Empfehlungen zu achten, die der Milz guttun – ohne jedoch Ersatzprodukte zu verwenden, denn auch diese belasten die Mitte. Das Essen sollte warm, gekocht, klar und pur und vor allem leicht verdaulich sein. Aromatische Gewürze unterstützen dabei die Umwandlung der Nahrung. Erst wenn keine Symptome mehr für einen Milz-Qi-Mangel und Nässe auftreten und wenn die Nahrung ohne Bauchschmerzen, Müdigkeit und Unwohlsein genossen werden kann, darf der strikte Plan nach und nach erweitert werden, bis die »zuvor unverträglichen« Lebensmittel wieder integriert sind und auch keine Beschwerden mehr auslösen.

Die Bekömmlichkeit kann erhöht werden, indem die verwendeten Lebensmittel bewusst zusammengestellt werden. Denn es gibt günstige und ungünstige Kombinationen, die jeweils einen Einfluss auf die Bekömmlichkeit haben.

Zur Unterstützung der Bekömmlichkeiten werden zudem »Hilfen für die Verdauung« (S. 229) verwendet.

Die Lebensmittelauswahl und die Art der Zubereitung richten sich nach dem Grad der Schwäche. Besonders geschwächte Personen beginnen mit Congee (S. 310) weil es die am leichtesten verträgliche Speise ist. Die Mitte wird somit langsam gestärkt. Weißer Reis ist dabei noch leichter verdaulich als Vollkornreis. Gut bekömmlich sind:

- aromatische Gewürze für die Förderung der Bekömmlichkeit
- gedünstetes Gemüse
- Gemüsekraftbrühe für das Qi und Yang der Milz
- Gemüsesuppen püriert

- Reis-Congee mit Gemüse und Gewürzen
- weißer Basmati- und Langkornreis mit Gewürzen

Empfohlene Lebensmittelkombinationen

Um die Bekömmlichkeit zu erhöhen, werden die Zutaten möglichst einfach und klar kombiniert. Das bewusste Zusammenstellen von Nahrungsgruppen kann eine Zeit lang nötig sein, denn es erleichtert die Bekömmlichkeit.

Kombination von Eiweiß mit nicht-stärkehaltigen Lebensmitteln Eiweißhaltige Lebensmittel (Käse, Joghurt, Fisch, Fleisch, Hülsenfrüchte, Tofu, Miso, Nüsse, Samen) in Kombination mit nicht-stärkehaltigen Lebensmitteln sind bekömmlicher. Beispiele hierfür sind:

- Adzukibohnen mit Pilzen und Petersilie
- Fisch mit Fenchelgemüse
- Linsen mit grünen Bohnen, Blumenkohl, Sellerie, Kohl, Spargel, Zucchini
- Mandel-Zitronen-Sauce auf Brokkoli
- Rindergeschnetzeltes mit Pilzen, Zwiebeln und Petersilie
- Tahini auf Blumenkohl
- Ziegenkäse und Zucchini überbacken

Kombination von Obst Obst pur oder kombiniert mit Salat oder Staudensellerie.

Kombination von stärkehaltigen Lebensmitteln Ideen für bekömmliche Kombinationen mit stärkehaltigen Lebensmitteln (Getreide, Brot, Nudeln, Kartoffel, Rote Bete, Pastinake, Karotte, Kürbis):

- Brot mit Butter oder Öl und Sprossen, grünen Blättern, Avocado
- Karotten mit grünen Bohnen und Leinöl
- Kartoffel mit Sauerrahm
- Nudeln mit Zwiebeln, Knoblauch, Zucchini, Lauch, Salbei, grünen Blättern
- Pizza mit Tomatensauce oder Sauerrahm und Rucola, Pilzen, Oliven
- Quinoa, Reis, Hirse etc. mit Blumenkohl
- Rote-Bete-Salat mit Sprossen und Öl
- Süßkartoffel mit Avocadocreme

Ungünstige Lebensmittelkombinationen

Weinig bekömmliche Kombinationen sind vor allem:

Kombination von Eiweiß und Stärke, z. B.

- Brot mit Ei
- Brot mit Käse, Salami
- Brot mit Linsenaufstrich, Ei, Käse, Salami, Nussmus, Nutella
- Fisch mit Kartoffel
- Getreide mit Hülsenfrüchten
- Nudeln mit Bolognesesauce
- Nudeln mit Ei und Speck
- Nudeln mit Hülsenfrüchten
- Pizza mit Salami, Fisch, Käse

Kombination von Obst mit Getreide, z. B.

- Hirse mit Obst
- Müsli mit Obst
- Porridge mit frischem Obst oder Obstkompott
- Polenta mit Obst

Hilfen für die Verdauung

Die Tabelle auf Seite 230 zeigt, welche Verdauungshilfen bei Nahrungsmittelunverträglichkeiten verwendet werden können, um die Verdauung bestimmter Lebensmittel zu erleichtern.

Empfohlene Lebensmittel als Hilfen für die Verdauung

Verdauung	Lebensmittel
Kohlenhydrat-verdauung	**Fermentiertes:** grüner Tee, Miso-Tee, Miso, Sojasauce **Milchsauer-Vergorenes:** Kimchi, Umeboshi, Sauerkrautsaft, frisches rohes Sauerkraut (1 EL nach der Mahlzeit essen)
Eiweißverdauung	Ingwer (frisch) mitkochen lassen, Selleriestange und -knolle und Selleriegrün, Zitronensaft (nicht kochen)
Fettverdauung	bittere Salate, Bitterstoffe aus Artischockensaft, grüner Tee, Senfkörner mitkochen, unpasteurisierter Essig und Senf (nicht kochen, nicht erhitzen)
unterstützend für die Verdauung	Alfalfasprossen, Blattsalate, Bockshornkleesamensprossen, frische Kräuter, Gerstensprossen, Radieschensprossen, Rettichsprossen, Senfsamensprossen **Zitrusschalen mitkochen:** Mandarine, Orange, Zitrone **Aromatische Gewürze:** Ingwer (frisch), Kardamom, Koriander, Kreuzkümmel (Cumin), Kümmel, wenig Muskat (frisch gemahlen), wenig Pfeffer

Candida

Ein Candida-Befall ist immer ein Weckruf, für einen bestimmten Zeitraum sehr konsequent die Ernährung zu überdenken und umzustellen.

Ursachen für die Entstehung von Candida

Zugrunde liegt der Candida-Infektion ein Milz-Qi-Mangel mit Nässe. Die Nässe bietet den Nährboden für das Wachstum von Pilzen. Bildlich gesehen, kann man sich einen Acker vorstellen, der etwas zu feucht ist. Pilze und andere unerwünschte Organismen fühlen sich dabei wohl und wachsen schnell. Die gestaute Nässe verhindert zudem das Wachstum von gesunden Organismen, da die Nährstoffe im Boden schlechter zugänglich sind. Gesund wäre es, wenn der Acker locker und durchlässig ist, sodass überschüssiges Wasser abfließen kann. Zudem hält der Acker eine ausgewogene Menge an Feuchtigkeit, gerade genug, aber nicht so viel, dass Staunässe entsteht.

Empfohlene Lebensmittel bei Candida

Lebensmittelgruppe	Lebensmittel
Getreide	Amaranth, gerösteter Buchweizen (Kascha), Haferflocken, Hirse, Quinoa, Roggen
Hülsenfrüchte	Adzukibohne (Nässe ausleitend), Mungbohnen (entgiftend), Sojasprossen
Gemüse	alle grünen Gemüse mit wenig Stärke Gemüsebrühe aus Gemüse (frisch gekocht) Weißkohl
Salat und Frisches	bittere Blattsalate, Romanasalat, Sprossen
Fisch	Fische aller Art
Algen	Algen beim Kochen verwenden (Vorsicht: da thermisch kalt, nicht bei weichem Stuhl)
Getränke	Lapachotee, Klettentee
Sonstiges	**Fermentiertes:** Backferment, Sojasauce und Miso, nicht mehr als ½ TL am Tag (mehr wird oftmals nicht vertragen, da Kreuzreaktion mit Pilzen) Gerstengras (enzym- und chlorophyllhaltig, sehr wirksam) als Tablette oder Pulver: 1 TL (10 g) vor jeder Mahlzeit einnehmen Spirulina-Pulver/-Tabletten, Weizengras

Strategie

Milz-Qi stärken (S. 127) und Nässe ausleiten (S. 130)

Vermeiden Neben den zu meidenden Lebensmitteln der Liste bei Milz-Qi-Mangel und Nässe/Schleim (S. 132) sollten folgende Lebensmittel nicht verwendet werden:

- sehr süße und stärkehaltige Gemüse: Yamswurzel, Süßkartoffel, Kartoffel
- einfache Kohlenhydrate und Süßmittel wie Zucker, Melasse, Honig
- Früchte
- tierisches Eiweiß: Milchprodukte, Eier und rotes Fleisch (Ausnahme: Ziegenmilch wäre möglich)
- Hefebrot
- Nahrungsmittel mit Hefezusatz
- alle Öle, Ausnahme: Leinöl und 1 Teelöffel bestes Olivenöl
- ölhaltige Lebensmittel wie Nüsse, Samen (angerösteter Sesam ist möglich)
- Avocado

Empfehlungen Der Hauptanteil der Ernährung sollte aus Gemüse, Hülsenfrüchten und frischen Salaten bestehen.

Verstopfung

Täglicher Stuhlgang oder Stuhlgang alle zwei bis drei Tage wird als normal angesehen, vorausgesetzt, man fühlt sich mit dem Rhythmus wohl. Eine vollständige, mühelose Entleerung mit geformtem Stuhl wäre optimal.

Ursachen für die Entstehung von Verstopfung

Wir unterscheiden zwischen vier verschiedenen Ursachen für Verstopfung: Milz-Qi-Mangel (s. u.), Hitze im Darm (S. 233), Kälte im Dünndarm (S. 232), Trockenheit (S. 233).

Empfehlungen

- Bockshornkleesamen (anrösten und in einer Gewürzmühle mahlen)
- Erbsen
- Feigen
- Flohsamenschalen-Shake
- Hafer-/Weizen-/Reiskleie
- Hanfsamen
- Kokosnuss
- Papaya
- schwarzer Sesam
- Spargel
- Süßkartoffel
- Weißkohl
- Reis zusammen mit Feigen und Honig kochen

Verstopfung durch Milz-Qi-Mangel

Bei Milz-Qi-Mangel und Nässe ist das Qi in der Nässe gefangen und kann den Darm nicht genügend mobilisieren, es kommt zu einer verminderten Peristaltik des Darms. Der Stuhl ist weich, aber der Darm träge und kraftlos.

Symptome

- Stuhl eher weich, aber der Stuhlgang ist träge
- die Darmentleerung ist kraftlos
- Erschöpfung nach Stuhlgang
- geistige Erschöpfung

Strategie

Milz-Qi stärken (S. 127), Nässe trocknen (S. 131)

Verstopfung durch Kälte im Dünndarm

Die Nahrung wandert vom Dünndarm zum Dickdarm, wobei der Dünndarm maßgeblich am Separationsprozess des Stuhls beteiligt ist. Hier wird die Flüssigkeit entzogen und in die Blase geleitet. Ist im Dünndarm zu wenig Yang/Wärme, kann dort nicht genug bewegt werden. Der Stuhl wird nicht ausreichend weiterbewegt und es kommt zu Ansammlungen und trägem Stuhlgang.

Symptome

- Blähungen
- Blubbern und Schmerzen rund um den Bauchnabel
- weicher Stuhl

Strategie

Siehe Verstopfung durch Kälte im Dünndarm (S. 163)

Geschmack süß (stärkt das Qi) und scharf (bewegt)

Thermik warme und wenig heiße Thermik vertreiben die Kälte

Empfohlene Lebensmittel bei Verstopfung durch Kälte im Dünndarm

Lebensmittelgruppe	Lebensmittel
Gewürze	Chili, Ingwer, Kardamom, Kümmel, Muskat, Nelke, Paprikapulver, Pfeffer, Zimt
Gemüse	Fenchel, Karotten, Kohlrabi, Zwiebel
Hülsenfrüchte	Adzukibohnen

Verstopfung durch Hitze im Darm

Meist führt eine Magen-Hitze zur Hitze im Darm. Die Flüssigkeiten werden eingeköchelt und der Stuhl wird dadurch hart und trocken.

Symptome

- Stuhl ist trocken und hart
- Bauchschmerzen
- viel Durst
- trockener Mund
- Mundgeruch
- dunkler Urin
- Brennen am Anus
- Brennen im Magen

Strategie

Hitze kühlen, befeuchten, Säfte nähren und halten (S. 136)

Vermeiden

- scharfe, warm-heiße Gewürze
- weißes Mehl
- Zucker
- Alkohol
- Hefebrot

Sonstige Tipps Siehe Tipps bei Verstopfung durch Trockenheit und Hitze im Dickdarm

Empfohlene Lebensmittel bei Verstopfung durch Hitze im Darm

Lebensmittelgruppe	Lebensmittel
Gemüse	Aubergine, Chinakohl, Salat
Getreide	Amaranth
Obst	Banane, Feige (blutungsstillend)
Milchprodukte	Butter, frische Rohmilch, Joghurt, Kefir, Sahne
Öle	Erdnussöl, Sesamöl
Kräuter	Löwenzahnwurzel, Rharbarberwurzel (am kältesten), Süßholzwurzel
Nüsse/Samen	Leinsamen, Mandeln, Pinienkerne, Sonnenblumenkerne, Walnüsse

Verstopfung durch Trockenheit

Der Dickdarm benötigt befeuchtende Flüssigkeiten, damit der Stuhl nicht zu hart und trocken wird. Bei Trockenheit im Magen (Magen-Yin-Mangel) und Blutmangel können nicht genügend Flüssigkeiten an den Dickdarm gegeben werden.

Symptome

- trockener und harter Stuhl
- blasse Lippen und Gesicht, eventuell rote Wangen
- trockene Haut

Strategie

Darm mit saftigen Speisen befeuchten, Säfte, Yin und Blut stärken, Bewegung nach unten fördern

Geschmack süß (befeuchtet) und salzig (leitet nach unten)

Thermik erfrischend (baut Säfte auf)

Vermeiden

- Alkohol
- ballaststoffarme Ernährung
- bittere Abführkräuter
- Fleisch und tierische Fette
- grünen und schwarzen Tee
- Hefebrot
- reichhaltige Speisen
- weißen Reis
- weißen Zucker
- Weißmehl

Weitere Tipps bei Verstopfung durch Trockenheit und Hitze im Dickdarm

- 3 Teelöffel Leinsamen einweichen und 1- bis 2-mal täglich einnehmen
- 1 ½ Teelöffel Leinsamen und 1 ½ Teelöffel Flohsamen einweichen und 1- bis 2-mal täglich einnehmen
- 3 Teelöffel Leinsamen in ¾ l Wasser über Nacht einweichen. Den Sud erwärmen und als Tee 2- bis 3-mal täglich trinken
- 1 Teelöffel schwarzer Sesam 2-mal täglich
- mit Agar Agar oder Kuzu eingedicktes Kompott
- getrocknete Pflaume und Yamswurzel, zusammen mit Reis gekocht
- Sesamöl, Leinöl (Öle befeuchten)
- Sojaprodukte, frische Rohmilch
- Honig
- Erdnüsse, Sesam, Pinienkerne, Mandeln, Walnüsse
- 15 g Mandeln und 15 g Walnüsse rösten und mahlen, mit Honig in heißem Wasser auflösen
- Pinienkerne über Nacht in Wasser einweichen. Kurz aufkochen und pürieren. Morgens eine Woche lang 1 Tasse auf leeren Magen erwärmt trinken

Empfohlene Lebensmittel bei Verstopfung durch Trockenheit

Lebensmittelgruppe	Lebensmittel
Getreide	Amaranth, Dinkel, Gerste, Hirse, Vollkornreis, Weizen (Vollkorngetreide zu essen hilft bei trockenem Stuhl gut, da das Korn viel Wasser durch das Einweichen und Kochen aufgenommen hat. Die Ballaststoffe in den Randschalen fördern die Peristaltik des Darms.)
Gemüse	Aubergine, Karotte, Kartoffel, Rote Bete, Spinat, Süßkartoffel weiße Gemüsesorten, gedünstet im eigenen Saft: Chinakohl, Rettich, Spargel, Kohlrabi, Blumenkohl
Obst	Apfel, Aprikose, Banane, Birne Feige, Obstkompotte, Pfirsich, Pflaume
Hülsenfrüchte	schwarze Bohnen

Durchfall

In der TCM sehen wir bereits weichen Stuhl als Anlass zur Behandlung, nicht nur wässrige Durchfälle. Es ist wichtig, weichen oder wässrigen Stuhl nicht als gegeben hinzunehmen, denn dabei gehen Qi und Säfte verloren. Ziel ist es, mit gezielter Ernährung den zehrenden Verlust an Qi und Säften zu stoppen.

Ursachen für die Entstehung von Durchfall

Wir unterscheiden zwischen Kälte- und Hitze-Durchfall. Wenn eine Verdauungsschwäche durch Qi- und Yang-Mangel der Milz mit Nässe vorliegt, kann es zu chronisch weichem Stuhl bis hin zu chronisch wässrigem Durchfall kommen. Durch kaltes Klima, kalte Ernährung oder Antibiotikagabe ist Kälte in den Körper eingedrungen und löst Durchfall aus. Hier sprechen wir von »Kälte-Durchfall«. Durchfall kann jedoch auch akut auftreten, meist in Form von »Hitze-Durchfall«. Spontaner Durchfall ist an sich ein gesunder Vorgang, da sich der Körper dabei von unreiner, ranziger, verdorbener oder bakteriell verunreinigter Nahrung befreit. Tritt dies jedoch regelmäßig auf, sollte nach der Ursache geforscht werden.

Kälte-Durchfall

Spontaner Durchfall, der durch Kälte ausgelöst wird, tritt häufig nach Antibiotikagaben auf (Antibiotika wirken thermisch kalt) oder aber, wenn Kälte in den Körper eindringt durch nasskaltes Wetter oder eine kalte, feuchte Umgebung.

Symptome

- Erschöpfungsgefühl
- wenig Appetit
- unverdaute Nahrungsreste im Stuhl
- Müdigkeit nach dem Stuhlgang
- dumpfer Bauchschmerz mit Stuhldrang
- Verlangen nach warmen Getränken

Empfohlene Lebensmittel bei Kälte-Durchfall

Lebensmittelgruppe	Lebensmittel
Lebensmittel, die den Stuhl festigen:	
Getreide	Gersten-Congee, Haferflocken-Congee, Haferflocken-Porridge, Rundkorn-Vollkornreis-Congee
Gemüse/Obst	Apfel, Aubergine, Granatapfel, Karotte, Lauch, Olive, Yamswurzel
adstringierende Lebensmittel	Abkochung von schwarzem oder grünem Tee: 3 × 1 Teelöffel am Tag Brombeersaft, Umeboshi-Pflaume (sehr sauer-salzig)
Lebensmittel für die Stärkung des Yang	Chili, Ingwer, Ingwertee, Muskat, Nelke, Paprikapulver, Pfeffer

Strategie

Milz-Qi stärken (S. 127), Kälte wärmen und die Nässe trocknen (S. 132)

Geschmack süß (für das Qi der Milz), sauer (adstringiert, hält die Säfte)

Thermik neutral, warm, heiß (für das Yang und das Verdauungsfeuer)

Empfehlungen Es werden ausschließlich gekochte Speisen empfohlen, die so zubereitet sind, dass sie leicht verdaut werden können, z. B. Reis mit gedünsteten Karotten. Im akuten Stadium Congee.

Hitze-Durchfall

Ranzige, verdorbene oder bakteriell verunreinigte Nahrung löst häufig den akuten Hitze-Durchfall aus.

Symptome

- Riechender Stuhl
- Brennen am Anus
- Völlegefühl
- Bauchkrämpfe vor dem Stuhlgang
- gelber Urin
- Durst nach kalten Getränken

Strategie

Kühlen und adstringieren; gekochte Speisen, die so zubereitet sind, dass sie leicht verdaut werden können; im akuten Stadium Congee.

Empfohlene Lebensmittel bei Hitze-Durchfall

Lebensmittelgruppe	Lebensmittel
Getreide	Gersten-Congee, Hirse-Congee, Rundkorn-Vollkornreis-Congee
Tee	Brennnesseltee, Himbeerblättertee, Pfefferminztee
Sonstiges	Ananas, Mandarinenschale mit Rettichsamen auskochen und den Sud trinken, Mungbohnen, Tofu
adstringierende Lebensmittel	Abkochung von schwarzem oder grünem Tee: 3 × 1 Teelöffel am Tag, Umeboshi-Pflaume (sehr sauer-salzig)

Entzündliche Darmerkrankungen: Morbus Crohn, Colitis Ulcerosa

Wir unterscheiden in der TCM-Behandlungsstrategie generell nicht zwischen den beiden chronisch entzündlichen Darmerkrankungen Morbus Crohn und Colitis Ulcerosa.

Ursachen für die Entstehung von entzündlichen Darmerkrankungen

Der Dünndarm ist an sich ein warmes Organ, welches maßgeblich zur Umwandlung der Nahrung beiträgt, indem es das Reistopfmodell mit seiner Wärme unterstützt. Allerdings ist er anfällig für zu viel Hitze, die sowohl emotional als auch durch falsche Ernährung entstehen kann. Der Dünndarm nimmt das »Zuviel an Hitze« und leitet es über den Darm aus, dies kann sich dann in entzündlichen Darmerkrankungen zeigen.

Emotionale Ursachen Das Herz wird als »Kaiser« der Organe gesehen und sollte stets ruhig und entspannt bleiben. Bei emotionalen Schwierigkeiten wird das Herz meist unruhig, indem sich Hitze bildet. Aus Schutz, damit es nicht überhitzt, leitet das Herz diese Hitze an den Dünndarm weiter, damit er diese mit dem Stuhl ausscheiden kann. Die Folge sind akute Durchfälle, riechender Stuhl und eventuell sogar blutiger Stuhl.

Eine andere Ursache der Hitzebildung im Darm kann ebenfalls emotionaler Art sein, wie Ärger, Frust und Stress. Diese Emotionen können zu einer Leber-Qi-Stagnation führen, die wiederum zu Stagnation und Einengung mit Hitzebildung im Darm führen kann.

Milz-Qi-Mangel mit Nässe/Schleim Bei einem ausgeprägten Milz-Qi-Mangel mit Nässe/Schleim kann es passieren, dass die Nässe durch eine Stagnation zu köcheln anfängt. Die Nässe wird so zu einer feuchten Hitze mit Hitzesymptomen im Darm. Hier ist der übermäßige Süßhunger trotz massiver Beschwerden kaum zu bändigen.

Alkoholkonsum Alkoholkonsum kann zu Darmerkrankungen beitragen, denn: Alkohol heizt das Blut auf. Im Dünndarm wird die Wärme absorbiert, die Folge ist die Entzündungsbildung im Darm.

Allgemeine Strategie

Die Ernährung passt sich dem aktuellen Zustand und dem Krankheitsgeschehen an. Während des Entzündungsschubs mit Durchfällen wird die Hitze gekühlt und der Durchfall gestoppt. Nach dem Schub wird Energie aufgebaut und die Schleimhäute werden regeneriert. Hier liegt der Fokus auf einer sehr konsequent umgesetzten täglichen Stärkung von Magen und Milz. Leider fällt dies den Erkrankten schwer, denn meist sind die Ernährungsgewohnheiten eine Mitursache für die Erkrankung.

In den nicht akuten Phasen ist es oft schwierig, auf die gewohnte Ernährung zu verzichten. Hier sollte motiviert werden und erklärt werden, warum die Stärkung in der symptomfreien Phase so wichtig ist.

Strategie in der akuten Phase

Lebensmittel und Zubereitungsarten wählen, die in der akuten Phase den Dünndarm kühlen und das Milz-Qi stärken.

Geschmack süß (stärkt das Qi der Milz), sauer (hält den Stuhl), bitter (leitet Nässe/Schleim aus)

Thermik neutral, erfrischend, kalt

Vermeiden

- Alkohol
- Brot
- Essig
- Kaffee
- Nudeln, auch Vollkornnudeln
- Pflaumen
- rotes Fleisch
- Salz
- scharf Angebratenes
- scharf-warme und scharf-heiße Gewürze
- Senf
- Süßigkeiten
- weißer Reis
- Zitrusfrüchte

Empfehlungen Hier ist neben dem Reis der Buchweizen das Heilmittel. Er leitet Hitze und Nässe aus. Buchweizen und Reis-Congee sind Heilnahrungen.

Weitere Tipps

- besonders gut kauen
- darauf achten, dass die Konsistenz der Nahrung weich ist
- alles gargekocht oder als Suppe genießen
- Süßholz-Eibisch-Leinsamen-Tee für die Schleimhäute: 1 Esslöffel Leinsamen, 1 Teelöffel Süßholzwurzel, 1 Teelöffel Eibischwurzel zusammen in ½ l kaltem Wasser mindestens 3 Stunden einweichen. Den Sud erwärmen, nicht kochen. Abseihen und 2 bis 3 Tassen am Tag trinken
- starken grünen oder schwarzen Tee trinken (stoppt Durchfälle)
- Mikroalgen wie Spirulina einnehmen (wirken antientzündlich, stärken das Blut)
- 1 Esslöffel Leinöl täglich zum Essen geben

Empfohlene Lebensmittel bei Morbus Crohn und Colitis Ulcerosa

Lebensmittelgruppe	Lebensmittel
Getreide	Buchweizen (Grütze, Grieß oder fein gemahlen, eingeweicht und gekocht), Buchweizenpille (s. u., leitet Hitze und Nässe aus), Haferflocken- und Gersten-Congee, Rundkorn-Vollkornreis
Gemüse	Aubergine, Gurke, Kartoffel, Spinat, Weißkohl
Milchprodukte (auch pflanzlich)	Joghurt, Sojamilch, Tofu, Ziegenjoghurt
Hülsenfrüchte	Adzukibohnen (eliminieren Gifte und Nässe, kühlen Blut und stärken die Neubildung von Gewebe auch bei Geschwüren im Mund und Hämorrhoiden) Hülsenfrüchte-Sprossen (in Maßen), schwarze Bohnen
Obst	Feigen (frisch oder getrocknet und eingeweicht, 2 bis 3 täglich), Granatapfel, Honigmelone (bei Geschwürbildung im Darm)

- Sesamöl (thermisch kühl) und Olivenöl zum Kochen verwenden
- Honig und Honigwasser verwenden, sie wirken entzündungshemmend
- grüner Tee und Umeboshi-Pflaume (sauer, salzig) lindern Durchfälle
- gekochte Kartoffeln mit Aubergine essen
- Gurken, geschält und gerieben, oder Gurkenstücke, in Honig getaucht, verwenden, sie lindern Durchfälle

Buchweizenpille Eine beliebige Menge Buchweizen trocken rösten und anschließend sehr fein mahlen. Mit Wasser zu kleinen Kugeln formen. Kugeln über den Tag verteilt mit heißem Wasser einnehmen.[75] Die Kugeln können für unterwegs mitgenommen werden.

Strategie in der nicht akuten, symptomfreien Phase

Hier geht es in erster Linie darum, langsam die Nahrungsauswahl wieder zu steigern im Hinblick auf die Stärkung der »Mitte«, um nach einem Schub wieder zu Kräften zu kommen. Gleichzeitig soll damit die zugrundeliegende Ursache der Darmerkrankung behoben werden.

Sollten auch emotionale Themen Ursache für die Entstehung der Hitze sein, so kann eine therapeutische Unterstützung hilfreich sein. Auf körperlicher Ebene ist es die Ernährung, die unbedingt auf beste Füße gestellt werden sollte: Die »Mitte« stärken, täglich Nässe ausleiten und Hitze kühlen. Jegliche Mahlzeiten sollten gekocht sein, damit die Milz gestärkt wird (siehe Nässe-Hitze der Milz, S. 133).

Geschmack süß (stärkt die Mitte) und leicht bitter (leitet Nässe aus)

Thermik neutral und wenig warm (für das Qi der Milz), erfrischend (um Hitze zu kühlen)

Empfohlene Lebensmittel in der nicht akuten Phase

Lebensmittelgruppe	Lebensmittel
Gemüse	Artischocke, Flaschenkürbis, Gurke, Löwenzahn, Sellerie, Süßkartoffel
Fisch	Barsch, Zander
Fleisch	Brühe aus Kaninchen (zur Stärkung)
Getreide	Amaranth, Buchweizen, Rundkorn-Vollkornreis
Hülsenfrüchte	Adzukibohnen, schwarze Bohnen

Erkältung

Wir unterscheiden beim Thema Erkältung zwischen einer beginnenden Erkältung, die nur die ersten Stunden umfasst, in denen uns etwas »erwischt« hat, und einer manifestierten Erkältung mit Symptomen wie Husten, Schnupfen etc. Die Phase nach einer Erkältung ist wiederum als Regenerationsphase unter »Erschöpfung/Müdigkeit« (S. 253) einzuordnen.

Ursachen für die Entstehung von Erkältungen

Erkältungen entstehen, indem Kälte/Wind (Bakterien oder Viren) in den Körper gelangen. Ziel ist es, die eingedrungenen Faktoren wieder hinauszubringen, damit sie nicht weiter ins Körperinnere vordringen. Wie eine Schwingtür versuchen wir je nach Stadium und Tiefe der Erkältung die Bakterien bzw. Viren wieder hinauszudrängen, damit sie sich nicht den Weg ins Innere bahnen und dort tiefere Schichten angreifen können.

Beginnende Erkältung in den ersten 12 Stunden

Es zeigen sich Symptome wie Unwohlsein, Kältegefühl, Nackensteifigkeit und Kopfschmerz. Es ist der kurze Moment, in dem wir merken: Eine Erkältung ist im Anflug. Noch zeigen sich keine Hitzesymptome wie Halsschmerzen oder Fieber.

Strategie

Poren öffnen und leichtes Schwitzen fördern, um die Erkältung wieder »herauszubringen«.

Empfehlungen

- Lebensmittel, die die Poren öffnen: Frühlingszwiebel, Knoblauch, Ingwer, Chili
- ansteigendes heißes Vollbad nehmen, danach warm zugedeckt im Bett ruhen
- Ingwersud (S. 109) kochen
- wenig und leicht verdaulich essen, damit die Kraft anstatt in die Verdauung, in das Immunsystem geht.

Vermeiden Hier wäre es falsch, eine heiße Zitrone und Hühnersuppe zu trinken. Der saure Geschmack der Zitrone schließt die Poren und leitet die Energien ins Körperinnere, wodurch wir auch die Erkältung weiter nach innen leiten.

Hätte man eine Hühnersuppe in den ersten 1 bis 2 Stunden eines Erkältungsanflugs zur Hand, könnte sie so viel Wärme produzieren, dass wir wie gewünscht leicht ins Schwitzen kommen.

Während einer Erkältung

Wenn wir es allerdings nicht schaffen, der beginnenden Erkältung zu trotzen, sollte weiterhin leicht verdauliches Essen gegessen werden.

Wenn wir während einer Erkältung Hühnersuppe essen, stärken wir damit auch die Erkältung. Viele glauben, die Hühnersuppe sollte während der Erkältung getrunken werden. Doch sie ist erst zur Regeneration indiziert. Geht es nach einer Erkältung darum, wieder zu Kräften zu kommen, kann die Hühnersuppe stärken und aufbauen.

Husten

Husten bedeutet, dass meist ein pathogener Faktor wie Wind oder Kälte (Bakterien/Viren) von außen in den Körper eingedrungen ist und in der Lunge Beschwerden verursacht. Wenn die Erkältung in den ersten Stunden nicht abgewehrt wird, kann es passieren, dass die Erkältung weiter ins Körperinnere »rutscht« und in der Lunge zu Husten mit oder ohne Schleim führt. Je nach Konstitution kann der Husten bereits schnell nach dem Beginn einer Erkältung auftreten oder erst nach ein paar Tagen. Ziel ist es immer, die Erkältung nicht noch weiter ins Körperinnere eindringen zu lassen und weitere Hitze in der Lunge zu vermeiden. Parallel dazu werden Lebensmittel verwendet, die in der Umwandlung von Schleim helfen und den Husten besänftigen.

Hitze in der Lunge mit trockenem Husten

Wir unterscheiden zwischen Hitze in der Lunge mit trockenem Husten und Husten mit Schleim (Hitze-Schleim, Kälte-Schleim).

Symptome bei Hitze in der Lunge mit trockenem Husten

- Äußere Zeichen einer Erkältung sind noch vorhanden, mit Schüttelfrost und Fieber.
- Dazu kommen trockener Husten, eventuell Kurzatmigkeit, Halsschmerzen.

Strategie

Geschmack scharf

Thermik erfrischend

Vermeiden Warm-heiße Lebensmittel, die die Hitze in der Lunge fördern und die Erkrankung weiter ins Körperinnere schieben würden, sollten vermieden werden, z. B.:

- Fenchel
- Huhn
- Ingwer
- Knoblauch
- Lachs
- Lamm
- Rind
- Sardellen
- Zimt
- Zwiebeln

Empfehlungen

- Suppen und Congees: Hirse-, Gersten- oder Reis-Congees sind kühlend und besänftigen die Lungen-Hitze
- Brunnenkresse
- Vogelmiere- und weißer Andorntee

Husten mit Schleim (Hitze- oder Kälte-Schleim)

Meist liegt dem Husten mit Schleim ein Milz-Qi-Mangel zugrunde oder ein übermäßiger Verzehr von schleimbildenden Lebensmitteln wie Erdnüssen, Fleisch, Milchprodukten, Sojamilch, Süßmittel, Tofu.

Symptome bei Husten mit Schleim in der Lunge

- Husten mit Auswurf, Kurzatmigkeit
- Asthma mit Schleim
- Kälte-Schleim: weißlich
- Hitze-Schleim: gelb, klebrig, grünlich

Strategie bei Hitze- oder Kälte-Schleim in der Lunge

- leicht verdauliche Speisen
- kleine Portionen
- einfache Zusammenstellung

Empfehlungen

- Früchte
- Gemüse
- Huflattich-Tee
- Hülsenfrüchte
- kleine Mengen Getreide
- Leinsamen
- Mandeln (sonst keine Nüsse)
- Pilze
- Sprossen
- weiße Rübe

Strategie bei Hitze-Schleim mit klebrigem, gelb-grünem Auswurf

Geschmack bitter, scharf

Thermik erfrischend, kalt

Empfehlungen

- Algen
- Brennnesseln
- Brunnenkresse
- Getreidegras
- Rettich
- Tee aus Königskerzenblätter, Süßholzwurzel

Strategie bei Kälte-Schleim mit weißlichem Auswurf

Geschmack süß, scharf, bitter

Thermik warm

Empfehlungen

- Cayennepfeffer
- Knoblauch
- Meerrettich
- Zwiebelgewächse
- Tee aus: Alantwurzel, Bockshornkleesamen, Fenchelsamen, Ingwer, Majoran, Thymian, Ysop

Heuschnupfen

Aus westlicher Sicht lösen Pollen bei Heuschnupfen eine allergische Reaktion aus. Aus Sicht der TCM fragen wir uns, warum Pollen eine solche Reaktion auslösen, wenn sie doch überall in der Luft herumschwirren und nur manchmal oder nur bei manchen Personen Symptome hervorrufen. Pollen werden in der Luft mit dem Wind verteilt und bleiben meist nur dann in unseren Schleimhäuten »hängen«, wenn diese zu nass sind – wie auf einem feuchten, sumpfigen Acker. Pollen und Partikel bleiben hierbei viel leichter »kleben« als auf einem angemessen trockenen Boden. So sollten auch unsere Schleimhäute weder zu nass noch zu trocken sein.

Damit die Schleimhäute gut versorgt, aber weder zu nass noch zu trocken sind, braucht es eine funktionierende Produktion von Qi, Blut, Yin und Yang. Sind die Schleimhäute zu nass, bleiben Allergene leichter »hängen«, lösen eine allergische Reaktion aus und es bilden sich dort noch mehr Nässe und Schleim.

Ursachen für die Entstehung von Heuschnupfen

Die Ursache für zu nasse Schleimhäute ist meist eine kalte Mitte, da das Feuer unter der »Erde«, wie im Reistopfmodell, zu schwach ist. Wenn die Mitte kalt wird, wird sie zu feucht und sumpfig.

Ziel ist es, zum einen die Mitte zu behandeln, indem das Milz-Qi und -Yang für die Produktion von Qi und Blut gestärkt werden und Nässe getrocknet wird. Zum anderen wird das Feuer im Unteren Erwärmer (Nieren) gewärmt, denn nur wenn das Feuer unter dem Reistopf gut brennt, kann die Mitte funktionieren.

Heuschnupfen tritt im Frühling auf, der Zeit, die in der TCM der Leber, der Gallenblase und dem Wind zugeordnet ist. Die Energie von Leber und Gallenblase möchte frei im Körper zirkulieren. Ist die Mitte durch Nässe blockiert, können diese Energien in der nassen Erde »steckenbleiben« und zu chaotischen Bewegungen führen. Juckreiz ist ein Anzeichen dafür.

Für den geschmeidigen und ausgeglichenen Fluss der Leberenergie bedarf es ausreichend Blut und Yin. Ist das Blut nicht ausreichend, können sich Symptome zeigen, die mit der Leber und innerem Wind in Zusammenhang stehen. Innerer Wind zeigt sich in plötzlich auftretenden und wechselhaften Symptomen, die durch Juckreiz geprägt sind. Zudem zeigt eine Abneigung gegen Wind, dass bereits innerer Wind vorhanden ist. Steigt die Leberenergie unkontrolliert auf, zeigen sich Symptome im oberen Teil des Körpers, vorrangig im Kopf, wie deutlich bei Heuschnupfen zu erkennen ist.

Symptome

Je nach genannter Ursache treten die Beschwerden unterschiedlich stark auf. Die Symptome können sein:
- Frieren
- Schwitzen
- grippeähnliche Symptome
- Jucken in Ohren und/oder Hals
- juckende, gerötete Augen
- Niesanfälle, viel Nasensekret
- Windempfindlichkeit oder Abneigung gegen Wind

Strategie zur Vorbeugung von Heuschnupfen im Herbst

Um die tieferliegenden Ursachen von Heuschnupfen zu behandeln, wird im Herbst der Fokus auf die Stärkung der Mitte und das Wärmen des Feuers gelegt. Wenn im Herbst die Energien in der Natur wieder nach innen und unten gehen, können Blut und Yin im Körper sehr effektiv gestärkt werden. Besonders die Tage um die Wintersonnenwende am 21. Dezember sind eine wirkungsvolle Zeit, um mit einer lange gekochten Kraftsuppe (S. 378) das Blut und die innere Wärme zu stärken. Dies ist der beste Schutz vor Allergien im Frühjahr.

Auch der ganze Winter kann diesbezüglich mit wärmender, blutstärkender Ernährung genutzt werden (siehe dazu Nieren-Yang-Mangel, S. 146, Milz-Qi-Mangel, S. 127, und -Nässe, Leber-Blut-Mangel, S. 151). Wir begleiten Patientinnen und Patienten im Herbst und Winter, damit sie im Frühling beschwerdefrei sind.

Empfohlene Lebensmittel bei Heuschnupfen

Lebensmittelgruppe	Lebensmittel
Getreide	Amaranth, Hirse, Quinoa, Reis
Gemüse	Gurke, Pilze, Staudensellerie
Salate/Kräuter	Basilikum, Brunnenkresse, grüne Blattsalate, Löwenzahnblätter, Majoran, Rucola
Obst	Limone, Maulbeeren, Pflaume, rote Trauben, Zitrone
Hülsenfrüchte	Mungbohnen, Tofu
Sonstiges	Aloe Vera, Borretschsamenöl, Kamille, Leinöl, Spirulina, Chlorella, Süßholz, Zitronenschale

Strategie in der akuten Heuschnupfenzeit

Hier gilt es besonders, die Mitte zu stärken, damit sie ausreichend Blut produziert und die vorhandene Nässe umwandelt. Hierfür sind warme Mahlzeiten und leichtes Essen für das Milz-Qi besonders förderlich und die Ernährung richtet sich grundlegend nach den Empfehlungen für Milz-Qi-Mangel (S. 127). Zudem sollte die Leber beruhigt und gekühlt werden:

Geschmack sauer und bitter

Thermik erfrischend

Vermeiden

- Brotmahlzeiten
- industriell verarbeitete Produkte
- scharf-heiße Gewürze wie Chili, Cayennepfeffer, Zimt, Knoblauch
- Weißmehl
- Zucker

Chrysanthemenblütentee Bei juckenden Augen 2 Chrysanthemenblüten mit ½ l heißem Wasser übergießen und 10 Minuten zugedeckt ziehen lassen. 3 Tassen am Tag trinken.

Äußerliche Anwendung: Einen Wattepad in den Sud tunken und auf die Augen legen. Mehrmals am Tag wiederholen. Chrysanthemenblüten können in einer Apotheke erworben werden.

Übergewicht

Wer unter Gewichtsproblemen leidet, hat meist schon die unterschiedlichsten Diäten ausprobiert, immer mit dem sehnlichen Wunsch nach dem Wohlfühlgewicht. Auch wenn eine vielversprechende Diät kurz einen positiven Effekt auf der Waage anzeigt, ist dieser häufig nicht von Dauer, denn eine Abmagerungskur als striktes Programm mit Hungern und Verzicht ist keine Ernährungsumstellung an sich.

Einfach betrachtet ist Übergewicht eine Fülle von Nässe/Schleim, die sich als Ansammlung, sichtbar als Fettgewebe, im Körper zeigt. Wird die Ernährung langfristig so umgestellt, dass die Mitte, der Stoffwechsel, gut arbeiten kann, kann die Umwandlung dieser Ansammlungen erfolgen und die Entstehung von neuen Ansammlungen verhindert werden. Dazu wird die Ernährung hin zu Getreide, Gemüse und unraffinierten vegetarischen Lebensmitteln umgestellt.

Ursachen für die Entstehung von Übergewicht

Es gibt Menschen, die viel essen können, ohne dabei zuzunehmen. Andere wiederum nicht. Wenn der Stoffwechsel, »die Mitte«, träge ist, wird weniger umgewandelt und die Nahrung schlechter verwertet. Die Konsequenz daraus ist, dass der Körper Fettpolster ansetzt.

Zu der schwachen Mitte kann eine Magen-Hitze hinzukommen. Sie zeigt sich in Hitzesymptomen wie unstillbarem Hunger, Heißhungerattacken, Verstopfung oder Durst.

Wir unterscheiden zwischen den beiden Szenarien Nässe-Kälte der Milz (S. 130) und Nässe-Kälte der Milz mit Magen-Hitze (S. 135).

Übermäßiges Essen kann ebenfalls eine Ursache für Übergewicht sein. In diesem Fall sollte das Augenmerk auf kleinere Essensportionen gelegt werden. Die Empfehlungen im folgenden Abschnitt beziehen sich auf die Ausgangslage, wenn nicht zu viel, sondern einfach das Falsche gegessen wird.

Allgemeine Strategie

Für eine erfolgreiche Gewichtsregulierung müssen zugeführte Fette reduziert werden. Denn Fette allgemein verlangsamen die Nahrungsumwandlung und begünstigen Ansammlungen. Komplexe Kohlenhydrate und Proteine erleichtern wiederum die Umwandlung. Ein übermäßiger Fettkonsum belastet zudem die Leber und fördert die Leber-Qi-Stagnation, die wiederum die Mitte blockiert und den Stoffwechsel verlangsamt.

Vorrangig wird die Funktion der Mitte gestärkt. Damit Nässe und Schleim ausgeleitet werden können, bedarf es einer kräftigen Funktion der Milz mit ausreichend Wärme. Die nötige Wärme liefern die Nieren. Es ist die Wärme oder auch das Feuer unter dem Reistopf. Nur wenn dieses ausreichend Wärme liefert, kann die Umwandlung in der Milz funktionieren und eine Gewichtsabnahme erfolgen. Es ist der Stoffwechsel, der abhängig von der Kraft des Feuers ist.

Geschmack bitter, süß-bitter (wie in einigen Getreidesorten und Hülsenfrüchten), scharf (bewegt)

Thermik neutral, warm

Zusätzlich bei Nässe-Kälte der Milz (keine Magen-Hitzesymptome)

Bei Kältesymptomen wie Frieren, kalten Händen und Füßen, Wassereinlagerungen und Ansammlungen sind drei warme, gekochte Mahlzeiten am Tag hilfreich. Lebensmittel mit heißer Thermik können verwendet werden.

Zusätzlich bei Nässe-Kälte der Milz mit Magen-Hitzesymptomen

Bei Magen-Hitze mit übermäßigem Hunger, »Nicht-satt-Werden« oder anderen Hitzezeichen wie Heißhungerattacken, Durst, saurem Aufstoßen und Verstopfungsneigung kann die empfohlene Ernährung mit etwas Rohkost ergänzt werden.

Gezielte Ergänzungen sind sinnvoll, um den Magen zu kühlen (siehe Ernährungsempfehlungen bei Magen-Hitze, S. 136).

Vermeiden

- raffinierte Nahrungsmittel wie Weißmehl, weißer Reis, weißer Zucker
- tierische Fette wie in Butter, Fleisch, Joghurt, Milch
- stärkehaltige Kohlenhydrate wie in Süßkartoffeln, Kartoffeln, Vollkornreis
- Nüsse und Samen (hoher Fettgehalt)
- Light-Produkte, Süßstoff fördern das Hungergefühl
- sehr süße Obstsorten wie Bananen, Feigen, Datteln und Trockenobst
- Obstsorten, die fettreich oder stärkehaltig sind: Avocado, Kokosnuss
- alle Süßmittel wie Rohrohrzucker, Agavendicksaft, Reissirup u. a., außer Honig und Stevia
- übermäßigen Gebrauch von Salz und salzhaltigen Produkten wie Brot und Käse, da Salz Wasser im Körper bindet. Bei Wassereinlagerungen wie Ödemen muss auch auf Miso, Sojasauce und Essiggurken verzichtet werden.

Empfehlungen Der Schwerpunkt der Ernährung liegt auf Getreide, Gemüse und Hülsenfrüchten. Wichtig sind die aromatischen und scharfen Gewürze, sie bewegen und fördern den Qi-Fluss, »wecken« das Qi der Milz und regen den Stoffwechsel an. Dazu zählen auch Gemüsesorten mit scharfem Geschmack.

Empfohlene Lebensmittel bei Übergewicht

Lebensmittelgruppe	Lebensmittel
Getreide	Amaranth, Basmatireis-Vollkornreis, Haferflocken (geröstet), Quinoa, Roggen
Gemüse	Kohlrabi, Pastinake, Rettich, Schalotte, Sellerie, Spargel
Hülsenfrüchte	Adzukibohnen, Mungbohnen
Gewürze bei Nässe-Kälte der Milz	Anis, Bockshornkleesamen, Cayennepfeffer, Fenchelsamen, Ingwer, Kardamomsamen, Koriandersamen, Kreuzkümmel, Nelke, Pfeffer
bei Nässe-Kälte der Milz mit Magen-Hitze	Kardamomsamen, Koriandersamen, Kreuzkümmel, Minze, weißer Pfeffer
Süßmittel	Honig, Stevia
Grünes	Alfalfasprossen, bittere Salate wie Rucola, Endivie, Chicorée; Petersilie (getrocknet), Radicchio (bei Verdauungsschwäche kleingehackt unter das warme Essen mischen)
Obst	Zitrone, Limette
Milchprodukte	Naturjoghurt zum warmen Essen bei Magen-Hitze geben, Ziegenmilch(-produkte)
Getränke	20 Min. abgekochtes Wasser, Bancha-Tee, Brennnesseltee, Kamillentee
Sonstiges	3 Teelöffel Leinsamen ganz oder geschrotet über Nacht einweichen und über den Tag verteilt ohne andere Nahrung essen. Alternativ 2 Teelöffel Leinöl täglich über das Essen geben. Adzukibohnen-Tee, mehrere Tassen täglich

Hohe Cholesterinwerte/Hyperlipidämie

Hohe Cholesterinwerte zählen als Risikofaktor für Herz-Kreislauf-Erkrankungen und können durch Anpassung der Lebensweise oft reduziert werden.

Ursachen für zu hohe Cholesterinwerte

Eine Schwäche von Nieren- und Milz-Qi kann zu Ansammlungen von Nässe/Schleim, zu Stagnation von Blut und zu Ablagerungen und Entzündungen in den Arterien führen.

Bei den Ablagerungen in den Arterien handelt es sich aus TCM-Sicht meist um Nässe.

Hierfür gibt es wiederum verschiedene Pathomechanismen, die sich grundlegend in folgende Bereiche aufteilen lassen:

- der übergewichtige Mensch
- der älter werdende Mensch ab 50
- der junge, fitte Mensch

Der übergewichtige Mensch

Der übergewichtige Mensch, der sich fettreich und würzig ernährt, ist bekannt dafür, dass er unter hohen Cholesterinwerten leidet. Seine Milz kommt dem gesunden Transport und der Umwandlung von Nahrung nicht nach. Nahrung und Flüssigkeiten stagnieren und entwickeln sich zu Nässe und Schleim.

Symptome

- Schwere- und Schwächegefühl
- Druck auf der Brust
- Gedächtnisverlust

Strategie

Milz-Qi soll gestärkt (S. 127), Nässe/Schleim ausgeleitet werden (S. 130).

Der älter werdende Mensch ab 50

Des Weiteren gibt es den älter werdenden Menschen ab 50 mit Hyperlipidämie, der nicht übergewichtig ist und sich relativ gesund ernährt.

Es gehört zur Natur des Alterns, dass das Nieren-Qi und die Essenz sich verbrauchen und das Qi die Kraft der Transformation verliert. Die Funktion des Reistopfmodells wird gewissermaßen schwächer und es kann zur Ansammlung von Nässe kommen. Über die Zeit dickt die Nässe ein und wird zu Schleim. Nässe und Schleim folgen dem Blutstrom und führen dazu, dass Qi und Blut nicht mehr angemessen zirkulieren. Ansammlungen in den Arterien sind die Folge.

Symptome

- Kälteempfindlichkeit
- Verdauungsschwäche, weicher Stuhl
- Taubheitsgefühl
- Gleichgewichtsstörungen
- Gedächtnisverlust
- Tinnitus

Strategie

Das Nieren-Yin (S. 148) und -Yang (S. 146) sollen gestärkt werden, ebenso das Milz-Qi (S. 127) und -Yang (S. 129), das Blut soll bewegt werden (S. 151).

Der junge, fitte Mensch

Auffallend ist, dass immer mehr junge, fitte Menschen trotz bewusster Ernährung erhöhte Cholesterinwerte aufweisen. Ursächlich dafür ist das Leber-Qi, welches seiner Aufgabe nicht nachkommt, alles im freien Fluss zu halten. Wenn das Leber-Qi nicht frei und geschmeidig fließt, blockiert dies oft die Funktion der Mitte mit den Organen Milz und Magen. Die blockierte Funktion der Milz führt dazu, dass sich Nässe und Schleim ansammeln, die sich in Kombination mit dem stagnierten Leber-Qi leicht in Nässe mit Hitze umwandeln können.

Dieses stagnierte Leber-Qi entsteht meist durch innere Anspannung, Herausforderungen, Leistungsdruck, Stress und Überlastung. Diese Zustände schnüren auf lange Sicht das Leber-Qi ein und lassen die Bewegungen im Körper stagnieren. Nässe- und Schleimansammlungen sind die Folge, die sich in den Arterien ablagern können.

Symptome

- Blähungen
- Verstopfung
- schafskötteliger Stuhl
- Müdigkeit
- gereizte Stimmung
- depressive Verstimmungen

Strategie

Leber-Qi bewegen (S. 154), Milz-Qi stärken (S. 127), Nässe/Hitze ausleiten (S. 133)

Allgemeine Empfehlungen zur Senkung des Cholesterinspiegels Im ersten Schritt sollte die Ernährung grundsätzlich auf guten Füßen stehen und auf fettige, deftige Mahlzeiten mit tierischen Fetten sollte verzichtet werden. Folgende Lebensmittelgruppen werden zur Senkung des Cholesterinspiegels besonders empfohlen:

Ballaststoffe Pflanzenfaserstoffe aus Gemüse, Getreide und Hülsenfrüchten können den Fettstoffwechsel beeinflussen und zur Reinigung der Blutgefäße beitragen.

Getreide mit Kleie und Schale Getreide mit Keim, Kleie und Schale kann die Blutgefäße reinigen. Vollkornprodukte und Getreide, im ganzen Korn gekocht (S. 57), sind hierfür besonders wirksam.

Bitterer Geschmack Der bittere Geschmack in Getreide und vielen anderen Pflanzen leitet Nässe aus.

Öle Einfach und mehrfach ungesättigte Fettsäuren in Ölen wie kaltgepresstem Olivenöl, Leinöl, Fischöl oder Algenöl erhöhen das HDL (»gutes Fett«) und senken das LDL (»schlechtes Fett«). Besonders hochwertiges, kaltgepresstes Olivenöl und Leinöl sind hier vorteilhaft.

Empfohlene Lebensmittel zur Senkung des Cholesterinspiegels

Lebensmittelgruppe	Lebensmittel
Getreide	Amaranth, Basmati-Vollkornreis, Buchweizen (z. B. Buchweizengrütze), Haferflocken, Hirse, Mais (z. B. Polenta), Quinoa, Roggen, Rundkorn-Vollkornreis, Weizenkleie
Gemüse	Artischocke, Bohnen, Brokkoli, Chicorée, Gurke, Karotten, Knoblauch, Pilze, Rettich, Schalotte, Spargel, Spinat, Stangensellerie, Zwiebel
Obst	Avocado, Birne, Heidelbeere, Pflaume
Fleisch/Fisch	wenig mageres Fleisch: Huhn, Rind, Ente Fisch: Hering, Lachs, Makrele, Sardine
Hülsenfrüchte	Adzukibohnen, gelbe Sojabohnen, Linsen, Mungbohnen, schwarze Bohnen, Tofu
Salat/Kräuter	Endivie, Feldsalat, grüne Blattsalate, Löwenzahnblätter, Minze, Petersilie, Radicchio, Rucola, Sprossen
Gewürze	Cayennepfeffer (kleine Menge), Ingwer, (frisch) zum Kochen verwenden, Kardamom, Koriander, Kreuzkümmel, Majoran, Muskat, Thymian, Wacholder
Öle	Kürbiskernöl, Leinöl (1–2 Teelöffel täglich), Olivenöl
Milchprodukte	statt Milch, Joghurt und Käse können Ziegen- und Schafskäse, Butter und Sahne verwendet werden
Samen/Nüsse	Leinsamen geschrotet Mandeln: Ohne Fett anrösten, denn sobald die harte Schale der Nuss geöffnet ist, oxidiert das Fett in der Nuss und wird ranzig. Nicht mehr als 5 Stück am Tag essen. Maßhalten hält gesund. Sonnenblumenkerne, Paranüsse, Kürbiskerne, Walnüsse
Tee	Eisenkrauttee, Kamillentee, Minztee, Weißdornbeerentee
Sonstiges	Weizen- oder Gerstengraspulver: 1 Teelöffel täglich in ein kleines Glas Saft gerührt Gewürzmischung: Folgende Gewürze vermischen und 1 Teelöffel täglich essen: 5 g Ingwerpulver, 5 g Kurkumapulver, 5 g Artischockenpulver

Diabetes

Sowohl bei Jugend- als auch bei Altersdiabetes gelangt zu viel Zucker ins Blut. Die Nieren scheiden ihn über häufiges und exzessives Wasserlassen aus.

Ursachen für die Entstehung von Diabetes

Der jugendliche Diabetes, Diabetes mellitus Typ I, ist schwer zu heilen, da die Insulinproduktion im Pankreas (Bauchspeicheldrüse) geschädigt ist. Allerdings kann eine gesunde Ernährung die notwendige Insulinzufuhr verringern und vor Komplikationen durch die Erkrankung schützen.

Menschen, die im Erwachsenenalter an Diabetes mellitus Typ II erkranken, produzieren zwar genügend Insulin, aber die Aufnahme in die Zellen ist blockiert. Die häufigste Ursache hierfür ist zu üppiges und fettreiches Essen. Milz und Pankreas werden überlastet, es kommt zu einem Milz-Qi-Mangel. Zusätzlich blockieren die dadurch entstandenen Ansammlungen in der Mitte den freien Fluss des Leber-Qi und auch die Organfunktion der Lungen und Nieren ist nicht mehr gewährleistet.

Werden übermäßig viele Einfachzucker wie raffinierter Zucker (Süßgetränke, Süßigkeiten, Kuchen, Fertigprodukte mit Glukose) und Weißmehlprodukte gegessen, wandelt der Körper diese zu Fett um. Dies ist eine der Ursachen für die Entstehung von Diabetes Typ II. Durch eine Ernährungsumstellung soll erreicht werden, dass die Zellen wieder Zucker aufnehmen können. Ziel ist es, die Insulingaben oder Tabletten zu reduzieren oder gar gänzlich abzusetzen. Die Ernährung wird hierbei auf komplexe Kohlenhydrate umgestellt, wie sie in unraffiniertem Getreide, Gemüse und Hülsenfrüchten enthalten sind.

Strategie bei Diabetes

Die Strategie für Diabetes Typ I und Typ II richtet sich nach folgenden Mustern:
- Milz-Qi stärken
- Leber-Qi bewegen

Zu den Empfehlungen werden täglich Lebensmittel integriert, die den Blutzucker und den Flüssigkeitshaushalt regulieren können.

Da die Verdauung bereits im Mund beginnt, sollte gut gekaut werden. Ebenfalls kann es hilfreich sein, lieber 4 bis 5 kleine Essensportionen über den Tag verteilt zu essen anstatt 1 bis 3 große.

Vermeiden
- fette Speisen
- Kombinationen von fett und salzig (z.B. Chips)
- Kombination von fett und süß (z.B. Torte)
- sehr salzige, pikante und scharfe Speisen (ein Geschmack im Übermaß zieht den konträren Geschmack an, z.B. macht vorwiegend salziges Essen Lust auf Süßes)
- spätabends essen
- komplizierte Nahrungszusammenstellungen
- Butter
- Ei
- Fleisch

- Käse
- künstliche Süßmittel (sie führen auf lange Sicht zu Leber-Qi-Stagnation)
- Nüsse
- zu viel Öl
- Samen
- synthetische Fette wie Margarine
- toxische und chemische Zutaten in Lebensmitteln
- Weißmehl
- Zucker

Diabetes Typ I und Typ II und Bewegung

Die Leber-Qi-Stagnation, die neben dem Milz-Qi-Mangel eine Ursache für Diabetes sein kann, kann durch tägliche Bewegung sanft in Fluss gebracht werden. Ein sportliches Programm, welches nicht verausgabt, sondern das stagnierte Qi in Bewegung bringt, ist hier ideal. Hierzu zählen z. B. Tai Chi oder Qi Gong. Die Bewegung kann dazu beitragen, den Blutzuckerspiegel zu senken.

Empfohlene Lebensmittel bei Diabetes

Lebensmittelgruppe	Lebensmittel
Getreide	Buchweizen, Gerste, Grünkern, Haferflocken, Hirse, Polenta, Quinoa, Reis, Roggen, Süßreis, Weizen und Weizenkleie
Hülsenfrüchte	Kichererbsen, Mungbohnen, Tofu
Gemüse	Artischocke, Aubergine, Austernpilze, Avocado, Bohnen, Champignon, Fenchel, Karotten, Kürbis, Lauch, Mairüben, Oliven, Petersilienwurzel, Rettich, Shiitake-Pilze, Spargel, Spinat, Yamswurzel, Zwiebel
Gewürze	Anis, Bockshornkleesamen, Bohnenkraut, Ceylon-Zimt, Fenchelsamen, Ingwer, Kardamom, Koriandersamen, Kreuzkümmel, Kümmel, Liebstöckel, Lorbeerblatt, Majoran, Muskat, Oregano, Paprika süß, Rosmarin, Thymian
Obst	Birne, Grapefruit, Heidelbeere, Pflaume, Zitrone
hochwertige Öle	Borretschsamenöl, Leinöl, Nachtkerzenöl (sie regulieren das Insulin, schützen vor Herz-, Augen- und Nierenerkrankungen)
tierische Produkte	Huhn, Joghurt, Lammniere, Milch, Rind, Venusmuschel
Tees	Brombeer- oder Heidelbeerblättertee, Bohnenschalentee (erhältlich in Kräuterläden) Teemischung aus: Bohnenschalen, Walnussblättern, Nusskreuzchen, Heidelbeerblättern (alle Kräuter sind erhältlich in Apotheken oder Kräuterläden)
Süßmittel	Steviablätter, Süßholzwurzel
Sonstiges	Chlorella: 1½ Teelöffel oder 4 g über den Tag verteilt einnehmen Gerstengraspulver: 2- bis 3-mal am Tag 1 Teelöffel in 200 ml Wasser gerührt Schale der Bio-Wassermelone: Trocknen und als Tee zubereiten

Erschöpfung, Müdigkeit

Mal müde und erschöpft zu sein ist in einem gewissen Grad normal. Aber wenn dies den Alltag beeinträchtigt und weder Schlaf noch Erholung ausreichen, ist es hilfreich, sich gezielt zu stärken.

Ursachen für die Entstehung von Erschöpfung

Erschöpfung und Müdigkeit können unterschiedliche Ursachen haben. Um die Entstehung von Erschöpfung zu verstehen und zu behandeln, unterscheiden wir zwischen drei Ursachen. Dabei stellen wir uns immer die Frage, welche Möglichkeiten in unserer Hand liegen, mit der Ernährung eine Besserung der Beschwerden zu bewirken. Themen wie Lebensführung, Schlafhygiene und die Abklärung von medizinischen Ursachen sollten vorab oder parallel dazu geklärt werden. Aus unserer Erfahrung kann die Ernährung immerhin dazu beitragen, dass die Bildung von Energie mit einer funktionierenden Mitte im Unteren, Mittleren und Oberen Erwärmer angeregt und gezielt die Funktion der einzelnen Organsysteme gestärkt wird.

Milz-Qi-Mangel als Ursache

Milz-Qi-Mangel (S. 126) ist verbunden mit Symptomen wie Verdauungsbeschwerden, Frösteln, Blähungen, Blässe.

Strategie

- Milz-Qi stärken
- Mitte-schwächende Ernährung vermeiden

Blutmangel als Ursache

Blutmangel (S. 150) ist verbunden mit Symptomen wie Dünnhäutigkeit und ausgeprägter Blässe.

Strategie

- Mitte stärken
- Blut aufbauen
- Mitte-schwächende Ernährung vermeiden

Nieren-Yang-Mangel als Ursache

Nieren-Yang-Mangel (S. 145) ist verbunden mit Symptomen wie Kältegefühl, innerem Frieren, eventuell unteren Rückenschmerzen.

Strategie

- Nieren-Yang stärken
- Mitte stärken
- Mitte-schwächende Ernährung vermeiden

Frauengesundheit

In diesem Kapitel durchlaufen wir die unterschiedlichen Phasen einer Frau, von der Menarche bis zur Menopause.

Das Blut

Für Frauen ist das Thema Blut von besonderer Bedeutung. Monat für Monat wird ein Überschuss an Blut und Säften gebildet, der auf eine mögliche Schwangerschaft vorbereitet. Kommt es nicht zur Befruchtung der Eizelle, tritt die Blutung ein und es herrscht kurzzeitig ein Mangel an Blut, das anschließend wieder aufgebaut wird.

In der TCM sind die Haare stark mit dem Blut verbunden. Da Männer keine monatliche Blutung bekommen, geht die gesamte Kraft des Blutes in den Bartwuchs. Bei Frauen stellen monatliche Blutverluste und Geburten eine große Herausforderung für das Blut, die Säfte und ihre Lebenskraft dar, die mit geeigneter Nahrung sehr gut ausgeglichen werden können. Schon in jungen Jahren der Frau wird in der TCM darauf geachtet, dass Blut und Energie kräftig und harmonisch fließen und dass bereits kleinste Befindlichkeiten ernst genommen und behandelt werden. Wenn die Frau älter wird, geht es immer mehr um den Aufbau von Säften, Blut, Qi und Yang. Kommen wir durch die Menstruation oder Geburten in einen Säfte- und Blutmangel, können sich Trockenheitssymptome zeigen, die zu Unruhe, Schlafstörungen, Dünnhäutigkeit und trockener Haut führen können.

Qi- und Yang-Mangel zeigen sich in Verdauungsstörungen, Müdigkeit, Frieren und Hitzewallungen. Somit ist es für jede Frau wichtig zu wissen, dass sie mit ihrer Ernährung die Mitte, das Blut und das Nieren-Qi tagtäglich stärken kann.

Blut und Hormone

In der Chinesischen Medizin werden Hormone nicht isoliert betrachtet. Bei hormonellen Störungen wie PCOS (Polyzystisches Ovarialsyndrom), Endometriose u. a. wird nach der Ursache und Dysbalancen gesucht, um mit Kräutermedizin, Akupunktur und Ernährung das Gleichgewicht wieder herzustellen.

Polyzystisches Ovarialsyndrom Das PCOS wird mit Nässe-Kälte der Milz (S. 130) in Verbindung gebracht. Aus unserer Erfahrung spielt dabei die Ernährung eine große Rolle auf dem Weg zum Heilungserfolg.

Endometriose Bei der Endometriose handelt es sich meist um eine schwache Mitte mit Nieren-Yang-Mangel (S. 145), wodurch die Trennung von Klarem und Trübem aus der Nahrung nicht sauber funktioniert und »Trübes« in der Mitte verbleibt. Trübes kann sich in Schleim wandeln und zu Stagnationen im Bauchraum (Endometriose-Herde) führen (siehe dazu auch Milz-Qi-Mangel, S. 126, und Nässe-Kälte der Milz, S. 130).

Blut und die Mitte

Die gesamte Mitte als Verdauungssystem mit Magen und Milz muss gut funktionieren, damit Blut gebildet werden kann. Die Milz wandelt zusammen mit dem Magen die Flüssigkeiten und die Nahrung in wertvolle Essenzen wie Blut um – sie ist die erste Quelle des Blutes.

Das Ziel der Ernährung ist es, mit jeder Mahlzeit die Mitte für die Blutbildung zu stärken. Somit ist die Ernährung die tägliche »Medizin aus der Küche« für die Gesunderhaltung. Der regelmäßige Verzehr von blutbildenden Nahrungsmitteln und die langfristige Mitte-stärkende Ernährung sind hier die Grundlage, denn Blut wird stetig neu gebildet und die Zellen benötigen täglich die notwendigen Bausteine dafür. Eisenpräparate wirken schneller, langfristiger und nachhaltiger, wenn sie mit der Mitte-stärkenden Ernährung kombiniert werden.

Zusammenhang von Blut und Psyche

In der TCM sagen wir, dass unser Geist »Shen« – unser Bewusstsein – im Blut reist. Blut ist sozusagen der »Ort«, an dem sich das Bewusstsein im Körper verankert. Dafür braucht es eine ausreichende Menge davon. Sinnbildlich können wir uns einen Fluss vorstellen, der mit ausreichend Wasser gefüllt sein muss, damit der Strom stetig fließt. Nicht zu voll und nicht zu leer, nicht zu schnell und nicht zu langsam fließend, nicht zu warm und nicht zu kalt. Unter diesen Bedingungen kann ein kleiner Windhauch kommen, ohne dass sich große Wellen auftürmen, und trotz möglicher Hindernisse fließt der Fluss ruhig und kraftvoll weiter.

Das sind die Voraussetzungen, die unsere Psyche für Stabilität und Ruhe braucht. Nur wenn der Fluss mit genügend Wasser (Blut) gefüllt ist, kann sich das Bewusstsein darin verankern. Ist zu wenig Wasser im Fluss, fühlen wir uns psychisch fahrig, unruhig und ruhelos.

Die Aufgabe der Leber: »Sich im Lebensfluss wohlfühlen«

Die Hauptaufgabe der Leber besteht darin, im ganzen Körper freien und geschmeidigen Qi- und Blutfluss zu gewährleisten. Regelmäßige Bewegung hilft, dass die Energien innerlich gut fließen können. Ist alles im Fluss, können wir flexibel mit den körperlichen und mentalen Herausforderungen umgehen. Fließt es nicht gut, fühlen wir uns angespannt, blockiert und vielleicht gereizt und gestresst.

Die Leber speichert außerdem das Blut, sie ist ein Blutreservoir und versorgt damit alle Organe und Zellen. Tagsüber fließt das Blut in den Gefäßen und in der Nacht kehrt das Blut zurück in die Leber, um sich zu regenerieren – so das Bild der TCM. Daher ist ein guter Schlaf vor Mitternacht so wichtig für die Regeneration des Blutes und für das Auffüllen der Reserven.

Symptome bei Blutmangel

Noch lange bevor ein Blutmangel im Labor festzustellen ist, können sich bereits folgende Symptome zeigen:

- zu schwache Blutung
- Amenorrhö (Ausbleiben der Regelblutung)
- verlängerter Zyklus
- blasser Teint und blasse Lippen (ausgeprägter während und nach der Menstruation)
- Müdigkeit, Kraftlosigkeit
- trockenes Haar, Haarausfall
- trockene Haut
- brüchige und weiche Nägel
- Einschlafprobleme
- Dünnhäutigkeit
- emotionale Empfindlichkeit

Strategie

Das Kapitel »Leber-Blut-Mangel« (S. 150) gibt ausführliche Informationen über die Ernährung bei Blutmangel. Grundsätzlich sind drei Empfehlungen zu berücksichtigen, die bei täglicher Anwendung langfristig sichtbare Erfolge für die Blutbildung bringen können:

- warme, gekochte Speisen (zusätzliche Kraftsuppen können die Wärme in den Nieren stärken)
- Proteine (pflanzlich oder tierisch)
- dunkelgrüne Blätter oder Kräuter zum warmen Essen, 1 Esslöffel feingehackt täglich

Die Nieren

Wärme und Fortpflanzungsfähigkeit Die Nieren-Energie bildet die Grundlage aller Lebensvorgänge im Körper, sie macht unsere angeborene Konstitution, die angeborene Anlage unserer Eltern, aus. Sie speichert die Essenz und stellt das Yang (Wärme und Energie) für alle Organe zur Verfügung. Sie stimuliert alle sexuellen Abläufe und bestimmt die Reifezyklen, d. h., sie reguliert die gesamte Sexualität und Fortpflanzungsfähigkeit.

Neben dem Stärken der Mitte ist immer darauf zu achten, dass die Nieren die nötige Wärme über das Essen bekommen. Diese beiden Strategien verfolgen wir in den Beratungen bei Kinderwunsch. Einige Lebensmittel sind dafür besonders gut geeignet, um diese Wärme direkt in die Nieren zu bekommen (siehe Nieren-Yang-Mangel, S. 145).

Ernährung im Zyklus der Frau

Das Blut nimmt in der chinesischen Sichtweise über den Menstruationszyklus eine zentrale Rolle ein. Dabei wird der Zyklus in vier Phasen unterschieden.

Erste Phase: Die Blutung – ca. 1. bis 7. Zyklustag

Kurz vor dem Einsetzen der Menstruation wird das Blut im Uterus (der Gebärmutter) gesammelt, wie in einem Stausee, bis der »See des Blutes« gefüllt ist und mit Einsetzen der Blutung »überläuft«.

Die Blutung dauert bei den meisten Frauen zwischen drei und sieben Tagen. Ist die Blutung sehr schwach, tritt sie erst viel später ein; bleibt sie ganz aus, liegt eine Leere des Blutes vor. Der Körper ist nicht in der Lage, ausreichend Blut zu bilden, um den »See des Blutes« aufzufüllen. Nach der Blutung befinden wir uns physiologisch in einer relativen Blutleere.

Allgemeine Tipps für die erste Phase Der Körper verliert Blut und damit auch Qi und Wärme. In dieser Phase sollten wir mit unseren Kräften haushalten und keinen exzessiven Sport treiben, da die Verletzungsanfälligkeit erhöht ist. Denn das Blut, welches die Sehnen und Muskeln ernährt und geschmeidig hält, ist in dieser Phase physiologisch im Mangel.

Zudem ist es ratsam, in dieser Phase nicht in eiskaltem Wasser zu baden, da der Körper vorübergehend anfälliger für eindringende Kälte ist. Diese kann sich später durch Menstruationsschmerzen bemerkbar machen. Achten wir in dieser Zeit gut auf uns, kommen wir schneller aus dem vorübergehenden Blutmangel heraus.

Strategie bei zu schwacher bzw. ausbleibender Blutung Blut aufbauen durch Stärkung der »Mitte« (siehe Milz-Qi-Mangel, S. 127, und Leber-Blut-Mangel, S. 151).

Empfohlene Lebensmittel

- schwarze Bohnen; auch den Sud trinken, regelmäßig für 10 Wochen
- grünes Gemüse, grüne Blätter und warme Speisen, die bekömmlich und nährend sind
- rotes Fleisch, Fleisch- oder Gemüsekraftsuppen als stärkende Medizin
- vegetarische/vegane Ernährung muss strikt ausgeglichen werden

Strategie bei zu starker Blutung Bei einer zu starken Blutung beobachten die Patientinnen meist eine dunkle Blutfarbe. Die Empfehlungen in diesem Abschnitt richten sich nach diesem Bild.

Meist liegt hier ein Milz-Qi-Mangel und Milz-Yang-Mangel als Ursache zugrunde. Die Milz hat die Aufgabe, alles an seinem Platz zu halten, so auch das Blut. Kommt es zu einer sehr starken Blutung, kann es daran liegen, dass die Milz das Blut nicht in den Gefäßen halten kann.

Empfohlene Lebensmittel bei zu starker Blutung

Lebensmittelgruppe	Lebensmittel
Getreide	Haferflocken
Fleisch/Meeresfrüchte	Huhn, Miesmuschel, Rindfleisch, Tintenfisch
Hülsenfrüchte	Adzukibohnen
Gewürze	Anis, Fenchelsamen, Ingwer*, Pfeffer*, Zimt*
Tees	Beifußtee, Himbeerblättertee, Hirtentäscheltee
Sonstiges	Melasse In extremen Fällen kann Bio-Gelatine hilfreich sein

* Nicht verwenden, wenn die Blutung eine hellrote Farbe aufweist.

Es gilt, das Milz-Qi (S. 127) und das Milz-Yang (S. 129) zu stärken. Sollte sich eine helle oder leuchtend rote Blutfarbe zeigen, dürfen keine warmen und heißen Gewürze verwendet werden.

Empfohlene Lebensmittel bei starker Blutung mit leuchtend roter Blutfarbe

- Algen
- Gurke
- Himbeerblättertee
- Hirtentäscheltee
- Mangold
- Staudensellerie und -saft
- Spinat

Tipp bei zu starken Menstruationsblutungen Eine rohe, getrocknete Adzukibohne kauen, nach Bedarf stündlich wiederholen.[76]

Schmerzen Schmerzen und Krämpfe entstehen meist durch Kälte im Bauch. Das Blut und die Energien können bei Kälte nicht frei fließen, was zu Schmerzen führt. Zeichen dafür sind Gesichtsblässe, schwache Blutung mit dunklem Blut und das Bedürfnis nach Wärme und warmen Getränken. Wärmflaschen oder Kirschkernkissen können Linderung verschaffen.

Eine grundsätzliche Ernährungsumstellung hin zu warmen, gekochten Speisen mit wärmenden Gewürzen und Fleischkraftsuppen ist optimal für die Vertreibung von Kälte im Bauch und die Stärkung der Gesamtenergie. Die richtige Ernährung bringt den gesamten Zyklus ins Gleichgewicht.

Sechs Tage vor Einsetzen der Blutung beginnt man mit der konsequenten Einnahme

Rezepte bei Menstruationsschmerzen

- Tee: Dill, Majoran und getrocknetes Ingwerpulver zu gleichen Teilen mischen. 1 Teelöffel davon mit 200 ml heißem Wasser übergießen, 10 Minuten ziehen lassen, abseihen.
- Honigwasser: 1 Esslöffel Honig in einer Tasse heißem Wasser lösen und einmal täglich trinken.
- 9 g Ingwer, 9 schwarze Pfefferkörner und 2 TL Vollrohrzucker mit ½ l Wasser 20 Minuten köcheln lassen. Bei Einsetzen der Schmerzen 2 bis 3 Tassen täglich trinken.

von spezifischen Lebensmitteln. Ernährungsempfehlungen sind unter Milz-Qi-Mangel (S. 127) und Nieren-Yang-Mangel (S. 146) zu finden.

Empfehlungen

- 2 Teelöffel Leinöl täglich
- Basilikum
- Butter
- Dill
- Majoran
- schwarze Bohnen
- Pfeffer (schwarz)
- Süßreis

Zweite Phase: Bis zum Eisprung – ca. 7. bis 14. Zyklustag

In der zweiten Phase rüstet der Körper auf und aktiviert seine Energiesysteme, um Blut, Yin und Säfte zu bilden. Die durch die Menstruationsblutung entstandene Leere wird aufgefüllt. Am Ende der zweiten Phase sind Qi und Blut wieder im Gleichgewicht.

Ernährung in der zweiten Phase Blut, Yin und Säfte stärken durch:

- grüne Blätter und grünes Gemüse
- Wurzelgemüse
- saftige Kompotte
- pürierte Gemüsesuppen
- Hülsenfrüchte
- Getreide
- blutstärkende Kraftsuppen (S. 305)

Dritte Phase: Der Eisprung – ca. 14. bis 21. Zyklustag

Die dritte Phase entspricht dem Eisprung. Zu diesem Zeitpunkt ist wieder reichlich Blut vorhanden. Die Fülle von Yin und Blut ist an ihrem Höhepunkt angelangt und transformiert sich ins Yang. Dieser Wendepunkt ist der Eisprung. Der Uterus (Gebärmutter) beginnt, sich wieder mit Blut zu füllen.

Zur Unterstützung des Eisprungs bei Kinderwunsch kann hier um die Tage des Eisprungs herum eine Yang-stärkende Kraftsuppe getrunken werden.

Vierte Phase: Vor der Blutung – ca. 21. bis 28. Zyklustag

Nun beginnt die vierte Phase. Ein harmonischer Energiefluss des Qi sorgt für eine beschwerdefreie prämenstruelle Phase. Haben wir zu dieser Zeit Brustschmerzen, Stimmungsschwankungen oder Unterleibsschmerzen vor Einsetzen der Menstruation, fließt die Energie nicht frei und das Qi ist gestaut. Auch der Blutfluss selbst kann davon beeinträchtigt sein – dickes, zähfließendes oder klumpiges Blut sind Zeichen dafür, dass das Blut nicht richtig fließt. In der TCM ist der Begriff dafür Blutstagnation oder Blutstase.

Ist die Aktivität am Ende des Zyklus an ihrem Höhepunkt angelangt, wandelt sich das Yang ins Yin und die Blutung beginnt.

Ernährung in der vierten Phase Hier kann sowohl mit sanfter körperlicher Bewegung und Leber-Qi- und -Blut-bewegender Ernährung unterstützend gearbeitet werden.

Empfohlen werden vorwiegend leichtes Essen und folgende Lebensmittel:

- Adzukibohne
- Aubergine
- Basilikum*
- Cayennepfeffer*
- Fleisch (in Maßen)
- Getreide (in Maßen)
- Honig (süß entspannt)
- Ingwer*
- Kastanie*
- Knoblauch*
- Kohlrabi*
- Kurkuma*
- Lauch*
- Muskat*
- Pfirsichkerne
- Rosmarin*
- Schalotte*
- Schnittlauch*
- Sprossen
- viel frisches Gemüse
- weißer Pfeffer

* Wenn Hitzesymptome wie Durst, Abneigung gegen Wärme, Fieber oder Unruhe auftreten, sind sie nicht indiziert, da sie thermisch warm oder heiß sind.

Beschwerden in der Menopause

Ab Mitte 40, in der Prämenopause, nimmt die Fähigkeit ab, Menstruationsblut zu bilden, was langsam die Menopause einleitet. Auch das Nieren-Qi, das von der Essenz abhängig ist, wird schwächer.

Um das 49. Lebensjahr herum, in der Perimenopause, werden die Kräfte durch das Versiegen der Blutung geschützt – das Blut kann vermehrt zum Herzen fließen und verleiht der Frau zusätzliche Kraft. Es findet eine natürliche hormonelle Umstellung statt, wobei die Eierstöcke immer weniger Östrogen bilden. Es kommt zu unregelmäßigen Zyklen, bis die Menstruation schließlich gänzlich versiegt. Normalerweise ist dies ein sanfter Übergang in eine neue Lebensphase ohne Beschwerden.

Je nachdem, in welcher körperlichen Verfassung die Frau in diese Phase geht, können aus leichten Befindlichkeiten jedoch auch plötzlich lästige Beschwerden werden wie etwa ständiges Frieren, Müdigkeit und Erschöpfung, Verdauungsprobleme mit Blähungen, weichem Stuhl und vieles mehr.

Ursachen für Beschwerden in der Menopause

Die Beschwerden von Frauen in der Menopause können folgende Ursachen haben:

- Nieren-Yang-Mangel
- Nieren-Yin-Mangel
- Milz-Qi-Mangel und Nässe
- Leber-Qi-Stagnation

Symptome

Die häufigsten Beschwerden sind Hitzewallungen, Herzklopfen, Nervosität, Gereiztheit, Depressionen, Schlaflosigkeit und Gewichtszunahme. Folgende Symptome leiten zu den Ursachen:

- Hitzewallungen bei Nacht: Nieren-Yang-Mangel, Nieren-Yin-Mangel
- Hitzewallung am Tag: Milz- und Lungen-Qi-Mangel
- Hitzewallung bei Anspannung, Stress, Ärger: Leber-Qi-Stagnation
- Schlafstörung: Nieren-Yin-Mangel, Nieren-Yang-Mangel
- Depressionen: Nieren-Yang-Mangel und/oder Milz-Qi-Mangel, Nässe
- Gewichtszunahme: Milz-Qi- und Nieren-Yang-Mangel

Nieren-Yang-Mangel

Im Körper sind sowohl Yin- als auch Yang-Aspekte vorhanden, die im gesunden Zustand ein harmonisches Gleichgewicht bilden und das Wechselspiel von Feuer und Wasser widerspiegeln. Das Herz repräsentiert das Feuer, während die Nieren das Wasser symbolisieren. Beide Organe »kommunizieren« miteinander, da sie sich gegenseitig brauchen: Das Herz schickt die Wärme (Feuer) nach unten zu den Nieren (Wasser), während die Nieren Kühle (Wasser) nach oben zum Herzen (Feuer) leiten. Dieses Zusammenspiel wird oft als ein Zustand beschrieben, in dem man »einen kühlen Kopf und gleichzeitig warme Füße hat«. Es ist ein natürlicher, gesunder Zustand, wenn das Herz im Oberkörper ruhig und kühl bleibt, während der untere Rücken und der Bauch wohlig warm sind.

Wenn jedoch das Nieren-Yang geschwächt ist, meist begleitet von einem Kältegefühl im Unterkörper, gerät die Kommunikation mit dem Herzen aus dem Gleichgewicht: Das Herz wird unruhig, weil die Hitze nach oben steigt, anstatt in den Nieren verankert zu sein. Dies kann sich in Form von Hitzewallungen zeigen, bei denen die Wärme nach oben entweicht, anstatt im tiefen Inneren für für ein wohliges Gefühl zu sorgen.

Häufig wurden und werden in der TCM kühlende Kräuter und kühlende Ernährungsempfehlungen gegeben, in der Annahme, damit möglichst stark die Hitzewallungen zu kühlen. Den meisten Frauen tut dies auf lange Sicht nicht gut, denn der allgemeine Energiemangel und besonders der Nieren-Yang-Mangel, der Frieren und Erschöpfung zur Folge hat, sind damit nicht behoben. Das Yang würde langfristig immer mehr abnehmen. Hinzu kommt, dass unsere in der Summe der Monate gesehen kalten klimatischen Bedingungen das Nieren-Yang ohnehin schon belasten. Allein deshalb ist eine Stärkung des Yang in vielen Fällen zielführend.

Bei Hitzewallungen durch Yang-Mangel wird also zusätzlich zu den Lebensmitteln mit absenkender Wirkung immer auch das Yang der Nieren (S. 146) gestärkt.

Symptome

- Hitzewallungen, vermehrt nachts, danach eventuell Frieren
- Herzklopfen
- Nervosität
- Schlafstörungen
- Frösteln, kalte Füße

Strategie Allgemeine Ernährungsempfehlungen (S. 262), Nieren-Yang stärken (S. 146)

Besondere Tipps

- Zimt
- Wacholderbeeren
- Fenchelsamen

Nieren-Yin-Mangel

Lang andauernde, körperlich und geistig erschöpfende Verausgabungen schwächen nicht nur das Nieren-Yang, sondern auch das Nieren-Yin. Der Nieren-Yin-Mangel ist eine ausgeprägte Form von Blut- und Säftemangel, daher zeigen sich Symptome mit Trockenheit und Unruhe.

Symptome

- Unruhe, Nervosität, Dünnhäutigkeit
- Ein- und Durchschlafstörungen
- heiße Füße nachts
- Durst nach kleinen Schlucken
- Hitzewallungen eher nachts

Strategie Allgemeine Ernährungsempfehlungen (S. 262), Nieren-Yin stärken (S. 148), Blut und Säfte aufbauen (S. 151)

Empfehlungen

- Obst und Kompotte
- Suppen aus Gemüse
- Braunhirsemehl für die Haare und Gelenke (über Nacht einweichen)
- Aloe-Vera-Saft
- Gelée Royale

Tees für den Aufbau der inneren Säfte

- Tee aus Eibischwurzel oder Leinsamen: 2 Teelöffel in ½ l Wasser über Nacht quellen lassen. Sud erwärmen und über den Tag verteilt trinken.
- Tee aus einzelnen Kräutern: 1 bis 2 Teelöffel eines Krautes (Malve, Vogelmiere, Taubnessel, Königskerze oder Schafsgarbe) mit 200 ml heißem Wasser übergießen und 3 bis 5 Minuten zugedeckt ziehen lassen.

Milz-Qi-Mangel und Nässe

Eine jahrelange Ernährung mit viel rohem Obst, Rohkost, Salaten, Milchprodukten und Diäten führt häufig zu einem Milz-Qi-Mangel und Nässe. Damit steigt die Neigung zu Übergewicht und Verdauungsproblemen. Nässe verlangsamt den Energiefluss im Körper, wodurch weniger klare Energien aufsteigen. Dies kann sich in Lethargie und Depressionen bemerkbar machen.

Energie und Wärme zirkulieren stetig im Körper. Wie bei dem aufsteigenden Nebel des Reistopfes steigt das Yang im Körper nach oben und sinkt am höchsten Punkt wieder langsam nach unten. Ist dieser Kreislauf in der Mitte durch Nässe blockiert, kann das Yang nicht richtig absinken. Hitzewallungen sind die Folge.

Symptome

- Gewichtszunahme
- Verdauungsprobleme
- Depressionen
- Hitzewallungen vermehrt am Tag

Strategie Allgemeine Ernährungsempfehlungen in der Menopause (s. u.), Milz-Qi stärken (S. 127) und Nässe ausleiten (S. 132)

Lungen-Qi-Mangel

Meist liegt dem Lungen-Qi-Mangel ein Milz-Qi-Mangel zugrunde.

Symptome

- Müdigkeit, Antriebsschwäche

- spontanes Schwitzen nach leichtester Anstrengung
- Hitzewallungen vermehrt am Tag

Strategie Allgemeine Ernährungsempfehlungen in der Menopause (s. u.), Lungen-Qi stärken (S. 140)

Leber-Qi-Stagnation

Emotionale Belastung, beruflicher Druck und Stress führen zu Leber-Qi Stagnation, woraus sich Hitze bilden kann, die nach oben steigt und damit Hitzewallungen auslöst.

Symptome

- Reizbarkeit
- Stimmungsschwankungen
- Hitzewallungen eher bei Anspannung/ Stress

Strategie Allgemeine Ernährungsempfehlungen (s. u.), Leber-Qi bewegen (S. 153)

Tipps zum Bewegen des Leber-Qi

- Eisenkrauttee
- Mönchspfeffer

Allgemeine Ernährungsempfehlungen in der Menopause

Strategie

- Milz-Qi stärken
- Nieren-Yang (S. 146) und Nieren-Yin stärken (S. 148)
- Leber-Qi-Stagnation lösen (S. 154)

Vermeiden

- Scharf-warme/heiße Gewürze wie Cayennepfeffer, Chili, Knoblauch, Pfeffer und Zimt
- Yin- und Yang- (Säfte und Wärme) schwächende Lebensmittel wie schwarzer und grüner Tee (macht trockene Haut und Frösteln)
- Milz-Qi- und Nieren-Yang-schwächende Lebensmittel wie Brot mit Käse/Wurst, Joghurt, Quark, Rohkost, Sprudelwasser, Südfrüchte und weißer Zucker

Phytoöstrogenhaltige Lebensmittel können hormonelle Schwankungen, vor allem des Östrogens, ausgleichen. Fermentierte Sojaprodukte und Leinsamen haben dabei den höchsten Anteil an Phytoöstrogenen.

Empfohlene Lebensmittel in der Menopause

Lebensmittelgruppen	Lebensmittel
Hülsenfrüchte	Kichererbsen, Linsen, Miso, schwarze Bohnen, Tempeh, Tofu
Getreide	Gerste, Hafer, Reis, Roggen, Weizen, Weizenkleie
Öle	Leinöl, Leinsamen, Weizenkeimöl
Gemüse	Blumenkohl, Brokkoli, Fenchel, grüne Bohnen, Grünkohl, Karotten, Rosenkohl, Sojasprossen, Zwiebeln
Obst	Apfel, Birne, Kirsche
Gewürze/ Kräuter	Basilikum, Beifuß, Brennnessel, Koriander, Liebstöckel, Petersilie, Rosmarin, Safran, Salbei

Besondere Tipps bei Beschwerden in der Menopause

Schwitzen lindern

- Cimifuga-Produkte (Traubensilberkerze)
- Frauenmantel-Tee
- Granatapfelsamenöl (Kapseln)
- Rotkleeprodukte
- Salbeiextrakt (Apotheke)

- Salbeitee, lauwarm trinken

Tee bei Unruhe Zu gleichen Teilen mischen: Hopfen, Melisse, Passionsblume

Nicht hungern – regelmäßig essen Für den Qi-Aufbau von Milz und Nieren ist es ratsam bei Hungergefühl eine kleine Mahlzeit zu sich zu nehmen. Idealerweise werden 2 bis 3 warme Mahlzeiten am Tag gegessen. Sie unterstützen die Mitte und das Nieren-Yang und -Yin.

Zusammensetzung der Speisen

- 2-mal täglich gekochtes Getreide
- täglich 2 Teelöffel Leinöl (Omega-3-Fettsäuren)
- täglich 1 Esslöffel gehackte frische Kräuter zum warmen Essen: Petersilie, Basilikum, Rosmarin, Koriander, Melisse
- reichlich gedünstetes Gemüse, Gemüsesuppe, Gemüsekraftsuppe
- Sprossen
- Hülsenfrüchte 2- bis 3-mal pro Woche

Gedächtnisschwäche und Alzheimer/Demenz

Gedächtnisschwäche klingt erst einmal harmlos, doch leiden immer mehr Erwachsene bereits im mittleren Alter darunter. In der TCM ist der Mechanismus, der zu einer mentalen Einschränkung wie beginnenden Gedächtnislücken oder Alzheimer und Demenz führt, ein Zustand der Leere. Genauer gesagt, handelt es sich um eine energetische Leere der Nieren und der Mitte mit den Organen Magen und Milz. In der TCM unterscheiden wir nicht zwischen Alzheimer und einer vaskulären Demenz, da beide den gleichen TCM-Ursachen unterliegen und entsprechend behandelt werden.

Wie entsteht Gedächtnisschwäche?

Die Nieren speichern die Essenz, sie bilden Knochenmark und Liquor und nähren das Gehirn. Das Altern wird als Abbau der Essenz verstanden. Das Reservoir an vorgeburtlicher Essenz nimmt im Laufe des Lebens ganz natürlich ab und macht sich in der verringerten Versorgung von Essenzen in Körperprozessen bemerkbar.

Neben dem Reservoir an vorgeburtlichem Qi und Essenz können wir tagtäglich mit der Ernährung das nachgeburtliche Reservoir an Qi auffüllen. Das Milz-Qi transformiert dabei aus der Nahrung die feinen Essenzen und ergänzt täglich die Essenzen der Nieren.

Bei einer Schwäche des Milz-Qi, wie im »Reistopfmodell« beschrieben, kann es zu Nässe und Schleim führen. Die Umwandlung der Nahrung wird dadurch blockiert und es stehen nicht genügend feine Anteile der Nahrung für die Nahrung des Geistes und des Gehirns zur Verfügung. Bei einer funktionierenden Umwandlung der Nahrung werden die klarsten, feinsten Energien zur Versorgung des Gehirns verwendet. Dies macht uns fokussiert, klar im Denken und ermöglicht eine gesunde Gedächtnisleistung. Für die Versorgung des Gehirns müssen diese feinen Energien frei und ungehindert bis zum Gehirn fließen können. Auf diesem Weg können Stagnationen von Qi die Versorgung des Geistes mit klarer Energie behindern. Es ist ein Grundsatz in der Chinesischen Medizin, dass Qi frei fließen muss, damit alle Körperbereiche mit Qi, Blut und Flüssigkeiten gut versorgt werden und gesund bleiben.

Ursachen für die Entstehung von Gedächtnisschwäche

Gedächtnisschwäche kann verursacht werden durch einen Mangel an Essenz, einen verausgabenden Lebensstil, einen Mitte-schwächenden Ernährungsstil oder durch Stagnationen von Qi und Blut.

Mangel an Essenz Physiologisch nehmen die Essenzen im Alter ab. Hier gilt es besonders, mit essenzstärkender Ernährung und einem angemessenen Lebensstil entgegenzuwirken und gezielt Essenz aufzubauen.

Verausgabender Lebensstil Ein stressvoller Lebensstil, bewusst wahrgenommen oder emotional unterschwellig, kann zu einem Mangel an Lebensenergie führen. Es werden übermäßig die Reserven beansprucht und die Essenzen werden schneller als angemessen verbraucht. So kann es bereits im Erwachsenenalter zu Gedächtnisschwäche kommen.

Wer konstitutionell zu einer schwachen Nieren-Energie und wenig Essenz neigt, sollte besonders auf seinen Lebensstil achten. Über seine Kräfte zu leben bedeutet, dass man von den Reserven, der Essenz in den Nieren, lebt und diese unwiederbringlich verbraucht.

Mitte-schwächender Ernährungsstil Bei einer Qi-armen, »überladenen« Ernährung mit viel Fertignahrung, viel tierischem Eiweiß, schlechten Fetten, hohem Fleischkonsum, viel verstecktem Salz in Brot und Käse, Zucker in Getränken und Süßigkeiten, Weißmehlprodukten in Brot und Kuchen wird der Organismus »verschlackt«. Die Mitte wird damit überlastet und es sammeln sich Nässe und Schleim an.

Stagnation von Qi und Blut Die Voraussetzung dafür, dass das Gehirn ausreichend mit Nährstoffen und Sauerstoff versorgt wird, ist, dass Qi und Blut frei im Körper fließen können. Im Alter werden Qi und Blut schwächer und neigen zur Stagnation. Dies kann zu einem Rückgang der geistigen Fähigkeiten führen. Kräuterrezepturen und Akupunktur in Kombination mit unterstützender Ernährung sind hier sinnvoll. Auch die körperliche Bewegung in Form von Qi Gong und Tai Chi kann den Fluss von Qi und Blut sanft anregen.

Allgemeine Strategie der Ernährung bei Gedächtnisschwäche

Die Mitte als Dreh- und Angelpunkt der Energiegewinnung wird durch qualitativ hochwertige Lebensmittel gestärkt. Spezielle Lebensmittel für die Essenz der Nieren und zur Unterstützung der Gehirnleistung bereichern das Essen. Einige Lebensmittel bewegen Qi und Blut und können ebenso regelmäßig verwendet werden.

Generell gilt es, die Mitte zu stärken (Ernährungsempfehlungen unter Milz-Qi-Mangel, S. 127, und Nässe-Kälte der Milz, S. 132).

Vermeiden

- Milchprodukte mit hohem Fettgehalt, Butter, Schweine- und Rindfleisch
- industriell verarbeitete Nahrungsmittel (chemische Zusatzstoffe)
- **Zucker**, Weißmehlprodukte, tägliche Brotmahlzeiten
- kalte Nahrung/Rohkost, Tiefkühlkost, in der Mikrowelle erwärmte Nahrung

Empfohlene Lebensmittelgruppen

- Hülsenfrüchte
- saftig gedünstetes frisches Gemüse
- heimisches Obst
- Nüsse und Samen
- Getreide
- grüne Blätter
- wertvolle Öle
- Fisch

Lebensmittel zur Stärkung der Essenz

- Austern
- Ghee (geklärte Butter)
- Kaviar
- Markknochen, frisch ausgekocht, regelmäßig für 3 bis 4 Tage einnehmen
- Meeresalgen können sehr gut in Suppen, Brühen und mit Hülsenfrüchten mitgekocht oder auch als Gemüse zubereitet werden. Da sie aber sehr jodhaltig sind,

Empfohlene Lebensmittel zur Stärkung der Gehirnleistung

Lebensmittelgruppe	Lebensmittel
Öle mit hohem Gehalt an mehrfach ungesättigten Fettsäuren	Chiasamenöl, Hanföl, Kürbiskernöl, Leinöl, Nachtkerzenöl, Sesamöl, Sonnenblumenkernöl, Traubenkernöl, Walnusskernöl, Weizenkeimöl
Fische mit hohem Gehalt an mehrfach ungesättigten Fettsäuren	Anchovis, Butterfisch, Hering, Kabeljau, Lachs, Makrele, Regenbogenforelle, Sardine, Thunfisch
dunkelgrüne Pflanzen als pflanzliche Quelle für mehrfach ungesättigte Fettsäuren	Chlorella, Getreidegras, Grünkohl, Kohl, Mangold, Petersilie, Portulak, Spinat, Spirulina, Wildkräuter
fermentierte Sojaprodukte als pflanzliche Quelle für mehrfach ungesättigte Fettsäuren	Tempeh, Tofu
Lebensmittel, die Blut und Qi bewegen:	
Gemüse	Aubergine, Frühlingszwiebel, Knoblauch*, Kohlrabi, Lauch, Marone, weiße Rübe
Kräuter	Basilikum, Ingwer, Rosmarin, Schnittlauch
Hülsenfrüchte	Adzukibohnen
Gewürze	Cayennepfeffer*, Kurkuma, Muskat, weißer Pfeffer

*Knoblauch und Cayennepfeffer nicht bei Hitzesymptomen.

müssen Schilddrüsenerkrankungen vorher ausgeschlossen werden.
- Meeresalgen wie Wakame, Hijiki, Kombu, Nori
- Samen und Nüsse wie Sesam und Mandeln
- Mikroalgen wie die Süßwasseralgen Spirulina (S. 100), Chlorella (S. 100)

Für eine gute Gehirnleistung und die Versorgung der Gehirnzellen sind die wertvollen Omega-3-Fettsäuren essenziell, d. h., sie müssen täglich zugeführt werden. Es sind die mehrfach ungesättigten Fettsäuren, die in einigen Ölen, in Fischen und auch in wenigen Pflanzen enthalten sind (siehe Tabelle).

Diese wertvollen Öle dürfen nicht erhitzt werden. Sie sollten den Zusatz »nativ« und »kaltgepresst« tragen und in biologischer Qualität verwendet werden. Sie stehen im Kühlschrank, da sie leicht ranzig werden. Sinnvoll ist es, sich für ein bis zwei Öle zu entscheiden und diese täglich und zügig zu verbrauchen.

Besondere Tipps

- Kurkumatee: 1 Teelöffel Kurkumapulver in 1 Becher heißes Wasser einrühren.
- Zum Kochen kann mit Kurkuma gewürzt werden. Zum Beispiel kann Reis mit frisch geraspelter Kurkuma oder Kurkumapulver und schwarzem Pfeffer gewürzt werden. Piperin in schwarzem Pfeffer erhöht die Bioverfügbarkeit von Kurkuma und sollte immer mit der Einnahme von Kurkuma kombiniert werden.

Gelenkschmerzen wie Arthrose, Arthritis, Rheuma

Gelenk- und Muskelschmerzen zeigen sich aus Sicht der TCM in einer Blockade des Qi- und Blut-Flusses. Können Qi und Blut in den Muskeln und Gelenken nicht frei fließen, löst dies Schmerzen aus. Die feinen Leitbahnen um die Gelenke sind für die fließende, versorgende Qualität von Qi und Blut »Engstellen«, gerne bilden sich genau dort Blockaden. Im Tai Chi gibt es spezielle Übungen, um das Qi um die Gelenke herum im Fluss zu halten. Auch die Akupunktur und Kräutermedizin unterstützen in diesen Fällen die »Durchgängigkeit« der-Gelenke.

Ursachen für die Entstehung von Gelenkschmerzen

Wir unterscheiden bei Gelenkschmerzen nicht, ob sie sich in Arthrose, Arthritis oder Rheuma zeigen. Wir betrachten die Symptome und richten die Ernährungsempfehlungen darauf hin aus.

Betrachten wir die Entstehungsmechanismen von Gelenkschmerzen, so resultieren diese meist aus einer Kombination von Kälte-Nässe der Milz und Nieren-Yin-Mangel, Nieren-Yang-Mangel und Leber-Blut-Mangel.

Kälte-Nässe der Milz Nicht nur äußerlich an den Gelenken kann es zu Stagnationen kommen, sondern auch durch Stagnationen im Gelenk selbst. Bei einer Konstitution mit Milz-Nässe und -Kälte kann sich die Nässe in den Gelenken ablagern. Dies führt zur Schwergängigkeit: Nach längerem Sitzen und Liegen sind die Gelenke etwas steif, mit Bewegung werden sie geschmeidiger und beweglicher. Wärme wird als angenehm empfunden und kann unterstützend wirken. Die Nässe- und Kälte-Stagnation im Gelenk kann sich mit der Zeit in Hitze wandeln; das Gelenk wird heiß, mit sogenannter »feuchter Hitze« im Gelenk. Dies sind Zustände von akut oder chronisch entzündeten Gelenken. Besteht dieser Zustand über viele Jahre hinweg, kann es chronisch zu eingedicktem Schleim in den Gelenken kommen, was sich durch Gelenksteifigkeit und -deformation zeigen kann.

Zusätzlich sollte auch an emotionale Belastungen gedacht werden, denn sie können Blockaden von Qi und Blut auslösen, die sich in Gelenkschmerzen zeigen. Eine Kombination aus Coaching und Therapien der Chinesischen Medizin kann in diesem Fall zielführend sein.

Nieren-Yin-Mangel, Nieren-Yang-Mangel und Leber-Blut-Mangel Die Knochen sind den Nieren zugeordnet, ihr Yin und Yang sorgen für eine gute Substanz der Knochen und des Knorpels und für die Versorgung der Gelenke mit Blut und Wärme. Die Sehnen der Muskeln werden von der Leber versorgt, genährt und geschmeidig gehalten. Nieren-Yin- und -Yang-Mangel sowie Leber-Blut-Mangel können Gelenkschmerzen auslösen.

Die Knochen benötigen für die Beweglichkeit die Wärme des Nieren-Yang und für den Aufbau von Gelenkflüssigkeit und Knorpel die Substanz des Nieren-Yin. Durch entsprechende Ernährung wird die Schwäche täglich ausgeglichen. Bei geschwächter Abwehrkraft können äußerer Wind, Kälte, Feuchtigkeit oder Hitze in den Körper eindringen und die Qi- und Blutzirkulation behindern. Hier liegt immer eine Schwäche vor: das Yang für die Abwehrkraft, das Blut und Yin für die Versorgung der Gelenke.

Wie zeigen sich Gelenkschmerzen?

Gelenkschmerzen äußern sich in Schmerzen durch blockierte Nässe-Kälte in den Gelenken (akut oder chronisch), in akuten Schmerzen durch Nässe-Hitze in den Gelenken und chronischen Schmerzen durch blockierten Schleim in den Gelenken.

Schmerzen durch blockierte Nässe-Kälte in den Gelenken

Diese Schmerzen können akut oder chronisch auftreten.

Symptome

- Verdauungsbeschwerden
- breiiger Stuhl
- Frieren
- Schweregefühl, Anlaufschmerz
- meist konstanter, einseitiger Gelenkschmerz; dumpfer Schmerz bedeutet mehr Nässe, scharfer Schmerz bedeutet mehr Kälte

Akute Schmerzen durch Nässe-Hitze in den Gelenken

Siehe ergänzend auch Nässe-Hitze der Milz (S. 133)

Symptome
- Fieber
- Rötung der Gelenke
- Hitzegefühl, erwärmte Gelenke
- starker Schmerz
- Durst

Chronische Schmerzen durch blockierten Schleim in den Gelenken
Hier hat sich eine Ansammlung von Flüssigkeiten in den Gelenken mit der Zeit in Schleim umgewandelt.

Symptome
- chronische Schmerzen
- Atrophie der Gelenke
- Schwellungen und Gelenkdeformationen
- Gelenksteifigkeit
- keine heißen Gelenke

Allgemeine Strategie bei Gelenkschmerzen

Mit der Ernährung werden die Nieren gestärkt, einerseits das Nieren-Yin für die Säfte und das Blut, andererseits das Nieren-Yang für das Qi und die Wärme. Davon profitiert ebenfalls die Milz, die gestärkt und in ihrer Nässe-umwandelnden Funktion unterstützt werden muss. Als Maßnahmen werden empfohlen:
- Milz stärken (S. 127) und Nässe ausleiten (S. 132)
- Nieren-Yin-stärkende (S. 148) und -Yang-stärkende Ernährung (S. 146)
- blutstärkende Ernährung

Zusätzliche Unterstützung bieten Lebensmittel, die Entzündungsreaktionen verhindern und gleichzeitig wichtige Nährstoffe für die Gelenke liefern. Die Basis der Ernährung sollte aus Getreide, Gemüse, pflanzlichem Eiweiß aus Hülsenfrüchten, dunkelgrünem (chlorophyllhaltigem) Gemüse und Blättern sowie hochwertigen pflanzlichen Ölen bestehen.

Vermeiden
- Alkohol
- Sojamilch und Sojasahne
- Weißmehlprodukte
- Zucker

Gesättigte Fette in Ölen und tierischen Produkten fördern Entzündungsreaktionen:
- Fleisch und Wurst
- Milchprodukte (Käse, Joghurt, Quark)

Gemüse mit hohem Oxalsäuregehalt und Nachtschattengewächse vermeiden, da sie den Kalziumstoffwechsel hemmen, der für den Knochenaufbau notwendig ist:
- Aubergine
- Kartoffeln
- Paprika
- Rhabarber
- Spinat
- Tomate

Lebensmittel, die Nässe und Stagnationen begünstigen:
- Kuhmilch und Kuhmilchprodukte
- Nussbutter/Nussmus
- Nüsse
- Samen

Empfehlungen
- Hagebuttenpulver, 2 Teelöffel täglich
- Spirulina und/oder Gerstengras, 1 Teelöffel als Shake oder Presslinge
- reichlich feingehackte dunkelgrüne Blätter, 1 Esslöffel täglich
- Leinöl und Weizenkeimöl, 2 Teelöffel täglich
- Braunhirsemehl, 1 bis 4 Teelöffel täglich

Empfohlene Lebensmittel bei Gelenkschmerzen durch blockierte Nässe-Kälte

Lebensmittelgruppe	Lebensmittel
Getreide	Amaranth, Basmati-Vollkornreis, Haferflocken (trocken geröstet), Langkornreis, Polenta, Quinoa, Roggen, Gerste (trocken geröstet), Hirse (trocken geröstet), Buchweizen (trocken geröstet)
Gemüse	Karotten, Kohlrabi und Kohlrabi-Blätter, Kürbis, Lauch, Maiskolben, Meerrettich, Rettich, Stangensellerie, Steckrüben, Zwiebel, Schalotten
Hülsenfrüchte	Adzukibohnen, Linsen, Nierenbohnen, schwarze Bohnen

Empfohlene Lebensmittel bei akuten Gelenkschmerzen durch Nässe-Hitze

Lebensmittelgruppe	Lebensmittel
Gemüse	Stangen- und Knollensellerie, Chinakohl, Weißkohl, Champignons, Shiitake-Pilze, Blumenkohl, Aubergine
Getreide	Gerste, Hirse, Amaranth, Polenta
Hülsenfrüchte	Mungbohnen, Adzukibohnen
Obst	schwarze Johannisbeere, schwarze Holunderbeeren
Öle	Sesamöl, Weizenkeimöl (beide thermisch erfrischend)

Empfohlene Lebensmittel bei Gelenkschmerzen durch blockierten Schleim

Lebensmittelgruppe	Lebensmittel
Getreide	Amaranth, Dinkel, Gerste, Hafer, Quinoa, Vollkornreis
Gewürze	Koriander, Kurkuma, Lorbeerblatt, Majoran, Rosmarin, Safran, Salbei, schwarzer Pfeffer, Thymian, Zimt
Gemüse	Fenchel, Ingwer (frisch), Knoblauch, Kürbis, Lauch, Meerrettich, Süßkartoffel, weiße Rüben, Zwiebel
Kräuter	Alfalfasprossen, Petersilie
Hülsenfrüchte	Adzukibohnen, schwarze Bohnen
Obst	Kirschen, Maulbeeren, Pfirsich, Trauben
Fisch	Butterfisch, Lachs, Sardelle, Sardine
Fleisch	Huhn
Öle	Olivenöl, Rapsöl (thermisch erwärmend)

- Kreuzkümmel, Koriander, Muskat im Verhältnis 1:1:1 mörsern oder als Pulver 3 Messerspitzen 2-mal täglich
- zum Kochen: Olivenöl

Bei ausgeprägteren Beschwerden kann es nötig sein, vorübergehend eine glutenfreie Ernährung zu verfolgen, mit Getreidesorten wie Hafer, Quinoa, Amaranth, Polenta, Reis, Buchweizen (Buchweizen nicht bei wandernden Schmerzen).

Strategie bei Schmerzen durch blockierte Nässe-Kälte in den Gelenken

Geschmack bitter (trocknet Nässe), fade (leitet aus), süß (stärkt die Milz)

Thermik warm und neutral (um die Gelenke zu wärmen)

Aromatische Gewürze »wecken« das Qi der Milz. Siehe ergänzend Nässe-Kälte der Milz (S. 130)

Strategie bei akuten Schmerzen durch Nässe-Hitze in den Gelenken

Geschmack fade (leitet aus), bitter (trocknet die Nässe)

Thermik erfrischend, (kalt)

Strategie bei Schmerzen durch blockierten Schleim in den Gelenken

Geschmack scharf (bringt Bewegung in die Gelenke)

Thermik warm (bringt Wärme in die Gelenke)

Zusätzlich sollte darauf geachtet werden, dass Nieren- und Milz-Qi gestärkt werden und Qi und Blut bewegt wird. Empfehlenswert sind drei warme Mahlzeiten am Tag.

Blasenbeschwerden

Unter Blasenbeschwerden verstehen wir generell eine Schwäche der Blase, die sich äußern kann in Form von häufigem spärlichen Wasserlassen, Inkontinenz oder Enuresis (Bettnässen).

Ursachen für die Entstehung von Blasenbeschwerden

Als Ursache für Symptome, die die Blase betreffen, wie spärliches Wasserlassen, Inkontinenz oder Bettnässen, liegt eine Nieren-Yang-Mangel zugrunde. Es fehlt das Yang der Niere, das für die Funktion des Öffnens und Schließens der Blase mitverantwortlich ist. Das Öffnen und Schließen ist eine Aktivität, die ausreichend Yang und Wärme benötigt.

Strategie

Behandelt werden diese Befindlichkeiten durch Stärkung des Nieren-Yang (S. 146).

Blasenentzündung

Wir erinnern uns daran, dass das Nieren-Yang der Blase die nötige Wärme gibt, die sie für ihre Aufgaben braucht. Denn die Anfälligkeit für Kälte von außen und die Neigung zu Blasenentzündungen sind auf einen Nieren-Yang-Mangel zurückzuführen. Hier schwächt jede Antibiotikagabe weiter das Yang – es wird immer schwieriger, aus dem Teufelskreis von immer häufigeren Blasenentzündungen und Antibiotikatherapien herauszukommen. Mit zwei bis drei gekochten warmen Mahlzeiten und Kraftsuppen in den beschwerdefreien Zeiten kann das Nieren-Yang so gestärkt werden, dass die Abstände der Infekte länger werden.

Ursachen für die Entstehung von Blasenentzündung

Am häufigsten tritt eine Blasenentzündung auf, wenn Kälte und Nässe/Feuchtigkeit von außen, wie durch Sitzen auf kaltem Untergrund, die Blase belasten. Die Kälte dringt ein und blockiert die Blase in ihrer Funktion, Urin zu halten und abzugeben. Es kommt zu einer Stauung von Nässe, wodurch sich die Blase aufheizt. Wir sprechen dann von feuchter Hitze, die zu Beschwerden führt.

Honeymoon-Zystitis Die sogenannte »Honeymoon-Zystitis« ist eine Blasenentzündung, die vor allem nach Geschlechtsverkehr auftreten kann. Hier sind weder Kälte noch Nässe der Auslöser der Blasenentzündung, sondern Hitze. Zu viel Hitze im Körper sucht sich einen Weg, um ausgeleitet zu werden, meist über den Darm oder die Blase. Bei einer Blasenentzündung durch Hitze beobachten wir in der Praxis, dass meist eine Hitze im Herzen der Auslöser ist. Kommt unser Herz in Aufregung und wird »hitzig«, sucht es sich manchmal einen Weg über die Blase, um übermäßige Hitze loszuwerden. Hierzu zählen wir die »Honeymoon-Zystitis«, bei der übermäßige Freude und Lust das Herz zu sehr erhitzen. Wer häufig unter diesen Symptomen leidet, kann prüfen, ob stets im Einklang mit dem Herzen gehandelt wird. Es kann sehr hilfreich sein, sich während des Geschlechtsverkehrs mehr Zeit zu lassen und gut auf sich und seine Bedürfnisse zu hören. Vor dem Akt sollte die Blase vollständig entleert sein.

Wir unterscheiden in der Behandlungsstrategie von Blasenentzündungen zwischen zwei Szenarien: der Blasenentzündung mit Hitze und der Blasenentzündung mit Kälte und Nässe ohne Hitzesymptome.

Blasenentzündung mit Hitze

Symptome

- Brennen beim Wasserlassen
- erschwertes Wasserlassen, Harndrang
- blutiger, eitriger Urin (Hitze)
- Durst (bei Hitze in der Blase)

Strategie

Bei akuter Blasenentzündung empfiehlt sich folgende Ernährung (kombiniert mit chinesischer Kräutermedizin):

Geschmack fade, bitter, salzig

Thermik neutral, erfrischend

Empfohlene Lebensmittel bei Blasenentzündung mit Hitze

Lebensmittelgruppe	Lebensmittel
Getreide	Amaranth, Gerste, Polenta
Gemüse	Gurke, Karotten, Kartoffeln, Kürbis, Pilze, Rettich, Spargel, Stangensellerie
Hülsenfrüchte (wirken diuretisch)	Adzukibohnen, Limabohnen, Mungbohnen und -sprossen, Sojamilch
Salat	Chicorée, Endivie, Löwenzahnblätter blanchiert
Obst	Ananas, Cranberry, Heidelbeere, Kiwi, Preiselbeere, Wassermelone, Weintraube
Fleisch	Ente
Getränke	Kräutertee, Gerstentee, grüner Tee, Klettenwurzeltee, Löwenzahnblättertee, Löwenzahnwurzeltee, Maishaar (mit Maiskörnern als Tee kochen), Moosbeerenblättertee/-extrakt, Preiselbeersaftextrakt, Spitzwegerichtee, Zitronensaft

Vermeiden Lebensmittel, die Nässe begünstigen oder Hitze auslösen:

- Alkohol
- Chili, schwarzer Pfeffer, Ingwer, Zimt, zu viel Salz
- Essig
- fette, schwere Speisen
- Käse
- Meerrettich
- Nüsse
- Senf
- Shrimps
- Zucker, Kuchen, Süßigkeiten

Blasenentzündung mit Kälte und Nässe, ohne Hitzesymptome

Symptome

- klarer Urin
- drängendes Gefühl in der Blase
- spärliches Wasserlassen
- kein Durst
- Urin nicht blutig, nicht eitrig

Empfohlene Lebensmittel bei Blasenentzündung mit Kälte und Nässe

Lebensmittelgruppe	Lebensmittel
Getreide	Amaranth, Gerste, Polenta, Quinoa
Gemüse	Gurke, Karotten, Kartoffeln, Kürbis, Ingwer (frisch), Pilze, Rettich, Spargel, Stangensellerie
Hülsenfrüchte (wirken diuretisch)	Adzukibohne
Obst	Cranberry, Heidelbeere, Preiselbeere, Weintraube
Kräutertee	Birkenblättertee, Bockshornkleesamentee, Fenchelsamentee, Gerstentee mit 1 Scheibe Ingwer, Moosbeerenblättertee/-extrakt, Preiselbeersaftextrakt, Thymiantee

Strategie

Geschmack süß (stärkt das Qi), scharf (öffnet), bitter (leitet aus)

Thermik neutral, warm und wenig erfrischend (weil in blockierter Blase sich Hitze bilden könnte)

Wichtig ist es, die Blase zu wärmen und Nässe auszuleiten.

Vermeiden Lebensmittel, die Nässe begünstigen oder Hitze auslösen können, sollten vermieden werden, denn es besteht immer die Gefahr, dass sich in der blockierten Blase Hitze bildet:

- Alkohol
- Chili, schwarzer Pfeffer, Zimt zu viel Salz
- Essig
- fette, schwere Speisen
- Käse
- Meerrettich
- Nüsse
- Senf
- Shrimps
- Zucker, Kuchen, Süßigkeiten

Hauterkrankungen: Neurodermitis, Psoriasis

Wie wird unsere Haut weich, geschmeidig und gleichzeitig widerstandsfähig?

Die Flüssigkeiten im Körper werden im Dreifacherwärmer gebildet. Nahrung wird aufgenommen und in der Mitte mit dem Qi der Milz umgewandelt und verfeinert, bis klare und feine Flüssigkeiten entstehen, die Haut, Haare und Muskeln nähren und befeuchten. Die Flüssigkeiten können unterschiedliche Qualitäten annehmen; so wird der klare, leichte Teil der Flüssigkeiten zur Haut und zum Kopfhaar transportiert und mit dem Qi der Lunge überallhin verteilt. Sie befeuchten Haut und Muskeln. Je feiner und reiner die gebildeten Flüssigkeiten sind, desto weicher und zarter ist die Haut. Gleichzeitig ist die Haut gut durchblutet, denn die Flüssigkeiten sorgen zusätzlich für eine niedrige Viskosität des Blutes. Die Lunge hat die Aufgabe, die Flüssigkeiten in den Hautschichten zu verteilen und damit wie ein Schutzfilm zu wirken, der uns vor äußeren Einflüssen schützt. Erkrankungen wie Erkältungen, Wind, Viren und Bakterien dringen somit nicht so leicht über die Haut bzw. die Poren ein. Ein Teil der Flüssigkeiten wird zu Schweiß, welcher in den obersten Schichten der Haut zirkuliert.

Die Qualität der Flüssigkeiten ist vom Essen abhängig. Sie sind weitaus mehr als »Wasser« und können daher nicht durch ausschließliches Wassertrinken aufgefüllt werden. Die Flüssigkeiten entstehen nur bei der Umwandlung von Nahrung im Dreifacherwärmer.

Ursachen von Hauterkrankungen

Je nach Symptomatik können Hautprobleme unterschiedliche Ursachen haben, die letztendlich alle aus einem Milz-Qi-Mangel resultieren. Ein Milz-Qi-Mangel kann mit einem Blutmangel einhergehen und die Haut wird nicht ausreichend mit Blut versorgt.

Durch den Lungen-Qi-Mangel als Folge des Milz-Qi-Mangels können die klaren Flüssigkeiten nicht gut verteilt werden. Die Haut wird trocken.

Kann die Lunge nicht ausreichend Flüssigkeiten in den äußeren Hautschichten verteilen, ist der gesunde Barriereschutz der Haut gestört und der Körper ist anfälliger für äußere Angriffe wie Wind, Kälte etc.

Strategie bei Hauterkrankungen

Jede Hauterkrankung benötigt begleitend neben anderen Therapien wie Akupunktur und Kräutermedizin eine Ernährungsberatung. Wir betrachten bei Hautproblemen wie Neurodermitis oder Psoriasis daher zuerst die Funktion der Mitte und stärken diese in Kombination mit blutaufbauender und Lungen-Qi-stärkender Ernährung. Erst wenn die Verdauung gut arbeitet, kann sich die Haut beruhigen. Es gilt daher,

- das Milz-Qi zu stärken (S. 127),
- Blut aufzubauen (S. 151),
- das Lungen-Qi zu stärken (S. 140).

Kombiniert werden die grundlegenden Empfehlungen mit speziellen Lebensmitteln, die Blut und Flüssigkeiten nähren.

Vermeiden Lebensmittel, die die Milz bei ihrer Umwandlung von Nahrung behindern, sollten gemieden werden. Gleichzeitig sollte auf Lebensmittel, die Hitze erzeugen, verzichtet werden, um Entzündungen und ein »Aufblühen« der Hautsymptome zu vermeiden. Zudem sollten kalte Lebensmittel vermieden werden, da sie die Mitte schwächen. Folgende Lebensmittel sollten Sie meiden:

- **Milchprodukte** wie Joghurt, Käse, Kuhmilch und Quark
- **Zucker- und Weißmehlprodukte.** Weißer Zucker sollte strikt vermieden werden, da er in der Verstoffwechselung Hitze erzeugt, die auf der Haut Symptome wie Entzündungen, Rötungen und Juckreiz hervorrufen kann.
- **Fertigprodukte**, denn die darin enthaltenen Zusatzstoffe belasten die Leber und erzeugen Hitze
- **Früchte, die zu stark kühlen**, z. B. Ananas, Banane, geschwefelte Trockenfrüchte, Kiwi, saurer Apfel
- **Gewürze, die Hitze erzeugen**, wie Cayennepfeffer, Chili, Ingwer, Pfeffer, Senf, Zimt
- **Alle Fische und Meeresfrüchte**, sie fördern Hautirritationen, z. B. Austern, Hering, Krebse (besonders!), Scampi, Shrimps
- **Fleisch**: Ei, Huhn, Pute, Rind
- **Schinken und Wurst**
- **Getränke, die Hitze erzeugen**, z. B. Fencheltee, Fruchtsäfte (sind hochgradig konzentriert und enthalten zu viel Zucker), Kakao, Yogi-Tee

Tipp bei eitrigen Pickeln und Akne Nüsse begünstigen Nässe, Schleim und Stagnationen. Bei eitrigen Pickeln und Akne kann ein 100-prozentiger Verzicht auf Nüsse Linderung verschaffen. Dazu zählen auch Nussmilch wie Mandelmilch, Nussmus und bereits der Verzehr einer einzigen Mandel.

Empfohlene Lebensmittelgruppen

Die Grundlage ist eine Milz-Qi-stärkende sowie Flüssigkeiten und blutbildende

Ernährung. Dazu zählen vorrangig folgende Lebensmittelgruppen:

Getreide Leicht verdauliches, glutenfreies Getreide (Pseudogetreide) wirkt Qi-stärkend und baut Flüssigkeiten auf.

Hülsenfrüchte Hülsenfrüchte stärken Qi und Blut.

Öle Omega-3-Fettsäuren nähren und beruhigen die Haut bei Trockenheit und Juckreiz. Diese werden täglich eingenommen.

Gemüse/Kräuter Thermisch neutrale und erfrischende Gemüsesorten mit süßlichem Geschmack sind stärkend für das Milz-Qi und wichtig für die Bildung von Flüssigkeiten. Grüne Kräuter und Blätter reinigen und erfrischen das Blut.

Empfohlene Lebensmittel bei Hauterkrankungen

Lebensmittelgruppe	Lebensmittel
Getreide	Hirse, Rundkorn-Vollkornreis, Polenta, Amaranth, Quinoa
Gemüse	Karotten, Kürbis, Chinakohl, Aubergine, Gurke, Rettich, Champignon, Radieschen, Spargel, Kohlrabi, Sellerie, Spinat, Blumenkohl, Tomate, Mangold, Brokkoli
Gewürze	Koriander, Kardamom, Korianderblätter, Oregano, weißer Pfeffer, Rosmarin, Thymian, Lorbeerblatt
Hülsenfrüchte	Adzukibohnen, Mungbohnen, schwarze Bohnen
Kräuter	Petersilie, Basilikum, Dill
Salate und Sprossen	grüne Blattsalate, Feldsalat, Alfalfasprossen, Rucola, Salatgurke
Samen und Nüsse	Pinienkerne, Sesam
Milch- und Sojaprodukte	Butter, Sahne, Ziegen- und Schafsmilchprodukte
Obst	Birne, Honigmelone
Öle	**Zum Kochen:** Olivenöl, Sesamöl ungeröstet **Nach dem Kochen darübergeben:** Leinöl, Nachtkerzenöl
Süßmittel	Honig, Reissirup
Getränke	Brennnessel-Stiefmütterchen-Tee: Zu gleichen Teilen mit kochendem Wasser übergießen, 10 Minuten ziehen lassen, abseihen
Sonstiges	Spirulina (Pulver oder Presslinge)

Herz-Kreislauf-Erkrankungen

Zu den Herz-Kreislauf-Erkrankungen zählen wir alle Befindlichkeiten, die durch Stagnationen von Qi und Blut im Herzen entstehen.

Diese Qi- und Blut-Stagnationen verlangsamen den Blutfluss in seiner Bewegung, wie ein Fluss, der verschlammt. Meist sind Nässe und Schleim die Ursache für den blockierten Qi- und Blutfluss im Herz. Es kommt zu Stauungen und Stagnationen. Ein Druckgefühl in der Brust, ein unbeweglicher Brustkorb, Engegefühl, Atemnot, Herzklopfen und Herzschmerzen sind typische Symptome. Diese Befindlichkeiten könnten als Vorboten für westliche Diagnosen wie Angina pectoris oder gar Herzinfarkt angesehen werden.

Was ist wichtig für die Herzgesundheit?

Das Herz braucht ausreichend Qi und Wärme für seine große Aufgabe, als »Kaiser« über das Blut zu regieren, damit Herz- und Kreislaufsystem regelmäßig, ruhig und beständig arbeiten können.

Das Herz bekommt dafür das Qi von Magen und Milz (Nahrungs-Qi), das Qi der Lungen (Atmungs-Qi) und die Kraft der Nieren. Sie stellen gemeinsam die klarste Energie für das Herz bereit. Das Herz-Qi bewegt anschließend Qi und Blut in alle Richtungen im Körper. Daher ist es wichtig, was wir essen – genauso wie die frische Luft, die wir atmen, essenziell für die Herzgesundheit ist! Werden Qi-arme und »überladene« Speisen gegessen, »verschlackt« der Organismus. Dazu zählen vorrangig Fertigkost, viel tierisches Eiweiß, hoher Fleischkonsum, reichlich versteckte Salze in Brot und Käse, versteckter Zucker in Getränken, Süßigkeiten und Weißmehlprodukten.

Gleichzeitig ist es gut zu wissen, dass der Körper bei Herz-Kreislauf-Problemen sehr gut und schnell auf Ernährungsumstellungen reagiert.

Das Herz, ein Gefäß, das mit Blut gefüllt ist, ist wie ein tiefer, ruhiger See. In diesem See sitzt unser Geist »Shen«, unser großes Bewusstsein. Üben wir uns in positiver Geisteshaltung, pflegen gute Gedanken und erinnern uns an die Anbindung an etwas »Größeres«, fördern wir damit den geschmeidigen Blutfluss und die Bewegung des Qi im Herz. Meditative Bewegungsformen wie Tai Chi, Qi Gong oder Yoga stärken die Geisteshaltung und den Energiefluss.

Ernährung für die Herzgesundheit

Eine ausgewogene herzstärkende Ernährung heißt, dass im Essen alles enthalten ist, was das Blut und das Qi brauchen, um kraftvoll fließen zu können. Wärme, Qi und Blut werden mit entsprechender Nahrung dreimal täglich gestärkt.

Gleichzeitig können einzelne Lebensmittel stagniertes Qi und Blut bewegen und Nässe-/Schleimablagerungen und Ansammlungen verhindern.

Die Wirkung von Getreide auf das Herz

An erster Stelle steht bei der herzstärkenden Ernährung das **unraffinierte Getreide**. Im vollen Getreidekorn sind Keim und Kleie mit ihrem bitteren Geschmack und erfrischender/kalter Thermik enthalten. In raffiniertem Getreide hingegen wurden Keim und Kleie entfernt. Das vollwertige Getreidekorn kann dazu beitragen, dass sich Ablagerungen im Körper lösen und über den Darm ausgeschieden werden. Dies ist notwendig, um die Arterien sauber zu halten. Zudem hält die Kombination aus bitter, erfrischend und kalt den Kopf kühl und das Herz ruhig.

Alle Bestandteile des Getreidekorns besitzen ihre einzigartige und wertvolle Wirkung. Der Getreidekeim enthält in seinem Keim das Potenzial für neues Leben; es ist die Essenz der Pflanze mit ihren wertvollen essenziellen Fettsäuren.

Die Kleie ist die äußere Schale, die vor Sonne, Wind und Wasser schützt und Antioxidantien, Mineralien und B-Vitamine enthält. So wie die Kleie das Korn schützt, wirkt sie auch wie eine Schutzschicht für unser Herz. Sie ist Herzmedizin und Schutz vor Angriffen von außen für uns!

Die Ballaststoffe von Getreide sind ebenfalls von hohem Wert für die Herzgesundheit. Sie helfen, Fett im Blut zu reduzieren, und können verhindern, dass das Blut dickflüssig wird und sich Ablagerungen in den Arterien bilden.

Jedes Korn kann nach dem Einweichen gesprosst werden, wodurch sich die Nährstoffe entfalten. Dabei baut sich Phytinsäure ab, wodurch das Korn bekömmlicher wird. Hierfür wird das Getreide täglich mit frischem Wasser gespült, bis ein kleiner Spross entsteht. Anschließend wird es in frischem Wasser weichgekocht.

Die Wirkung von ungesättigten Fettsäuren

Es ist wichtig zu betonen, wie bedeutend ungesättigte Fette für die Gesundheit der Arterien sind. Olivenöl enthält den höchsten Anteil an einfach ungesättigten Fettsäuren. Diese Fettsäuren senken das »schlechte« LDL-Cholesterin, ohne das »gute« HDL-Cholesterin zu beeinträchtigen.

Strategie bei Herz-Kreislauf-Erkrankungen

Geschmack bitter, scharf

Thermik neutral, erfrischend, kalt (wenn im Oberkörper Hitzegefühle sind), neutral, warm, heiß (bei Kälteempfinden)

Eine Getreide-Gemüse-Diät kann bei einer Herzerkrankung für eine gewisse Zeit sehr vorteilhaft sein. Sie kann dazu beitragen, mehr Energie zu haben, sich fitter und gleichzeitig entspannter zu fühlen. Dies kann sich wiederum positiv und beruhigend auf unser Herzgefühl und unsere Psyche auswirken.

Vermeiden Lebensmittel und Essensgewohnheiten, die eine Qi- und Blut-Stagnation und Nässe-/Schleimbildung fördern, sollten gemieden werden. Hier geht es hauptsächlich um den Umgang im gesunden Maß; je nach Art und Schwere der Herzerkrankung sollten die folgenden Lebensmittel mehr oder weniger konsequent gemieden werden:

- Alkohol
- Ananas
- Avocado
- Banane
- Eier
- Erdnüsse

- Fleisch
- Kaffee
- Milchprodukte
- Palmfett
- raffinierte Nahrungsmittel wie Weißmehl
- raffiniertes Salz
- tierische Fette: Butter, Schweineschmalz
- Zucker, Eis, Schokolade
- Fettes und Salziges wie in Chips, Nudeln mit Sahne-Käse-Soße, Pizza
- Fettes und Süßes wie Torte
- üppige Speisen

Empfehlungen

- scharfe Lebensmittel – der scharfe Geschmack stimuliert die Zirkulation von Energie und Blut und zerteilt Schleim
- etwas Rohkost und Säfte
- gekochtes und gesprosstes Getreide
- leichte, einfache Speisen
- reichlich leicht gedünstetes Gemüse und grünes Blattgemüse
- wenig essen

Empfohlene Lebensmittel für die Herzgesundheit

Lebensmittelgruppe	Lebensmittel
Getreide	Amaranth, Gerste, Hafer, Hirse, Reis, Roggen, Weizen, Weizenkeime
Hülsenfrüchte	Adzukibohnen, Erbsen, Linsen, Mungbohnen, schwarze Bohnen
Gemüse	Kohlrabi, Rote Bete **thermisch erfrischend-kalt bei Hitzesymptomen:** Alge, Auberginen, Brokkoli, Mangold, Pak Choi, Rettich, Sellerie, Spinat, Tomate, Weiße Rübe **thermisch warm-heiß bei Kältesymptomen:** Knoblauch, Lauch, Maronen, Meerrettich, Peperoni, Schalotte, Zwiebel
Fisch/Meeresfrüchte	Krabben, Lachs, Makrele, Sardine
Nüsse/Samen	Kürbiskern, Leinsamen, Mandel, Mohn, Sonnenblumenkernsprossen, Walnuss
Gewürze	**aromatische Gewürze, auch bei Hitzesymptomen, da sie das Milz-Qi stärken und bewegen:** Koriander, Kreuzkümmel, Majoran, Minze, Pfeffer (weiß), Rosmarin **thermisch warm/heiß bei Kältesymptomen:** Anis, Basilikum, Cayennepfeffer, Dill, Fenchelsamen, Ingwer, Koriander, Kreuzkümmel, Kurkuma, Majoran, Muskat, Nelke, Peperoni, Pfeffer (schwarz), Rosmarin, Zimtrinde
Kräuter	Basilikum, Brunnenkresse, Holunderblüten, Karottengrün, Löwenzahngrün, Minze, Rosmarin, Schnittlauch
Öle	Kokosöl, Olivenöl, Sesamöl
Tees	Baldriantee, Kamillentee, Löwenzahnwurzeltee, Pfefferminztee, Schafgarbentee, Weißdornbeerentee
Sonstiges	Apfelessig, Weizen-Gerstengras als Shake in einem kleinen Glas Saft verrührt

Osteoporose

Ältere Frauen und Männer können unter dem Abbau der Knochendichte, Osteoporose genannt, leiden. Mit der natürlichen Abnahme der Nieren-Essenz, des Nieren-Yin und -Yang geht der Alterungsprozess einher. Die Knochen sind den Nieren zugeordnet, sie sind von dichtester Substanz, die von den Nieren versorgt wird. Je nach Konstitution, Lebensumständen und Lebensweise sind der Alterungsprozess und die damit verbundene Abnahme der Nierenkraft unterschiedlich ausgeprägt. Knochenprobleme werden durch Stärkung der Nieren-Energie und -Essenz behandelt. Um das Strukturelle wie die Knochen zu nähren, braucht es Substanz. Diese kann in Form von Nährendem für das Nieren-Yin aufgebaut werden. Der Aufbau der Knochendichte funktioniert jedoch nur, wenn gleichzeitig das Nieren-Yang gestärkt wird.

Damit die Knochen genügend Substanz aufbauen können, muss die Aufnahmefähigkeit von Nährstoffen aus der Nahrung gut funktionieren. Dafür sollte der Stoffwechsel, die »Mitte«, gut arbeiten. Ist die Mitte mit Nässe und Schleim belastet, hemmt dies die Resorption. Aus diesen Gründen genügt es nicht, nur Kalzium und Vitamin D in Tablettenform zuzuführen und die Ernährung dabei außer Acht zu lassen.

Besonders effektiv kann die Substanz der Knochen im Winter gestärkt werden. Es ist die Zeit, in der sich in der Natur alles in der Tiefe sammelt. Wie die Säfte der Bäume, die sich im Winter in die tiefen Wurzeln zurückziehen, können auch wir im Winter unsere Knochen in der Tiefe nähren. Es ist die beste Zeit für Knochenbrühen und Rinderkraftsuppen!

Strategie bei Osteoporose

Die Nieren-Qi-stärkende Ernährung wird besonders mit magnesiumreichen Lebensmitteln ergänzt. In Kombination mit Vitamin D und kalziumreichen Lebensmitteln können sie den Knochenstoffwechsel gut stimulieren.

Geschmack süß (stärkt Qi und Säfte), scharf (bewegt Substanzen, die in der Mitte gebildet werden, und befeuchtet dadurch die Nieren), bitter und salzig (lösen eine sinkende Bewegung in die Tiefe aus und bringen die Substanzen in die Nieren/Knochen), sauer (sammelt und hält das Qi in den Nieren)

Thermik neutral, warm, wenig heiß (für das Nieren-Yang), erfrischend (für das Nieren-Yin)

Vermeiden

- Kalziumräuber wie Kaffee, Nikotin, Zucker, Salz im Übermaß, Alkohol im Übermaß
- zu viel tierische Proteine, z.B. Fleisch (Phosphate fördern Kalziumausscheidung)
- Lebensmittel, die die Kalziumaufnahme hemmen: Spinat, Mangold, Tomaten, Aubergine, Kartoffel, Paprika
- Zu viel oder zu wenig Bewegung (Eine moderate regelmäßige Bewegung und Muskelaufbautraining aktivieren den Knochenstoffwechsel.)

Empfohlene Lebensmittelgruppen

Getreide ist kalzium- und magnesiumreich. Vollkorngetreide wie Roggen, Dinkel, Weizen, Hafer, Gerste und Vollkornreis wird wie immer vor dem Kochen eingeweicht, denn die Phytinsäure des Getreides hemmt die Kalziumaufnahme. (Quinoa, Amaranth, Haferflocken und Buchweizen müssen nicht eingeweicht werden.)

Grünes, chlorophyllhaltiges Gemüse, Kräuter und Blätter sind magnesium- und kalziumreich. (Vorsicht: Spinat und Mangold enthalten den »Kalziumräuber« Oxalsäure.)

Hochwertige Proteine aus Hülsenfrüchten, Gemüsen, Milchprodukten und Fleisch, Nüssen und Samen.

Empfohlene Lebensmittel bei Osteoporose

Lebensmittelgruppe	Lebensmittel
Getreide	Amaranth, Buchweizen, Gerste, Haferflocken, Hirse, Quinoa, Roggen, Süßreis, Vollkornreis
Gemüse	Brokkoli, Esskastanie, Fenchel, Frühlingszwiebeln, grüne Bohnen, Grünkohl, Karotte, Kohl, Kürbis, Lauch, Pilze, Rettich, Rosenkohl, Rote Bete, Sellerie, Spargel, Süßkartoffel, Weißkohl, Wirsing, Zucchini, Zwiebel
Gewürze	Anissamen, Bockshornkleesamen, Fenchelsamen, Ingwer, Knoblauch, Muskat, Nelken, Rosmarin, schwarzer Pfeffer, Sternanis, Thymian, Zimtrinde
Hülsenfrüchte	Mungbohnen, Nierenbohnen, schwarze Bohnen
Fisch, Meeresfrüchte	Austern, Barsch, Forelle, Garnelen, Karpfen, Krabben, Lachs, Muscheln, Sardine, Tintenfisch, Venusmuschel
Fleisch	Ente, Hirschfleisch, Huhn, Knochenmark, Lamm, Rinder- und Schweineniere, Rindfleischknochen-Kraftsuppe, Schaf, Schwein, Ziege
Sonstiges	Kokosmilch, Schafsmilch, Walnüsse, Ziegenmilch
Salat und grüne Blätter	Alfalfasprossen, Chicorée, Endivie, grüne Blattsalate, Karottengrün, Kresse, Petersilie, Radicchio, Rucola
Besonders kalziumreiche Lebensmittel	Agar Agar, Brennnesselblätter, Butter bester Qualität, Feigen, Getreidegras, Mandeln, Meeresalgen (Hijiki, Wakame) zum Kochen von Suppen und Hülsenfrüchten, Mikroalgen wie Spirulina, Mohnsamen, Sardinen mit Gräten, schwarze Bohnen, Pintobohnen, Kichererbsen, Sesam, Sonnenblumenkerne, Tofu, Tempeh, Vollmilch (keine fettarme, da das Fett und die Enzyme für die Kalziumaufnahme wichtig sind), Weizenkeime
Getränke	Zinnkrauttee (hoher Gehalt an Kieselsäure): 1 Esslöffel Zinnkraut mit 250 ml Wasser 10 Minuten köcheln, 10 Minuten ziehen lassen. 2 bis 3 Tassen täglich kalziumreiches Quellwasser

Autoimmunerkrankungen

In der Chinesischen Medizin gilt die Vorstellung, dass das Immunsystem umso besser funktioniert, je stärker das Qi und sein Yang (Wärme) sind. Für die Qi-Produktion sorgt eine funktionierende Mitte, das Milz-Qi. Für das Yang sind es die Nieren, vorwiegend das Nieren-Yang. Das Milz-Qi und das Nieren-Yang sind die Grundlage sowohl für die Abwehrkraft als auch für die Blutbildung. Ein gutes Immunsystem zu haben bedeutet nicht, dass man keine Erkältung mehr bekommt, sondern es zeigt sich durch eine starke Immunantwort auf einen Infekt. Das stärkste Zeichen einer gesunden Immunreaktion ist das Fieber.

Ist das Immunsystem schwach, kann es kaum noch Erkältungssymptome auslösen. Das ist ein häufig fehlinterpretiertes Alarmsignal. Hören wir in der Praxis von Patientinnen oder Patienten, dass sie stolz sind, fast nie Erkältung zu bekommen und schon seit Jahren kein Fieber zu haben, werden wir hellhörig. Denn dann ist das Immunsystem dabei, eine Fehlfunktion zu entwickeln. Die Folge ist meist der Übergang in eine Autoimmunerkrankung. Das eigene Immunsystem richtet sich gegen den Körper, es kommt zum Abbau von Zellen und Gewebe und zu Entzündungsreaktionen.

Alle Menschen mit Autoimmunerkrankungen profitieren sehr von einer Ernährungsumstellung. Denn mit der richtigen Ernährung kann eine solide Grundlage geschaffen werden, damit der Körper befähigt wird, das interne Gleichgewicht wiederherzustellen und die Abwehrkräfte zu stärken.

Strategie für alle Autoimmunerkrankungen

Grundsätzlich gilt es,

- das Milz-Qi zu stärken (S. 127),
- das Nieren-Yang zu stärken (S. 146),
- Blut aufzubauen (S. 151).

Der konsequente Verzicht auf die unten aufgeführten Lebensmittel ist zur Stärkung des Immunsystems nötig. Regelmäßige Bewegung und nicht verausgabender Sport stärken das Immunsystem. Überarbeitung, Zeitdruck und fehlender Ausgleich durch Bewegung schwächen es.

Vermeiden

- weißen Zucker
- Weißmehlprodukte
- Fertigprodukte

Während aktiver entzündlicher Prozesse vermeiden:

- Fleisch und Kraftsuppen
- warm-heiße Gewürze wie Chili, Cayennepfeffer, Knoblauch

Bei Candida oder Unverträglichkeiten mit Bauchbeschwerden vermeiden:

- glutenhaltige Getreide wie Gerste, Weizen, Dinkel, Roggen
- kalte Speisen, Rohkost
- kalte Getränke
- Tiefkühlkost
- nächtliches Essen

Allgemeine Ernährungsempfehlungen bei Autoimmunerkrankungen

Eine Vielfalt an vollwertigem Getreide und Gemüse stärkt das Immunsystem. Mit einfachen Kombinationen und moderaten Essensportionen, sodass man gerade satt wird, wird ein »Überessen« – eine Überladung der Mitte – verhindert. Die Mahlzeit am frühen Abend ist die leichteste am Tag.

Öle

- Antientzündliche Wirkung von kaltgepressten, kühl aufbewahrten Ölen nutzen
- Zum zügigen Verbrauch (weil sie leicht ranzig werden) werden 2 Öle ausgewählt und täglich verwendet (S. 119).

Dunkelgrünes Gemüse/Kräuter

- Dunkelgrüne chlorophyllhaltige Blätter, grünes Gemüse wie Spinat, Mangold, Brokkoli, Getreidegras und Spirulina können Entzündungsreaktionen lindern.

Multiple Sklerose (MS)

Auch die Multiple Sklerose gehört zu den Autoimmunerkrankungen. Sie ist eine chronische entzündliche Erkrankung des zentralen Nervensystems, die das Gehirn und das Rückenmark als Essenzen der Nieren betrifft.

Die Symptome wie Muskelschwäche, Fatigue, Konzentrationsschwäche, Kältegefühl, Koordinationsprobleme, Sehstörungen und sensorische Störungen weisen auf einen Milz-Qi-Mangel mit Nieren-Yang-Mangel und daraus resultierendem Blutmangel hin. Menschen, die an MS erkrankt sind, profitieren im Vergleich zu Menschen mit anderen Autoimmunerkrankungen ganz besonders von einer Mitte-stärkenden Ernährung.

Häufig leiden MS-Erkrankte auch unter Candida und unterschiedlichen Allergien, vorrangig gegen Gluten. Dies zeigt zusätzlich, wie wichtig es ist, die Mitte durch eine konsequente Umsetzung der Ernährung im Alltag zu unterstützen.

In der TCM werden die Nerven von der Leber im Holzelement regiert. Yin und Blut nährende Lebensmittel können Nervenentzündungen lindern.

Strategie

- Milz-Qi (S. 127) und Nieren-Yang (S. 146) stärken
- Blut aufbauen (S. 151)

Empfehlungen für das Milz-Qi und Nieren-Yang

- 2 bis 3 warme Mahlzeiten am Tag
- einfache Kombinationen
- aromatische Gewürze

Lebensmittel für das Yin und das Blut zur Beruhigung der Nerven

- reichlich grünes Gemüse
- thermisch erfrischendes grünes Gemüse und Hülsenfrüchte
- Öle mit mehrfach ungesättigten Fettsäuren wirken antientzündlich für die Nerven, sie sind Yin-Tonikum.

Ernährung bei Spasmen

Spasmen sind Zeichen von Wind im Körper, der aus einem Leber-Blut- und Leber-Yin-Mangel entstehen kann. Manche Lebensmittel sind bei Windproblematiken zu meiden.

Vermeiden
- Buchweizen
- Eier
- Schalentiere

Empfehlungen
- Johanniskrauttee: ½ Teelöffel mit 150 ml heißem Wasser übergießen, 10 Minuten ziehen lassen. 2 Tassen täglich
- Kokosmilch
- schwarze Bohnen

Bei Spasmen mit Hitzesymptomen
- Kuzu
- schwarzer Sesam
- Sellerie

Bei Spasmen mit Kältesymptomen
- Anis
- Basilikum
- Fenchel
- Haferflocken
- Ingwer

Empfohlene Lebensmittel bei Multipler Sklerose

Lebensmittelgruppe	Lebensmittel
Getreide	Haferflocken (nervenstärkend), Hirse (erfrischend für das Leber-Yin), Rundkorn-Vollkornreis
Öle	Leinöl 1 bis 2 Esslöffel täglich aus folgenden Ölen 1 bis 2 zur Auswahl, jeweils 1 Teelöffel täglich: Nachtkerzenöl, Weizenkeimöl, Schwarzkümmelöl, Borretschsamenöl
Gemüse	Blumenkohl, Fenchel, grünes Blattgemüse wie Mangold und Spinat; Sellerie, Weißkohl
Grüne Blätter (antientzündlich und blutstärkend)	Basilikum, Dill, Feldsalat, grüne Blattsalate, Petersilie
Hülsenfrüchte	Mungbohnen, Mungbohnensprossen, schwarze Bohnen, Tempeh, Tofu
Sonstiges	frische Weizenkeime, Getreidegraspulver (als Shake in Saft oder Wasser gerührt), Ingwer, Kokosmilch, schwarzer Sesam, Spirulina, Ziegenmilch

Krebserkrankungen

In der Ernährungsberatung zeigen wir Krebserkrankten, wie sie durch tägliches Kochen zum eigenen Heilungsprozess beitragen können. Die innere Heilkraft, welche für die naturgemäße Ordnung im Körper sorgt, wird durch eine angepasste Ernährung bestmöglich gestärkt. So wird der Körper in seinen Lösungsversuchen unterstützt.

Für die innere Heilkraft braucht es feinstes Qi. Es ist das Qi aus Nahrung und Luft, welches aufgenommen, umgewandelt und verfeinert wird, um den Körper mit Qi, Yang, Blut und Flüssigkeiten zu versorgen. Dieses verfeinerte Qi ist die innere Kraft, die zur Heilung benötigt wird. Hierfür muss die »Mitte« gut funktionieren.

Eine Krebserkrankung geht meist mit einem »Mitte«-Problem einher. Nässe und Schleim blockieren die Umwandlungskraft von Nahrung in Magen und Milz. Ursache dafür können eine konstitutionelle Schwäche der Mitte oder aber emotionale Gründe sein. Bei emotionalen Ursachen stagniert das Qi der Leber und blockiert die Mitte.

Bei vielen Krebserkrankungen handelt es sich um die Ansammlung von trüben Substanzen (Tumoren), die als lokales Übermaß an Yin, Nässe/Schleim und Blut angesehen werden. Chemotherapie hat das Ziel, diese Ansammlungen aufzulösen. Das Stärken und Wärmen von Qi und Blut kann dieses Auflösen und Schmelzen zusätzlich fördern.

Strategie

- Milz-Qi stärken (S. 127) und Kälte-Nässe der Milz (S. 132) ausleiten
- Nieren-Yang (S. 146) stärken
- Leber-Qi-Stagnationen (S. 154) lösen und Blut bewegen (S. 151)

Vermeiden Industriell veränderte Lebensmittel haben kaum Qi und belasten die Verdauung, indem sie übermäßig Qi für die Verdauung und Ausscheidung von Schadstoffen verbrauchen. Dies kann zu einem Milz-Qi-Mangel führen und gleichzeitig die Ansammlung von Nässe und Schleim begünstigen, da die Umwandlung in der Mitte nicht angemessen funktioniert. Beides beeinträchtigt die Qi- und Blutproduktion.

Die äußerst minderwertigen, mehrfach ungesättigten Fette in Fertigprodukten bilden Schleim. Nicht verwendet werden sollten:

Tierische Produkte
- gegrilltes Fleisch
- Geräuchertes wie Schinken
- gesättigte Fette wie Margarine und Palmfett (kommt häufig in Fertigprodukten vor)
- Wurst

Milchprodukte
- Joghurt
- Käse
- Kuhmilch
- Quark

Nüsse
- alle Nüsse. Da sie fett- und eiweißreich sind, begünstigen sie Ansammlungen und Stagnationen.

Raffinierte Lebensmittel
- weißer Zucker
- weißes Mehl
- geschältes Getreide wie weißer Reis, Bulgur, Couscous

Vermieden werden sollten Zubereitungsarten wie
- Frittiertes und in Fett Gebratenes
- Mikrowelle
- Tiefkühlkost
- Kochen mit viel Salz und scharfen Gewürzen

Empfehlungen Die beste Versorgung mit allen für die Zellen nötigen Nährstoffen bietet eine frisch zubereitete Mahlzeit mit Lebensmitteln in Bioqualität. Wichtig ist, dass die

Ernährung dem körperlichen Zustand des Erkrankten angepasst wird. Sein Allgemeinzustand und die Verdauungskraft zeigen, wie Getreide, Gemüse, Hülsenfrüchte, Salate/Sprossen, frisch gepresste Gemüsesäfte, Früchte und Fleisch gewichtet werden. Je robuster die Person ist, desto mehr kann das warme Essen mit Mikroalgen, frischen Gemüsesäften und Grünem ergänzt werden.

Empfehlungen bei geschwächtem Zustand

- gekochtes Fleisch, Rinderbrühe, Hühnerbrühe, Fisch
- alles gekocht, wenig Rohes wie Sprossen
- Hauptanteil ist Getreide (Getreide-Congees) und Gemüse, Hülsenfrüchte
- Obst nur als Kompott

Empfehlungen bei Auszehrung (Yin-Mangel)

- Dinkel-Congee, Hafer-Congee
- Eher Hirse, Quinoa
- Hafer, frisch gequetscht

Empfehlungen bei rebellierendem Magen-Qi mit Übelkeit

- Auberginen, Karotte, Kürbis, Zucchini
- Ei
- Eibischwurzeltee
- Ghee
- Hirsebrei (fein gemahlene Hirse als Brei kochen, mit Honig süßen)[77]
- Leinöl
- Leinsamentee
- Mandeln, Sonnenblumenkerne
- Sesam, Sesamöl

Empfehlungen während der Bestrahlung

- Aloe-Vera-Gel: 1 Teelöffel in 1 Tasse Wasser gerührt, 2 bis 3 Tassen täglich
- Gersten- und Weizengraspulver als Shake
- Meeresalgen als Gemüse dünsten

Empfohlene Lebensmittel bei Krebserkrankungen

Lebensmittelgruppe	Lebensmittel
Vollkorngetreide (ganze Körner: eingeweicht und gekocht; geschrotete Körner: eingeweicht und gekocht)	Amaranth Congee: Dinkel-Congee, Gersten-Congee Gerste als Korn und Gerstengraupen Hirse, Polenta, Quinoa, Rundkorn-Vollkornreis
Hülsenfrüchte	Adzukibohnen (ein Stück Alge mitkochen), Mungbohnen
Gemüse	Brokkoli, Champignons, Fenchel Karotte, Knoblauch, Kürbis, Rettich, Sellerie, Shiitake, Spargel, Zwiebel frisch gepresster Gemüsesaft: hauptsächlich Karotte mit wenig Rote Bete, Sellerie, Weißkohl, Rettich, grüne Blätter
Gewürze	Basilikum, Kardamom, Koriander, Lorbeerblatt, Majoran, Oregano
Grüne Kräuter	Basilikum, Dill, Kresse, Sprossen
Sonstiges	Butter, Sahne und Ghee, Mikroalgen wie Spirulina (S. 100), Chlorella (S. 100), Obst roh oder als Kompott, Omega-3-Fettsäuren in Ölen (S. 118) und Nahrungsmitteln

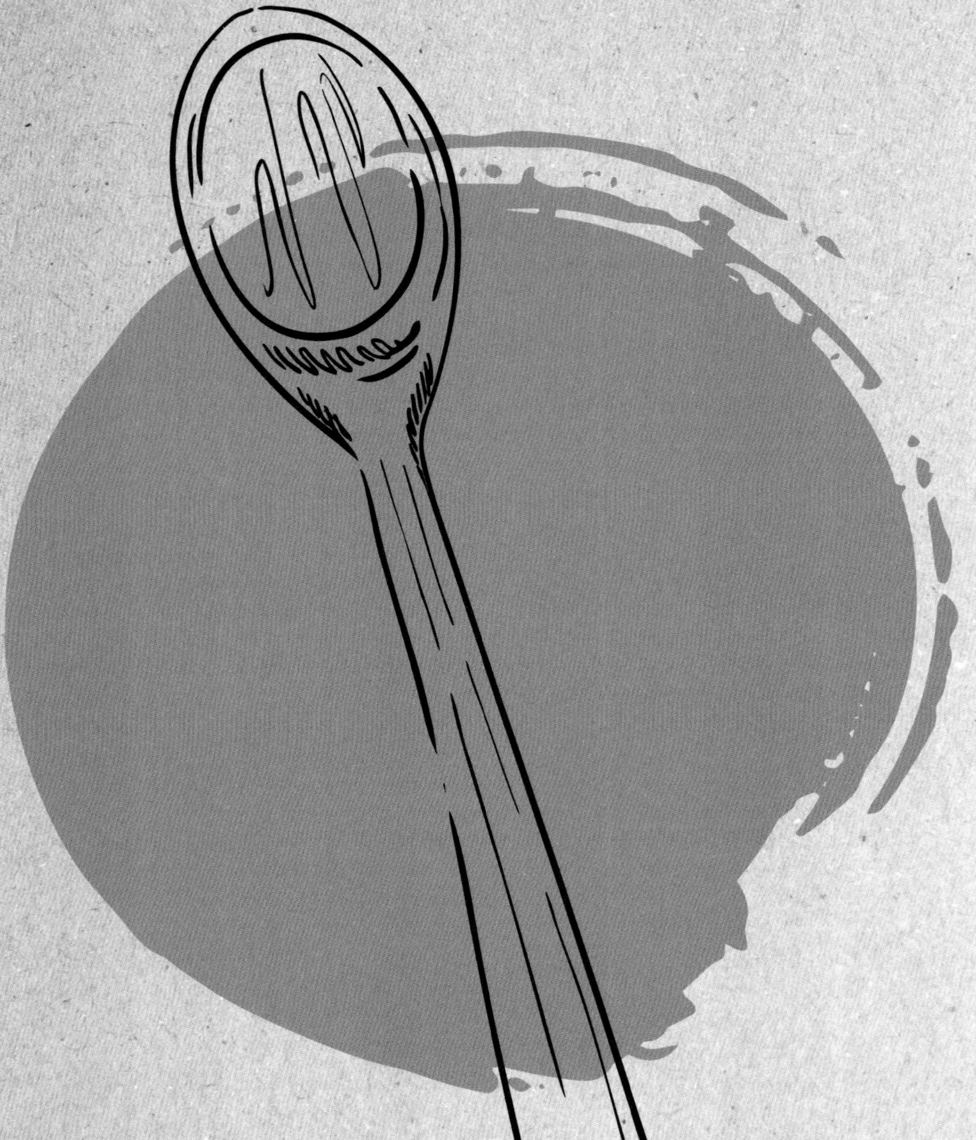

Küchenpraxis

Kochen ist eine wunderbare Gelegenheit, Freude und Achtsamkeit in den Alltag zu bringen. Die Ernährung nach TCM bietet eine facettenreiche, sinnliche Erfahrung, die Körper und Geist nährt, regeneriert und heilt.

Kochen ist Hingabe und Selbstfürsorge

Kochen kann so viel mehr sein als nur das Zubereiten von Mahlzeiten. Stellen Sie sich eine Szene vor, in der frisches Gemüse in verschiedenen Farben auf dem Schneidebrett liegt, der Duft von Ingwer und Koriander durch die Küche zieht und Sie die unterschiedlichen Texturen der Zutaten zwischen den Fingern spüren. Diese bewusste Hingabe macht das Kochen zu einem achtsamen Ritual, das Freude bereitet und gleichzeitig gut für die Gesundheit ist.

Es geht darum, gut für sich selbst und andere zu sorgen, indem Nahrungsmittel gewählt werden, die den individuellen Bedürfnissen entsprechen und die Konstitution unterstützen. Hier beginnt beim Kochen bereits der Heilungsprozess.

Dabei hilft es, mutig zu sein und Neues auszuprobieren: Gewürze, die noch nie verwendet wurden; Schnitttechniken, die anders sind als das gewohnte »In-Stücke-Schneiden«; neue Gemüsesorten, die gerade Saison haben; Geschmäcker, die mehr als nur »Salz und Pfeffer« sind.

Immer stellen wir uns dabei die Frage: Was tut mir gut? Was brauche ich heute? Was nährt und stärkt mich und meine Liebsten? Diese kleinen Fragen können die Ernährung schrittweise verbessern und werden gleichzeitig zu Momenten der Selbstfürsorge. So kann auch bei einem gemeinsamen Essen eine kleine Abwandlung des Rezepts oder eine kleine Ergänzung bereits den Unterschied machen, ohne dass für alle Personen am Tisch einzeln gekocht werden muss.

Wir wollen dazu inspirieren, die Freude am Kochen neu zu entdecken. Es ist mehr als nur Nahrungsaufnahme – es ist eine liebevolle Art, gut für sich selbst und andere zu sorgen und die Lebensqualität zu steigern.

Die Küchen-Basics

In diesem Kapitel geben wir einen kleinen Einblick in unsere »Küchen-Basics«, von frisch gemahlenen Gewürzen, die in Mühlen am Herd stehen, über Grundnahrungsmittel bis zu Basics im Kühlschrank.

Die Küchen-Basics sollen dazu beitragen, dass Kochen leicht von der Hand geht und immer müheloser und schneller in den Alltag integrierbar wird. Gewürze spielen hier eine wesentliche Rolle.

Gewürze aus der Mühle – griffbereit am Herd

Stehen ein paar Gewürze in Reichweite am Herd, fällt es leichter, auch mal »nur« eine kleine Prise zu verwenden oder einen Spritzer Essig hinzuzufügen. Neben Salz und Pfeffer stehen bei uns Olivenöl, weißer und roter Balsamicoessig und folgende Gewürze neben dem Herd:

In der Gewürzmühle

- Kardamomsamen
- Koriandersamen (vorher in einer Pfanne ohne Fett geröstet)
- Bockshornkleesamen (vorher in einer Pfanne ohne Fett geröstet)

» Frisch gemahlene Gewürze sind intensiver und aromatischer im Geschmack

Gewürze im Regal – Standards für die Rezepte

Gewürze, die wir häufig verwenden und die in unseren Rezepten vorkommen, lagern wir einsatzbereit und sichtbar neben dem Herd.

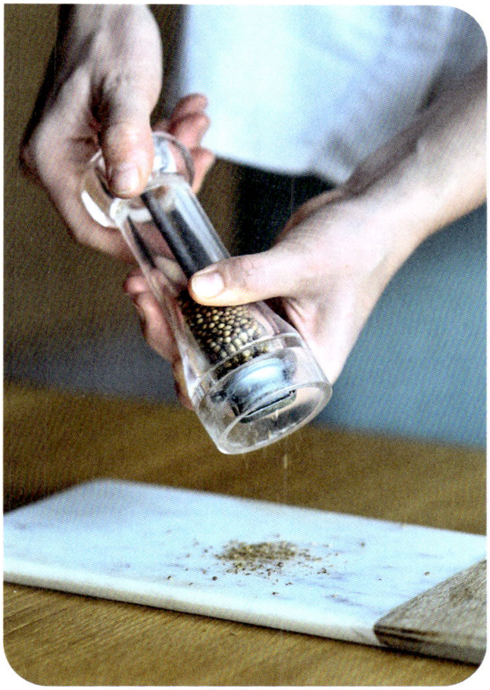

Wenn die Küche dies nicht zulässt, können sie auch in Regalen aufbewahrt werden. Aus unserer Erfahrung verhilft die Sichtbarkeit dazu, dass die Gewürze häufiger und abwechslungsreicher verwendet werden.

Folgende Gewürze haben wir immer da

- Cayennepfeffer
- Currypulver, mild
- Fenchelsamen
- ganze Kardamomkapseln und -samen
- Kurkuma
- Koriandersamen
- Kreuzkümmel
- Lorbeerblätter
- Muskatnuss mit Reibe
- Oregano
- Paprikapulver, edelsüß
- Thymian, gerebelt
- Vanilleschote oder -mark
- Wacholderbeeren

Optional

- Anispulver
- Chiliflocken
- Kümmelsaat
- Nelkenpulver

Der Vorratsschrank – was sollte immer vorrätig sein?

Ein Vorratsschrank mit lagerfähigen Lebensmitteln erleichtert das spontane Kochen und kann unnötige Einkäufe reduzieren. Wir füllen ihn am besten mit folgenden Lebensmitteln:

Getreide

- Amaranth
- Buchweizen
- Gerstenkörner
- Haferflocken
- Hirse
- Polenta
- Quinoa
- Reis

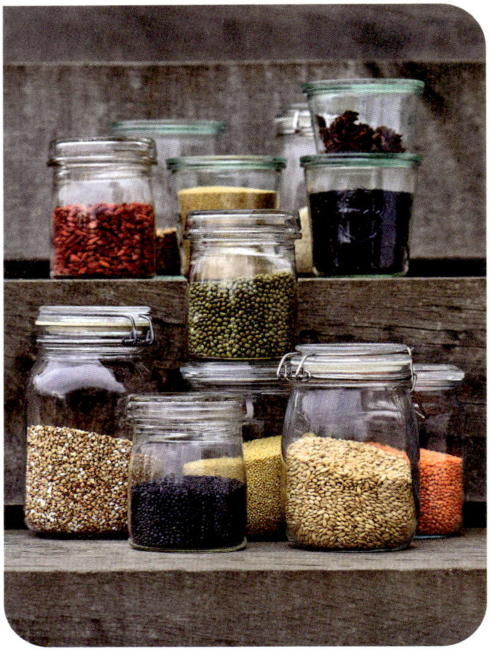

Unser Vorrat an Getreide und Hülsenfrüchten

Hülsenfrüchte

- Azdukibohnen
- rote Linsen
- schwarze Bohnen

Sonstiges

- Kokosmilch
- Tomaten im Glas

Lagerndes Gemüse/Obst

- Äpfel
- Ingwer
- Karotten
- Kartoffeln

- Knoblauch
- Kohl
- Wurzelgemüse
- Zwiebeln

Unsere Kühlschrank-Grundausstattung

Zur Grundausstattung im Kühlschrank zählen für uns Öle, Fermentiertes, Basics und Frisches. Im Kühlschrank lagern bei uns immer ein, manchmal auch zwei Öle, die täglich verwendet und rasch aufgebraucht werden – meist eine kleine Flasche Leinöl, Nachtkerzenöl oder Weizenkeimöl.

Fermentiertes und Basics

- Sauerkraut (unpasteurisiert) oder Kimchi
- Kapern
- Miso
- Oliven
- Senf
- Sojasauce

Frisches

- frische Kräuter
- Gemüse der Saison
- Obst der Saison
- Salate

Mahlzeiten vorbereiten: Meal Prep

Es kann hilfreich sein, sich einmal in der Woche kurz Zeit zu nehmen, um zu überlegen, wie das Pensum für die kommende Woche aussieht. So können einige Rezepte geplant werden. Vielleicht ist es wieder Zeit, einen Topf Hülsenfrüchte aufzusetzen oder Getreide einzuweichen und für zwei bis drei Tage auf Vorrat zu kochen?

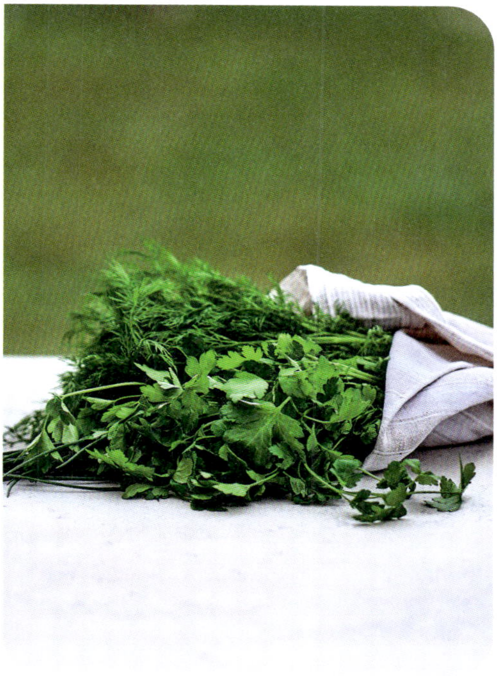

Frische gewaschene Kräuter, in ein Tuch eingeschlagen, halten lange im Kühlschrank

Für Meal Prep bedarf es nur weniger Vorbereitungen und Tricks:

- Kräuter und Salat waschen und noch feucht in ein Geschirrtuch einschlagen – im Kühlschrank gelagert, sind sie so tagelang jederzeit griffbereit.
- Salatsauce in größerer Menge zubereiten und in einem Schraubglas im Kühlschrank aufbewahren.
- Abends bereits das Frühstück für den nächsten Tag vorbereiten oder die Zutaten dafür bereitstellen.

Meal-Prep-Rezepte für unterwegs sind z. B. Zwei-Minuten-Porridge (S. 322), Frühstückssuppe (S. 360), erfrischender Weizen-Mungbohnen-Salat (S. 346) oder Linsen-Dal (S. 327).

Die Kunst des Kochens

Wir haben die Erfahrung gemacht, dass das Essen besser schmeckt, wenn beim Kochen nur gekocht wird – mit voller Aufmerksamkeit und Intention.

Die Aufmerksamkeit gilt dem Moment und genau diese Konzentration ist eine gute Übung und Stärkung für die Mitte. Nur wenn wir im Moment sind, können wir in unserer Mitte ruhen. So wie wir unsere Mitte über die passende Ernährung stärken können, wirkt auch die Konzentration im Tun stärkend.

Kochen mit Intention

Einkaufen zum Erlebnis machen Frische Lebensmittel aus ökologischem Anbau sind für die TCM-Küche wichtig. Am besten sind Obst und Gemüse aus regionaler Herstellung vom Wochenmarkt – allein die Vielfalt an den Ständen regt hier alle unsere Sinne an!

Klaren Geist fördern Klarheit ist auch beim Kochen wichtig. So sollten wir geschnittene Gemüsesorten separat halten und das Schneidebrett ebenso wie das Messer zwischen den Schneidevorgängen immer wieder sauber machen.

Die Menüauswahl beeinflusst die Stimmung der Gäste

Soll das Menü die Gäste zu geistreichen Gesprächen anregen, ist es am besten, ein leicht verdauliches, nicht zu nahrhaftes Essen mit anregenden Gewürzen zuzubereiten. Wenn das gemeinsame Essen für eine entspannte Stimmung sorgen soll, raten wir zu Gerichten mit mild gewürztem Gemüse von süßlichem Geschmack. Eine süße Nachspeise zum Abschluss rundet ab und entspannt.

Die Präsentation der Speisen Zur Intention gehört für uns ebenfalls, dass vor dem Kochen überlegt wird, wie das Essen aussehen soll. Appetit wird geweckt durch Farben, Formen und Vielfalt: Das Auge nimmt wahr und »isst mit«.

Schneidetechnik

Essen appelliert an die Sinne durch Farbe, Form, Aroma und Geschmack. Auch das Schneiden beeinflusst Farbe, Aroma und Geschmack. Es erhöht außerdem die Verdaulichkeit, erfreut das Auge und erleichtert das Kochen.

Es gibt verschiedene Arten des Schneidens

- Das Schneiden in kleinere dünne Stücke erhöht die Energie und Wärme.

- Fein Geschnittenes wirkt stärkender auf den Körper (im Winter und für schwache Personen).
- Klein Geschnittenes kann kürzer und ohne Wasser gegart werden, weil mehr Saft austritt.
- Gemüse kann in große Stücke geschnitten oder ganz gelassen werden, so bleibt seine natürliche Vitalität und Süße erhalten.
- In große Stücke geschnittenes Gemüse benötigt eine längere Kochzeit (z. B. Ofengemüse).

Wird rohes Gemüse serviert, wird es in Stücke geschnitten, gewürfelt, zerhackt, gerieben oder püriert. Dies dient der Bekömmlichkeit. Das Gemüse wird durch das Zerkleinern thermisch wärmer.

Schnitttechnik Holz-Element
- diagonal schneiden, größere Stücke
- ganz lassen

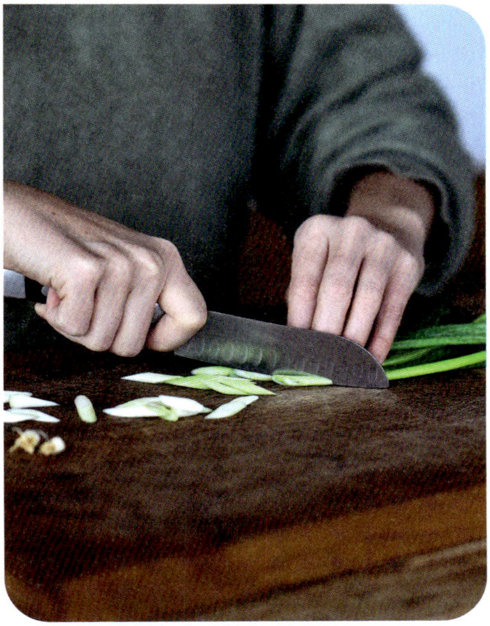

Garzeitpunkt Wird verschiedenes Gemüse zusammen in einem Topf oder im Wok gekocht, kann es nötig sein, die einzelnen Gemüsesorten unterschiedlich zu schneiden. Je nachdem, wie lange ein Gemüse zum Garen braucht, werden entsprechend manche Sorten größer und andere kleiner geschnitten. So wird vermieden, dass kleine Stücke zerkochen und größere Stücke nicht gar sind.

Die Schnitttechnik betont die Energie des Elements

Wenn wir Gemüse mit einer speziellen Intention schneiden, werden wir eins mit dem Messer und dem Gemüse. Die Schnitttechnik kann die jeweilige Energie des Elements betonen:

Schnitttechnik Feuer-Element
- in Wachstumsrichtung schneiden
- längs vierteln, dann quer in Scheiben schneiden

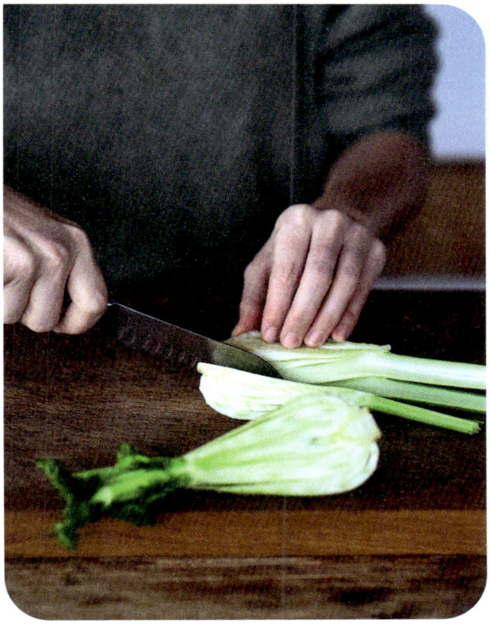

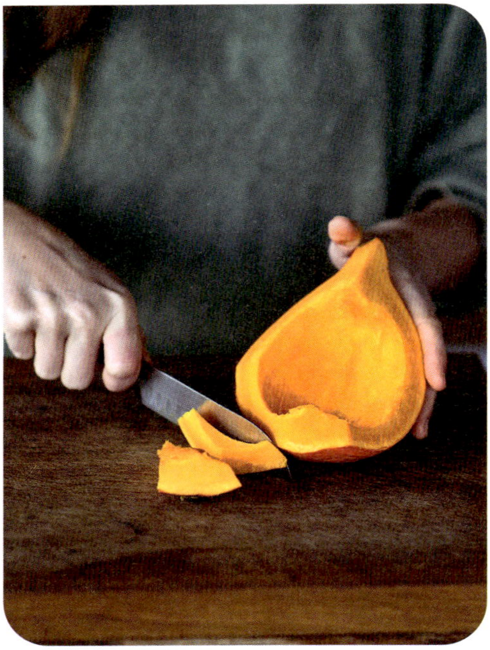

Schnitttechnik Erde-Element

- in große Stücke schneiden

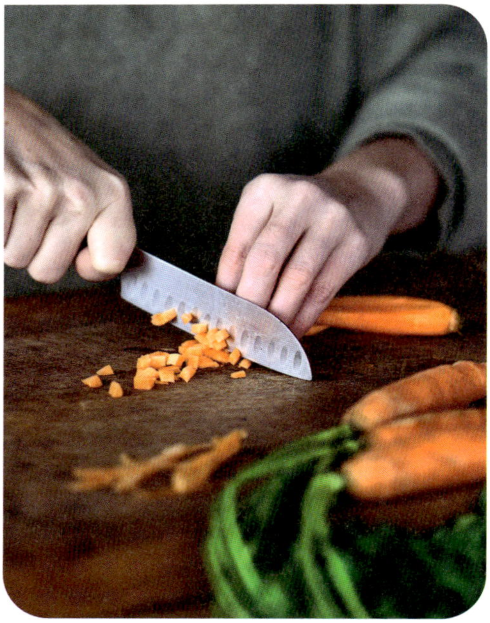

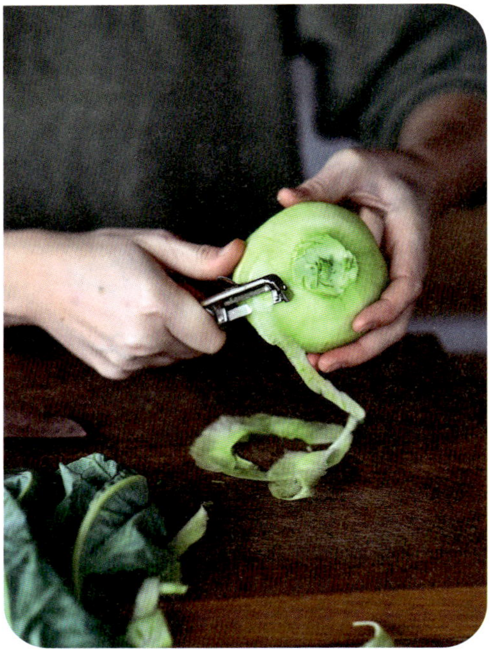

Schnitttechnik Metall-Element

- abraspeln wie »Bleistift spitzen«
- spiralförmig wie »Radi« (Rettich) schneiden

Schnitttechnik Wasser-Element

- in kleine Würfel schneiden

Das Würzen

Der Geschmack hängt im Wesentlichen von den Gewürzen ab. Die fünf Geschmäcker wirken zusammen wie eine Sinfonie und unterstützen zugleich die Bekömmlichkeit:

Sauer Essig löst das Kalzium in Lebensmitteln heraus, macht es verfügbar und hilft, Fette zu verdauen.

Bitter Der bittere Geschmack ist nicht so angenehm, kann aber die Vorzüge anderer

Öle Erde	**Gewürze** Der Geschmack gibt das Element vor: bitter = Feuer süß = Erde scharf = Metall salzig = Wasser sauer = Holz	**Getreide** Der Geschmack gibt das Element vor, z. B.: sauer = Holz süß = Erde Ausnahme: Dinkel, Weizen und Grünkern wirken auf das Element Holz	**Gemüse** Der Geschmack gibt das Element vor, z. B.: sauer = Holz süß = Erde Sprossen wirken auf das Element Holz
Kräuter Der Geschmack gibt das Element vor, z. B.: sauer = Holz süß = Erde Ausnahme: Petersilie wirkt auf das Element Holz	**Früchte** Der Geschmack gibt das Element vor, z. B.: sauer = Holz süß = Erde	**Hülsenfrüchte** Wasser Ausnahme: Sprossen wirken auf das Element Holz	**Fleisch** Erde Ausnahme: Ente wirkt auf das Element Holz, Schwein wirkt auf das Element Wasser
Fische Wasser	**Nüsse/Samen** Erde	**Algen** Wasser	**Milchprodukte** Gesäuerte Milchprodukte: Holz Butter und Sahne: Erde

Lebensmittel den Wandlungsphasen/Elementen zuordnen

Zutaten intensiver hervorbringen und unangenehme Geschmäcker schwächen.

Süß Süßes kann harmonisieren, Fette lösen und Bitteres in Lebensmitteln abschwächen.

Scharf Pfeffer ist scharf und bewegt Qi.

Salzig Salz verstärkt alle Geschmäcker. Die Qualität des Salzes, die richtige Dosierung und der Zeitpunkt des Hinzufügens machen eine gute Zubereitung aus.

»Im Kreis kochen«

Im Zusammenhang mit der TCM-Ernährung fällt häufig der Ausdruck »im Kreis kochen«. Dies ist eine Feinheit, die neben der Auswahl und der Kombination von Lebensmitteln mit der richtigen Zubereitung das i-Tüpfelchen ist. Dies wollen wir Ihnen nicht vorenthalten und geben hier einen kleinen Überblick:

Im Fünf-Wandlungsphasen-Modell folgt im Uhrzeigersinn ein Element auf das andere und gibt seine Energie an das folgende Element ab (siehe Fütterungszyklus, S. 19). Der Geschmack und die Wirkkraft eines Lebensmittels bestimmen die Zuordnung.

Zur praktischen und einfachen Anwendung geben wir in der Abbildung oben eine Übersicht, wie alle Lebensmittel hinsichtlich ihrer Wandlungsphase/ihrem Element zugeordnet werden können. Meist ist dafür der vorrangige Geschmack ausschlaggebend. Bei allen anderen Lebensmitteln kann die Zuordnung nach ihrem vorrangigen Geschmack bestimmt werden.

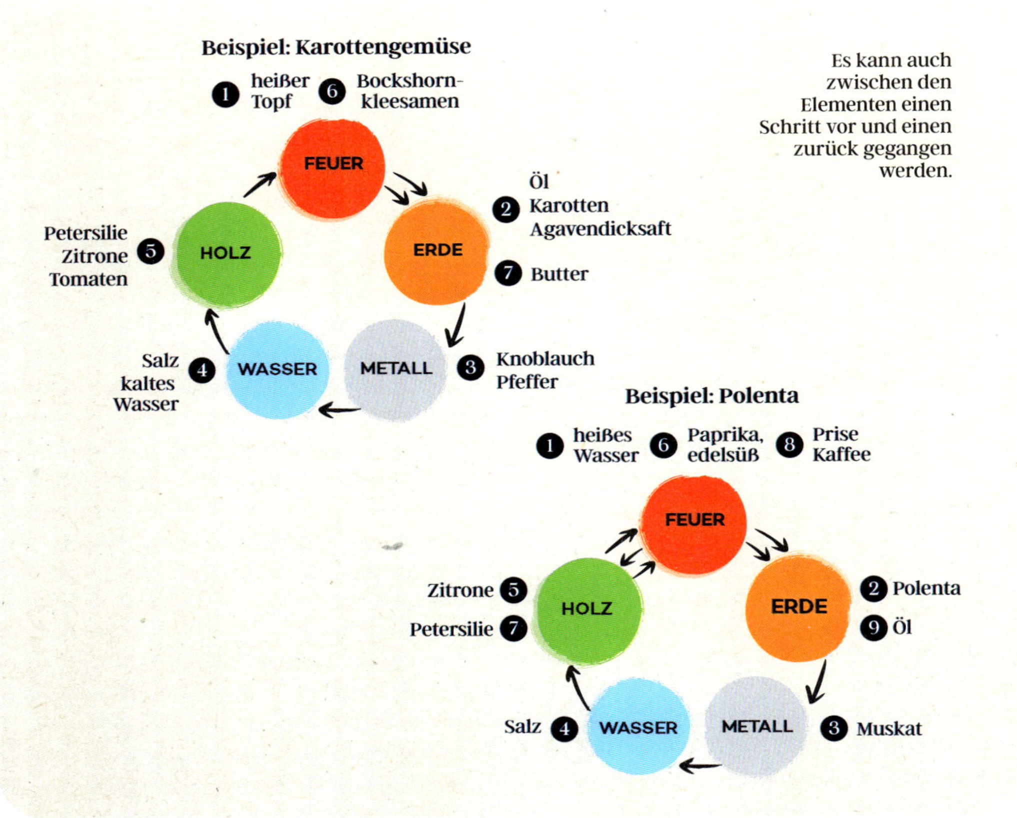

Beispiele für das »Kochen im Kreis« gemäß dem Fütterungszyklus

Beim Kochen werden die Zutaten in der Reihenfolge der Elemente dazugegeben. Es ist ein Wandern durch den Kreis, wobei zwischen den Elementen jeweils einmal kurz umgerührt wird. Der Kreis (Abbildung oben) kann mehrmals durchlaufen werden und man kann auch ein Element zurückgehen, wenn dies im Prozess des Kochens Sinn macht.

Wenn ein Gericht alle fünf Elemente (fünf Geschmäcker) in sich vereint, entfaltet sich das Aroma gemäß dem Fütterungszyklus besser. Das »Kochen im Kreis« wirkt als natürlicher Geschmacksverstärker, die Energie wird von einem Element ins darauffolgende Element bewegt. Dadurch wird die Speise rund und harmonisch.

»Im Kreis kochen« motiviert dazu, kreativ mit den fünf Geschmäckern umzugehen. Dabei ist darauf zu achten, dass kein Geschmack vorherrscht. Ziel ist die Ausgewogenheit im Essen. Die Energie des so Gekochten verstärkt sich und sammelt sich in dem Element, in dem das Kochen endet. Damit kann entschieden werden, welchem Element mehr Energie zukommen soll. Sind beispielsweise die Nieren geschwächt, kann der Kreis im Wasserelement beendet werden, denn die Nieren sind dem Wasser zugeordnet.

Alle Rezepte in diesem Buch sind in der Reihenfolge der Fünf Elemente aufgebaut.

Die Balance von Yin und Yang

Durch entsprechende Zubereitung der Lebensmittel kann das Essen in ein Yin-Yang-Gleichgewicht gebracht werden. Diese Balance spüren wir, wenn das Essen angenehm sättigt und befriedigt und nach dem Essen keine Gelüste mehr vorhanden sind.

Beispiele Gebratenes oder gegrilltes Fleisch mit Pfeffer und Salz ist stark von Yang geprägt. Fügt man Pilze (Yin) und Obst hinzu, wird die Mahlzeit ausgeglichener.

Chinakohl (Yin), gekocht mit Apfel, zählt zu Yin. Wird Chinakohl (Yin) gebraten (Yang) und mit thermisch warmen Gewürzen kombiniert, wird das Gericht ausgeglichener. Durch entsprechende Zubereitung der Lebensmittel kann das Essen in ein Yin-Yang-Gleichgewicht gebracht werden.

Yin-Yang-Balance bei Mahlzeiten erreichen wir durch die Kombination von

- Knackigem mit Weichem
- Trockenem mit Feuchtem
- stark Gewürztem mit Ungewürztem
- Schwerem mit Leichtem
- Süßem mit Saurem

Veränderung der Thermik durch Zubereitungsarten

Je nachdem, wie wir Lebensmittel zubereiten, verändert sich ihre Thermik. Die jeweiligen Veränderungen bewirken folgende Zubereitungsmethoden bzw. Speisen:

Veränderung in Richtung Kälte

- Gefrorenes wie Eis, Sorbet
- Getränke mit Eiswürfeln

Veränderung in Richtung Kühle

- hitzeloses Kochen, wie Einweichen in Wasser oder keimen lassen
- Marinieren, z. B. in Sojasauce oder Öl einlegen
- Fermentieren in Salzlake

Veränderung in Richtung Wärme

- gepresster Saft aus Gemüse
- gezuckerter Saft
- in Zucker eingekochter Fruchtsaft, Sirup
- Kompott
- Pürieren von gekochtem Gemüse, Obst
- Brei, Mus
- Kleinschneiden von Fleisch, Gemüse
- Reiben von z. B. Apfel, Karotte

Wirkt kühlend: rohe oder marinierte Zuchini

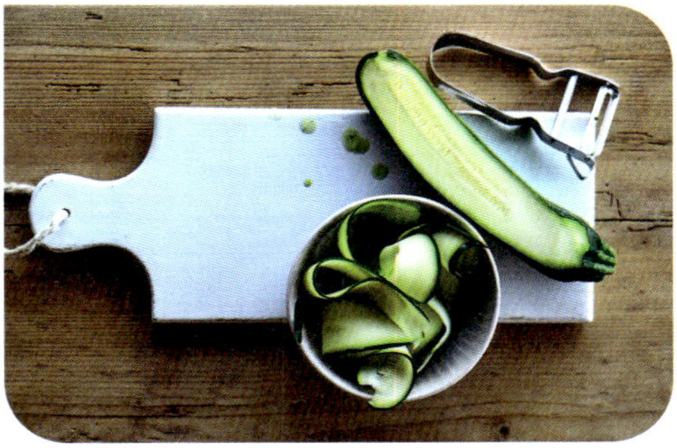

Wirkt wärmender: gedünstete Zucchini

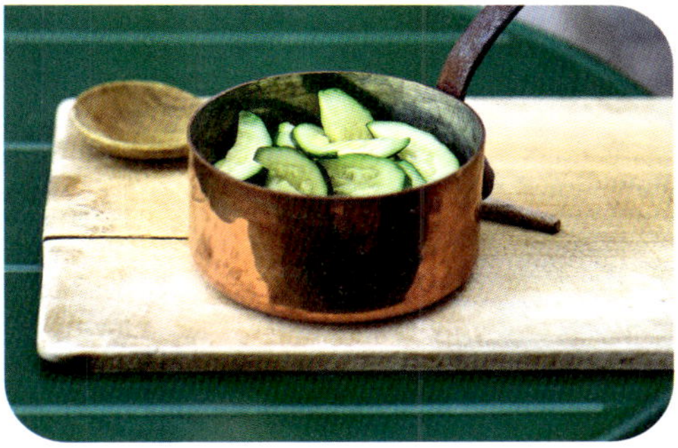

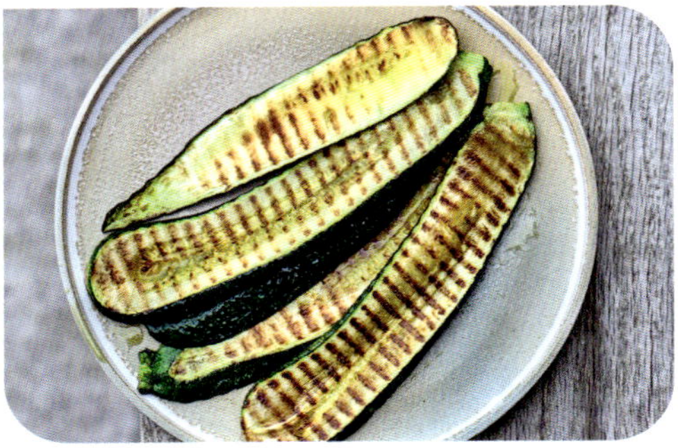

Wirkt am wärmsten: gegrillte Zucchini

Veränderung in Richtung deutlicher Wärme

- Dünsten in wenig Wasser (von thermisch kühlen Lebensmitteln)
- langes Kochen mit viel Wasser wie Congee oder Kraftsuppe
- Dampfgaren
- Schmoren: kurz anbraten, ablöschen, auf kleiner Flamme lange köcheln lassen
- Blanchieren
- Kochen im Drucktopf
- Mahlen und quetschen
- in Alkohol einlegen

Veränderung in stärkere Wärme/Hitze

- Backen
- Trocknen (wie Trockenobst, Kräuter, Zitrusschalen)
- Raffinieren (Weißmehl, weißer Zucker, raffinierte Öle, Fertigprodukte)
- Polieren (manche Getreidesorten, weißer Reis)

Veränderung in Richtung Hitze

- Grillen
- Rösten z. B. Getreidekörner
- Braten, Frittieren
- in Alkohol schmoren (Wein, Bier, Likör)

Das »Yangisieren« und »Yinisieren« von Speisen

Yang-Kochmethoden (Yangisieren) können genutzt werden, um einer Speise mehr Wärme und Energie zuzuführen. Sie sind besonders nützlich bei innerer Kälte, Yang-Mangel, kaltem Wetter, feuchtem Klima und in der kalten Jahreszeit.

Folgende Kochmethoden wirken »yangisierend«

- Grillen
- scharfes Anbraten
- Kochen mit reichlich Fetten
- Überbacken im Ofen
- Kochen mit thermisch heißen/warmen Gewürzen
- Verwendung von Alkohol zum Kochen
- Gerichte mit Fleisch
- Kochen auf dem Holzfeuer

Yin-Kochmethoden (Yinisieren) können genutzt werden, um einer Speise mehr Yin zuzuführen. Sie sind besonders nützlich bei innerer Hitze, Yin-Mangel und bei warmem Klima.

Yin-Speisen erhalten wir durch

- Dünsten in Wasser, auf kleiner Flamme oder unter dem Siedepunkt
- wenig Gewürze
- wenig Fette
- frische Kräuter
- saftige erfrischende Lebensmittel wie Sprossen, Salate

Ernährungstrends: Fragen und Irrtümer

Die folgenden Fragen begegnen uns häufig – sie sind eine Sammlung aus unserer Praxis. Mit unserer Sichtweise und dem Wissen der TCM wollen wir Klarheit in manch verwirrende Diskussion bringen.

Was einen Trend ausmacht, ist meist, dass er kommt und wieder vergeht. Ein Trend ist nicht von Dauer. Wir betrachten die Dinge differenzierter und individueller, bevor wir pauschalisierten Hypes folgen. Viele Trends haben ihre Berechtigung, besonders wenn sie passend und richtig angewendet werden.

Wie wirken Smoothies aus Sicht der TCM?

Unter Smoothie verstehen die meisten ein Glas von mindestens 200 ml püriertem Obst und Gemüse. Diese Zubereitung enthält viele Nährstoffe – doch oft wird dabei vergessen, dass die Verdauung Wärme benötigt, um diese Nährstoffe umzuwandeln und in die Zellen zu bringen.

Smoothies sind meist thermisch erfrischend und kalt. Kalte oder mit gefrorenen Zutaten zubereitete Smoothies können das Verdauungsfeuer schwächen, was besonders bei einer bereits geschwächten Mitte zu Verdauungsbeschwerden oder auf lange Sicht zu Gewichtszunahme führen kann. Zudem kann die Kälte in Form von kalter Nahrung generell das Verdauungssystem beeinträchtigen.

Ein weiteres Problem ist, dass durch den Konsum von Smoothies oft warme und gekochte Mahlzeiten ersetzt werden. Die Menge an Obst und Gemüse, die für einen Smoothie verwendet wird, könnte ebenfalls die Mitte übermäßig belasten.

Wann sind Smoothies gut?

Menge Kleine Mengen Smoothies, besonders zu warmen Mahlzeiten, können eine gute Ergänzung zu einer ausgewogenen Ernährung sein. Neben der Menge spielen ebenfalls die Zusammensetzung und die verwendeten Früchte (S. 81) und Gemüsesorten (S. 68) eine Rolle.

Zum warmen Essen Optimal ist es, Smoothies zu warmen Mahlzeiten zu konsumieren. So wird die Balance zwischen warmer und kühler Nahrung gehalten und die Verdauung nicht übermäßig belastet. Zudem können Smoothies in dieser Kombination eine gute Quelle für Vitamine sein. Bildet eine warme Mahlzeit die Grundlage, so ist die Mitte in der Lage, aus dem konzentrierten Smoothie alle wichtigen Stoffe herauszuziehen und zu verstoffwechseln.

Konstitution Menschen mit einer starken und robusten Verdauung können gelegentlich unter den oben genannten Bedingungen Smoothies genießen, insbesondere im Sommer, wenn die äußeren Temperaturen hoch sind. In diesem Fall können sie erfrischend wirken.

Wann sind Smoothies nicht geeignet?

Bei kaltem Wetter In den kälteren Monaten sollten Smoothies vermieden werden, da sie das Verdauungssystem zusätzlich kühlen können.

Bei Verdauungsschwäche Personen, die zum Frösteln oder Frieren neigen oder eine schwache Verdauung haben, sollten auf Smoothies verzichten oder sie nur sehr selten und in kleinen Mengen konsumieren.

Nicht als Hauptmahlzeit Smoothies sollten nicht als Mahlzeitenersatz verwendet werden, da sie dem Körper nicht dieselbe Energie und Wärme wie eine vollwertige, gekochte Mahlzeit liefern.

Vegan oder vegetarisch – auf was muss ich achten?

Bei einer vegetarischen oder veganen Ernährung gibt es einige wichtige Punkte zu beachten. Denn wenn man auf Fleisch und Fisch verzichtet, muss deren wärmende und stärkende Funktion ersetzt werden.

Wer sich vegan oder vegetarisch ernährt, muss also umso mehr warm essen. Um mehr warme Mahlzeiten in den täglichen Speiseplan zu integrieren, ist es erforderlich, häufiger zu kochen und die Mahlzeiten im Voraus sorgfältig zu planen.

Vor allem jedoch sollte man sich bewusst sein, dass der Körper bestimmte Nährstoffe benötigt, um Blut aufzubauen. Durch eine gezielte Auswahl an pflanzlichen Nahrungsmitteln kann man diesen Bedarf decken und gleichzeitig für die notwendige Wärme im Körper sorgen, die es für die Blutbildung braucht.

Anzeichen, dass die vegetarische bzw. vegane Ernährung nicht gut ausgeglichen wird:

- Müdigkeit
- Frieren
- Blutmangelsymptome

Fallen, in die leicht getappt wird

Häufig erleben wir, dass bei einer vegetarischen oder veganen Ernährung in »Fallen« getappt wird. Mit Ersatzprodukten und schnellen Snacks scheint es leicht, diese Ernährungsform zu leben. Doch meist wird dabei vergessen, den blutbildenden und wärmeaufbauenden Aspekt von Fleisch ausreichend auszugleichen.

Vegetarische Ernährungsfallen

- zu viele Milchprodukte
- zu viel Käse und Brot

Vegane Ernährungsfallen

- zu viel Brot
- vegane Aufstriche
- wenig Gekochtes, dafür viel rohe und kalte Lebensmittel

Die Falle der Ersatzprodukte Auch die veganen Produkte, z. B. Aufstriche, sind Fertigprodukte. Sie besitzen kaum Qi. Doch gerade Qi sollte bei vegetarischer und veganer Ernährung aufgebaut werden, z. B. in Form von Gemüse-Kraftsuppen (S. 382) und Lebensmitteln gegen Blutmangel (S. 151).

Ist Low Carb auf Dauer gut?

Bei einer Low-Carb-Diät werden in der Regel weder Getreide noch Hülsenfrüchte, Kartoffeln, stärkehaltige Gemüse und Zucker gegessen. Aus unserer Sicht macht sich besonders der gänzliche Verzicht auf Getreide langfristig in der Gesundheit bemerkbar.

In der TCM ist die Zusammensetzung der Lebensmittel sehr ausgewogen. Getreide spielt dabei eine große Rolle, da es Energie und Stabilität liefert. Kohlenhydrate machen 40 bis 60 Prozent der Ernährung aus. Kippt die Balance und werden die Kohlenhydrate durch Eiweiß ersetzt, so wie es meist bei Diäten geschieht, kann dies langfristig zu Ungleichgewichten führen. Die besondere Wirkung der Getreide wird nicht genutzt: die Energie, das Qi und die wertvollen Mineralien in den Randschichten der Getreide. Die Überlastung mit eiweißreichen Lebensmitteln scheint in Zusammenhang mit Entzündungsreaktionen zu stehen und ist aus unserer Sicht langfristig nicht zu empfehlen.

Beobachtungen aus der Praxis

Hier beobachten wir, dass Patientinnen und Patienten in den ersten Wochen von einem »Hoch« berichten. Langfristig fehlt jedoch die stabilisierende Wirkung der Getreide und es kann zu Nervosität, fahrigem Geist und Energiemangel kommen.

Unsere Version von Low Carb

Wer dennoch die Idee von Low Carb umsetzen möchte: Ideal ist es, abends auf »Carbs« wie Nudeln, Brot, Getreide und Kartoffeln zu verzichten. Dafür gibt Getreide morgens und/oder mittags die nötige wichtige Energie. Der Verzicht auf Getreide und Kohlenhydrate am Abend kann beim Abnehmen helfen und einen guten Schlaf unterstützen. Abends wird stattdessen gekochtes Gemüse pur gegessen oder mit leichten Fisch- oder Fleischmahlzeiten kombiniert.

Milch und Milchprodukte – wie wirken sie?

Grundsätzlich ist Milch fantastisch, denn sie enthält alles, was ein Baby (ob Mensch oder Tier) benötigt, um ernährt und genährt zu werden. Sie ist so nährend, dass ein Baby innerhalb von wenigen Monaten sichtbar wachsen und gedeihen kann. Ein erwachsener Mensch braucht dies in der Regel nicht.

Wenn dieser nährende Aspekt für uns jedoch wichtig ist, etwa bei großer Schwäche, dann kann Milch therapeutisch eingesetzt werden. Hier ist abzuwägen, ob Kuh-, Schafs- oder Ziegenmilch passender ist.

Joghurt, als thermisch kühlendes und geschmacklich saures Milchprodukt, kann therapeutisch eingesetzt werden, wenn z. B. der Magen gekühlt und die Magensäfte aufgebaut werden sollen.

Unterschiedliche Wirkung von Milchprodukten

Kuhmilch Kuhmilch ist thermisch neutral bis leicht erfrischend und geschmacklich süß. Sie stärkt, nährt und sättigt. Milch kann bei Schwächezuständen, Auszehrung oder

Kraftlosigkeit und im höheren Alter gezielt eingesetzt werden. Sie kann bei Säfte-Mangel und Trockenheit, vor allem in Lunge und Magen, durch ihre kühlende Eigenschaft befeuchten und beruhigen.

Joghurt, Kefir, Buttermilch, Quark Gesäuerte, fermentierte Milchprodukte wie Joghurt, Kefir, Buttermilch, Quark und Frischkäse sind im Vergleich zu Milch leichter verdaulich, denn sie sind vorverdaut. Süß und sauer mit erfrischend-kalter Thermik wirken diese Milchprodukte befeuchtend und kühlend.

Sahne, Butter Sahne und Butter sind der reine Fettanteil der Milch und stärken das Qi und das Blut. Wie alle anderen Milchprodukte nähren sie die Säfte und sind thermisch neutral.

Schafs- und Ziegenmilch(-produkte) Geschmacklich süß, aber mit warmer Thermik, können Schafs- und Ziegenmilchprodukte wie alle Milchprodukte befeuchten, aber eben auch wärmen. Das ist der Unterschied zu den Kuhmilchprodukten, die erfrischend sind. Bei Nässe-Kälte der Milz sind Schafs- und Ziegenmilchprodukte eine geeignete Alternative zu Kuhmilchprodukten.

Wann lieber keine Milchprodukte?

Wer bereits unter einer schwachen Mitte leidet, eventuell mit Neigung zu Feuchtigkeit/Nässe und Schleim, sollte auf Kuhmilchprodukte verzichten, da sie zu sehr nähren, befeuchten und kühlen würden. Bei Gelenkbeschwerden hat es sich aus unserer Erfahrung bewährt, gänzlich auf Milchprodukte zu verzichten. Butter und Sahne bilden auch hier die Ausnahme und können verwendet werden.

Milchprodukte als Proteinquelle?

Häufig erleben wir in der Praxis, dass regelmäßig Skyr, Joghurt, Hüttenkäse oder Quark gegessen wird, um den Eiweißbedarf zu decken. Aus unserer Erfahrung ist es wirkungsvoller und schonender für die Mitte, wenn pflanzliche Proteine in Form von gekochten Hülsenfrüchten (oder Fisch/Fleisch) gegessen werden. Wer zu einer schwachen Mitte, Schleimsymptomen und Gewichtszunahme neigt, ist mit Hülsenfrüchten langfristig meist besser beraten.

Milchersatzprodukte

Milchersatzprodukte wie Hafermilch, Kokosjoghurt, Mandelmilch, Mandeljoghurt, Reismilch etc. sind aus den meisten Haushalten nicht mehr wegzudenken.

Die thermische Qualität der jeweiligen Produkte sollte berücksichtigt werden. Kokosjoghurt ist beispielsweise, wie Joghurt auch, erfrischend, feucht und »schlabberig«. Wer diese Qualitäten nicht gut verträgt, sollte die Menge und die Häufigkeit des Verzehrs überprüfen.

Aus unserer Erfahrung kann gut auf Milchersatzprodukte verzichtet werden (auch hier kommt es auf die Menge und Häufigkeit des Verzehrs an). Sie sind meist industriell verarbeitet, enthalten kaum Qi und sind mit ihren Inhaltsstoffen für uns nicht wertvoll genug.

Wer tierische Produkte mag, kann anstatt Milch einen Schuss Sahne (pur oder mit Wasser verdünnt) verwenden. Kinder merken es oft nicht, wenn anstatt Milch eine Mischung aus Wasser und etwas Sahne verwendet wird. So lässt sich ein Grießbrei, Pudding oder Kakao auch unbemerkt ohne Milch zubereiten.

Gesünder durch mehr Proteine?

Häufig werden wir in der Praxis gefragt, wie wir zu einer eiweißreichen Ernährung stehen. Aus unserer Sicht kann der Körper nur eine kleine Menge Proteine aufnehmen; bei einer zu großen Menge wird der Körper mit der Ausscheidung des Überschusses belastet. Gut ist es, wenn dem Körper regelmäßig kleine Mengen Proteine zugeführt werden. Dabei unterscheiden wir zwischen tierischen und pflanzlichen Proteinquellen. Meist werden die pflanzlichen Quellen aus Hülsenfrüchten vergessen. Wir regen an, häufiger auf diese Proteine zurückzugreifen.

Proteinshakes

Meist werden Proteinshakes zum Muskelaufbau und zum Abnehmen verwendet. Als Erstes interessiert uns der genaue Inhalt dieser Shakes. Welche Lebensmittel wurden dafür verwendet und von welcher Qualität sind sie?

Wird ein Proteinshake als Ersatz für eine warme Mahlzeit eingenommen? Auf lange Sicht können Proteinshakes sowohl die Mitte als auch die Nieren stark belasten und überfordern. Sinnvoller wäre es, täglich eine kleine Portion Hülsenfrüchte zur warmen Mahlzeit zu essen.

Sättigungsgefühl

Je nach Stoffwechseltyp kann es sein, dass Proteine benötigt werden, um ein angenehmes Sättigungsgefühl zu erreichen. Wer schon kurz nach einer Mahlzeit wieder Hunger bekommt und auch nach dem Essen noch Gelüste hat, kann überprüfen, ob vielleicht Proteine gefehlt haben. Wir empfehlen in diesem Fall, Hülsenfrüchte, Ei oder Sahne in das Frühstück zu integrieren.

Intervallfasten

Es gibt verschiedene Methoden des Intervallfastens, bei denen unterschiedliche Zeiten des Fastens und Essens eingehalten werden. Sehr beliebt ist die 16:8-Methode. Dabei fastet man 16 Stunden und darf anschließend in einem Acht-Stunden-Fenster essen.

Aber auch andere, weniger verbreitete Methoden des Intervallfastens sind möglich. Zum Beispiel kann man fünf Stunden fasten und danach zwei Stunden essen, oder man fastet zwei Tage in der Woche und isst an den restlichen fünf Tagen normal.

Bei der 16:8-Methode essen die meisten Menschen ihre Hauptmahlzeit am Abend. Die nächste Mahlzeit findet dann erst wieder am Mittag des nächsten Tages statt. Das Frühstück fällt dabei weg.

Was sagt die TCM dazu?

Pausen ohne Essen können den Körper entlasten und sind gesundheitsfördernd. Mäßigung ist auch eines der wichtigsten Prinzipien der Chinesischen Medizin. Für ein wirklich gesundes Intervallfasten sollte man bedenken, dass alle Organe zu bestimmten Tageszeiten besonders aktiv sind und zu anderen Zeiten weniger Energie haben. Dies bedeutet auch, dass die Organe in ihrem jeweiligen Zeitfenster besonders gestärkt werden können. Indem man die Essenszeiten an diese natürlichen Energiezyklen anpasst, kann das Intervallfasten den Körper noch besser unterstützen.

Intervallfasten kann also aus unserer Sicht sinnvoll sein, auch die 16:8-Methode, doch nur, wenn sie dem natürlichen Tagesrhythmus und den Organzeiten angepasst wird. Dann bedeutet 16:8: Frühstücken um ca. 9/10 Uhr, die letzte Mahlzeit um ca. 17/18 Uhr.

Verdauungskraft 7 bis 11 Uhr Nach der TCM sollte das Essen zu den Zeiten stattfinden, wenn die Verdauungsorgane wie Magen und Milz am aktivsten sind. Das ist in der Regel zwischen 7 und 11 Uhr der Fall. Daher ist es optimal, die Hauptmahlzeit in die erste Tageshälfte zu verlegen.

Durch das Fasten in den Abendstunden wird die Verdauung entlastet, da Magen und Milz zwischen 19 und 23 Uhr ihre inaktive Phase haben. In dieser Zeit ist die Verdauungskraft am schwächsten und der Körper kann sich besser erholen, wenn er nicht mit der Verdauung beschäftigt ist.

Herzgesundheit 11 bis 13 Uhr Gemäß der TCM hat das Herz seine aktivste Zeit nach der Magen-Milz-Zeit, also zwischen 11 und 13 Uhr, und seine schwächste Zeit zwischen 23 und 1 Uhr. Für die Herzgesundheit bedeutet dies, dass das Herz bereits am Morgen Unterstützung erhält, da die Milz und der Magen die Nahrung in klare Energie für das Herz umwandeln. So kann das Herz in der Mitte des Tages, wenn es am leistungsfähigsten ist, die größte Stärkung erfahren.

Der Schlaf vor Mitternacht ist besonders wichtig und erholsam, da er in die Schwäche-Zeit des Herzens fällt. In dieser Phase hat das Herz die geringste Aktivität, weshalb ausreichender Schlaf vor Mitternacht für die Erholung und Gesundheit des Herzens essenziell ist.

Für Menschen mit Herz-Kreislauf-Erkrankungen bedeutet dies, dass eine üppige späte Abendmahlzeit nach der 16:8-Fastenmethode belastend für das Herz sein kann. Stattdessen ist es empfehlenswert, die Hauptmahlzeit in die erste Tageshälfte zu legen und abends zu fasten oder nur leichte Speisen zu sich zu nehmen, um das Herz zu entlasten und einen regenerativen Schlaf zu ermöglichen.

Küchenmedizin: Kraftsuppe, Congee, Getreidekur

In der TCM gelten Kraftsuppen, Congees und Getreidekuren als essenzielle Bestandteile für die Gesundheitspflege. Sie können gezielt zum Ausgleich von Schwächen und Ungleichgewichten eingesetzt werden.

In der Traditionellen Chinesischen Medizin, wie auch in unserer Kultur, ist die Kraftsuppe eine Art Küchenmedizin, die für ihre heilenden und stärkenden Eigenschaften bekannt ist. Auch Congees (Reiswasser bzw. Reissuppe) und Getreidekuren werden gesundheitsförderliche Wirkungen nachgesagt.

Kraftsuppen

Bei der Kraftsuppe geht es darum, Lebensmittel wie Gemüse, Fleisch und Knochen, Hülsenfrüchte, Kräuter und Gewürze in Wasser langsam über mehrere Stunden auszukochen, um eine geballte Ladung an Qi und Wärme für den Körper bereitzustellen. Die lange Kochdauer sorgt dafür, dass alle Nährstoffe der Lebensmittel und viel Qi und Wärme in die Suppe übergehen.

Kraftsuppen werden in der Regel eingesetzt, wenn Qi, Blut und Wärme aufgebaut werden müssen. Sie sind stärkend, nährend und ideal bei Schwäche.

Unterschiedliche Wirkung von Kraftsuppen

Je nach Gewichtung und Zusammensetzung der Zutaten kann durch Kraftsuppen eine spezifische Wirkung erzielt werden. So kann zwischen einer Blut-, einer Yang- oder einer Essenz-stärkenden Kraftsuppe gewählt werden. Tierische Produkte wie Huhn, Rindfleisch und Knochen werden oft verwendet, um Protein und andere Nährstoffe bereitzustellen. Durch das langsame Garen werden den Knochen wertvolle Mineralien und Gelatine entzogen, die die Kraft, Stabilität und die Konstitution des Körpers in der Tiefe stärken. Ebenso stärkend sind Fischbrühen; sie sind leichter verdaulich als Fleischbrühen und haben eine kürzere Kochzeit (ca. 45 Minuten).

Bei vegetarischer oder veganer Ernährung können Kraftsuppen entsprechend abgewandelt werden, um die Wirkung von tierischen Produkten bestmöglich zu ersetzen.

Ergänzung mit Chinesischer Kräutermedizin Mit dem Wissen der TCM-Kräutermedizin können Kräuter und Wurzeln wie z. B. Ginseng, Gojibeeren, Astragaluswurzel und Angelikawurzel mitgekocht werden. Jedes Kraut wird nach seinen spezifischen gesundheitlichen Vorteilen ausgewählt, wie z. B. der Stärkung des Immunsystems, der Verbesserung der Durchblutung oder der Steigerung der Vitalität.

Anpassung an die Jahreszeiten Je länger die Kraftsuppe kocht, umso nahrhafter und wärmender wird sie. Im Winter kann die Kraftsuppe 4 bis 8 Stunden köcheln. Thermisch warme Fleisch- und Gemüsesorten sowie warme Gewürze fördern das Wärmen von innen.

Im Sommer werden Kraftsuppen »nur« 2 bis 3 Stunden gekocht. Gleichzeitig werden thermisch neutrale, erfrischende Fleisch- und Gemüsesorten verwendet, um zu verhindern, dass die Kraftsuppe zu wärmend wird.

Was passiert mit den Lebensmitteln in der Suppe?

Das Ziel einer Kraftsuppe ist es, dass die gesamte Kraft der Lebensmittel in die Brühe übergeht. Nach dem Kochen ist sie voller Qi. Die Lebensmittel sind hingegen »ausgekocht« und werden nach dem Kochen in der Regel abgeseiht. Wer mag, kann sie als Suppeneinlage mitessen; die »Medizin« einer Kraftsuppe ist jedoch die klare Brühe.

Suppenhuhn oder normales Huhn?

Suppenhühner sind Hühner, die ein langes Leben hinter sich haben. Sie hatten in der Regel viel Zeit, um Qi und Substanz aufzubauen. Im Vergleich zu einem jungen Hühnchen hat ein Suppenhuhn weniger Fleisch, ist weniger zart, aber dafür voller Mineralien und Kraft. In den meisten Bioläden gibt es Suppenhühner, oder man fragt auf einem Biohof nach, wann geschlachtet wird.

Wer kein ganzes Huhn verwenden mag oder kein Suppenhuhn bekommt, kann Hühnerteile in bester Qualität aus dem Bioladen verwenden. Es sollten möglichst Teile sein, die auch Knochen haben.

Indikationen für Kraftsuppen

Kraftsuppen werden zur Stärkung von Qi, Blut, Substanz und Essenz (Jing) eingesetzt. Bei folgenden Themen denken wir an Kraftsuppen und wählen entsprechend der Jahreszeit, der Konstitution, den Ernährungsgewohnheiten, -vorlieben und der körperlichen Verfassung anschließend eine Kraftsuppe aus:

Schwächezustände Bei Schwächezuständen wie Milz-Qi-Mangel mit Müdigkeit, Verdauungsproblemen, Blähungen; bei Herz-Qi-Mangel mit Lethargie, Schwitzen ohne Anstrengung, Palpitationen: Qi-Kraftsuppe (S. 307)

Nieren-Yang-Mangel Bei Nieren-Yang-Mangel mit Erschöpfung, Müdigkeit, Frieren, Rückenschmerzen, verminderter Libido; zur Rekonvaleszenz nach Erkrankungen: Yang-Kraftsuppe (S. 308)

Nieren-Yin-Mangel Bei Nieren-Yin-Mangel mit Unruhe, Durst nach kleinen Schlucken, Rückenschmerzen, Knochenschmerzen, heißen Füßen: Yin-Kraftsuppe (S. 308)

Blutmangel Bei Blutmangelsymptomen oder einer diagnostizierten Anämie, zur Belebung des Blutes bei Blutstagnation wie Durchblutungsstörungen, in Schwangerschaften und nach der Geburt, allgemein nach Blutverlusten: Blutmangel-Kraftsuppe (S. 308)

Abwehrstärkung Zur Stärkung der Abwehr im Herbst und Winter: Yang-Kraftsuppe (S. 308)

Kontraindikationen für Kraftsuppen

Da Kraftsuppen sehr nährend und wärmend sind, verstärken sie grundsätzlich alle Fülle-Zustände. Sie sind daher bei folgenden Befindlichkeiten nicht geeignet:

Nicht bei Fülle Nicht gegeben werden Kraftsuppen bei Fülle-Hitze wie:

- Leber-Hitze
- Magen-Hitze
- Lungen-Hitze
- Herz-Hitze

Nicht bei Übergewicht Übergewicht ist ein Fülle-Zustand, Kraftsuppen würden in diesem Fall zu stark nähren.

Nicht bei Leber-Qi-Stagnation Bei einer Leber-Qi-Stagnation mit Symptomen wie PMS, kalten Händen und Füßen, Gereiztheit oder einem Kloßgefühl im Hals kann eine Kraftsuppe die Stagnation verstärken.

Nicht bei akuten Infekten Während akuter Infekte möchte man den Infekt nicht verstärken. Kraftsuppen würden in diesem Fall die Erkrankung weiter nach innen in den Körper befördern. Ziel ist es jedoch, den Infekt wieder »nach außen« zu bringen. Eine Ausnahme bildet ein wochenlang bestehender Infekt, der durch Abwehrschwäche (Wei-Qi-Schwäche) entsteht.

Nicht für Kinder Kinder haben konstitutionell eine Yang-Fülle. Sie sind der Inbegriff von Yang, Wachstum, Energie und Aktivität. Eine Kraftsuppe würde das Yang zu sehr stärken und zu Unruhe und Hyperaktivität führen.

Eine Ausnahme ist, wenn ein Kind nicht gedeiht, schwach, blass und anfällig für Infekte ist. In diesem Fall sind Kraftsuppen nährend, stärkend und indiziert.

Kraftsuppen als Medizin

Bei den spezifischen Kraftsuppen wird aus den unten aufgelisteten Lebensmitteln gewählt:

- 1 Hauptzutat
- 1 bis 3 Gemüsesorten
- 2 bis 3 Gewürze

Qi-Aufbau-Kraftsuppe bei Milz-Qi-Mangel, Herz-Qi-Mangel

Zum allgemeinen Qi-Aufbau, besonders bei Milz-Qi-Mangel und Herz-Qi-Mangel:

Hauptzutat Fleisch: Rind, Ochsenschwanz; vegetarisch: Adzukibohnen oder schwarze Bohnen + Qi-stärkende Lebensmittel

Gemüse Karotte, Kohlrabi, Lauch, Sellerieknolle, Steckrübe, Süßkartoffel, Weißkohl, Zwiebel

Gewürze Bockshornkleesamen, Ingwer (frisch), Kardamomsamen, Orangen-/Grapefruitschale

Hülsenfrüchte Adzukibohnen

Getreide Gerste

Yang-Kraftsuppe bei Yang-Mangel

Zum Wärmen und zum Aufbau von Yang. Die Gewürze wärmen im Inneren, verteilen das Qi an die Körperoberfläche, vertreiben Kälte und Wind, lösen Schleim:

Hauptzutat Fleisch: Lamm, Hirsch, Rind, alternativ: Tiefseefisch; vegetarisch: Hülsenfrüchte + Yang-stärkende Lebensmittel

Gemüse Fenchel, Karotte, Lauch, Zwiebel

Gewürze Anissamen, Bockshornkleesamen, Fenchelsamen, Ingwer, Knoblauch, Muskat, Nelke, Pfeffer, Sternanis, Wacholderbeeren, Walnüsse, Zimtrinde

Blutaufbau-Kraftsuppe bei Blutmangel

Zum Aufbau von Blut:

Hauptzutat Fleisch: Rind, Rindermarkknochen, Huhn, alternativ: Fisch; vegetarisch: Hülsenfrüchte + blutstärkende Lebensmittel (S. 151)

Gemüse Brokkoli, Karotte, Liebstöckelwurzel, Lotuswurzel, Petersilienwurzel und -blätter (ganzen Bund mit Stängeln verwenden), Selleriestaude, Spinat, Süßkartoffel

Yin-Kraftsuppe bei Yin-Mangel

Zum Aufbau von Yin:

Hauptzutat Fleisch: Rind, Ochsenschwanz, alternativ: Fisch; vegetarisch: Hülsenfrüchte + Yin-stärkende Lebensmittel

Gemüse Artischocke, Aubergine, Blumenkohl, Chinakohl, Pilze, Rettich, Sellerieknolle, Spargel, Spinat, Tomaten, Zucchini

Hülsenfrüchte Mungbohnen

Getreide Weizenkörner

Gewürze/Sonstiges Algen, Fructus Lycii (Gojibeeren), Orangenschale, rote Datteln, Sprossen (am Ende der Garzeit zur Suppe hinzufügen)

Vegetarische Brühen

Die Yang-Energie von Fleisch muss durch die blutstärkende Kraft spezieller vegetarischer Lebensmittel ersetzt werden. Die Grundlage der Brühe sind Gemüse, Getreide, Hülsenfrüchte, Gewürze und Öl.

Immer Hülsenfrüchte als Ersatz verwenden

Zum Stärken von Yin und Substanz und als Proteinquelle wird immer eine Sorte Hülsenfrüchte mitgekocht: Adzukibohnen, Mungbohnen, Nierenbohnen, schwarze Bohnen

Qi-stärkende Lebensmittel Für die Stärkung des Qi sollten folgende Gewürze ergänzt werden: Fenchelsamen, Ingwer (frisch), Knoblauch, Muskat, Pfefferkörner, Wacholderbeeren

Yin-stärkende Lebensmittel Für das Yin und die Substanz kann ebenfalls ergänzt werden: Artischocke, Aubergine, Blumenkohl, Chinakohl, Pilze, Rettich, rote Datteln, Sellerieknolle, Spinat, Sprossen, Weizenkörner, Zucchini

Yang-stärkende Lebensmittel Zum Stärken von Yang werden anstelle von Fleisch und Fisch thermisch warme und heiße Lebensmittel hinzugefügt. Es können zwei bis drei ausgewählt werden: gebräunte Zwiebelhälfte, Ingwer, Lauch, Lorbeer, Muskat, Nelke, Pfefferkörner, Senfsamen, Sternanis, Wacholderbeeren, Zimtrinde

Blutstärkende Lebensmittel Zum Stärken von Blut anstelle von Fleisch ergänzen süße und erfrischende Lebensmittel mit dunkelgrünen, chlorophyllhaltigen Kräutern die Brühe: Karotte, Liebstöckelwurzel, Lotuswurzel, Petersilienwurzel und -blätter mit Stängeln, Süßkartoffel

Kraftsuppe auf Vorrat einwecken

Kraftsuppen können auf Vorrat gekocht und im Kühlschrank aufbewahrt werden. Das Einfrieren von Kraftsuppen ist nicht empfehlenswert, da die Qi- und Yang-stärkende Wirkung der Suppe durch das Einfrieren stark abgeschwächt wird. Wir haben in der Praxis beobachtet, dass manche Patientinnen und Patienten Kraftsuppe zubereitet und auf Vorrat eingefroren haben und anschließend berichteten, dass sie kaum von der erwarteten Wirkung profitiert hätten. Als die Suppe danach nicht mehr eingefroren, sondern lediglich »eingekocht« wurde, war ihre Wirkung bei den Patientinnen und Patienten deutlich stärker.

Anleitung zum »schnellen Einwecken«

- Einmachgläser oder Flaschen und Deckel gründlich mit Spülmittel auswaschen. Gläser und Deckel ca. 10 Minuten in einem großen Topf mit heißem Wasser auskochen.
- Kraftsuppe wie gewohnt zubereiten und bis zum Abfüllen heiß halten.
- Die sterilisierten Einmachgläser auf ein sauberes Küchentuch stellen. Die heiße Kraftsuppe (nur die Brühe) mit einem Einfülltrichter oder einer Schöpfkelle bis etwa 2–3 cm unter den Rand der Gläser einfüllen.
- Glasränder mit einem sauberen, feuchten Tuch abwischen, um sicherzustellen, dass sie frei von Suppe und Fett sind.
- Die Deckel auf die Gläser setzen und zuschrauben (nicht zu fest).
- Die Gläser auf einem Küchentuch bei Zimmertemperatur abkühlen lassen. Dies ermöglicht ein luftdichtes Vakuum im Glas.
- Sobald die Gläser abgekühlt sind, können sie im Kühlschrank für 1–2 Wochen gelagert werden.

Für eine längere Haltbarkeit und Konservierung ist das traditionelle Einwecken im Einkochtopf oder Dampfkochtopf möglich.

Congee

Traditionell wird in China Reis-Congee (auch Shi Fan, Reiswasser oder Reissuppe genannt) zum Frühstück gegessen, angereichert z. B. mit Maiskörnern, Maronen, Eiern, eingelegtem Gemüse, dünn geschnittenem Fleisch, Fisch, Ingwer oder Frühlingszwiebeln.

Buddha soll gesagt haben: »Reissuppe gewährt zehn Dinge: Leben und Schönheit, Leichtigkeit und Stärke. Sie vertreibt Hunger, Durst und Wind. Sie reinigt die Blase und Niere, sie verdaut Nahrung. Diese Medizin wird gepriesen.«

»Reiswasser« bedeutet, dass der Reis mit der zehnfachen Menge an Wasser mehrere Stunden lang gekocht wird. Das macht ihn äußerst leicht verdaulich und gleichzeitig stärkt er durch die lange Kochzeit und seine vielen wichtigen Nährstoffe den Körper. Abhängig von den Zutaten hat Congee unzählige therapeutische Anwendungen.

Die allgemeine Wirkung von Reis-Congee

- Der Geschmack ist fade.
- Die Thermik ist erfrischend.
- Congee stärkt die Mitte, nährt und harmonisiert den Mittleren Erwärmer.
- Congee stärkt das Qi und Blut.
- Es fördert die Wasserausscheidung. Überschüssiges wird »drainiert«.
- Es ist die am leichtesten verdauliche Speise.
- Es harmonisiert die Verdauung, lindert Verdauungsstörungen.
- Es fördert die Milchbildung der stillenden Mutter.

Indikationen für Congee

Milz-Qi stärken Congee ist reine Stärkung für das Qi der Milz, da es so leicht verdaulich und bekömmlich ist. Es kommt zum Einsatz bei Nahrungsunverträglichkeiten und Nahrungsallergien. Wenn immer weniger Lebensmittel vertragen werden, ist Congee die erste Wahl. Es stärkt die Mitte, sodass nach einer gewissen Zeit langsam wieder

Zubereitung Reis-Congee

- Für das Reis-Congee wird 1 Teil Reis mit 8–10 Teilen Wasser einmal aufgekocht und anschließend 4–6 Stunden auf kleinster Flamme in einem schweren Topf bei geschlossenem Deckel geköchelt. Je nach kleinster Stufe des Herdes variiert die Wassermenge zwischen 8 und 10 Teilen Wasser. Alternativ zum Kochen auf dem Herd kann der einmal aufgekochte Reis auch bei 70 °C für 4 Stunden in den Ofen gestellt werden.
- Bevor der Reis mit dem Wasser aufgesetzt wird, wird er mit kaltem Wasser gewaschen. Am besten wird nur eine kleine Menge Wasser dazugegeben und die Reiskörner mit den Fingern »poliert«. Das milchig gewordene Wasser wird weggeschüttet, der Reis bleibt im Topf zurück. Dies wird 2- bis 3-mal wiederholt, bis das Wasser klar ist. Anschließend kann die passende Menge Wasser zum Kochen hinzugefügt werden.
- Reis-Congee wird im Kühlschrank aufbewahrt und ist für 4–5 Tage haltbar. Damit nicht immer der ganze Topf erneut aufgewärmt werden muss, wird die gewünschte Menge entnommen und in einem kleinen Topf aufgewärmt.

einzelne Lebensmittel hinzugefügt werden können.

Nässe ausleiten Congee wirkt wie eine Drainage und kann überschüssige Nässe aus dem Körper ausleiten. Gleichzeitig unterstützt es die Mitte in ihrer Funktion der Umwandlung von Nahrung.

Für ältere Menschen Wenn die Mitte schwach ist, das Verdauungsfeuer nicht mehr so gut arbeitet, aber dennoch viel Qi, Blut und Yin aufgebaut werden soll, ist Congee ideal. Es ist sehr leicht verdaulich und damit sehr bekömmlich. Die Mitte muss nicht viel arbeiten und es werden dennoch Qi, Blut und Yin aufgebaut.

Nach Erkrankungen Nach Darmerkrankungen kann Congee helfen, die Mitte und die gesamte Verdauung wieder zu harmonisieren. Nach Erkrankungen mit Auszehrung und großer Schwäche kann Congee helfen, wieder zu Kräften zu kommen.

Yin-Aufbau Die erfrischende Thermik nährt das Yin und kann der Entstehung von Entzündungen durch Yin-Mangel (Leere-Hitze) vorbeugen.

Kontraindikationen für Congee

Vermehrtes Wasserlassen Bei Polyurie, vermehrtem Wasserlassen am Tag oder in der Nacht, welches durch Nieren-Yang-Mangel entsteht, ist Reis-Congee nicht zu empfehlen. In diesem Fall kann die Blase den Urin nicht halten und Congee könnte diese Symptome verstärken.

Süßreis wirkt als einzige Reissorte nicht diuretisch (harntreibend).

Die Wirkung der unterschiedlichen Reis-Congees

Allgemein stärkt Reis-Congee die Mitte und reguliert die Verdauung. Je nach Reissorte variieren die Wirkungen der Reis-Congees:

Rundkorn-Vollkornreis wird am meisten verwendet, da er thermisch neutral ist und einen süßen Geschmack hat. Mit dieser Thermik und dem Geschmack kann er mehr als andere Reissorten das Qi der Milz stärken, ohne zu wärmen oder zu erfrischen.

Weißer Reis eignet sich bei sehr großer Schwäche. Er ist am leichtesten verdaulich.

Süßreis ist nährender und eignet sich bei Schwäche und Untergewicht. Süßreis wirkt nicht diuretisch.

Die Wirkung der unterschiedlichen Getreide-Congees

Neben dem klassischen Reis-Congee kann auch Congee aus Weizen- oder Roggenkörnern zubereitet werden. Die Zubereitung richtet sich nach der Anleitung für das Reis-Congee. Die Wirkung kann folgendermaßen eingesetzt werden:

Weizen-Congee hat eine erfrischende Thermik und einen Bezug zum Herzen; es kann Hitze kühlen und das Herz beruhigen. Hilft bei Fieber.

Roggen-Congee kann Leber-Qi-Stagnation lösen, ist gut bei Migräne, die durch Leber-Qi-Stagnation ausgelöst wird, und kann Nässe ausleiten.

Anpassen der Wirkung von Congee durch weitere Zutaten

Wirkung	zusätzliche Zutaten	Zubereitung
bei Nässe **(Indikation:** **Ödeme, Gicht, Blasenprobleme)**	Adzukibohnen	Adzukibohnen 12 Stunden einweichen, Einweichwasser wegschütten Reis-Congee mit eingeweichten Adzukibohnen kochen
bei schwacher Milz	Ingwer	Reis-Congee mit frischem Ingwer kochen: Ingwer in den letzten 60 Kochminuten zugeben Dosierung: Auf 1 Tasse Reis 20 g frischen Ingwer
	Fenchel, Butter, Sojasauce	Reis-Congee kochen Fenchel klein schneiden und die letzten 30 Minuten mitkochen mit Butter und Sojasauce abschmecken
bei Durchfall, schwachem Milz-Qi	Karotten, Butter, Sojasauce	Reis-Congee kochen Karotten kleinschneiden und für die letzten 30 Minuten mitkochen mit Butter und Sojasauce abschmecken
bei Hitze **(Indikation:** **bei hohem Blutdruck durch Hitze,** **bei innerer Hitze,** **bei feuchter Hitze)**	Mungbohnen	Mungbohnen 12 Stunden einweichen, Einweichwasser wegschütten Reis-Congee mit eingeweichten Mungbohnen kochen Dosierung: Auf 1 Tasse Reis ½ Tasse Mungbohnen
bei trockenem Husten	Mandeln und Honig	Reis-Congee kochen Mandeln in Wasser einweichen, während das Congee kocht in den letzten 60 Kochminuten eingeweichte Mandeln zugeben Dosierung: Auf 1 Tasse Reis ⅓ Tasse Mandeln Zum Servieren mit wenig Honig süßen
zur Stärkung von Nieren und Gehirn	Walnüsse	Reis-Congee kochen In den letzten 60 Minuten Walnüsse zugeben Dosierung: Auf 1 Tasse Reis ½ Tasse Walnüsse
	Maronen	Reis-Congee kochen In den letzten 60 Minuten Maronen zugeben Dosierung: Auf 1 Tasse Reis ½ Tasse Maronen
zur Stärkung des Yin im Alter **(Indikation:** **bei Altersverstopfung, schwachen Muskeln, Sehnen und Bändern, trockenem Husten, frühzeitigem Ergrauen)**	schwarzer Sesam	Reis-Congee mit gemörsertem schwarzen Sesam kochen Dosierung: Auf 1 Tasse Reis ½ Tasse schwarzer Sesam

Wirkung	zusätzliche Zutaten	Zubereitung
zur Stärkung des Yin bei Trockenheit (Indikation: für die inneren Säfte bei Trockenheit)	gedünstetes Obst oder Kompott	Congee kochen Obst in einem kleinen Topf andünsten, Congee hinzugeben
zur Stärkung des Yin bei Trockenheit von Magen und Lunge (Indikation: bei Magen-Yin-Mangel, Trockenheit, bei Lungen-Yin-Mangel, Trockenheit)	Joghurt, Butter, Honig	fertig gekochtes Reis-Congee mit Joghurt, Butter und Honig verfeinern

Anpassen der therapeutischen Wirkung von Congee

Wenn weitere Zutaten im Reis-Congee mitgekocht werden, verstärkt sich ihre jeweilige Wirkung, da das Congee ihre Aufnahme und Umwandlung in der Mitte erleichtert. Die Tabelle zeigt die angepasste Wirkung durch zusätzliche Zutaten.

Congee zum Frühstück zur Stärkung von Qi und Blut

Für leicht verdauliche und bekömmliche Frühstücke kann Reis-Congee am Ende verfeinert und mit folgenden Lebensmitteln ergänzt und nach Belieben abgeschmeckt werden:

Stärkende Lebensmittel Kokosmilch, Butter oder Ghee, Ei, Blütenpollen, eingeweichte Trockenfrüchte

Süßmittel Muskovadozucker, Gerstenmalz, Reissirup, Honig, Ahornsirup

Gewürze Vanille, Kurkuma, Koriandersamen und Kardamom, gemahlen, aromatische Gewürze für die Mitte nach Belieben variieren

Ernährungskuren aus Sicht der TCM

Das Ziel der TCM-Ernährung ist aus unserer Sicht, dass die Verdauung, der Stoffwechsel und alle Organe so gut arbeiten, dass täglich das aufgebaut wird, was der Körper benötigt, und das ausgeschieden wird, was er nicht benötigt. Mit der Ernährung sollte täglich gereinigt, entlastet und bewegt werden, sodass es erst gar nicht zur Ansammlung von »Toxischem«, von »Schlacken«, von »Überschüssigem« kommt. Warum ernähren wir uns so, dass wir anschließend eine »Detox-Kur« oder eine Diät brauchen? Wäre es nicht schonender, gesünder und nachhaltiger, wenn dies mit der passenden Ernährung gar nicht erst nötig wäre?

Diäten und Kuren

Diäten und Fastenkuren gehen meist an die »Substanz«. Der Körper beginnt, von seinen Essenz-Reserven zu zehren. Dieses kostbare Gut ist in den Nieren gespeichert und gibt den zündenden Funken für die Flamme unter dem Reistopf. Häufig beobachten wir daher, dass nach einer Fastenkur die Mitte zu schwächeln beginnt. Eine anschließende Gewichtszunahme und der Jo-Jo-Effekt sind zwei mögliche Folgen.

In der TCM gibt es stattdessen Getreidekuren. Sie verhindern, dass der Körper von den kostbaren Essenz-Reserven zehrt. Gleichzeitig wird Überschüssiges ausgeleitet und ein reinigender Prozess auf körperlicher und emotionaler Ebene eingeleitet.

Getreidekuren nach TCM

Eine Getreidekur ist eine spezielle Therapieform, die das Wohlbefinden fördert und verschiedene gesundheitliche Probleme behandeln kann.

Grundsätzlich stärkt eine Getreidekur das Qi, sie nährt, bewegt und stabilisiert. Denn jedes Getreide kann einer Wandlungsphase zugeordnet werden und entfaltet dort seine Wirkung. Es kann das Gleichgewicht in diesem Element wiederherstellen und gleichzeitig auch die Balance unter allen fünf Wandlungsphasen regulieren. Eine Getreidekur bringt ein Ungleichgewicht der Wandlungsphasen durch einen »Reset« wieder ins Lot.

Traditionell dauert eine Getreidekur 12 Tage – die Zeit, die der Körper benötigt, um aus einem Ungleichgewicht wieder mehr in die Balance zu gelangen. Vor Beginn der Kur wird eine Getreidesorte gezielt ausgewählt, die zur Konstitution und den Befindlichkeiten passt.

Natürlich hat eine Getreidekur auch eine reinigende Wirkung wie die Fastenkuren in unserer Kultur. Der Körper wird entlastet und die Ausscheidung von Überschüssigem wird angeregt. Der große Unterschied ist jedoch, dass eine Getreidekur die Essenz, das Jing, schützt und nicht erschöpft. Wenn nichts gegessen wird, leben wir von den Reserven und zehren von ihnen.

Anleitung für eine Getreidekur

Das Getreide wird je nach Getreidesorte über Nacht eingeweicht. Das Einweichwasser wird anschließend weggeschüttet und das Getreide mit frischem Wasser gut weichgekocht. Manche Sorten müssen nicht eingeweicht werden; Infos dazu finden sich in den jeweiligen Kuren. Am Ende sollten die Getreidekörner nicht matschig, sondern gar sein.

Von dem Getreide wird 3- bis 5-mal am Tag je nach Hungergefühl gegessen. Die Menge kann nach Belieben gewählt werden. Traditionell wird das Getreide pur gegessen, ohne Salz oder andere Gewürze und ohne Fett. Das Trinken beschränkt sich auf Wasser und Kräutertee – auf Kaffee, schwarzen oder grünen Tee und Alkohol wird verzichtet.

Zusätzlich haben wir kleine Abänderungen als Varianten bei jeder Kur aufgeführt. Zu dem ausgewählten Getreide kommen sehr wenige andere Lebensmittel als Ergänzung hinzu. Sie sind eher eine »geschmackliche Garnitur«; die Basis ist und bleibt das Getreide. Diese Variante ist geeignet, wenn es schwerfällt, die Kur ganz pur durchzuziehen. Am effektivsten bleibt jedoch die reine Getreidekur.

Je nach Getreidesorte wird gut und lange gekaut. Es ist ein Erlebnis, das Kauen wiederzuentdecken – es macht Spaß!

Was kann ich während der Kur trinken?

- Stilles, temperiertes Mineralwasser
- abgekochtes heißes Wasser
- Brennnesseltee, 3 bis 5 Tassen am Tag

Kommt es zum Jo-Jo-Effekt? Wir beobachten häufig, dass sich nach »normalen« Fastenkuren das Gewicht zunächst reduziert, anschließend aber wieder (umso) mehr aufbaut.

Da der Körper bei Getreidekuren nicht an die Essenz-Reserven muss, erleben wir, dass sich das Körpergewicht durch die Kur reguliert. Bei Übergewicht kommt es in der Regel zu einer Gewichtsabnahme von 3 bis 6 kg. Bei Normalgewicht oder Untergewicht bleibt das Gewicht gleich oder nimmt um 1 bis 2 Kilo zu.

Wann sollten Getreidekuren durchgeführt werden?

Getreidekuren werden nur im Frühjahr und Herbst durchgeführt. Es sind die Zeiten mit den größten Veränderungen in der Natur, die auch den Wandel im Körper unterstützen können. Wählt man zudem noch die Zeit um die Tag-und-Nacht-Gleiche herum und auch die Zeit des abnehmenden Mondes, verstärkt sich die harmonisierende und ausleitende Wirkung der Kur.

Neben dem Frühjahr und Herbst können die Dojo-Zeiten genutzt werden, um eine Erde-Kur zu machen.

Tipps für die Umsetzung Idealerweise dauert die Getreidekur 12 Tage. Diese 12 Tage sollten möglichst frei von körperlicher und mentaler Anstrengung, Stress und großer Ablenkung sein.

Wer nicht 12 Tage am Stück umsetzen kann oder die Kur erst einmal im »Kleinen« ausprobieren möchte, kann sie auch für 3, 6 oder 9 Tage machen. Wir raten unseren Patientinnen und Patienten, sich vorher auf die genaue Dauer der Kur festzulegen, diese im Kalender zu blockieren und die Kur für diese Zeit auch tatsächlich durchzuhalten.

Die Rolle der Ernährungsberatung während der Getreidekur

Ist eine Getreidekur schwerer durchzuhalten als Fasten? Vielleicht. Auf jeden Fall stellt der dritte Tag eine Klippe dar. Wir bereiten die Patientinnen und Patienten darauf vor, dass vermutlich dieser dritte Tag am schwersten fällt. Mit dieser Information fällt es leichter, weiterzumachen.

Nicht zu vernachlässigen sind die Emotionen, die während der Kur zutage treten. Bei Getreidekuren aus dem Holzelement können Ärger und Wut, aus dem Metallelement kann Trauer hochkommen. Diese Gefühle anzunehmen ist heilsam, weil sie auch »reinigend« sind. Am unverfänglichsten, was die Emotionen anbelangt, sind Erde-Kuren. Wer sich als Therapeutin oder Therapeut möglicher aufkommender Emotionen bewusst ist, kann die Patientin bzw. den Patienten in diesem Prozess unterstützen oder begleitende Therapiemöglichkeiten aufzeigen.

Die unterschiedlichen Getreidekuren

Getreidekuren können im Frühjahr, Herbst oder zu den Dojo-Zeiten gemacht werden. Je nach Konstitution und Befindlichkeiten wird das passende Getreide ausgewählt.

Die Holz-Kur

Zeitpunkt Frühling oder Herbst

Indikation Allgemein zur Stärkung der Leber und Gallenblase im Frühling. Bei Migräne, Kopfschmerz, Stagnation der Leberenergie. Bei Verdauungsproblemen, die durch Emotionen und Stress verursacht sind. Nach Erkrankungen wie Hepatitis zur Regeneration der Leber.

Getreidesorten Zur Auswahl stehen:

- Weizen (wird über Nacht eingeweicht)
- Dinkel (wird über Nacht eingeweicht)
- Grünkern (wird über Nacht eingeweicht)

3- bis 5-mal täglich eine Portion davon essen, langsam kauen.

Emotionaler Aspekt Die Emotion der Wandlungsphase Holz ist die Wut, der Ärger. Aus unserer Erfahrung kann eine Holz-Kur unterdrückte Wut und Ärger zunächst verstärkt zum Vorschein bringen. Patientinnen und Patienten berichten, dass sie mit dieser Emotion in Kontakt kommen. Es kann hilfreich sein, diesen Prozess mit Akupunktur, Gesprächstherapie oder anderen Methoden zu begleiten und die Menschen zu ermutigen, die Kur bis zum Ende durchzuhalten. Da eine Kur einen stark reinigenden Aspekt hat, nicht nur auf den Körper, sondern auch auf den Geist und die Emotionen, können sich diese angestauten Emotionen mit der Kur lösen. Ernährungsberaterinnen und -berater, die diesen Prozess begleiten, sollten emotionale Ausbrüche nicht persönlich nehmen, sondern verstehen, woher dies kommt, und den Prozess unterstützen.

Varianten Die gewählte Getreidesorte kann ergänzt werden mit:

- Birkensaft
- grünem Apfel
- grünem Gemüse
- Petersilie
- selbstgekochter salzloser Gemüsebrühe
- Sprossen

Die Metall-Kur

Zeitpunkt Frühling oder Herbst

Indikation Allgemein zur Stärkung der Lunge und des Dickdarms im Herbst. Bei Säfte-Mangel mit Unruhe, trockener Haut und Verstopfung. Bei Heuschnupfen im Frühjahr kann die Metall-Kur im Herbst als Vorbeugung gemacht werden.

Getreidesorten Es kann ausgewählt werden zwischen:

- weißem Basmatireis
- Rundkorn-Vollkornreis (wird über Nacht eingeweicht)
- Basmati-Vollkornreis (wird über Nacht eingeweicht)

3- bis 5-mal täglich eine Portion davon essen, langsam kauen.

Emotionaler Aspekt Die Emotion der Wandlungsphase Metall ist die Trauer. Dies vorher zu wissen kann helfen, den emotionalen Prozess zu begleiten.

Varianten Die gewählte Getreidesorte kann ergänzt werden mit weißem Gemüse, z. B. Kohlrabi, Blumenkohl, Rettich.

Die Erde-Kur

Zeitpunkt Frühling, Herbst, Dojo-Zeiten

Indikation Die Erde-Kur ist das ganze Jahr über möglich, besonders in den vier Dojo-Zeiten. Sie dient zur Stärkung der Mitte. Bei Säfte-Mangel des Magens mit Schmerzen, Sodbrennen.

Getreidesorten Auswählen zwischen:

- Hirse
- Gerste (wird über Nacht eingeweicht)

3- bis 5-mal täglich eine Portion davon essen, langsam kauen.

Varianten Die gewählte Getreidesorte kann ergänzt werden mit:

- süßlichem gelben und orangefarbenen Gemüse, z. B. Karotte, Kürbis
- süßem Apfel
- selbst gekochter, salzloser Gemüsebrühe

Zum folgenden Rezeptteil

Im folgenden Rezeptteil des Buches kommt das vorab erworbene Wissen über die TCM-Ernährung zur praktischen Anwendung. Die zusammengestellten Rezepte in Form von Frühstücken, Suppen, Salaten, Hauptgerichten und Getränken sind grundsätzlich Mitte-stärkend.

Alle Rezepte sind in übergeordnete Kategorien gegliedert, passend zu den einzelnen Ungleichgewichten wie Qi-Mangel, Blutmangel, Nässe etc. Je nach Belieben und Befindlichkeit können auch Rezepte aus unterschiedlichen Kategorien ausgewählt und miteinander kombiniert werden.

Wir wollen dazu ermutigen, wieder ganzes Getreide und Hülsenfrüchte zu verwenden. Das Einweichen über Nacht erfordert nur einen kurzen Gedanken und nimmt eigentlich kaum Zeit in Anspruch.

Alle Rezepte in diesem Buch sind in der Reihenfolge der Fünf Elemente aufgebaut. Die Rezepte können gern individuell angepasst werden – wir laden dazu ein, Zutaten je nach persönlicher Vorliebe und Saison auszutauschen und zu variieren.

Rezepte

Hier wird nun das TCM-Wissen praktisch anwendbar. Die Rezepte sind nach den einzelnen Ungleichgewichten gegliedert, grundsätzlich jedoch sind alle Gerichte Mitte-stärkend und können je nach Befindlichkeit miteinander kombiniert werden.

QI STÄRKEN

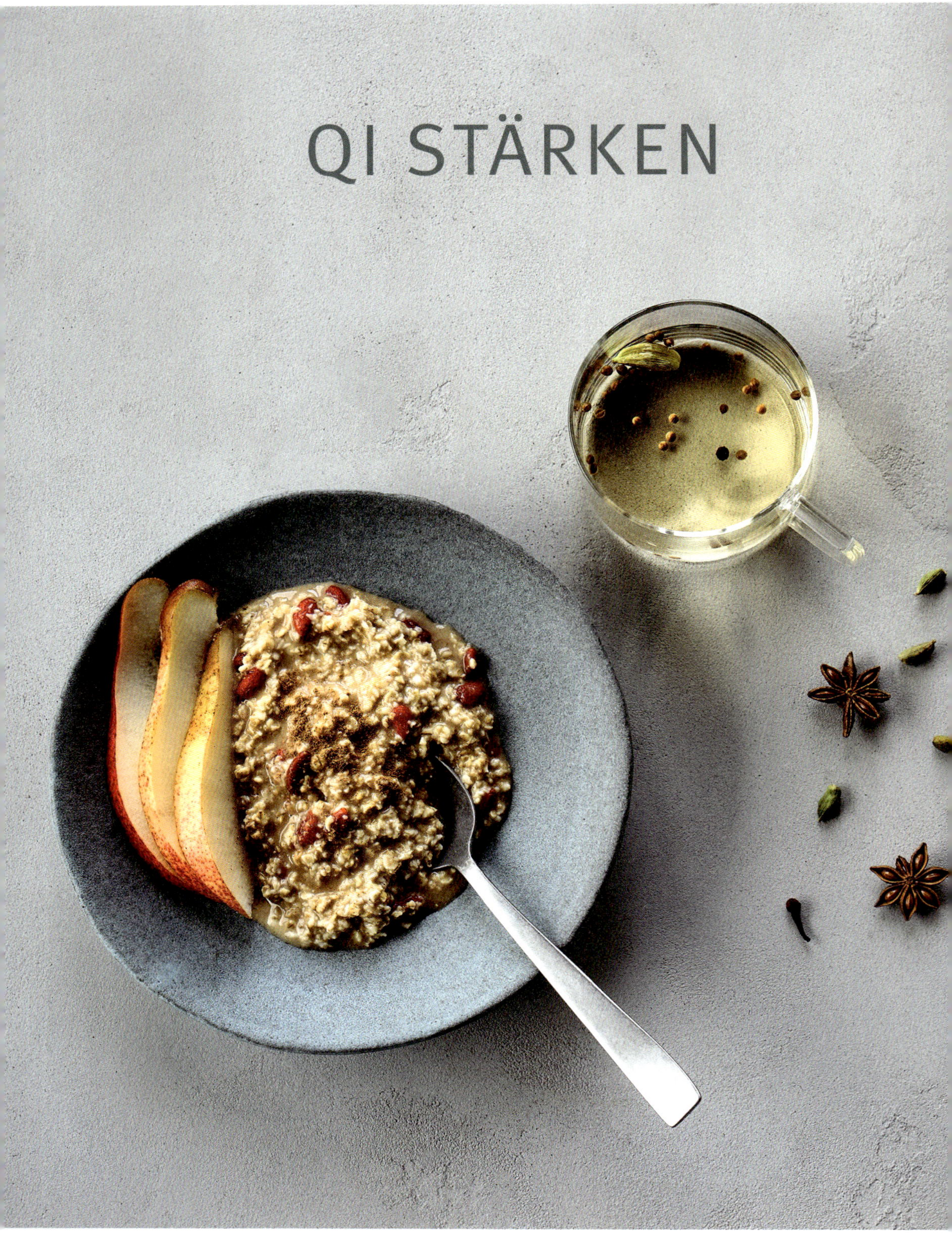

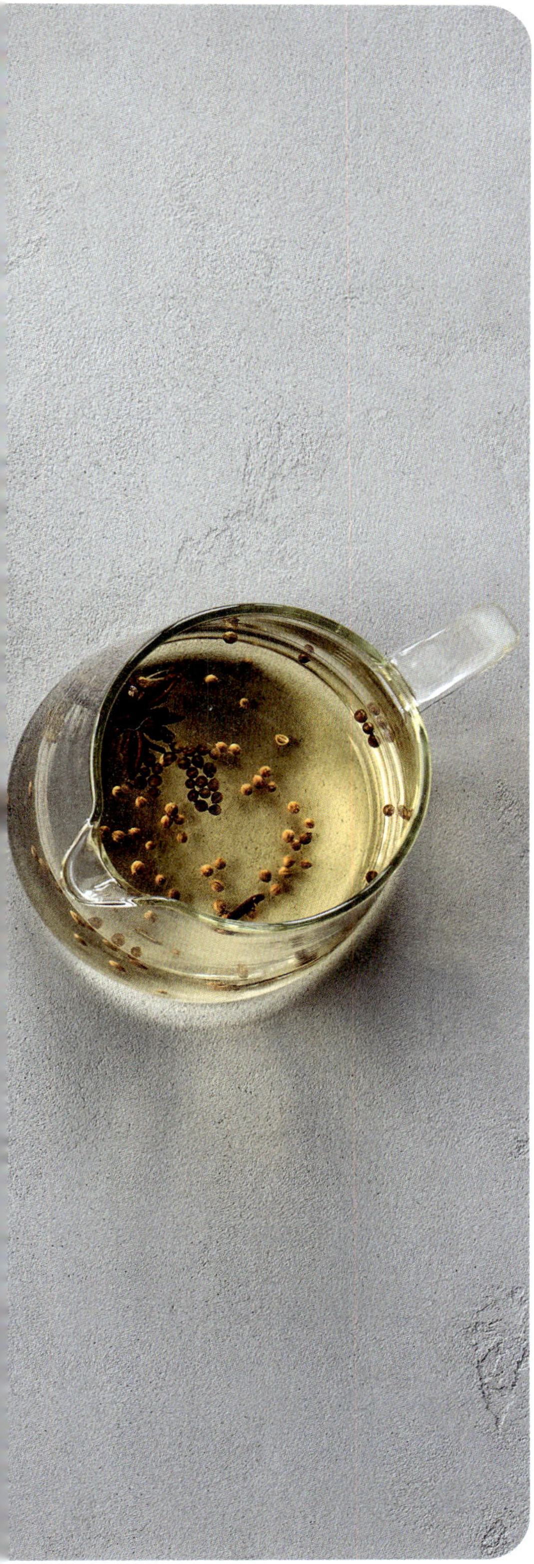

Die folgenden Rezepte wirken unterstützend, wenn das Qi gestärkt werden soll. Mit dieser Auswahl entwickeln wir ein Gefühl für die Kombination von Geschmack, Thermik und Zubereitung, die besonders für den Qi-Aufbau förderlich ist.

Ganz allgemein geht es bei diesen Rezepten darum, das Energieniveau zu erhöhen, um mehr Energie für den Tag zur Verfügung zu haben. Dazu muss die Mitte so aktiviert werden, dass sie die Nahrung gut umwandeln kann. Besonders der wärmende Aspekt und die Verwendung aromatischer Gewürze wecken und stärken hierbei die Funktion der Mitte und damit das Qi.

« Zwei-Minuten-Porridge (S. 322) und Gewürztee (S. 331)

Zwei-Minuten-Porridge

Für 1 Portion
2 Min.

- Trockenobst: Entweder 2 Datteln, 1 EL Rosinen, 2 Aprikosen oder 1 EL Goji-Beeren
- 1 Tasse feine Haferflocken
- 1 kräftige Prise Kardamom
- 1 kräftige Prise Zimt
- ca. 2 Tassen kochendes Wasser
- 1 EL Kürbiskerne, Sesam oder Nüsse nach Wahl
- 1 TL Leinöl

Trockenobst klein schneiden.

Den Wasserkocher einschalten und in der Zwischenzeit Haferflocken, Trockenobst und Gewürze in einer Schüssel vermischen.

Mit dem heißen Wasser übergießen und kurz quellen lassen. Die Wassermenge kann je nach Haferflocken nach Belieben angepasst werden.

Nüsse bzw. Kerne und Leinöl über die Mischung geben und das Porridge warm genießen.

Das passt dazu Frische Beeren, frisches Obst, Obstkompott

Variante Haferflocken vorher in einer Pfanne ohne Fett anrösten, bis sie duften. Dies macht das Porridge thermisch wärmer. Haferflocken können frisch angeröstet oder in größerer Menge vorbereitet werden. Alternativ zu Kardamom und Zimt kann auch das Gewürzpulver zum Wärmen (S. 339) verwendet werden.

Tipp Für unterwegs: Porridge-Mischung in einem Glas mitnehmen, nach Bedarf mit heißem Wasser übergießen und kurz quellen lassen.

Hirse mit Pilzen, Gewürzen und Leinöl

Für 1–2 Portionen

5 Min. + 10 Min. Kochzeit

- 1 Tasse Hirse, feinkörnig
- 2 TL Butter oder Ghee
- 4 Pilze (Champignons, Shiitake, Austernpilze)
- ½ TL geriebener Ingwer
- 1 TL Kapern
- 2 Tassen heißes Wasser
- ½ TL Abrieb einer unbehandelten Zitrone
- 1 kräftige Prise Bockshornkleesamen, gemahlen
- Salz
- 1 EL Leinöl

Hirse waschen, Pilze in Scheiben schneiden.

Butter in einem Topf erhitzen, darin Pilze mit geriebenem Ingwer andünsten. Hirse, Kapern, heißes Wasser, Zitronenabrieb und Bockshornkleesamen dazugeben und auf kleinster Flamme 10 Min. bei geschlossenem Deckel quellen lassen. Mit Salz abschmecken.

Vor dem Servieren Leinöl darübergeben.

Varianten Mit gekochtem Ei oder 1 EL Linsen-Dal (S. 327) servieren. Frische grüne Kräuter klein hacken und untermischen.

Tipp Dieses Hirsegericht ist ideal zum Mitnehmen: Nach Bedarf mit etwas heißem Wasser aufgießen, lauwarm essen.

Wirkung Ein leicht verdauliches Rezept für den Qi-Aufbau und gleichzeitig sehr blutstärkend.

Ofen-Polenta mit orangem Gemüse

Für 4 Portionen

25 Min. + 15 Min. Backzeit

- 1 l Wasser
- 250 g Polenta
- 1 kräftige Prise Muskat
- 1 kräftige Prise Salz
- 1 EL Zitronensaft
- 1 Prise Paprikapulver, edelsüß
- 2 EL Butter, Ghee oder Olivenöl

Für das Gemüse

- 200 g Karotten
- 200 g Kürbis
- 200 g Süßkartoffeln
- 2 rote Zwiebeln
- 1 TL Ingwer
- 1 Knoblauchzehe
- ⅓ rote Chilischote oder 1 Prise Chilipulver
- 2 EL Olivenöl
- 1 Spritzer Agavendicksaft oder Süßmittel nach Belieben
- Pfeffer, Salz
- 1 Handvoll frische Kräuter nach Belieben

Den Backofen auf 180 °C vorheizen.

Wasser in einem Topf erhitzen, noch bevor es kocht, die Polenta langsam einrühren und einmal zum Kochen bringen. Herunterschalten und die Polenta auf kleiner Flamme 10–15 Min. ausquellen lassen, dabei gelegentlich mit einem Holzlöffel umrühren. Muskat, Salz, Zitronensaft, Paprikapulver und Butter nach und nach unterrühren und abschmecken.

Während die Polenta kocht, das Gemüse putzen und in etwa gleich große Stücke schneiden. Ingwer reiben, Knoblauch und Chilischote fein hacken.

Olivenöl in einer Pfanne erwärmen und das Gemüse ringsherum für ein paar Minuten andünsten. Ingwer, Knoblauch und Chili dazugeben und alles bei geschlossenem Deckel 10–15 Min. im eigenen Saft dünsten.

Polenta in eine gefettete Auflaufform geben, das Gemüse darauf verteilen, etwas Olivenöl und Agavendicksaft darüber träufeln, mit Pfeffer und Salz bestreuen und im vorgeheizten Ofen ca. 15 Min. backen. Die Ofenpolenta mit frischen Kräutern nach Belieben servieren.

Variante Gemüse der Saison verwenden. Mit etwas Parmesan überbacken.

Tipp Je nach Polenta-Sorte kann das Verhältnis von Polenta zu Wasser variieren. Wenn nötig, etwas mehr Polenta oder Wasser dazugeben.

Ofen-Polenta mit orangem Gemüse und gerösteter Spitzkohl mit Tahin-Dip (S. 326)

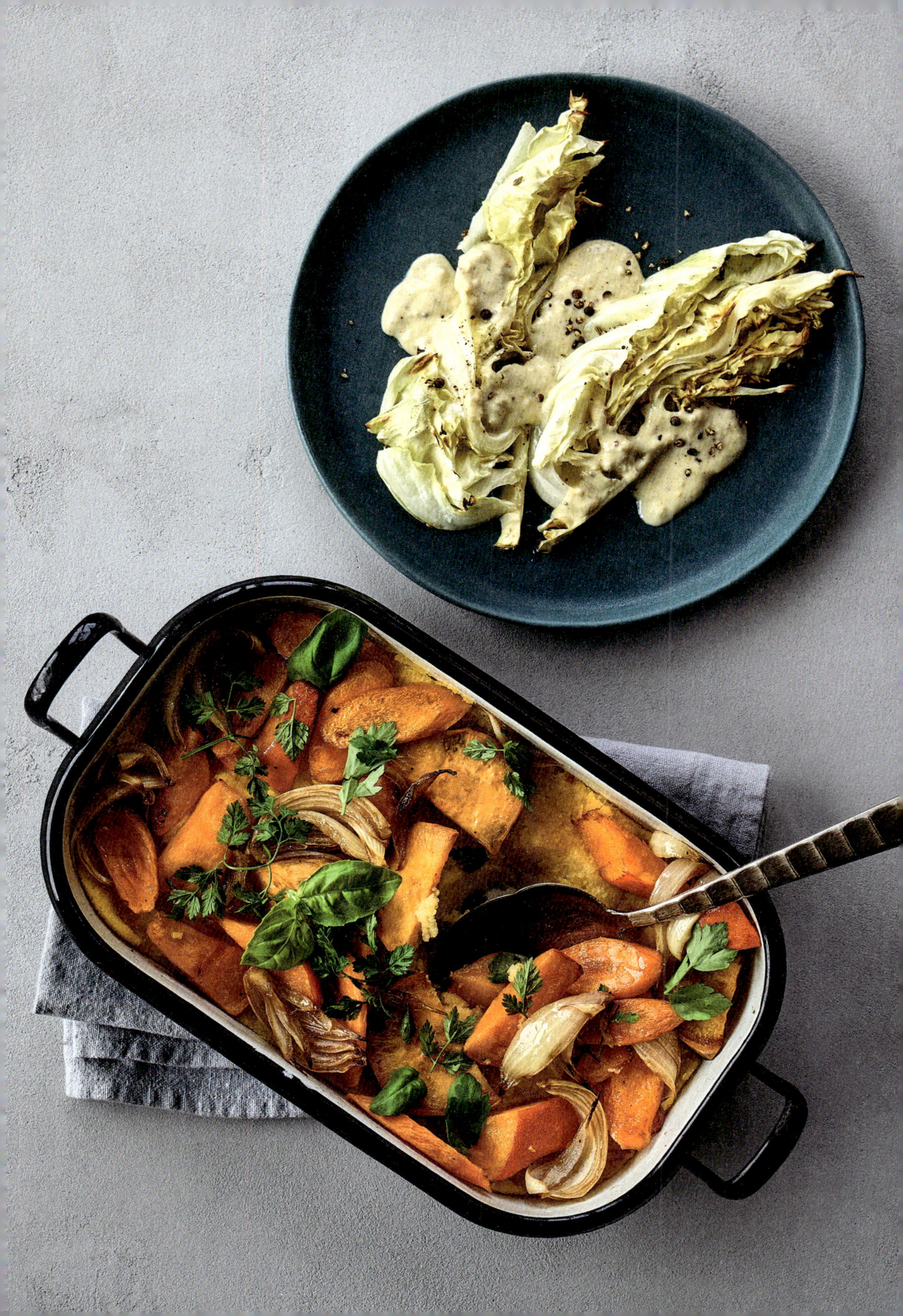

Gerösteter Spitzkohl mit Tahin-Dip

Für 2 Portionen

10 Min. + 40 Min. Backzeit

- 1 kleiner Spitzkohl oder Weißkohl
- 1 EL Fenchelsamen
- 1 TL Chiliflocken
- 4 EL Olivenöl
- 1 kräftige Prise Pfeffer
- 1 kräftige Prise Salz

Für den Tahin-Dip

- 2 EL Tahin (Sesammus)
- 1 TL heller Essig oder Zitronensaft
- 1 TL grober Senf
- 1 kräftige Prise Muscovado-Zucker oder Süßmittel nach Belieben
- 1 kräftige Prise Salz
- 2 EL Wasser

Den Backofen auf 200 °C vorheizen.

Spitzkohl halbieren und in 2 cm dicke Spalten schneiden.

Fenchelsamen und Chiliflocken anmörsern und mit Olivenöl, Pfeffer und Salz verrühren.

Spitzkohl auf einem Backblech verteilen, mit der Marinade ringsherum bestreichen und im vorgeheizten Ofen ca. 30–40 Min. rösten.

In der Zwischenzeit für den Tahin-Dip alle Zutaten in einer Schüssel verrühren und abschmecken. Ist der Dip zu flüssig, noch etwas Tahin dazugeben. Ist er zu fest, noch etwas Wasser unterrühren.

Den Spitzkohl aus dem Ofen nehmen, sobald er leicht gebräunt und gar ist. Mit dem Tahin-Dip servieren.

Das passt dazu Reis, frische Kräuter und/oder Salat

Tipp Der Tahin-Dip kann mit etwas mehr Wasser zu einem Salat-Dressing werden. Es ist eine vegane Alternative zum »Caesar Salad«-Dressing und passt gut zu bitteren Sorten wie Romanasalat.

Rote-Linsen-Dal mit Karotten

Für 4 Portionen
15 Min. + 10 Min. Kochzeit

- 2 Zwiebeln
- 2 Knoblauchzehen
- 1 TL Ingwer
- 3 Karotten
- 2 EL Kokosfett oder Olivenöl
- ½ TL Kurkuma (Pulver oder frisch geraspelt)
- ½ TL Kreuzkümmel (Pulver oder Samen)
- 1 Msp. Nelkenpulver
- 1 Prise Pfeffer
- 1 Lorbeerblatt
- 250 g rote Linsen, gewaschen
- 500 ml Gemüsebrühe (selbstgekocht, alternativ Wasser)
- Salz
- 2 EL Zitronen- oder Limettensaft
- 1 TL Paprikapulver, edelsüß
- 1 TL Ahornsirup oder Süßmittel nach Belieben

Zwiebeln fein schneiden, Knoblauch und Ingwer fein hacken, Karotten längs halbieren und schräg in dünne Scheiben schneiden.

Öl in einen heißen Topf geben, Zwiebeln, Knoblauch und Ingwer 2–3 Min. darin anbraten. Kurkuma, Kreuzkümmel, Nelkenpulver und Pfeffer ein paar Sekunden mitbraten lassen.

Karotten, Lorbeerblatt und Linsen dazugeben und mit Wasser oder Gemüsebrühe angießen.

Einmal aufkochen und 10 Min. bei geschlossenem Deckel köcheln lassen.

Salz, Zitronensaft, Paprikapulver und Ahornsirup dazugeben und das Dal mit Pfeffer abschmecken.

Das passt dazu Rundkorn-Vollkornreis oder Basmatireis

Variante Mit anderem Gemüse, z. B. Tomaten, Süßkartoffel, Zucchini, Kürbis, Pilze, Aubergine, zubereiten und Kokosmilch statt Gemüsebrühe verwenden.

Linsen-Dal ist ideal für Meal Prep

Dies ist ein Standardgericht, das wir immer wieder zubereiten, da rote Linsen nicht eingeweicht werden müssen und in nur 10 Minuten gar sind. Einmal gekocht, reicht es für 3–5 Tage. Es kann esslöffelweise zum Frühstück verwendet oder für unterwegs mitgenommen werden. Mit etwas heißem Wasser übergossen, kann es auch unterwegs lauwarm gegessen werden. Rote-Linsen-Dal hält sich 3–5 Tage im Kühlschrank. Mit etwas Wasser erwärmen.

Knuspriges Zitronen-Curry-Huhn mit Gewürzreis

Für 4 Portionen

20 Min. + 30 Min. Kochzeit

- 4 Hühnerschenkel (oder 1 ganzes Huhn)
- 2 Bio-Zitronen
- 1 Prise Paprikapulver, edelsüß
- 1 Prise Zucker
- 1 TL Ingwer
- 2 EL Currypulver, mild
- ½ Chilischote
- 2 Nelken
- 2 Lorbeerblätter
- 1 TL Salz
- 250 g Basmatireis

Hühnerschenkel waschen. Zitronen waschen und halbieren.

Die Hühnerschenkel in einem Topf mit Wasser bedecken.

Halbierte Zitronen, Paprikapulver, eine Prise Zucker, Ingwer, Curry, Chilischote, Nelken, Lorbeerblätter und Salz dazugeben und zum Kochen bringen. Etwa 30 Min. bei geschlossenem Deckel leise köcheln lassen.

Den Backofen auf 200 °C vorheizen.

Die Hühnerschenkel aus der Brühe nehmen und auf ein Backblech verteilen. 10–15 Min. im Ofen backen, bis die Haut knusprig wird.

In der Zwischenzeit den Reis waschen, in einen Topf geben und mit der abgeseihten Brühe aufgießen, sodass die Brühe 1 cm über dem Reis steht. Einmal bei geschlossenem Deckel aufkochen lassen, Hitze herunterschalten und 10 Min. mit Deckel garkochen.

Die Hühnerschenkel mit dem Gewürzreis servieren.

Das passt dazu Frischer Salat, Grüne-Kräuter-Dip (S. 356)

Tipp Während die Brühe kocht, kann Ofengemüse zubereitet werden. Die Hühnerschenkel backen die letzten 10–15 Min. im Ofen mit.

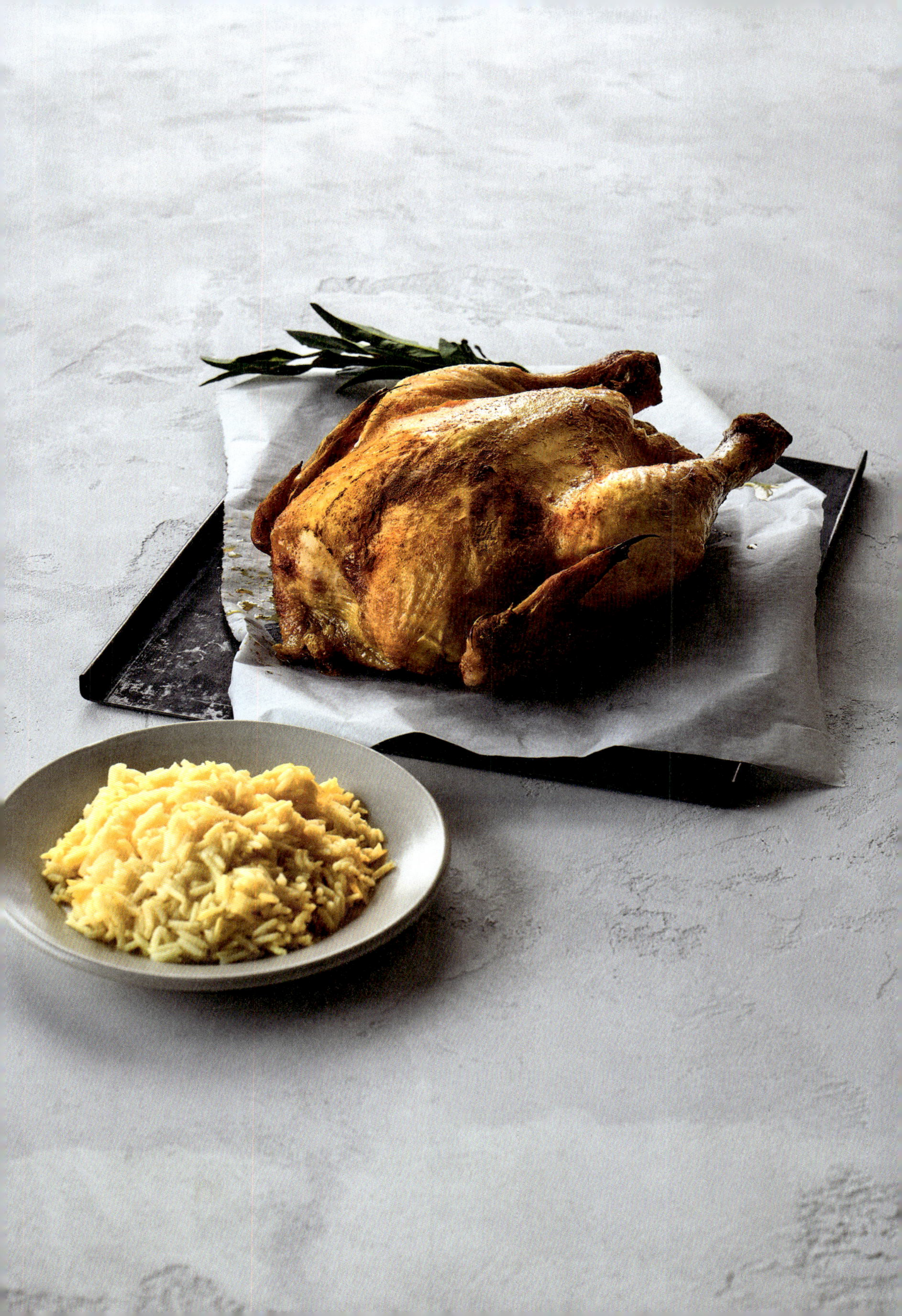

Karottensuppe

Für 3–4 Portionen
30 Min.

• 2 Schalotten • 1 TL Ingwer • 800 g Karotten • 2 EL Olivenöl • ½ TL Zimt • 1 kräftige Prise Pfeffer • 800 ml Wasser oder Gemüsebrühe • ½ Bio-Orange • Salz

Schalotten und Ingwer würfeln. Karotten in Stücke schneiden.

Öl in einen heißen Topf geben, Schalotten und Ingwer darin anschwitzen. Karotten dazugeben und kurz anbraten. Zimt und Pfeffer hinzufügen und das Gemüse mit Wasser oder Gemüsebrühe angießen.

Die Orangenhälfte im Ganzen dazugeben und die Suppe bei geschlossenem Deckel 20 Min. köcheln lassen.

Fein pürieren und mit Salz abschmecken.

Variante Die Suppe mit gehacktem Karottengrün oder Petersilie garnieren. Statt Karotten können auch Hokkaidokürbis und/oder Süßkartoffeln genommen werden.

Ein Bauchschmeichler

Karotten sind für uns das optimale Mitte-stärkende Gemüse. In Form einer pürierten Suppe schmeicheln sie dem Bauch. Die Suppe ist Qi-stärkend und wärmend.

Abgekochtes heißes Wasser

Für beliebig viele Portionen
10–20 Min. Kochzeit

• Wasser

Wasser in einem Topf zum Kochen bringen und 10–20 Min. sprudelnd kochen lassen.

Das gekochte Wasser kurz ruhen lassen und dann vorsichtig abgießen. Die ausgefallenen Mineralien verbleiben auf dem Topfboden.

Variante Wasser im Wasserkocher kochen, leicht abkühlen lassen.

Wirkung Abgekochtes heißes Wasser ist das einzige warme Getränk ohne die spezifische Wirkung eines Tees und kann damit nach Belieben jederzeit getrunken werden. Morgens auf leeren Magen getrunken, regt es die Verdauung an. Es befeuchtet und löscht Durst, ohne die Mitte zu kühlen.

Gewürztee

Ergibt Tee für 1 Tag

2 Min. + 10 Min. Zeit zum Ziehen

- ½ Sternanis
- 1 Kardamomkapsel, angedrückt oder ½ TL Kardamomsamen zerstoßen
- 1 Nelke
- ½ TL Koriandersamen
- 1 Pfefferkorn
- ½ l Wasser

Gewürze in eine Teekanne geben, mit ½ l heißem Wasser übergießen.

10 Min. ziehen lassen, Gewürze danach entnehmen. (Gewürze können zwei- bis dreimal aufgegossen werden.)

Tee warmhalten und 2–3 Tassen über den Tag verteilt trinken.

Variante Gewürztee für das Herz-Qi: ½ TL Rosmarinnadeln, ½ TL Ingwer, kleingeschnitten, 1 Kardamomkapsel, angedrückt, oder ½ TL Kardamomsamen, zerstoßen. Mit ½ l Wasser aufgießen.

Tipp

- Fast jedes Gewürz kann einzeln zu einem Tee zubereitet werden.
- Für die Mitte: Kardamomtee, Fenchelsamentee, Anistee (Die Samen werden vorher zerstoßen.)
- Für die Lunge: Thymiantee (mit einem Spritzer Zitrone und etwas Honig)
- Bewegt Leber-Qi: Rosmarintee (frisch oder getrocknet)

Gewürztees

Gewürztees sind sehr einfach und praktisch, da wir die Gewürze meist griffbereit in der Küche stehen haben. Je nach Auswahl der Gewürze können unterschiedliche Wirkungen erzielt werden.

YANG STÄRKEN UND WÄRMEN

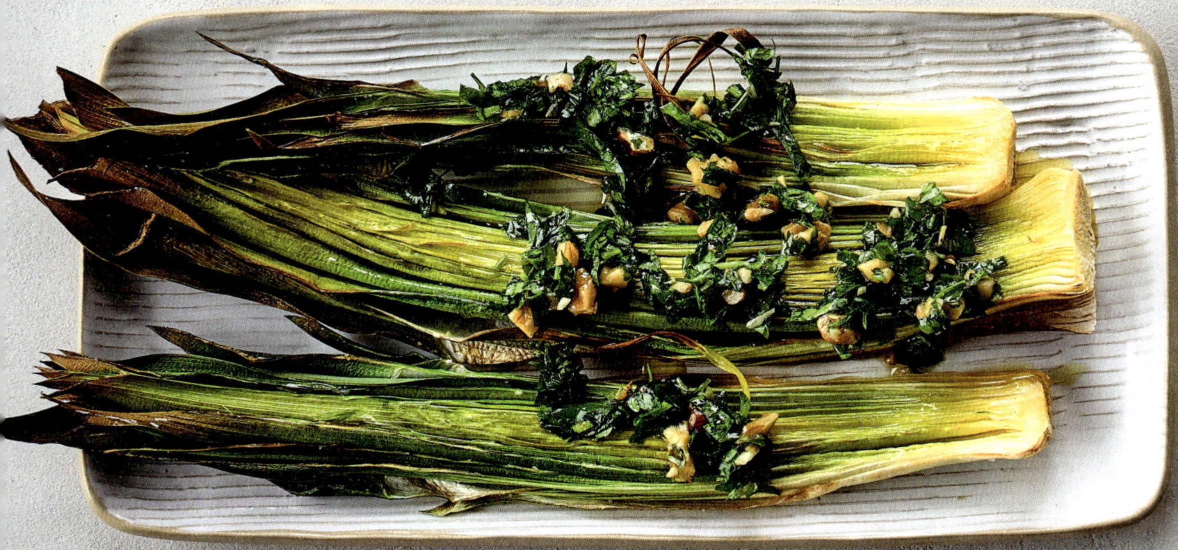

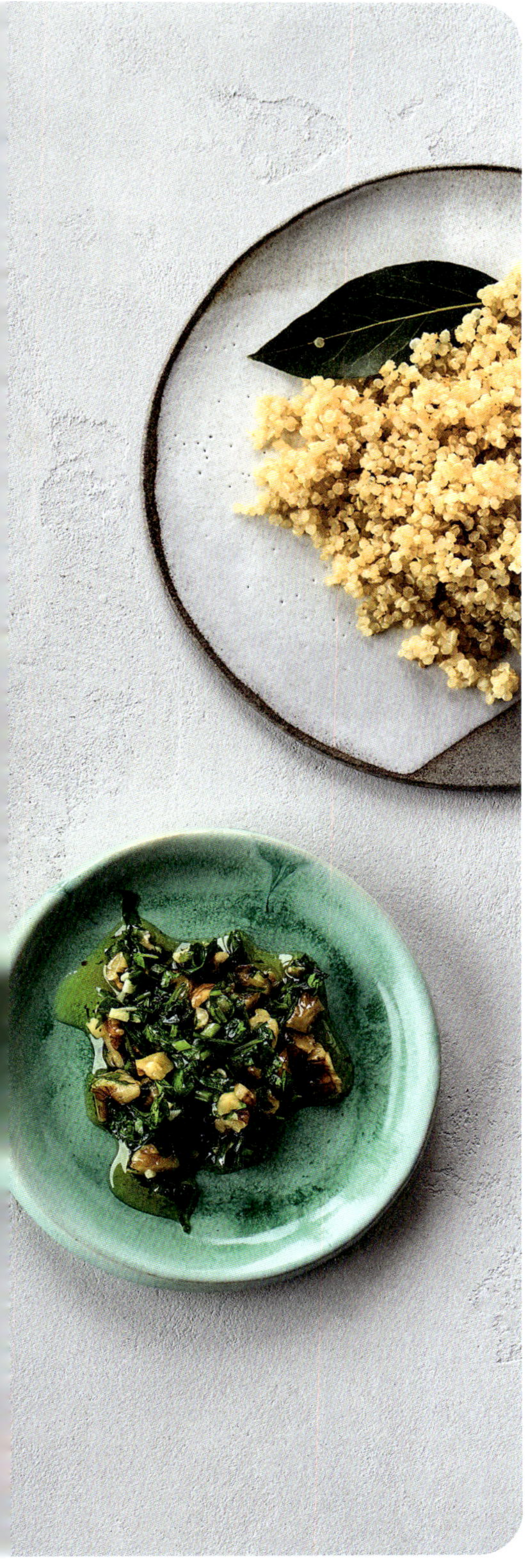

Auch bei diesen Rezepten geht es um die Kombination von Geschmack und Thermik mit der entsprechenden Zubereitungsart. Sie unterstützen besonders den Yang-Aufbau. Hierbei benötigen wir noch mehr Wärme als bei Qi-Mangel. Einerseits soll die Mitte konsequent aktiviert und gewärmt werden, gleichzeitig benötigen die Nieren Wärme, um ihr Yang zu stärken.

Mindestens zwei bis drei warme Mahlzeiten täglich sind notwendig, um das Yang der Nieren langfristig und nachhaltig aufzubauen. Wir stärken damit die wichtigste Kraft, die für alle anderen Prozesse im Körper benötigt wird.

« Geschmorter Lauch mit Walnuss-Pesto und Quinoa (S. 336)

Haferflocken-Buchweizen-Crunchy mit Apfelkompott

Für 2 Portionen
10 Min.

Für das Kompott
- 1–2 Äpfel
- 1 TL Agavendicksaft oder Süßmittel nach Belieben
- 1 Sternanis
- 1 Prise Kardamom, gemahlen
- 1 Prise Salz
- 2–3 EL Wasser

Für das Crunchy
- 1 Tasse Haferflocken
- 1 Tasse Buchweizen
- 2 TL Kokosöl oder Butter
- 1 Spritzer Agavendicksaft oder Süßmittel nach Belieben
- 1 kräftige Prise Zimt
- 1 kräftige Prise Koriandersamen, gemahlen
- 1 kleine Prise Pfeffer
- 1 kleine Prise Salz

Äpfel entkernen und kleinschneiden.

Einen kleinen Topf erwärmen. Agavendicksaft, Sternanis, Kardamom und Salz dazugeben und karamellisieren lassen.

Kleingeschnittene Äpfel und Wasser hinzufügen und ein paar Min. bei geschlossenem Deckel dünsten.

Haferflocken und Buchweizen in einer Pfanne ohne Fett anrösten, bis sie beginnen zu duften.

Kokosöl oder Butter, Süßmittel und die Gewürze dazugeben und gut durchmischen.

Das Crunchy noch warm mit dem Kompott genießen.

Variante Das Gewürzpulver zum Wärmen (S. 339) verwenden. Obst der Saison verwenden, z. B. Birnen, Zwetschgen, Pfirsiche, Aprikosen.

Tipp Kompott in größerer Menge zubereiten, hält sich kaltgestellt 2–3 Tage.

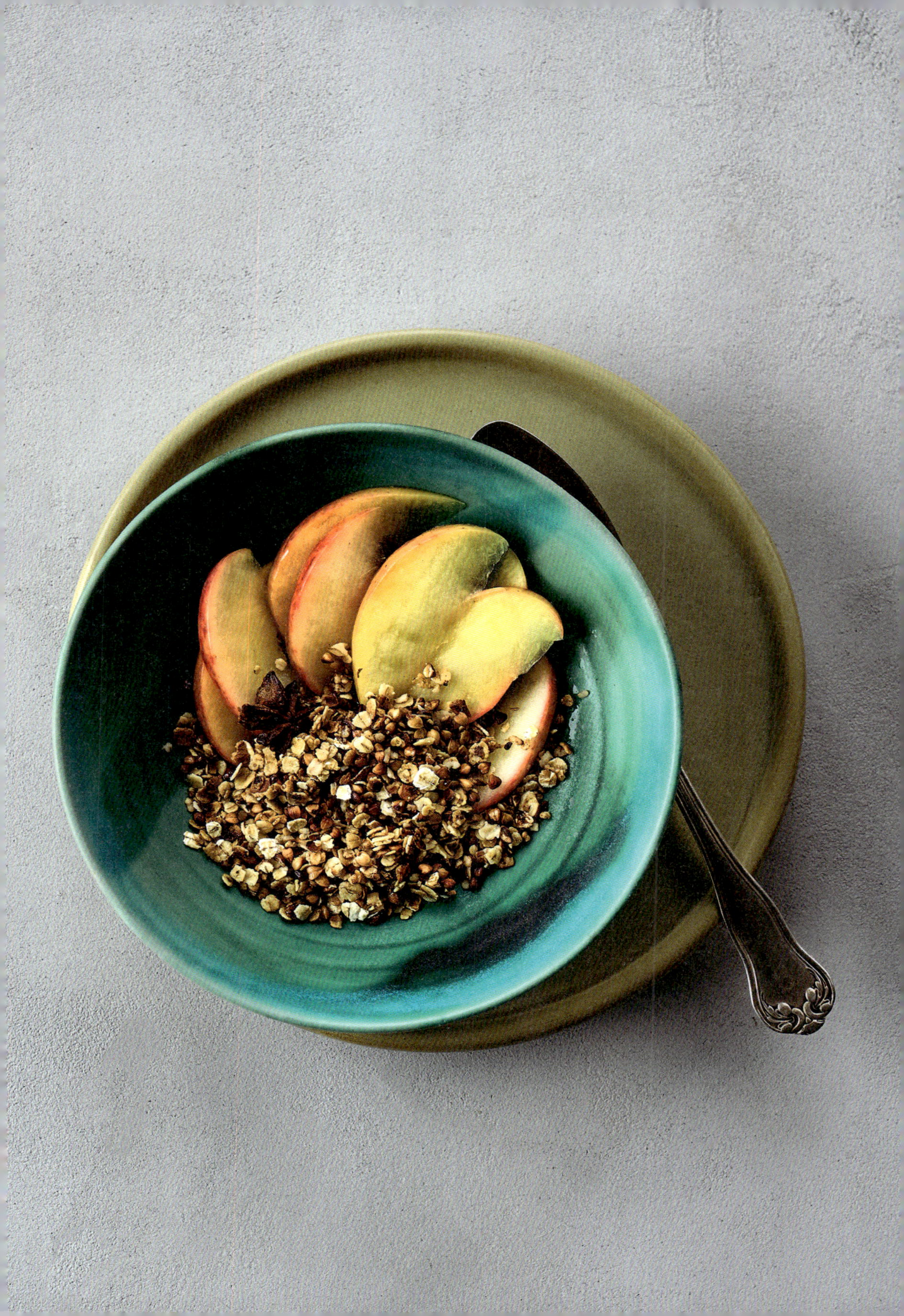

Geröstete Gewürz-Hirse mit Linsen

Für 2 Portionen

5 Min. + 10 Min. Kochzeit

• 1 Tasse Hirse • 1 kleine Zwiebel • 1 TL frischer Ingwer • 1 EL Olivenöl • 1 TL Fenchelsamen • 4 Walnüsse • 1 Prise Nelkenpulver • 1 Prise Muskat • 1 Prise Pfeffer • 2 EL rote Linsen • 2 Tassen Waser • Salz • frische Kräuter nach Belieben

Hirse im Sieb waschen, gut abtropfen lassen. Zwiebel fein würfeln, Ingwer reiben.

Hirse in einen heißen Topf geben, langsam trocknen lassen und unter Rühren anrösten, bis sie duftet und leicht Farbe bekommt. Öl, Zwiebel, Ingwer und Fenchelsamen dazugeben und anrösten.

Walnüsse, Nelkenpulver, Muskat, Pfeffer, rote Linsen und Wasser hinzufügen. Einmal aufkochen und bei geschlossenem Deckel auf kleiner Flamme ca. 10 Min. köcheln und anschließend ein paar Minuten ausquellen lassen.

Die Gewürz-Hirse mit Salz abschmecken und nach Belieben mit frischen Kräutern servieren.

Variante 1–2 TL Leinöl nach dem Kochen hinzufügen.

Tipp Es gibt unterschiedliche Hirsesorten. Die Goldhirse braucht etwas länger zum Kochen als die »feinkörnige« Hirse, die bereits nach wenigen Minuten gar ist.

Geschmorter Lauch mit Walnuss-Pesto und Quinoa

Für 4 Portionen

25 Min.

• 3 Lauchstangen • 1 EL Butter oder Öl • 250 g Quinoa • 2 Lorbeerblätter • ½ l Wasser • 1 kleine Handvoll Walnüsse • 1 Handvoll Petersilie • 1 Knoblauchzehe • 1 Prise Chili • 3 EL Olivenöl • 1 kräftige Prise Salz

Den Backofen auf 200 °C Umluft vorheizen.

Die Lauchstangen der Länge nach halbieren und putzen. Je nach Größe halbieren. Auf ein Backblech legen, mit Butter oder Öl bestreichen und 20 Min. im Ofen schmoren, bis er weich und leicht gebräunt ist.

In der Zwischenzeit Quinoa waschen und zusammen mit dem Lorbeer in einen kleinen Topf geben. Mit Wasser bedecken, so dass 1 cm Wasser über der Quinoa steht. Bei geschlossenem Deckel einmal aufkochen und anschließend ca. 15 Min. ausquellen lassen.

Für das Pesto Walnüsse, Petersilie, Knoblauch, Chili, Olivenöl und Salz zusammen grob pürieren oder fein hacken und abschmecken.

Den Lauch mit Pesto und Quinoa servieren.

Variante Statt Quinoa schmeckt dazu auch Linsen-Reis (S. 354) sehr gut.

In Rotwein geschmortes Rindergulasch mit Walnüssen

Für 2–3 Portionen

20 Min. + 3–4 Std. Marinierzeit + 2 Std. Schmorzeit

- 400 g Rindergulasch
- 200 ml Rotwein
- 2 mittlere rote Zwiebeln
- 1 kleine Knoblauchzehe
- 1 TL Ingwer
- 1 EL Olivenöl
- 1 TL Zimt
- 2 Lorbeerblätter
- 1 Msp. Chilipulver
- 1 Prise Salz
- 1 TL Balsamicoessig
- 1 TL Paprikapulver, edelsüß
- 1 TL Oregano oder Majoran
- 120 ml heißes Wasser oder Rinderbrühe
- 1 Handvoll Petersilie
- 1 Handvoll Walnüsse
- Salz, Pfeffer

Fleischstücke waschen, halbieren und mit 200 ml Rotwein bedecken. Zugedeckt über Nacht oder mindestens 3–4 Std. marinieren.

Fleisch aus der Marinade nehmen. Rotweinsud beiseitestellen. Zwiebeln in feine Scheiben schneiden, Knoblauch und Ingwer feinhacken.

In heißem Topf das Öl erwärmen und die Zwiebeln 2–3 Min. darin anbraten. Zimt, Knoblauch, Ingwer und Lorbeerblätter kurz anrösten. Fleisch dazugeben und ringsherum anbraten.

Mit Chilipulver, Salz, Essig, Paprikapulver und Oregano oder Majoran würzen und mit der Rotweinmarinade angießen. Aufkochen und 2–3 Min. köcheln lassen.

Heißes Wasser oder Rinderbrühe dazugeben und das Gulasch 2 Std. bei geschlossenem Deckel auf kleiner Flamme schmoren lassen.

Anschließend die Petersilie hacken. Die Walnüsse ohne Fett rösten, grob hacken und zum Gulasch geben. Mit Pfeffer und Salz abschmecken und mit der gehackten Petersilie servieren.

Variante Statt Rotwein kann auch roter Traubensaft genommen werden.

Tipp Das Gulasch statt auf dem Herd in einem Bräter im Ofen bei 150 °C 2 Std. schmoren. Dazu Gemüse, z. B. Karotten, Lauch oder Pilze, mitschmoren.

Gut für Qi und Yang

Dies ist ein wärmendes, stärkendes Rezept nicht nur für die Winterzeit! Die lange Schmorzeit ist für das Qi und Yang, der Rotwein mit dem Fleisch bringt Qi und Wärme ins Blut.

Weiße-Bohnen-Pfanne mit Lauch

Für 2–3 Portionen
15 Min.

• 1 Stange Lauch • 2 Knoblauchzehen • 1 TL Ingwer • 2 EL Olivenöl • 1 Prise Chilipulver • 220 g weiße dicke Bohnen (aus dem Glas oder über Nacht eingeweicht und mit etwas Thymian gargekocht) • 1 TL Balsamicoessig • 1 TL Thymian, getrocknet • 200 ml Kokosmilch • Pfeffer, Salz

Lauch putzen und in Ringe schneiden. Knoblauch und Ingwer in feine Scheiben schneiden.

Olivenöl in einer Pfanne erwärmen, Knoblauch und Ingwer dazugeben und andünsten. Nach ein paar Minuten den Lauch dazugeben und so lange andünsten, bis er weich und leicht gebräunt ist.

Chilipulver, Bohnen, Balsamicoessig und Thymian hinzufügen und mit der Kokosmilch angießen. 5 Min. leise einköcheln lassen und mit Pfeffer und Salz abschmecken.

Das passt dazu Reis oder Quinoa

Ingwer-Chili-Sesam-Dip

Für 2 Portionen
5 Min.

• 1 TL Ingwer, gerieben • 2 Knoblauchzehen • 2 EL Sesam • ½ TL Chiliflocken • 1 kräftige Prise Salz • 3 EL Sesamöl, ungeröstet • 1 Spritzer heller Essig

Ingwer und Knoblauch reiben. Sesam anmörsern oder zerstoßen. Ingwer, Knoblauch und Sesam mit Chiliflocken und Salz vermischen.

Sesamöl in einem kleinen Topf erhitzen und noch heiß über die Gewürze geben. Essig hinzufügen und alles vermischen.

Gewürzpulver zum Wärmen

Ergibt ca. 10 g Gewürzpulver
⏲ 2 Min.

• 1 TL Nelkenpulver • 1 TL Ceylon Zimtpulver • ½ TL Ingwerpulver • ½ TL Muskatpulver

Alle Gewürze miteinander mischen und in ein dunkles Glas füllen.

Kakao

Ergibt 2 Tassen
⏲ 10 Min.

• ½ l Wasser oder (pflanzliche) Milch oder Wasser mit Sahne • 2 gestrichene EL Kakao • 2 TL Süßmittel nach Wahl, z. B. Ahornsirup, Vollrohrzucker oder Agavendicksaft • 1 Scheibe Ingwer

Wasser oder Milch im Topf erwärmen, dabei den Kakao mit dem Schneebesen einrühren.

Süßmittel und Ingwer dazugeben. Einmal aufkochen. Bei geschlossenem Deckel 5–6 Min. köcheln lassen. Ingwer entfernen.

HITZE KÜHLEN

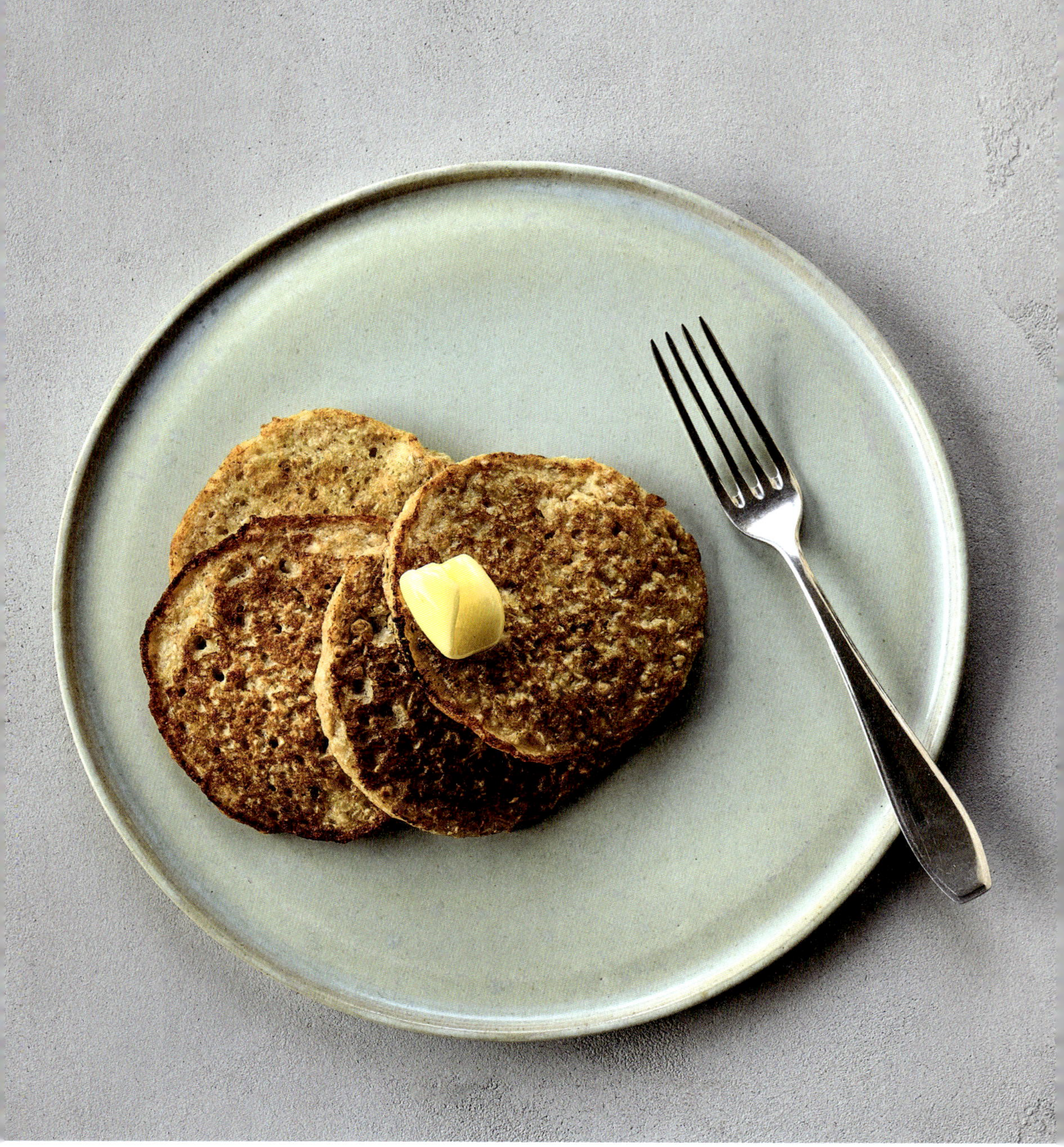

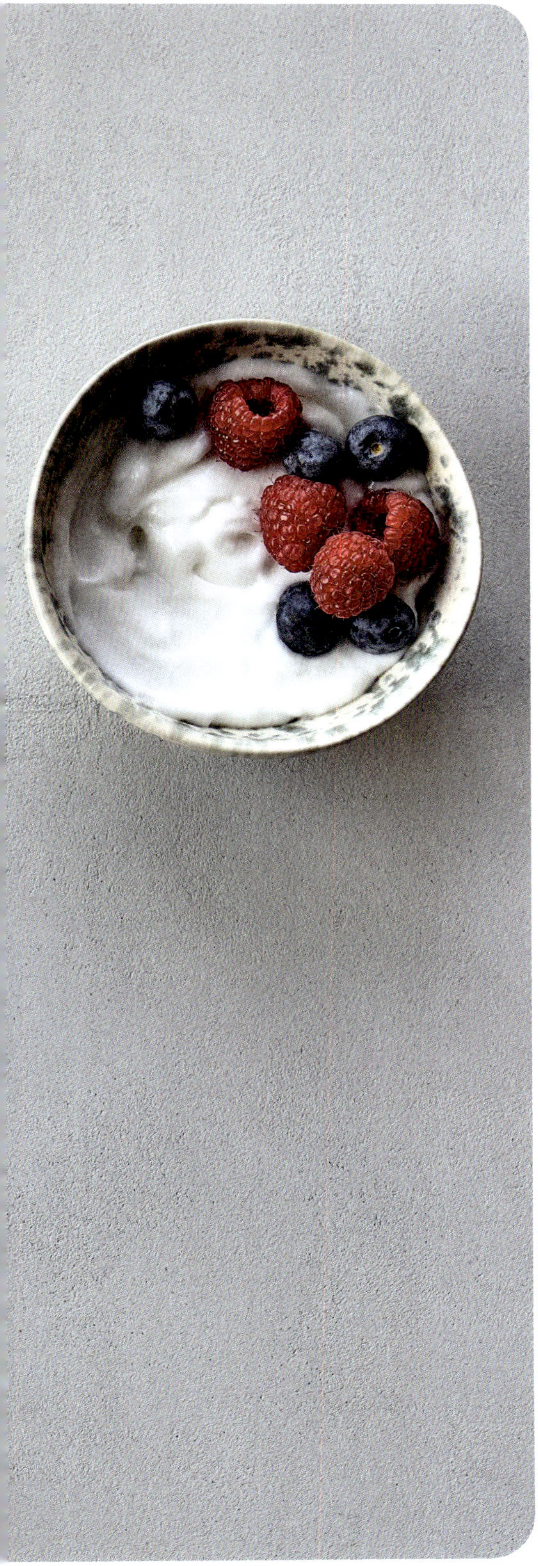

Die folgende Auswahl an Rezepten kann uns helfen, ein Gefühl für die Kombination von Geschmack, Thermik und Zubereitung zu bekommen, die besonders Hitze kühlen können.

Hitze kühlen bedeutet, dass ein Zuviel an Hitze kurzfristig gekühlt werden muss. Dabei wird aber immer darauf geachtet, dass die Mitte nicht geschwächt wird. Die ausgewählten Rezepte sind alle Mitte-stärkend; hinzu gesellt sich eine Auswahl an Lebensmitteln, die kühlend wirken, wie z. B. Weizen oder Tomaten, und Zubereitungsarten, die gleichzeitig sanft Hitze kühlen können.

« Buchweizen-Banana-Pancakes (S. 342)

Buchweizen-Banana-Pancakes

Ergibt ca. 8 Stück
10 Min. + mind. 1 Std. Einweichzeit

- 100 g Buchweizen • 1 kleine Prise Salz
- 1 kleiner Spritzer Zitronensaft • 1 Banane
- 1 Ei • 1 EL Ghee, Butter oder Öl

Buchweizen waschen und in Wasser für mindestens 1 Std. oder auch über Nacht einweichen.

Einweichwasser wegschütten und Buchweizen abtropfen lassen. Zusammen mit Salz, Zitronensaft, Banane und Ei pürieren.

Fett in einer Pfanne zerlassen und mit einer kleinen Schöpfkelle kleine Pancakes nebeneinander in die Pfanne setzen. Von beiden Seiten goldbraun anbraten. Mit dem restlichen Teig ebenso fortfahren, bis der Teig aufgebraucht ist.

Die fertigen Pancakes auf einen Teller stapeln und warmhalten.

Das passt dazu Frische Beeren, Joghurt, Traubenkompott (S. 360)

Crispy Mungbohnen-Snack

Ergibt 1 Glas
8–12 Std. Einweichzeit + 20 Min. Backzeit

- 200 g Mungbohnen • 2 EL Sesamöl (ungeröstet) • 1 TL Salz • 1 EL Nori-Flocken

Mungbohnen über Nacht in Wasser einweichen.

Den Backofen auf 165 °C vorheizen.

Mungbohnen abtropfen lassen und in einer Schüssel mit Sesamöl, Salz und Nori-Flocken vermischen.

Auf ein mit Backpapier ausgelegtes Backblech verteilen und im Ofen ca. 15–20 Min. rösten. Gelegentlich wenden.

Variante Olivenöl statt Sesamöl verwenden. Curry-Mungbohnen: Mungbohnen mit Öl, Currypulver und Salz vermengen.

Tipp Ausgekühlt kann der Mungbohnen-Snack mehrere Tage in einem Glas aufbewahrt werden.

Schnelles Weizen-Joghurt-Brot

Ergibt 1 Brotlaib

10 Min. + 1½ Std. Gehzeit + 35 Min. Backzeit

- ½ Würfel Hefe
- 1 gehäufter TL Honig
- 230 ml lauwarmes Wasser
- 500 g Weizenmehl, Type 1050
- 100 g Naturjoghurt, 3,5 % Fett
- 2 EL Sesam- oder Olivenöl
- 1 TL Salz

Hefe, Honig und lauwarmes Wasser verrühren und 20 Min. an einem warmen Ort gehen lassen.

In der Zwischenzeit Mehl, Joghurt, Öl und Salz in eine Schüssel geben, die angesetzte Hefe hinzufügen und alles mit den Händen zu einem Teig verkneten. Mit einem angefeuchteten Küchentuch zugedeckt an einem warmen Ort 1 Std. gehen lassen.

Den Teig mit bemehlten Händen zu einem Brotlaib formen und auf einem mit Backpapier ausgelegten Backblech weitere 20 Min. gehen lassen.

Den Backofen auf 250 °C Ober- und Unterhitze vorheizen.

Das Brot 25 Min. bei 250 °C backen, dann bei 220 °C weitere 10 Min. backen.

Das Brot vor dem Anschneiden etwas auskühlen lassen.

Variante 100 g Mehl durch Vollkornmehl ersetzen oder Dinkel- statt Weizenmehl verwenden.

Tipp Bei Qi-Mangel kann das Brot getoastet werden, es wirkt damit wärmer und trockener.

Tomaten-Grisotto

Für 4 Portionen

50 Min.

- 1 kg aromatische Fleischtomaten
- 2 Schalotten
- 2 EL Olivenöl
- 1 TL Vollrohrzucker
- 1 Prise Paprikapulver, edelsüß
- Salz
- 2 EL Balsamicoessig
- 1 EL Butter oder Öl
- 200 g Gerstengraupen oder über Nacht eingeweichte Nacktgerste
- 2 EL Weißwein
- 400–500 ml heiße Gemüsebrühe oder Wasser
- 1 EL kalte Butter
- Pfeffer
- 2–4 Zweige Basilikum
- Optional: 25 g Parmesan

Tomaten waschen, Stielansatz entfernen und in Stücke schneiden. Schalotten fein würfeln.

Schalotten in einem Topf mit Öl glasig dünsten, Vollrohrzucker und Tomaten dazugeben und aufkochen lassen. Mit Paprikapulver, Salz und Balsamicoessig abschmecken und etwa 15 Min. leise einköcheln lassen.

In der Zwischenzeit Butter in einem Topf zerlassen, Gerste hinzufügen und andünsten. Mit Weißwein ablöschen. Tomaten und etwas Brühe dazugeben und alles bei geringer Hitze weiter köcheln lassen. Nach und nach die restliche Brühe unterrühren, bis die Gerste nach ca. 40 Min. gar ist und die Flüssigkeit aufgenommen hat.

Grisotto mit kalter Butter, Pfeffer und Salz und abschmecken und mit Basilikum und optional Parmesan servieren.

Das passt dazu Kapern in Olivenöl knusprig herausbraten und dazugeben.

Variante Das Grisotto mit Weizen statt Gerste zubereiten, den Weizen dafür über Nacht einweichen.

» Tomaten-Grisotto mit erfrischendem Weizen-Mungbohnen-Salat (S. 346)

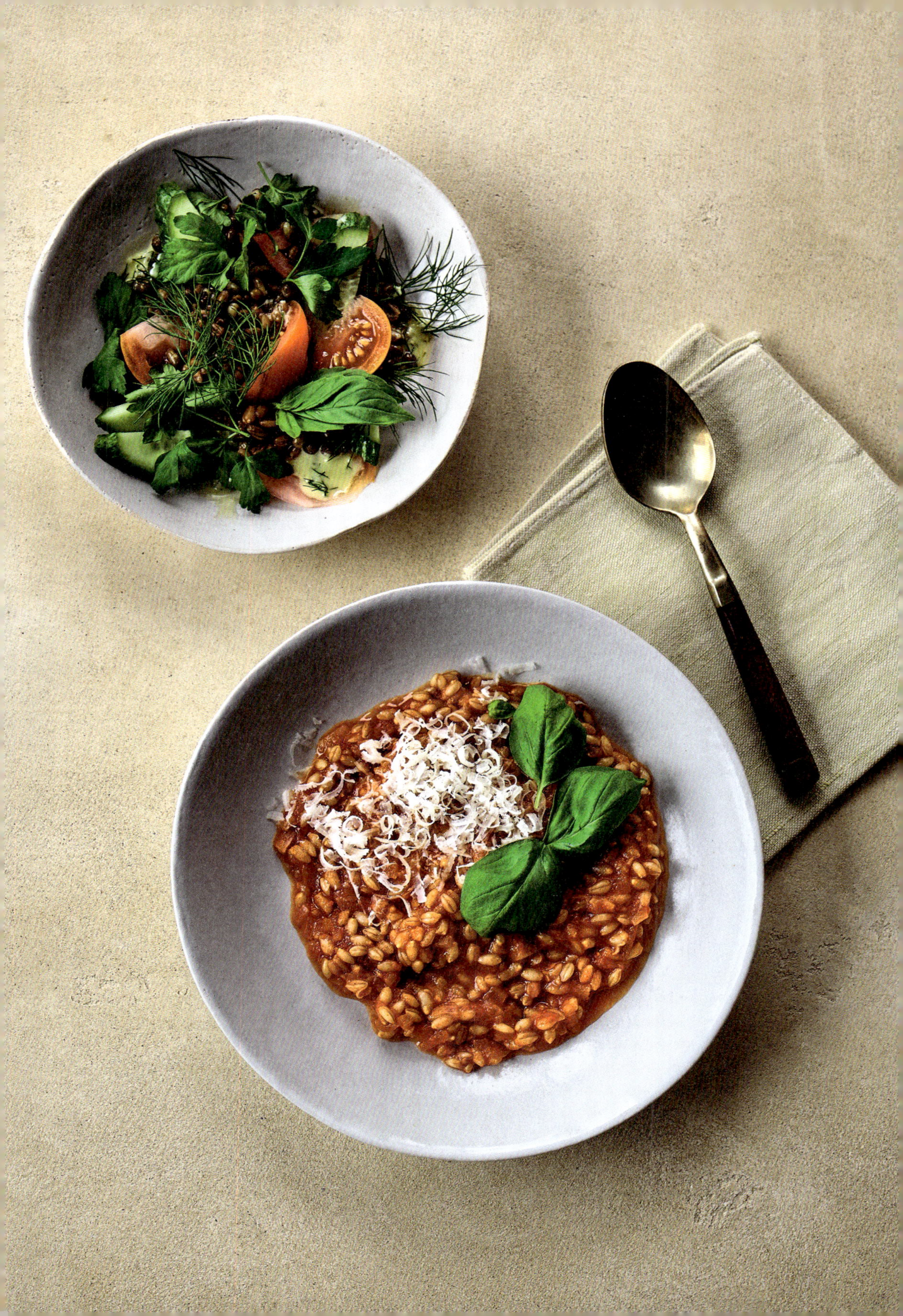

Erfrischender Weizen-Mungbohnen-Salat

Für 4 Portionen

10 Min. + 8–12 Std. Einweichzeit + 40 Min. Kochzeit

- 2 Tassen Weizenkörner
- 1 Tasse Mungbohnen
- 6 Tassen Wasser
- 2 Handvoll frische Kräuter und Salate (z. B. Basilikum, Minze, Petersilie, Radicchio)
- 2 mittelgroße Tomaten
- ½ Gurke

Für das Dressing

- 2 EL heller Essig
- 1 TL Senf
- 1 Handvoll Dill
- ¼ Birne o. 2 EL Birnensaft
- 4 EL Olivenöl
- Salz

Weizenkörner und Mungbohnen zusammen 12 Std. oder über Nacht in Wasser einweichen. Einweichwasser wegschütten und mit 6 Tassen frischem Wasser aufgießen. Bohnen und Weizenkörner einmal aufkochen lassen und bei geschlossenem Deckel ca. 40 Min. garkochen.

In der Zwischenzeit Kräuter, Tomaten und Gurke waschen, klein schneiden und mit Weizen und Mungbohnen mischen.

Für das Dressing Essig, Senf, Dill, Birne und Öl in eine Schüssel geben, fein pürieren und mit Salz abschmecken. Den Salat mit dem Dressing mischen und servieren.

Variante Der Salat kann auch mit Dinkel statt Weizen zubereitet werden.

Tipp Gekochter Weizen mit Mungbohnen hält sich 2–3 Tage im Kühlschrank.

Sellerietee

Ergibt 3–4 Tassen
5 Min. + 20 Min. Garzeit

- 1 Handvoll kleingeschnittene Selleriestange mit etwas Selleriegrün
- ½ l Wasser

Sellerie mit Wasser zum Kochen bringen. Auf kleiner Flamme bei geschlossenem Deckel 20 Min. köcheln lassen.

Den Sud abgießen und über den Tag verteilt trinken.

Variante Ein Spritzer Zitrone unterstützt die absenkende Wirkung bei Hitzezeichen im Kopfbereich. Auch bei Sommerhitze. Weitere Variante: Ein Stück Alge mitkochen – das verstärkt die kühlende und beruhigende Wirkung des Tees.

Wirkung Ein erfrischender Tee, der Hitze absenken kann. Zum »Runterkommen« bei viel Kopfarbeit.

Weizentee

Ergibt Tee für 2 Tage
40 Min. Kochzeit + 2–3 Std. Einweichzeit

- 4 EL Weizenkörner
- 1 l Wasser

4 EL Weizenkörner im Wasser 2–3 Std. einweichen.

Einmal aufkochen und mit halb aufgelegtem Deckel 40 Min. köcheln lassen. Abseihen.

2–3 Tassen über den Tag verteilt trinken.

Tipp Gekochten Tee kühl aufbewahren. Nach dem Kochen des Tees verstärkt 1 Spritzer Zitrone das Absenken der Hitze und das Schließen der Poren.

Wirkung Weizentee beruhigt das Herz bei Unruhe und Palpitationen und kann bei übermäßigem Schwitzen helfen.

BLUT AUFBAUEN

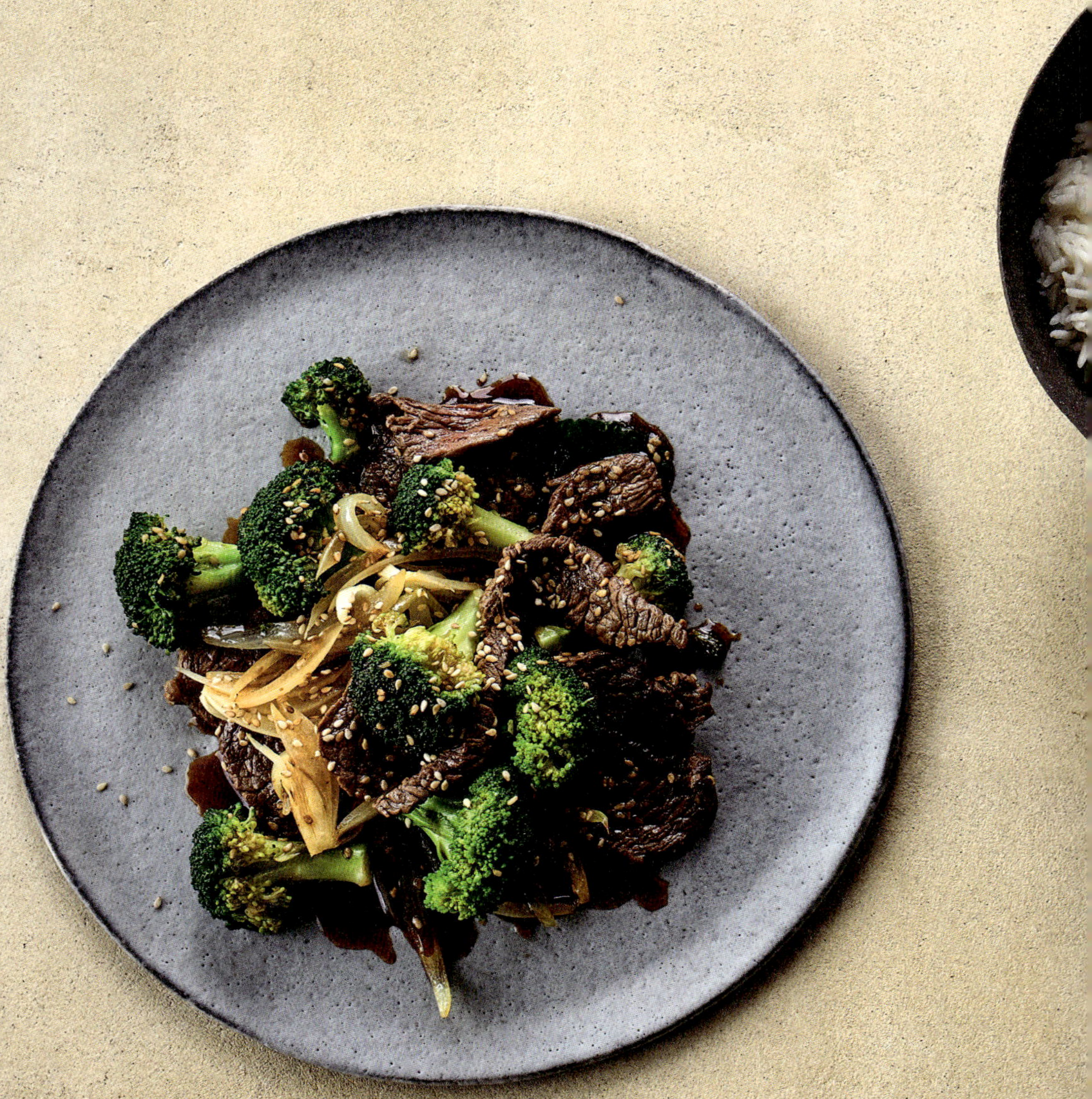

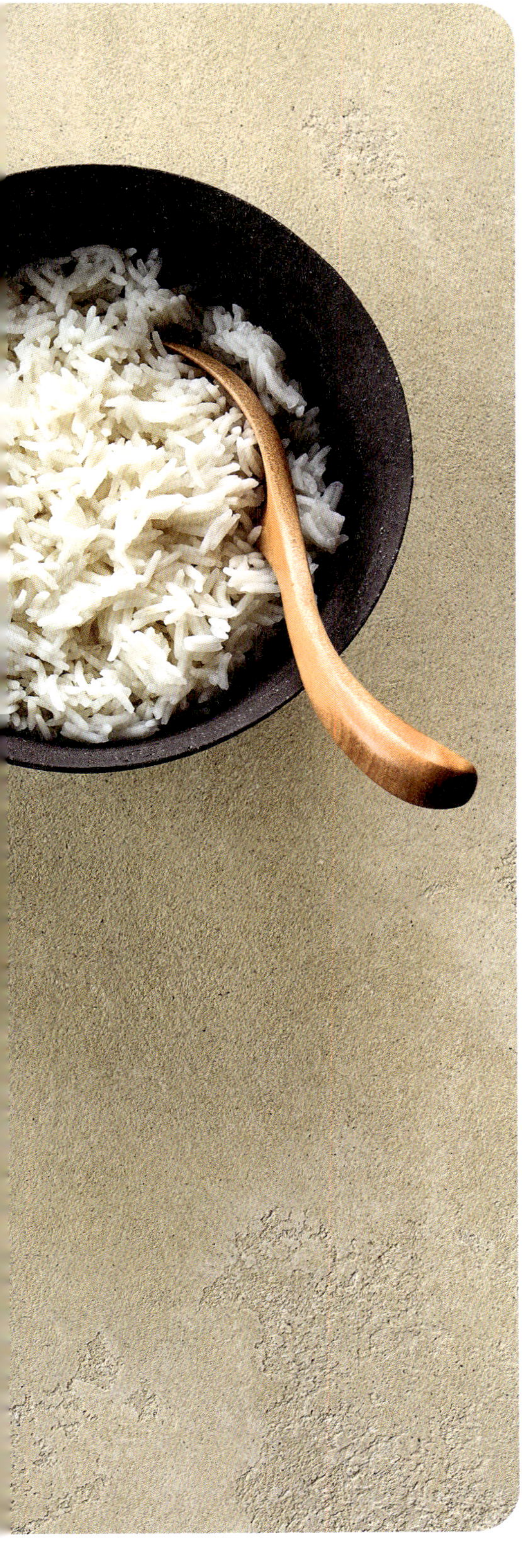

Bei Blutmangel reicht es nicht aus, Lebensmittel zu essen, die Blut aufbauen. Essenziell ist die Wärme, damit die Umwandlung der Lebensmittel in der Mitte gut funktioniert. Für den Blutaufbau ist daher Wärme in Form von gekochten Speisen besonders wichtig. Zusätzlich benötigen wir bei Blutmangel täglich eine kleine Menge Eiweiß, in tierischer oder pflanzlicher Form, ebenso wie eine tägliche Portion dunkelgrüne Kräuter, Gemüse oder Salate. Die Auswahl an Rezepten gibt ein Gefühl für die Kombination von Geschmack, Thermik und Zubereitung für den Blutaufbau.

« Rindfleisch in Sesam-Marinade mit Brokkoli (S. 357)

Kokos-Milchreis mit Beeren

Für 2 Portionen
40 Min. Kochzeit

• 125 g Milchreis • ¼ l Wasser • ¼ l Kokosmilch • 1 Msp. Vanillepulver oder ⅓ Vanillestange • Prise Salz • 1 Spritzer Zitronensaft • 1 Prise Kardamom, gemahlen • 1 Prise Kaffeepulver • 1 Prise Muscovado-Zucker oder Süße nach Belieben • frische Beeren, z. B. Himbeeren, Blaubeeren, Johannisbeeren, Holunderbeeren

Reis waschen, mit Wasser, Kokosmilch und Vanille zum Kochen bringen und 40 Min. mit geschlossenem Deckel auf niedrigster Stufe köcheln lassen.

Mit Salz, Zitronensaft, Kardamom, Kaffeepulver und Süße abschmecken. Mit den Beeren servieren.

Das passt dazu Muscovado-Zucker mit Sesam (rechts)

Tipp Mit Süßreis oder Rundkorn-Vollkornreis wird der Milchreis nährender. Beide Reissorten müssen über Nacht eingeweicht werden.

Muscovado-Zucker mit Sesam

Ergibt ca. 30 g
5 Min.

• 1 TL schwarzer Sesam • 1 TL gelber Sesam • 1 EL Muscovado-Zucker (oder Rohrohrzucker)

Sesam in einer heißen Pfanne ohne Fett rösten.

Im Mixer grob zerkleinern. Mit dem Zucker vermischen.

Tipp Passt zu süßlichen Frühstücken. Kann in größerer Menge auf Vorrat zubereitet werden.

Wirkung Diese Kombination ist köstlich und wirkungsvoll. Sesam stärkt das Yin und der vitamin- und nährstoffreiche Muscovado-Zucker das Blut.

» Kokos-Milchreis mit Beeren und Muscovado-Zucker mit Sesam

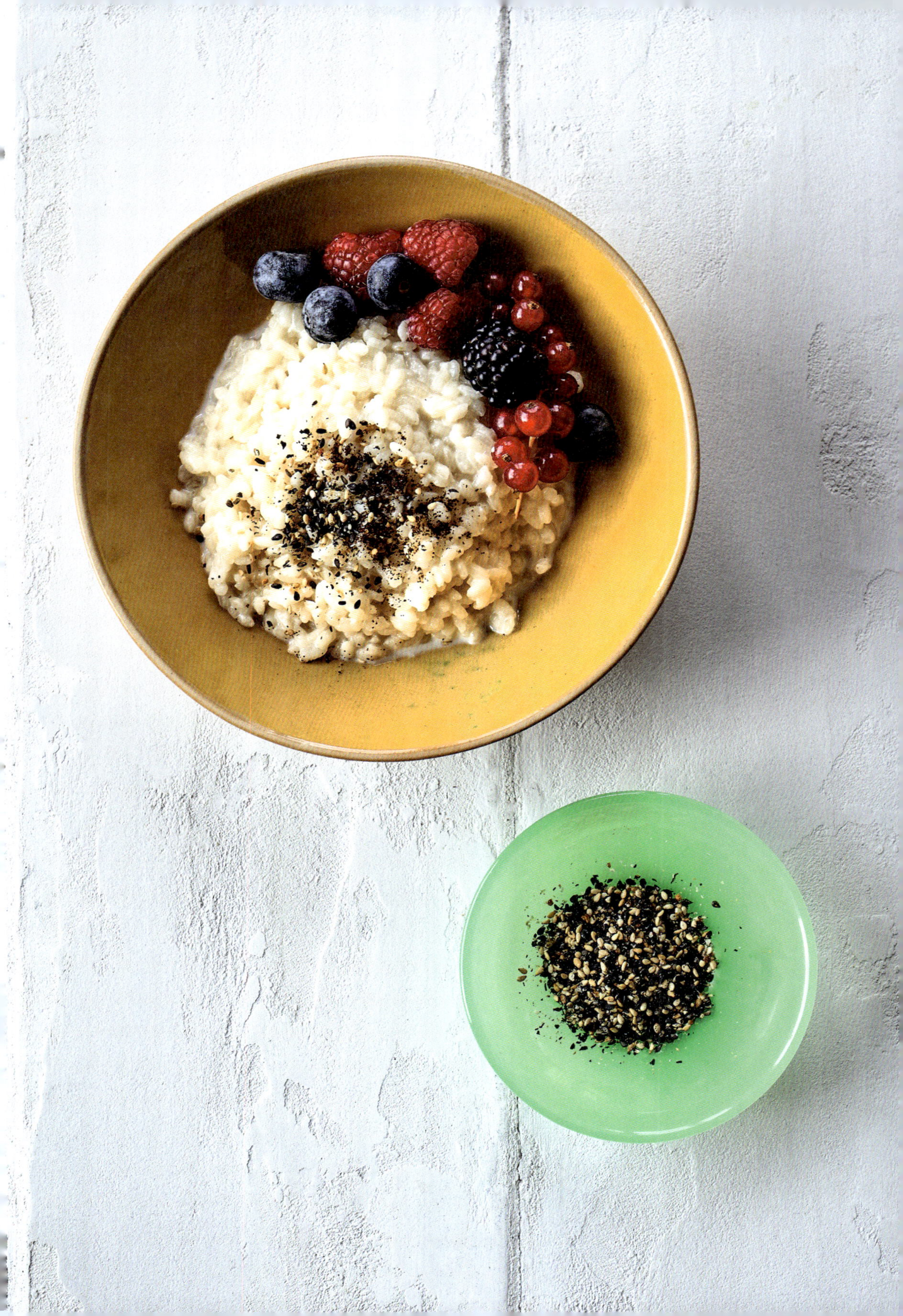

Rote-Linsen-Hummus

Für 4 Portionen
15 Min.

- 200 g rote Linsen
- 400 ml Wasser
- 1 kleine Scheibe Ingwer
- 1 Lorbeerblatt
- 2 EL Tahin (Sesammus)
- 2 Knoblauchzehen
- ½ TL Kreuzkümmel
- Salz
- Saft von 1 Zitrone, nach Geschmack
- 1 Prise Paprikapulver, edelsüß
- Optional Olivenöl, gelber und schwarzer Sesam

Rote Linsen waschen und zusammen mit Wasser, Ingwer und Lorbeerblatt in einem kleinen Topf zum Kochen bringen. Etwa 10 Min. bei geschlossenem Deckel auf kleiner Flamme köcheln lassen, bis die Linsen weich sind.

Die Linsen etwas abkühlen lassen, Ingwer und Lorbeer entfernen.

Linsen mit Tahin, Knoblauch, Kreuzkümmel, Salz, Zitronensaft und Paprikapulver in einen Mixer geben oder mit dem Pürierstab fein pürieren.

Nach Belieben mit Zitronensaft und Salz abschmecken. Je nach Konsistenz noch etwas Wasser hinzugeben.

Nach Geschmack mit Olivenöl und Sesam servieren.

Tipp Hummus hält sich ein paar Tage im Kühlschrank. Da er im Kühlschrank fest und kalt wird, kann kurz vor dem Servieren ein Schluck heißes Wasser hinzugefügt werden. Anschließend gut durchrühren.

Frittata mit grünem Gemüse und Kräutern

Für 2 Portionen
10 Min. + 20 Min. Backzeit

- 1 kleine Zucchini
- 100 g Brokkoli
- 2 Frühlingszwiebeln
- 1 Zwiebel
- 2 EL Olivenöl
- 4 Eier
- Salz und Pfeffer
- 1 Handvoll frische Kräuter, z. B. Petersilie, Schnittlauch und Basilikum

Backofen auf 180 °C Umluft vorheizen.

Das Gemüse waschen. Zucchini schräg in Scheiben schneiden, Brokkoli in kleine Röschen teilen, Frühlingszwiebeln schräg in Ringe schneiden, Zwiebel schälen und in feine Spalten schneiden.

In einer ofenfesten Pfanne Olivenöl bei mittlerer Hitze erwärmen. Anschließend Zucchini, Brokkoli, Frühlingszwiebeln und Zwiebel anbraten, bis sie »al dente« sind.

Während das Gemüse brät, die Eier in einer Schüssel aufschlagen und mit Pfeffer und Salz verquirlen. Kräuter hacken und unter die Eier rühren.

Die Eiermasse gleichmäßig über das gebratene Gemüse in der Pfanne gießen. Die Pfanne in den vorgeheizten Ofen stellen und die Frittata 15–20 Min. backen, bis die Eier gestockt sind und die Oberfläche leicht gebräunt ist.

Die Frittata aus dem Ofen nehmen, etwas abkühlen lassen, in Stücke schneiden und warm servieren.

Das passt dazu Hirse oder Quinoa

Variante Gemüse nach Saison variieren, z. B. grünen Spargel, frische Erbsen, Mangold oder Spinat verwenden. Mit etwas Feta überbacken.

Gerösteter Curry-Blumenkohl mit Linsen-Reis

Für 2 Portionen
10 Min. + 20 Min. Backzeit

- 1 kleiner Blumenkohl
- 4 EL Olivenöl
- 1 EL Currypulver
- 1 EL Koriandersamen, ganz
- ½ Bio-Zitrone
- ½ TL Salz
- 1 Tasse Basmatireis
- ½ Tasse rote Linsen
- 1 Lorbeerblatt

Den Backofen auf 200 °C Ober- und Unterhitze vorheizen.

Blumenkohl in 2–3 cm dicke Scheiben schneiden und nebeneinander auf ein mit Backpapier ausgelegtes Backblech verteilen.

In einer kleinen Schüssel Olivenöl, Currypulver, Koriandersamen, Salz und einen Spritzer Zitronensaft vermischen und den Blumenkohl ringsherum damit bestreichen.

Im Backofen 15–20 Min. goldbraun backen, bis der Blumenkohl außen knusprig und innen weich ist. Zwischendurch einmal wenden.

In der Zwischenzeit Reis und Linsen im Topf waschen, abgießen und so viel frisches Wasser dazugeben, dass es ca. 1 cm über Reis und Linsen steht.

Einen kleinen Streifen Zitronenschale und das Lorbeerblatt hinzufügen, alles einmal aufkochen lassen, dann auf kleiner Flamme bei geschlossenem Deckel in 12–15 Min. garkochen.

Den Linsen-Reis ein paar Minuten bei geschlossenem Deckel ruhen lassen, mit dem Blumenkohl servieren.

Das passt dazu Grüne-Kräuter-Dip (S. 356)

Tipp Reis und rote Linsen haben dieselbe Garzeit und können gut zusammen gekocht werden.

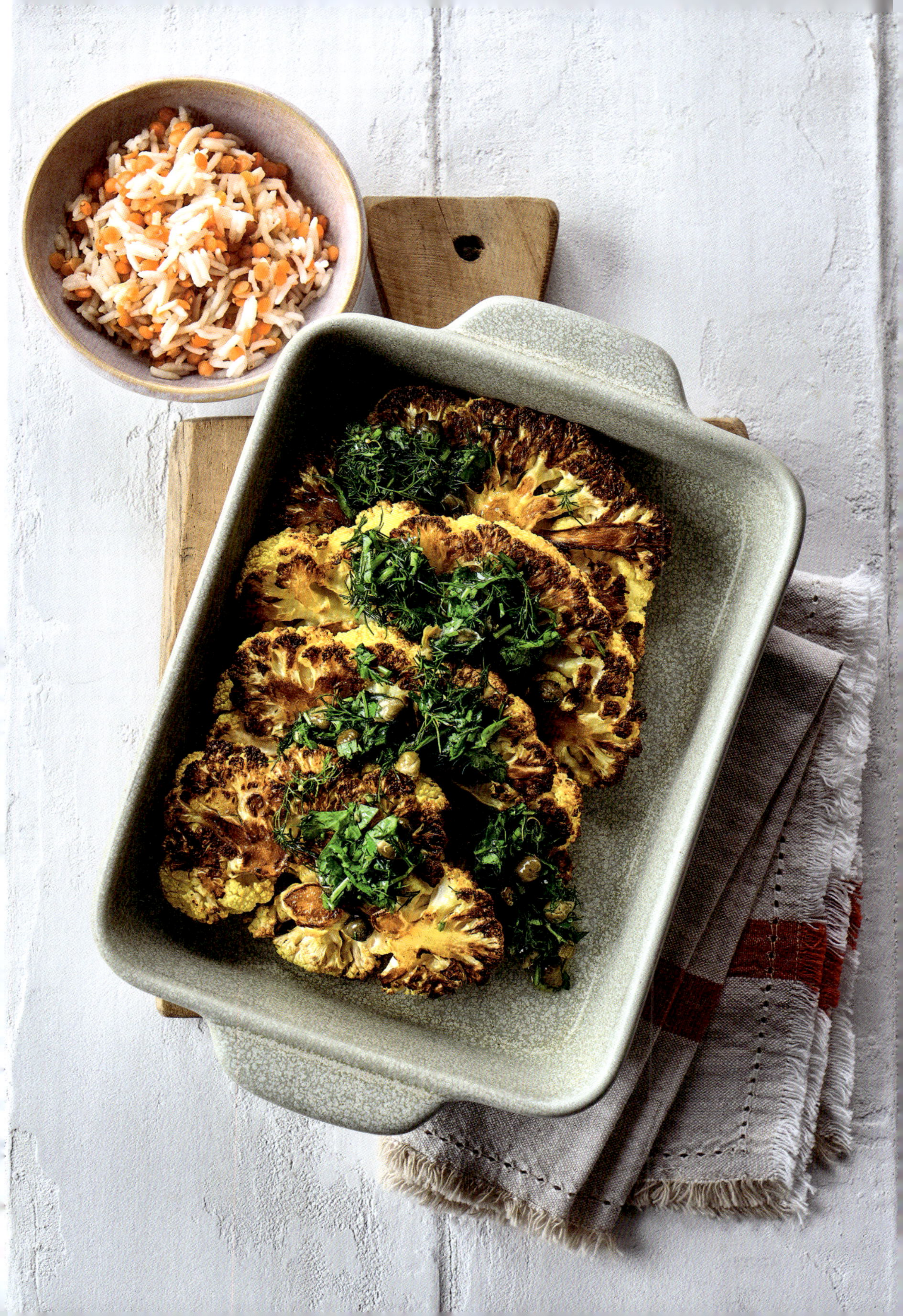

Grüne-Kräuter-Dip

Für 2 Portionen
3 Min.

• 1 Handvoll Petersilie • 1 Handvoll frischer Dill • 1 EL Kapern • 2 EL Weißweinessig • 3 EL Olivenöl • 1 Prise Salz

Petersilie und Dill waschen, trocken tupfen und harte Stängel entfernen. Kleine Stängel können mit verwendet werden.

Kräuter mit den Kapern grob hacken.

Mit Weißweinessig und Olivenöl vermengen und mit Salz abschmecken.

Variante Kapernwasser statt Essig verwenden. Kräuter nach Belieben variieren, z.B. Kerbel, Schnittlauch, Minze oder Basilikum nehmen.

Omelett mit Spinat

Für 1 Portion
5 Min.

• 1 TL Butter oder Ghee • 2 Eier • 1 Prise Muskat • 1 Prise Salz • 1 kleine Handvoll Babyspinat

Fett in einer Pfanne bei mittlerer Hitze erwärmen. Währenddessen die Eier verquirlen, mit Muskat, Salz und Spinat vermischen.

Die Eiermischung in die Pfanne gießen. Sobald sich die Ränder beginnen zu setzen, das Omelett vorsichtig bewegen, um sicherzustellen, dass es gleichmäßig gart. Nach etwa 1 Min. das Omelett in der Mitte zusammenklappen und eine weitere Minute kochen, bis es vollständig fest ist.

Variante Statt Spinat grüne Kräuter wie Petersilie, Basilikum oder Schnittlauch verwenden.

Marinierter Fisch mit Thai-Basilikum

Für 2 Portionen
10 Min. + 15 Min. Marinierzeit

- 400 g Fischfilet (z. B. Kabeljau)
- 1 EL frischer Ingwer
- 3 Knoblauchzehen
- 12 Blätter Thai-Basilikum
- 1 EL Sojasauce
- 1 Spritzer Essig
- 3 EL Sesamöl

Fischfilets in Stücke schneiden. Ingwer und Knoblauch reiben. Basilikum in feine Streifen schneiden.

Fisch mit Knoblauch, Ingwer, Sojasauce, Essig und Basilikum vermengen und 15–20 Min. in der Marinade ziehen lassen.

Sesamöl in einer Pfanne erhitzen und den Fisch darin herausbraten.

Das passt dazu Reis oder Quinoa

Variante Statt Thai-Basilikum Zitronen-Basilikum oder »normales« Basilikum verwenden.

Rindfleisch in Sesam-Marinade mit Brokkoli

Für 4 Portionen
25 Min.

- 1 TL frischer Ingwer
- 1 Knoblauchzehe
- 1 TL Vollrohrzucker
- 4 EL Speisestärke
- 5 EL Sojasauce
- 2 EL Sesam
- 600 g Rindfleisch, z. B. mageres Hüftsteak
- 500 g Brokkoli
- 2 Zwiebeln
- 2 EL Sesamöl, ungeröstet

Ingwer und Knoblauch reiben oder fein hacken. Beides mit Vollrohrzucker, Speisestärke, 4 EL Sojasauce und Sesam zu einer Marinade verrühren.

Das Rindfleisch in feine Streifen schneiden und für mindestens 15 Min. in der Marinade ziehen lassen.

Brokkoli in Röschen teilen, je nach Größe nochmals halbieren. Zwiebeln schälen und in Spalten schneiden.

1 EL Sesamöl in einem Wok oder in einer Pfanne erhitzen und das Rindfleisch samt Marinade darin 2–3 Min. scharf anbraten; das Fleisch anschließend herausnehmen.

Nochmals 1 EL Öl in den Wok geben, Brokkoli und Zwiebeln darin anbraten. Das Rindfleisch wieder dazugeben. Alles mit einem guten Schluck Wasser und 1 EL Sojasauce aufgießen und ein paar Minuten einköcheln lassen.

Abschmecken und mit etwas Sesam bestreuen.

Das passt dazu Basmatireis

YIN UND SÄFTE AUFBAUEN

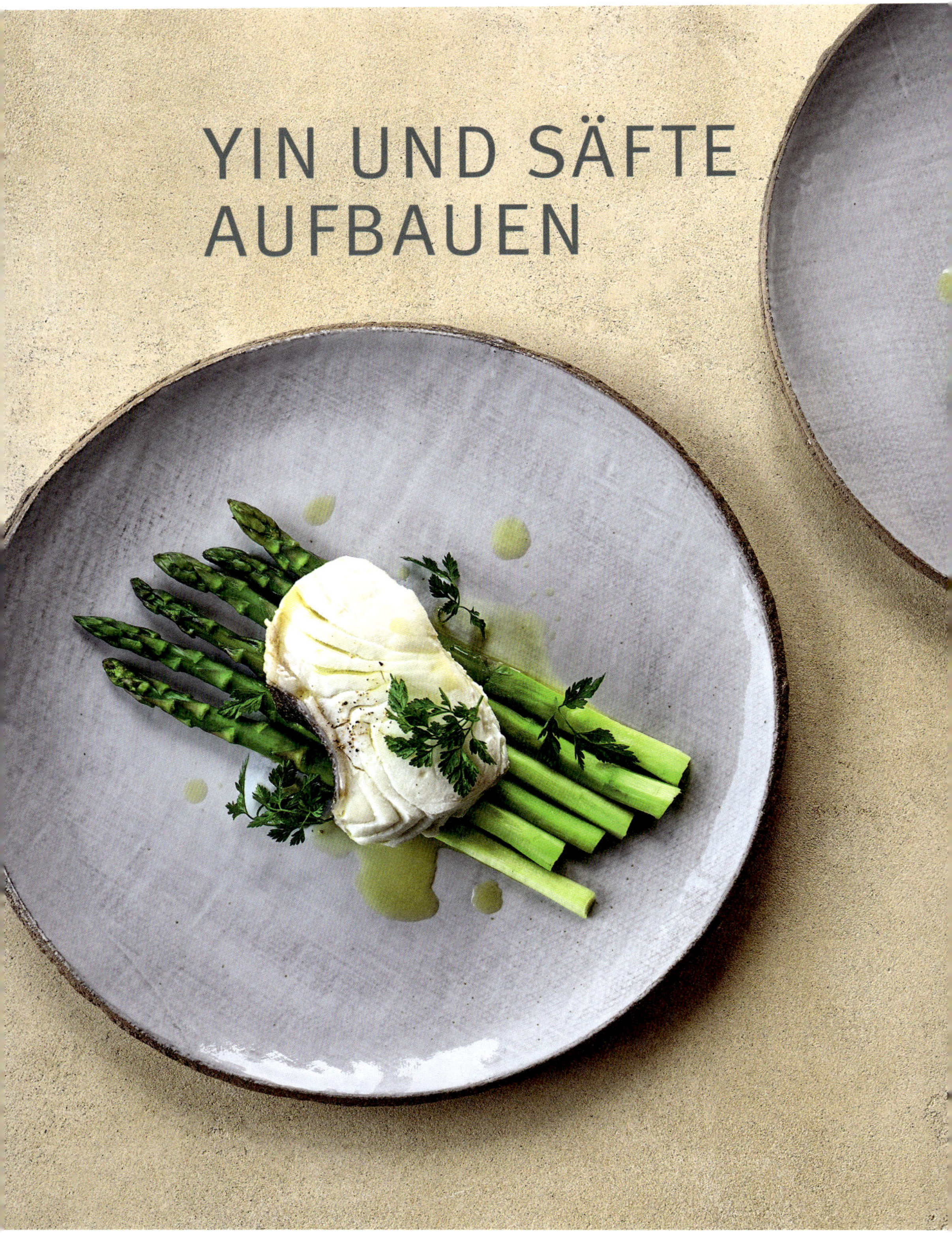

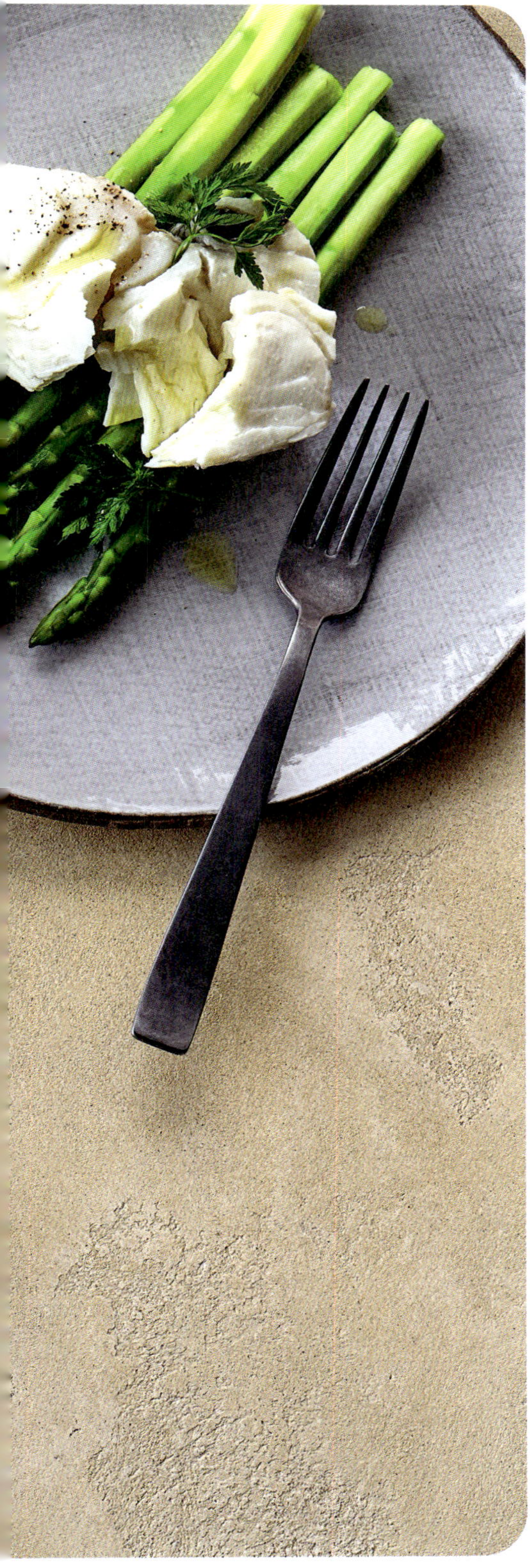

Die folgende Auswahl an Rezepten wirkt besonders Yin und Säfte aufbauend und kann damit den Körper von innen heraus befeuchten. Trockenheit im Körper kann nicht allein durch Trinken befeuchtet werden. Der Aufbau von Yin und Säften geht über die Mitte, dies bedeutet, dass zum einen die Mitte Nahrung gut umwandeln muss, und zum anderen, dass wir der Mitte Nahrung zur Verfügung stellen, die in sich besonders saftig ist und viel Yin enthält.

« Grüner Spargel mit pochiertem Fisch (S. 363)

Schnelle Frühstückssuppe

Für 1–2 Portionen
10 Min.

• ca. 300 ml heißes Wasser • 1 EL Miso • 1 EL Tahin • 1 TL Sojasauce • 1 TL geröstetes Sesamöl • 1 kleine Karotte • 1 Handvoll Spinat • 50 g Tofu • 1 Handvoll Sprossen (z. B. Mungbohnensprossen)

Wasser zum Kochen bringen.

In einer Suppenschüssel Miso, Tahin, Sojasauce und Sesamöl verrühren.

Karotte schälen und in die Schüssel raspeln. Spinat waschen und kleinschneiden, Tofu in Stücke schneiden, Sprossen waschen.

Alles in die Schüssel geben, mit heißem Wasser übergießen und umrühren. Ein paar Min. ziehen lassen und die Suppe genießen.

Varianten Glasnudeln oder gekochten Reis dazugeben. Gemüse und Kräuter nach Belieben variieren, z. B. Korianderblätter, ein kleingeschnittenes Nori-Blatt, Shiitake- oder Austernpilze dazugeben. Statt Tofu schmeckt auch ein hartgekochtes Ei sehr gut dazu.

Tipp Für unterwegs: Alles in ein Glas oder einen Behälter schichten und nur noch mit heißem Wasser übergießen, kurz ziehen lassen und umrühren.

Hirse-Amaranth-Porridge mit Traubenkompott

Für 1–2 Portionen
5 Min. + 10 Min. Kochzeit

• ¾ Tasse Hirse • 1 EL Amaranth • 2 Tassen Wasser • 1 EL Sahne oder pflanzliche Alternative • 1 kräftige Prise Koriandersamen, gemahlen • 1 Handvoll blaue Trauben • 1 EL Wasser • 1 Spritzer Ahornsirup oder Süßmittel nach Wahl • 1 kleine Prise Salz • ½ TL Zitronensaft • 1 Prise Kakao • 1 EL Leinöl

Hirse und Amaranth in einem feinen Sieb waschen.

Wasser und Sahne in einem Topf erhitzen, Hirse und Amaranth einstreuen.

Koriander dazugeben, einmal aufkochen und auf kleinster Flamme bei geschlossenem Deckel 10 Min. quellen lassen.

Währenddessen Trauben halbieren und in einem kleinen Topf mit etwas Wasser weichdünsten.

Porridge mit Ahornsirup, Salz, Zitronensaft, Kakao und Leinöl mischen. Mit Traubenkompott servieren.

Varianten Kompott aus roten Beeren kochen oder 1 TL Gojibeeren in der Hirse mitkochen lassen. Statt Leinöl eignet sich auch Weizenkeimöl sehr gut.

» Hirse-Amaranth-Porridge mit Traubenkompott

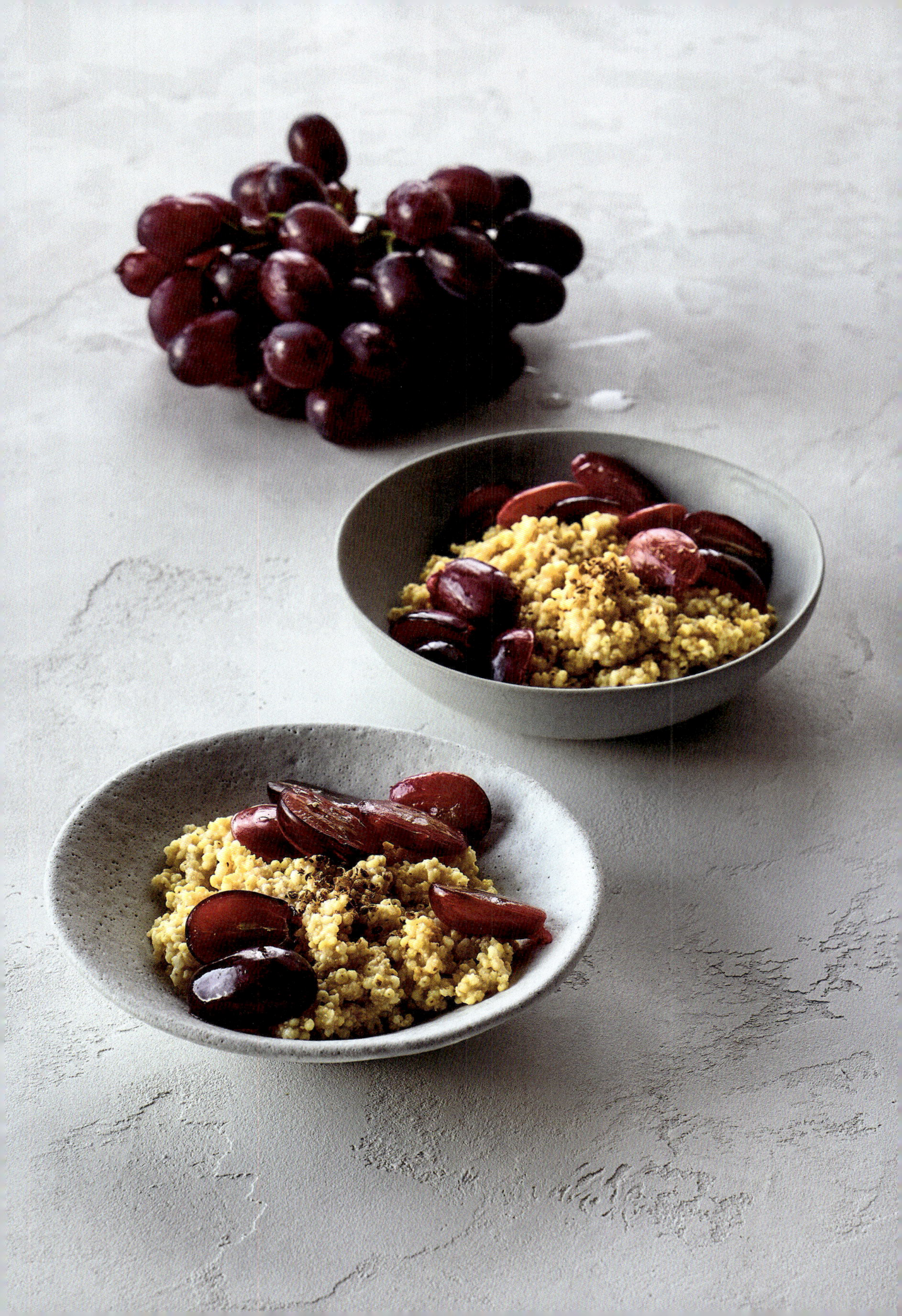

Dinkelgrießbrei

Für 1 Portion

5 Min.

- ¼ l Wasser
- 1 Tasse (50 g) Dinkelgrieß
- 1 Stück Bio-Zitronenschale

Das Wasser in einem kleinen Topf erwärmen, Grieß einrühren und die Zitronenschale hinzufügen.

Einmal aufkochen lassen und zugedeckt 1–2 Min. quellen lassen.

Das passt dazu Mit Muscovado-Sesam-Zucker (S. 350) bestreuen. Nach Belieben etwas Zimt hinzufügen. Dazu schmeckt Traubenkompott (S. 360) sehr gut.

Variante Etwas Sahne in das Wasser geben oder ein Stück Butter hinzufügen.

Tipp Auch aus anderen Getreidesorten können schnelle Getreidebreie zubereitet werden:

- **Buchweizenmehl**: ohne Fett anrösten, mit Wasser aufgießen und zu einem sämigen Brei kochen.
- **Tsampa** (erhältlich im Bioladen): mit heißem Wasser zum Brei anrühren. Pikant: mit Öl/Butter und Gewürzen abschmecken. Süß: mit Gewürzen und Obst verfeinern.
- **Weizen- oder Dinkelschrot**: Über Nacht in Wasser einweichen, kurz erwärmen und pikant oder süß abschmecken.

Pilzsuppe

Für 4 Portionen

20 Min.

- 600 g Pilze (z. B. Champignons, Austernpilze) • 2 mittelgroße Zwiebeln • 1 EL Sesamöl • 100 ml Sahne • 1 TL Thymian, getrocknet oder frisch • 700 ml Wasser • Salz
- 2 EL Schmand • 1 EL Kresse oder Sprossen

Pilze putzen, etwas klein schneiden. Zwiebeln fein würfeln.

Zwiebeln in einem Topf mit Sesamöl glasig andünsten. Pilze dazugeben und anbraten, bis sie leicht gebräunt sind.

Einen kleinen Teil der Pilze herausnehmen und für das Topping beiseitestellen.

Sahne, Thymian und Wasser zu den Pilzen geben und 10–15 Min. bei geschlossenem Deckel köcheln lassen. Anschließend die Suppe fein pürieren. Mit Salz abschmecken.

Die Suppe mit den restlichen angebratenen Pilzen, Schmand und Kresse oder Sprossen garnieren.

Grüner Spargel mit pochiertem Fisch

Für 2 Portionen
25 Min.

- 500 g grüner Spargel
- 1 Stück Bio-Zitronenschale
- 1 kräftige Prise Salz
- 400 g Fischfilets, z. B. Kabeljau
- Olivenöl
- Optional Kerbel

Spargel im unteren Drittel schälen, die holzigen Enden abschneiden, beides aufheben.

Spargelschalen, Zitronenschale und Salz in einem großen Kochtopf mit Wasser aufsetzen und 10 Min. köcheln lassen.

Fischfilets mit kaltem Wasser abwaschen. Den Spargel in den Sud geben und den Fisch darauflegen, beides sollte vom Sud bedeckt sein. Der Sud darf nur sieden, nicht kochen.

Spargel und Fischfilets je nach Dicke 12–15 Min. auf kleinster Flamme pochieren. Anschließend aus dem Sud nehmen, mit etwas Olivenöl, Salz und nach Belieben mit Kerbel bestreut servieren.

Das passt dazu Basmatireis oder Getreide nach Wahl, Grüne-Kräuter-Dip (S. 356)

Variante Weißen statt grünen Spargel verwenden. Außerhalb der Spargelsaison kann z. B. auch Fenchel verwendet werden. Den Fenchel dafür in feine Spalten schneiden und zusammen mit dem Fisch pochieren.

Tipp Weißer und grüner Spargel wirken auch als Suppe sehr Säfte-spendend für das Yin.

Weizen-Dattel-Süßholz-Tee

2–3 Std. Einweichzeit + 40 Min. Kochzeit

- 3 EL Weizenkörner
- 3 Datteln mit Kern
- 1 TL Süßholzwurzel
- 1 l Wasser

Die Datteln mit Kern einmal quer durchhacken.

Alle Zutaten in einen Topf geben, Wasser dazugießen und für 2–3 Std. einweichen.

Die Flüssigkeit zum Kochen bringen und 40 Min. bei halb aufgelegtem Deckel köcheln lassen. Abseihen.

2 Tassen tagsüber und 1 Tasse vor dem Schlafengehen trinken.

Tipp Gekochten Tee kühl aufbewahren. Zum Trinken kurz erwärmen oder mit heißem Wasser verdünnen. Weil Metall (Topf) die Wirkung von Kräuterabkochungen mindert, empfiehlt sich hier, einen Topf aus Glas, Emaille oder Stein zu nehmen.

Ein Rezept aus der Chinesischen Kräutertherapie

Bei diesem Rezept haben wir die roten Datteln der Einfachheit halber ersetzt mit unseren Datteln. Rote Datteln haben mehr Bezug zum Herzen und sind erhältlich in Apotheken mit chinesischem Kräutersortiment.
Der Tee beruhigt den Geist und fördert Schlaf bei Nieren-Yin-Mangel, Herz-Blut- und Herz-Yin-Mangel und Ängsten.

Weizen-Dattel-Süßholztee (Mitte), Leinsamentee (S. 366) und Schwarze-Bohnen-Tee (S. 366)

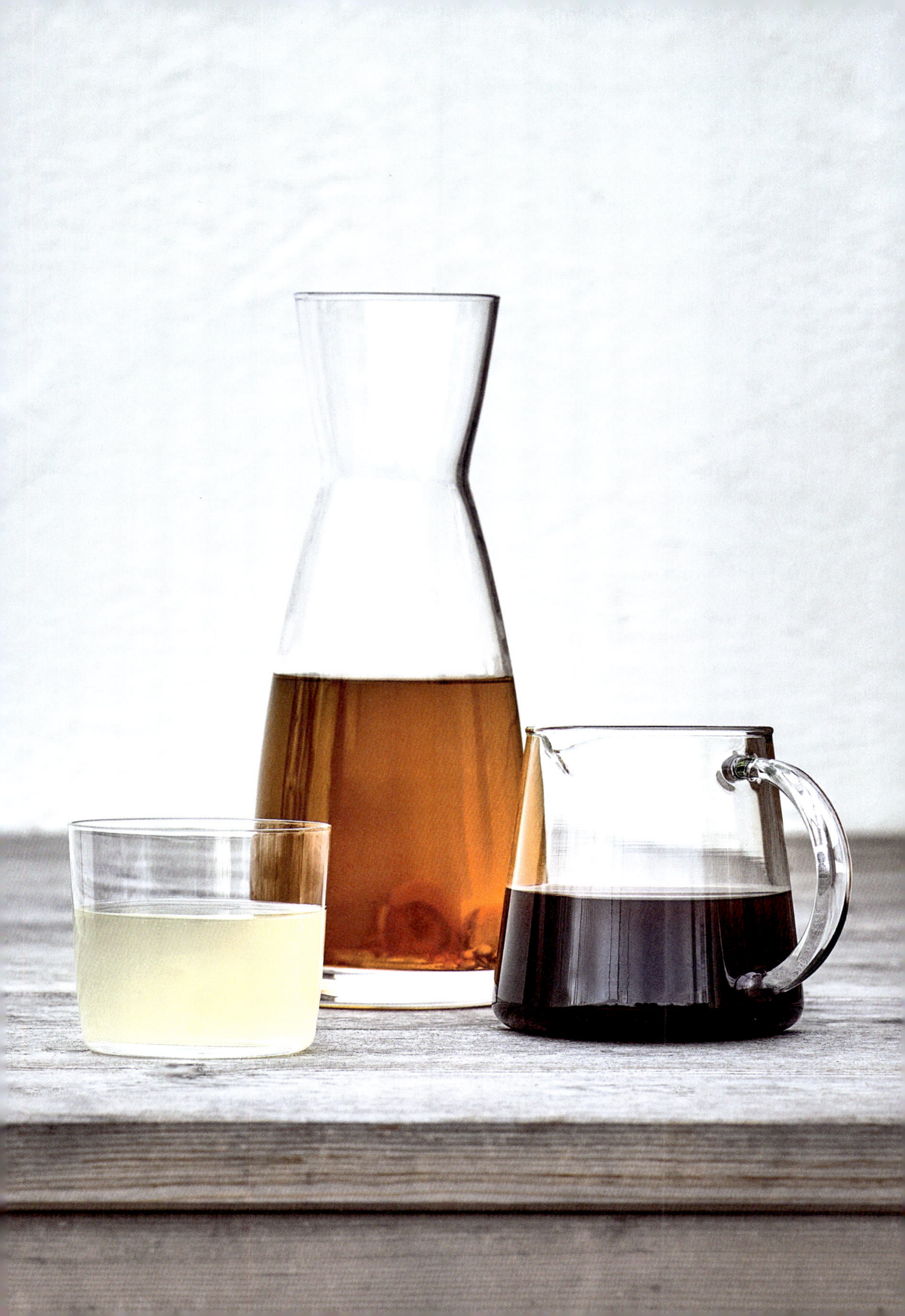

Schwarze-Bohnen-Tee

Ergibt Sud für 4–5 Tage
8–12 Std. Einweichzeit + 1 ½ Std. Kochzeit

- 250 g schwarze Bohnen
- 1 ¼ l Wasser

Schwarze Bohnen waschen und in reichlich Wasser 12 Std. einweichen.

Einweichwasser wegschütten, die Bohnen in 1 ¼ l frischem Wasser zum Kochen bringen und auf kleiner Stufe ohne Deckel 1 ½ Std. köcheln lassen.

Den Sud abseihen, in eine Kanne füllen und kühl stellen.

Davon 2- bis 3-mal täglich jeweils eine Tasse entnehmen, mit etwas heißem Wasser verdünnen und lauwarm trinken.

Tipp Als Kur: 2 Wochen lang 2–3 Tassen täglich trinken. Die gekochten schwarzen Bohnen können als Salat mit grünen Blättern und Dressing verwendet oder z. B. unter gekochte Weizenkörner mit frischen Kräutern und Gemüse gemischt werden.

Wirkung Schwarzer Bohnensud ist ein Heilmittel bei Yin-Mangel und Erschöpfung.

Leinsamentee

Ergibt Tee für 3 Tassen
3–4 Std. Einweichzeit

- 4 EL Leinsamen
- ½ l Wasser

Leinsamen mit Wasser in einen Topf geben und 3–4 Std. oder über Nacht quellen lassen.

Auf dem Herd leicht erwärmen, aber nicht kochen.

Je nach Bedarf 2–3 Tassen täglich trinken.

Tipp Bei Erkrankungen kann zur Wirkungssteigerung die Leinsamenmenge im Verhältnis zum Wasser erhöht werden.

Wirkung Leinsamentee ist eine Wohltat für den Magen-Darm-Trakt. Seine schleimige, gelartige Konsistenz befeuchtet und schützt die inneren Schleimhäute. Zur Pflege der Schleimhäute kann es hilfreich sein, regelmäßig Leinsamen einzuweichen und das entstandene Gel zu trinken.

Kuzu

Ergibt 1 Portion
5 Min.

- 200 ml Fruchtsaft (Birne, Apfel, Traube, Johannisbeere) pur oder mit Wasser gemischt
- 3 TL Kuzu (erhältlich im Bioladen)

Kuzu in der kalten Flüssigkeit auflösen und in einem kleinen Topf langsam unter Rühren zum Kochen bringen. Einmal aufkochen und etwas abkühlen lassen. Lauwarm essen.

Varianten

- **Bei Magen-Yin-Mangel und -Hitze:** Kuzu mit Birnensaft in der Magenzeit morgens zwischen 7 und 9 Uhr auf nüchternen Magen essen.
- **Bei trockenem Husten**: Kuzu mit Birnensaft zubereiten.
- **Bei Verstopfung durch Trockenheit**: Obstkompott mit Kuzu eindicken

Kuzu – eine Wurzel mit Heilkraft

Kuzu oder Kudzu, eine aus Japan stammende Heilpflanze, ist für uns ein Klassiker der Küchenmedizin. Das getrocknete Pulver der Kuzu-Wurzel wird zum Eindicken und Abbinden von Saucen verwendet. Doch neben dieser eindickenden Eigenschaft hat die Wurzel eine starke Heilkraft. In Wasser oder Saft aufgekocht entfaltet Kuzu seine Wirkung, die Einsatz findet bei:

- Magen-Yin-Mangel und Magen-Hitze
- trockenem Husten
- steifem Nacken/Kopfschmerzen

NÄSSE UND KÄLTE AUSLEITEN

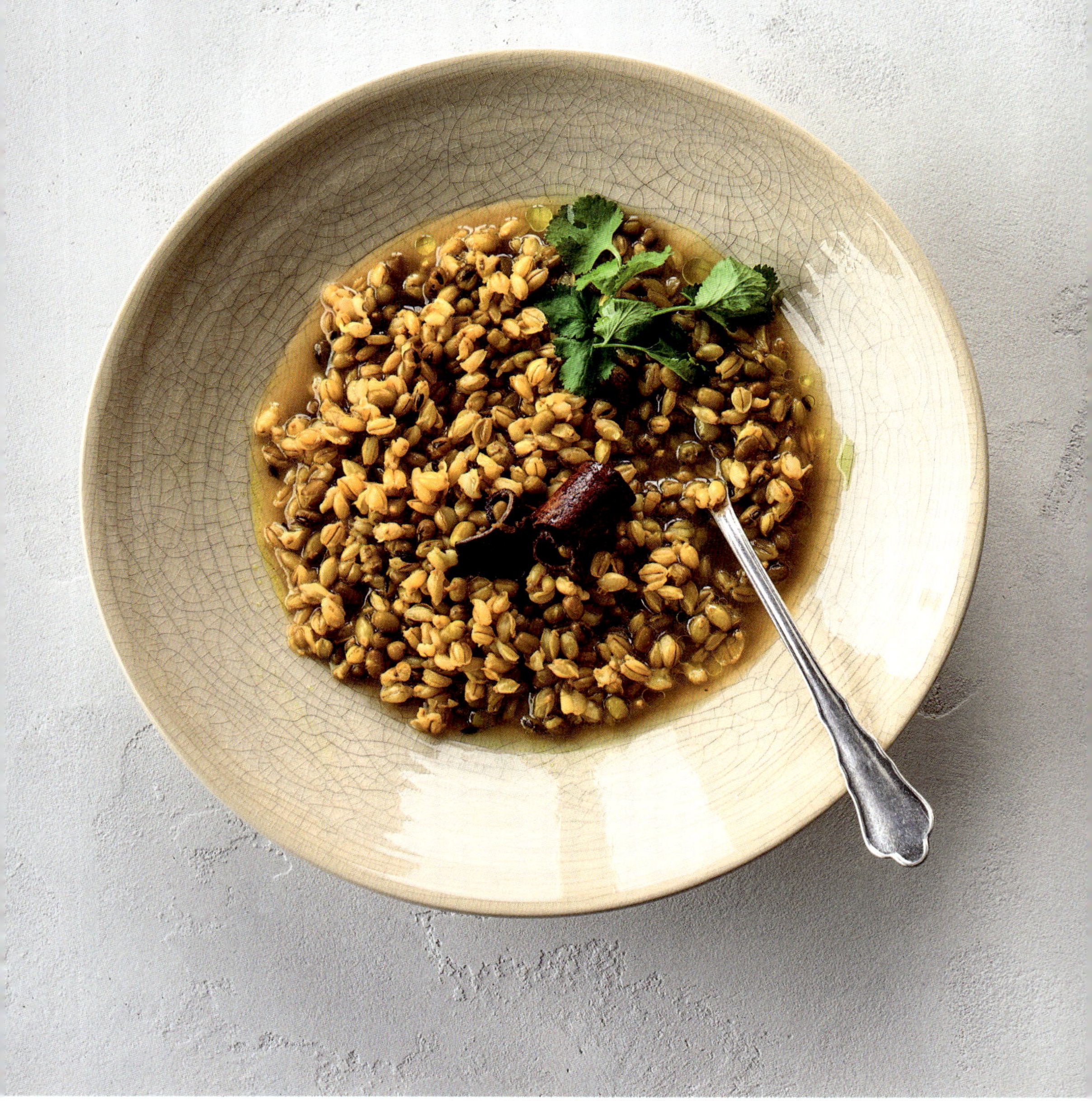

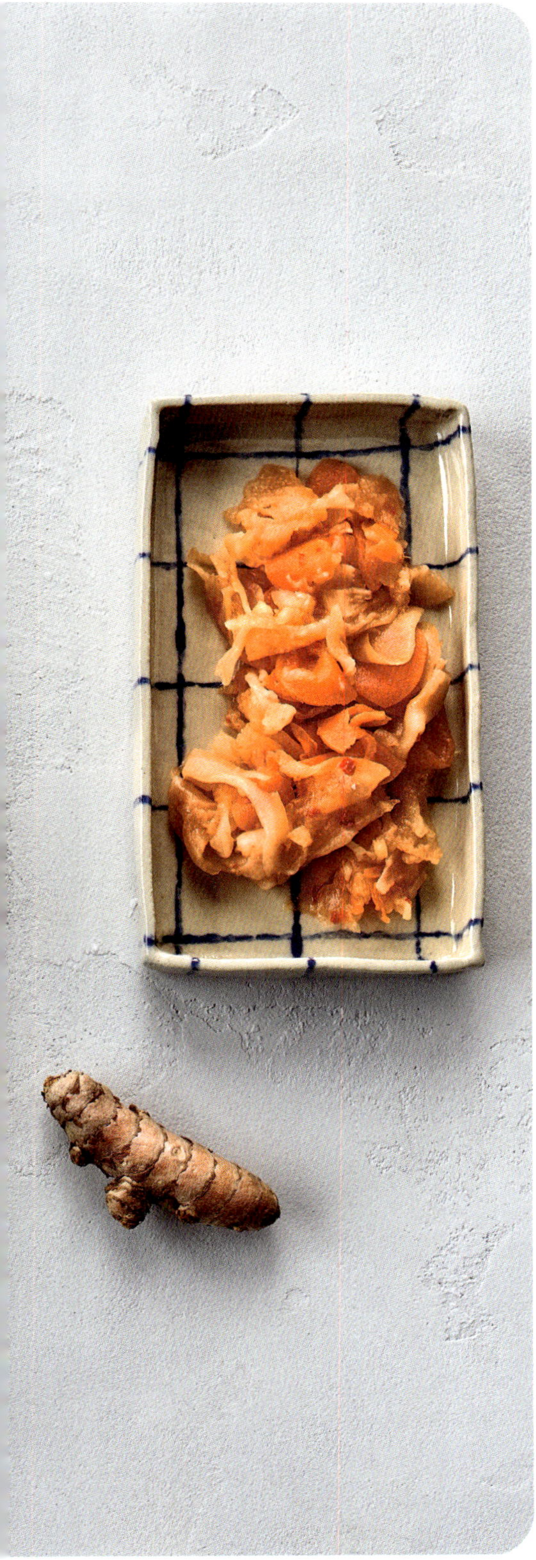

Diese Auswahl an Rezepten ist besonders geeignet, angesammelte Nässe und Kälte auszuleiten. Dabei spielt auch hier wieder die Kombination von Geschmack, Thermik und Zubereitung eine wichtige Rolle.

Die Mitte ist grundsätzlich anfällig für zu viel Nässe, wenn die Nahrungsumwandlung nicht gut funktioniert. Hier gilt es, die Mitte zu stärken, damit die Drainage den Sumpf ausleiten kann, und gleichzeitig Lebensmittel und Zubereitungsarten zu wählen, die Nässe gezielt trocknen.

Besonders Rezepte mit knackigen, trockenen Lebensmitteln und aromatischen Gewürzen sind für das Ausleiten von Nässe und Kälte geeignet.

« Gersten-Mung-Eintopf (S. 376) mit Kimchi

Geröstete Polenta mit Gewürzen und Schnittlauch

Für 2 Portionen

5 Min. + 10 Min. Kochzeit

- 1 kleine Zwiebel
- ½ TL Ingwer
- 1 kleine Knoblauchzehe
- 75 g Polenta
- 1 EL Butter oder Olivenöl
- ¼ TL Koriandersamen, gemahlen
- ¼ TL Nelkenpulver
- 1 Prise Pfeffer
- 1 Prise Salz
- 375 ml Wasser
- 1 Bund Schnittlauch

Zwiebel fein schneiden, Ingwer und Knoblauch fein würfeln.

Polenta im Topf trocken anrösten, bis sie duftet. Butter dazugeben und Zwiebel, Knoblauch und Ingwer anbraten. Koriander, Nelkenpulver, Pfeffer und Salz kurz mitrösten und mit heißem Wasser aufgießen. Unter Rühren aufkochen lassen. Bei kleiner Hitze unter gelegentlichem Rühren etwa 10 Min. zu einem Brei kochen. Die Polenta ist fertig, wenn sie sich vom Topf löst.

Währenddessen Schnittlauch in Ringe schneiden.

Die Polenta mit Salz abschmecken und mit dem Schnittlauch bestreut servieren.

Varianten Mit gekochtem Ei oder 1 EL Linsen-Dal (S. 327) und frischen Kräutern kann die Polenta nach Belieben variiert werden.

Tipp Für unterwegs mit etwas heißem Wasser aufgießen und lauwarm essen. Wichtig: Es gibt feine und grobe Polenta, sie unterscheiden sich in der Zubereitungszeit. Auf die Packungsanleitung achten.

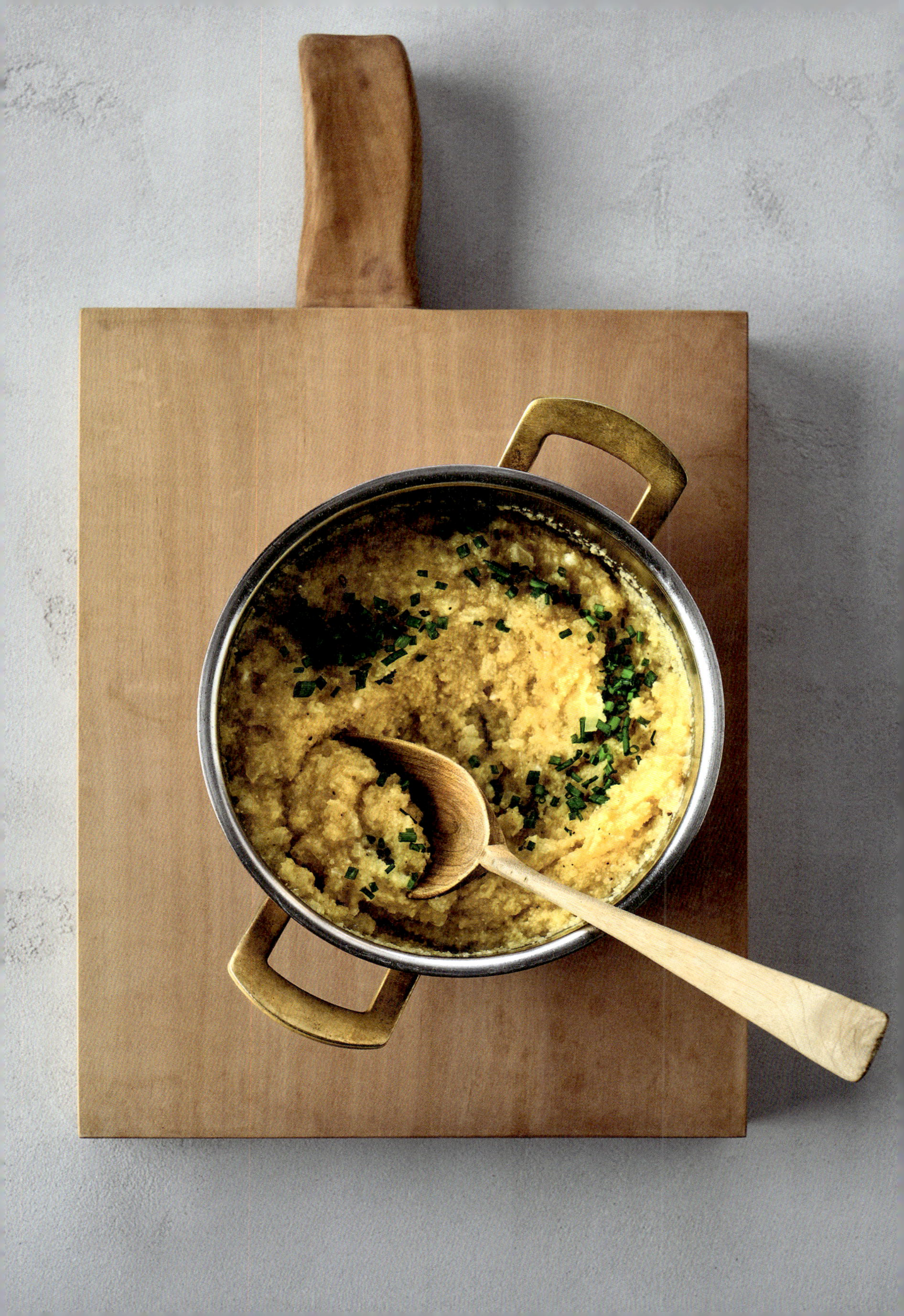

Dinkel-Knäckebrot

Ergibt 3 Bleche

30 Min. + 22–27 Min. Backzeit

- 125 g Sesam
- 45 g Mandeln
- 25 g Leinsamen
- 50 g Sonnenblumenkerne
- 200 g Dinkelmehl, Type 1050 oder frisch gemahlen
- 250 g Dinkelflocken, fein
- ½ TL Koriander, gemahlen
- 2 TL Salz
- 1 TL Zitronensaft
- ½ TL Kaffeepulver
- 6 EL Olivenöl oder Ghee
- 400 ml kaltes Wasser
- 3 EL Kürbiskerne, grob gehackt

Sesam in einer Pfanne ohne Fett rösten.

Mandeln, Sesam, Leinsamen und Sonnenblumenkerne im Mixer grob zerkleinern und in eine große Schüssel geben. Dinkelmehl und -flocken dazugeben und mit Koriander, Salz, Zitronensaft und Kaffeepulver gut vermischen.

Olivenöl oder geschmolzenes Ghee mit dem Wasser verrühren und über die trockenen Zutaten in die Schüssel geben. Zu einem zähen Teig verarbeiten. Den Teig zu 3 gleich großen Kugeln formen.

Den Backofen auf 250 °C Umluft vorheizen.

Die Arbeitsfläche leicht einölen, damit das Backpapier nicht wegrutscht. Einen Backpapierbogen darauf ausbreiten, die Teigkugel in die Mitte setzen, ein zweites Backpapier darauflegen und den Teig zwischen den beiden Backpapieren sehr dünn ausrollen.

Teig samt Backpapier auf ein Ofenblech geben. Das obere Backpapier abziehen. ⅓ der Kürbiskerne darauf verteilen, leicht andrücken.

Mit einem Messer Rechtecke oder Rauten in den Teig einritzen.

Mit den anderen Teigkugeln genauso verfahren.

Die Teigplatte 7 Min. bei 250 °C backen. Dann die Temperatur auf 200 °C zurückschalten und das Knäckebrot in 15–20 Min. fertigbacken, bis es leicht Farbe angenommen hat. Das Brot sofort vom Blech nehmen und auskühlen lassen.

An den markierten Linien brechen. Luftdicht verschlossen in einer Dose aufbewahren.

Tipp Die trockene Konsistenz des Knäckebrots kann eine gute Alternative zu Brot sein, wenn Verdauungsprobleme mit Milz-Qi-Mangel und Nässe vorhanden sind.

Adzukibohnen-Pfanne mit Gewürzen

Ergibt 4 Portionen
8–12 Std. Einweichzeit + 35–50 Min. Kochzeit

- 250 g Adzukibohnen
- 1 Stück Ingwer
- 1 Zweig Thymian
- 1 Stück Bio-Orangenschale
- 3 EL Olivenöl
- 2 Knoblauchzehen
- 2 Schalotten
- ½ TL Kardamom, gemahlen
- 1 kräftige Prise Muskat
- 1 kräftige Prise Pfeffer
- 1 kräftige Prise Salz
- 1 EL Balsamicoessig
- 1 EL Rosmarin
- 1 TL Paprikapulver, edelsüß
- 1 TL Sesamöl, geröstet

Adzukibohnen waschen und über Nacht in reichlich Wasser einweichen.

Am nächsten Tag die Bohnen mit so viel frischem Wasser aufsetzen, dass ca. 5 cm Wasser darübersteht.

Mit Ingwer, Thymianzweig und Orangenschale 35–50 Min. garkochen, sie dürfen »al dente« sein. Anschließend abtropfen lassen, Ingwer, Thymian und Orangenschale entfernen.

Knoblauch und Schalotten fein hacken. In einer Pfanne Öl erhitzen, beides darin anbraten. Kardamom, Muskat, Pfeffer und Salz dazugeben und kurz mitbraten. Adzukibohnen, Essig, Rosmarin und Paprikapulver dazugeben. Die Bohnen mit geröstetem Sesamöl beträufeln und abschmecken.

Das passt dazu Quinoa oder Basmatireis. Mit Feta und frischen grünen Kräutern servieren.

Variante Schwarze Bohnen statt Adzukibohnen verwenden.

Tipp Je nach Sorte der Adzukibohnen variieren die Kochzeiten (die Kochzeit der Packung entnehmen). Alternativ können auch Adzukibohnen aus dem Glas verwendet werden.

Karotten-Kürbis-Gemüse

Für 4 Portionen
10 Min. + 30 Min. Kochzeit

- 3 mittelgroße Karotten
- ½ kleiner Hokkaidokürbis
- ½ rote Chilischote
- 2 EL Olivenöl
- 1 EL Ingwer, frisch
- 1 Schluck Wasser
- Schale von einer kleinen Bio-Orange
- 1 kräftige Prise Salz
- **Optional** 1 EL frische Kräuter wie Karottengrün, Basilikum, Schnittlauch, Koriandergrün

Karotten längs halbieren und in schräge dünne Stücke schneiden. Kürbis entkernen und ebenfalls in dünne Stücke schneiden. Chilischote entkernen und klein schneiden.

Im heißen Topf das Öl erwärmen. Karotten und Kürbis anschwitzen, den Ingwer darüberreiben.

Chilischote dazugeben. Einen Schluck Wasser hinzufügen und die Schale der Orange hineinreiben. Umrühren, einmal aufkochen und das Gemüse bei geschlossenem Deckel ca. 30 Min. weichdünsten. Mit Salz abschmecken.

Nach Belieben mit kleingezupften oder geschnittenen Kräutern servieren.

Das passt dazu Basmati-Vollkornreis oder Polenta

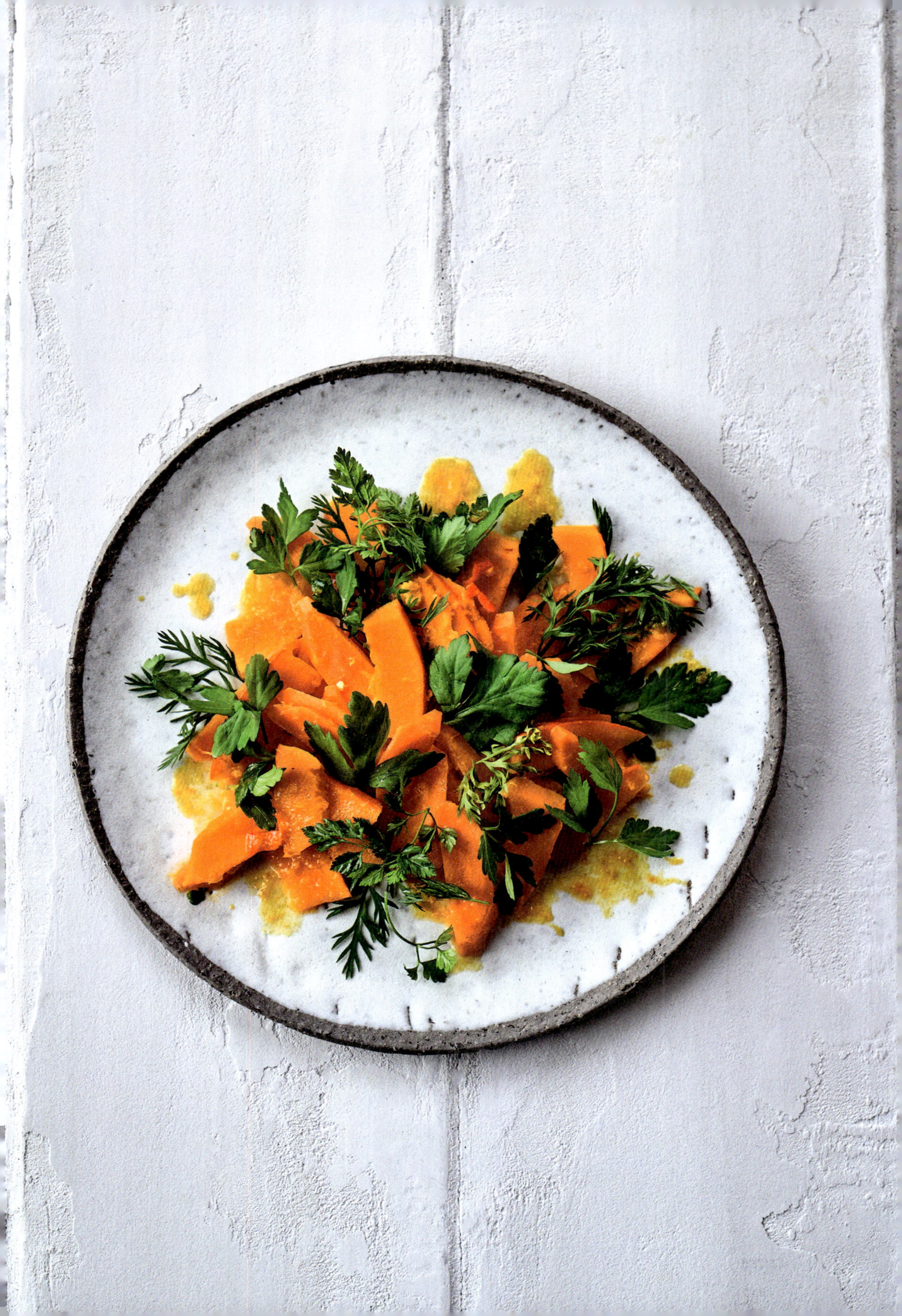

Gersten-Mung-Eintopf

Für 4 Portionen

8–12 Std. Einweichzeit + 45 Min. Kochzeit

- 1 Tasse Mungbohnen
- 1 Tasse Nacktgerste
- 2 EL Olivenöl oder Ghee
- 1 TL Ingwer, frisch
- 1 TL Kurkuma, frisch
- 1 TL Kreuzkümmelsamen
- 1 Lorbeerblatt
- ½ Zimtstange
- 4 Tassen Wasser

Mungbohnen und Nacktgerste zusammen in Wasser über Nacht einweichen. Wasser anschließend abgießen.

In einem Topf das Olivenöl erwärmen, Ingwer und Kurkuma hineinreiben und zusammen mit Kreuzkümmelsamen, Lorbeerblatt und Zimtstange anrösten, bis es duftet.

Mungbohnen und Gerste dazugeben und mit 4 Tassen Wasser aufgießen. Einmal aufkochen lassen und bei geschlossenem Deckel auf kleiner Flamme ca. 40 Min. garkochen.

Das passt dazu Sojasauce, frische Kräuter, Kimchi.

Variante Gemüse der Saison am Ende der Garzeit hinzufügen und mitdünsten.

Tipp Der Eintopf hält sich 2–3 Tage im Kühlschrank.

Gerstentee

Ergibt Tee für 2–3 Tage
10 Min. + 40 Min. Kochzeit

- 2 EL Gerstenkörner (Nacktgerste)
- 1 l heißes Wasser
- 1 TL Ingwer, frisch
- 1 Nelke
- 1 Zimtstange
- 1 Prise Salz
- 1 Stück Bio-Orangenschale

Gerstenkörner in einem heißen Topf ohne Fett anrösten, bis sie gelb werden und duften.

Mit heißem Wasser aufgießen. Ingwer, Nelke, Zimtstange, Salz und Orangenschale dazugeben und die Gerste bei geschlossenem Deckel 40 Min. köcheln lassen.

Teesud abseihen und 2–3 Tassen davon täglich trinken.

Der abgekühlte Tee kann kühlgestellt und nach Bedarf erwärmt werden. Alternativ kann die gewünschte Menge mit heißem Wasser aufgegossen werden. Die Gerste kann anderweitig verwendet werden.

Varianten Bei Yin-Mangel und Hitzesymptomen sowie nach dem Sport wird der Tee ohne Ingwer, Nelke und Zimt gekocht. Stattdessen werden zur verstärkten Befeuchtung 2 Feigen oder Datteln mitgekocht. Zum Schluss mit etwas Ahornsirup süßen. Bei Nässe-Hitze wird Gerstentee ohne Gewürze zubereitet. Bei Hitzesymptomen im Kopfbereich und zum Durstlöschen im Sommer: Gerstentee ohne Gewürze kochen und mit einem Spritzer Zitronensaft abschmecken.

Wirkung Gerstentee sorgt dank seiner leicht sämigen Konsistenz für ein wohliges Gefühl im Bauch. Die Schleimstoffe sind zudem heilsam für die inneren Schleimhäute. Mit der Wahl der Zutaten kann, wenn nötig, die erfrischende Thermik der Gerste ausgeglichen werden. Das Rezept ist bei Nässe-Kälte der Milz geeignet, um Ansammlungen zu lösen und die Milz sanft zu wärmen.

KÜCHENMEDIZIN – KRAFTSUPPEN

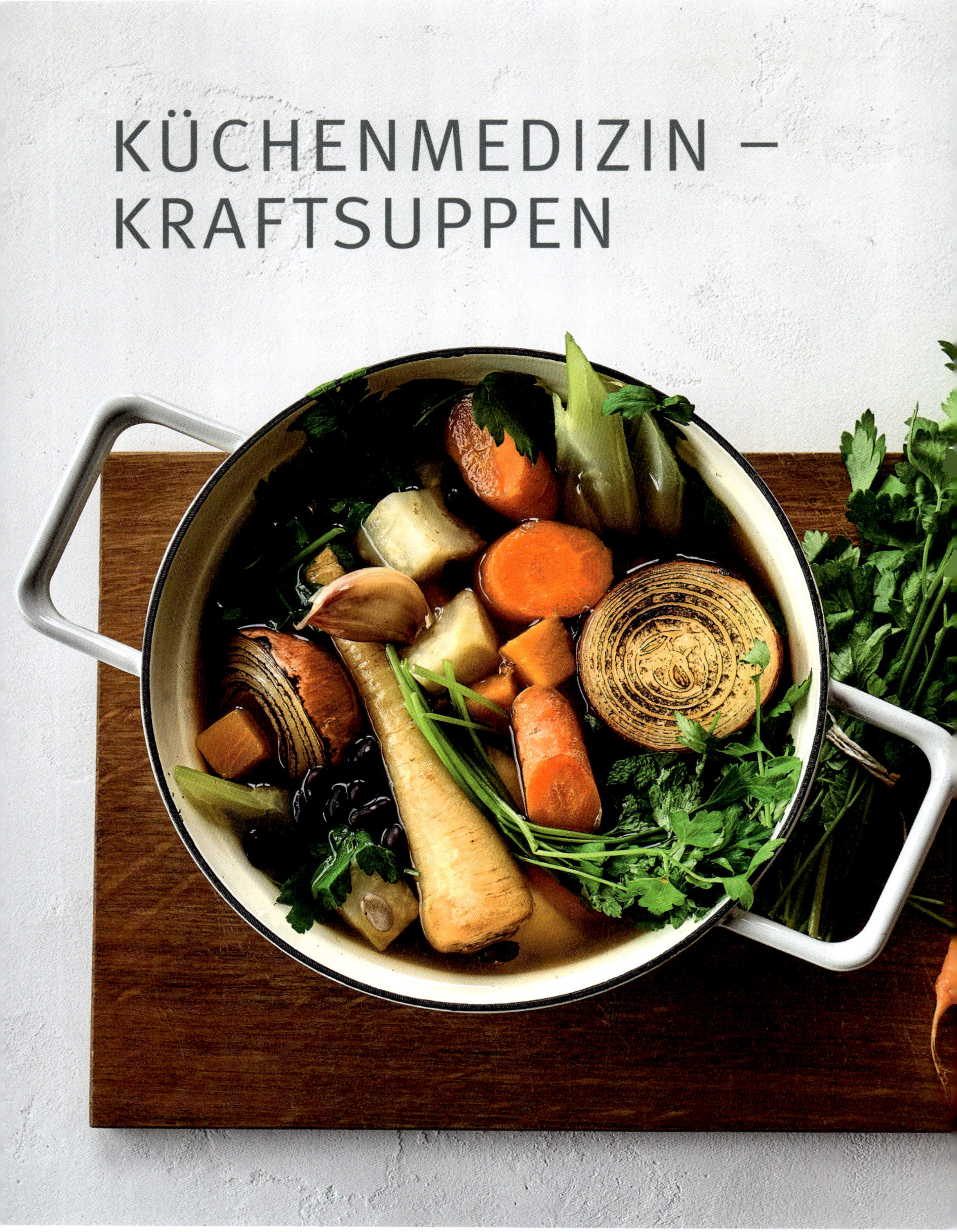

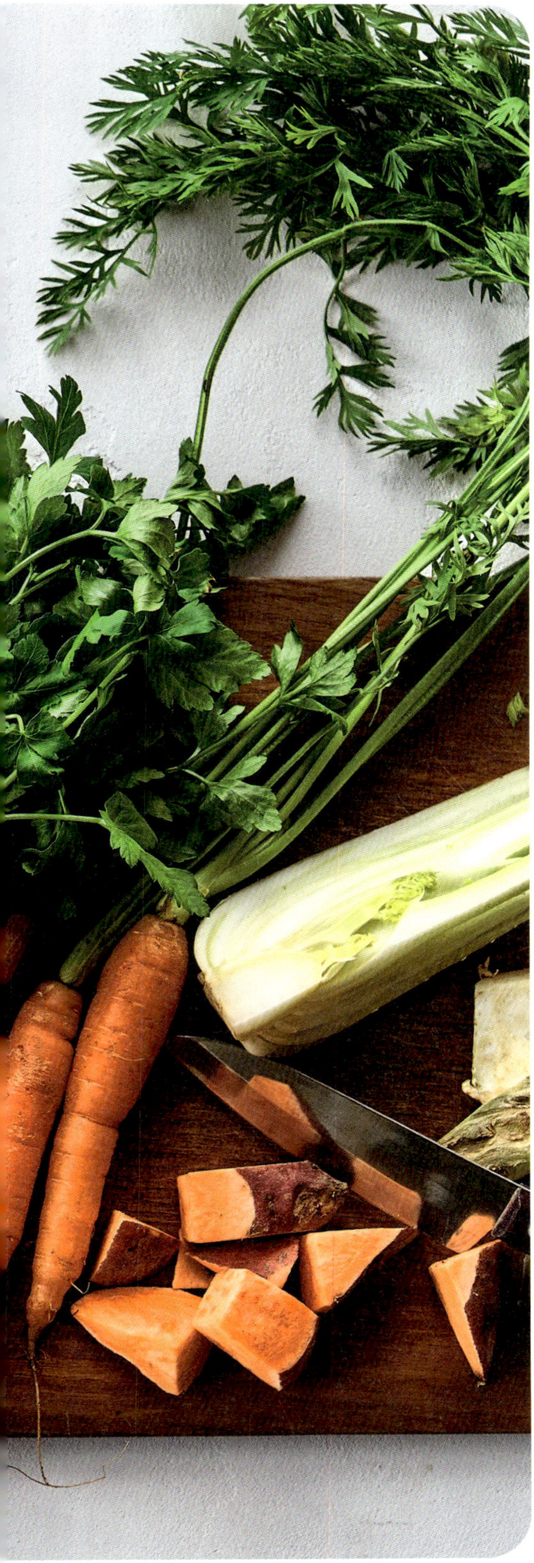

Kraftsuppen zeichnen sich durch ihre lange Kochzeit aus, dabei gehen alle Nährstoffe, Kraft und Wärme der Lebensmittel in die Brühe über. Ausgekochte Gemüse, Knochen, Fischgräten und Gewürze werden entsorgt, die kraftvolle Brühe bleibt zurück. Wer mag, kann vor dem Servieren etwas frisches Gemüse in der Suppe ziehen lassen.

Wir empfehlen, eine größere Menge zu kochen und diese in den nächsten Tagen zu verbrauchen oder die Brühe auf Vorrat einzukochen. Dafür wird sie heiß in saubere Schraubgläser gefüllt und, wenn sie vollständig abgekühlt ist, in den Kühlschrank gestellt. Gekühlt ist die Brühe ungeöffnet drei bis vier Wochen haltbar. Kraftsuppe sollte nicht eingefroren werden, da die wärmende, stärkende Wirkung dadurch abgeschwächt wird.

« Vegetarische Kraftbrühe (S. 382)

Rinderkraftsuppe für den Yang-Aufbau

Für 6 Portionen

10 Min. + 4 Std. Kochzeit

- 5–6 Bio-Suppenknochen
- 500 g Suppenfleisch
- 4 Karotten
- ¼ Sellerieknolle
- 1 Fenchel
- ½ Stange Lauch
- 2 Zwiebeln
- 2 Knoblauchzehen
- 3 Liter kaltes Wasser
- 1 Stück Ingwer
- 1 Zimtstange oder Zimtrinde
- 6 Pfefferkörner
- 4 Wacholderbeeren
- 1 Sternanis
- 1 TL Salz
- ½ TL Bockshornkleesamen

Knochen und Suppenfleisch waschen. Das Gemüse in große Stücke schneiden. Zwiebeln ungeschält quer halbieren. Knoblauch ungeschält andrücken.

Zwiebelhälften in einen heißen großen Topf ohne Fett setzen und dunkel anrösten.

Gemüse und Knochen dazugeben und alles kräftig anrösten, vom Herd nehmen und kurz abkühlen lassen.

Mit kaltem Wasser auffüllen. Das Suppenfleisch hineingeben und aufkochen lassen. Den entstehenden Schaum sorgfältig abnehmen.

Ingwer, Zimtstange, Knoblauch, Pfefferkörner, Wacholderbeeren, Sternanis, Salz, und Bockshornkleesamen dazugeben.

Die Brühe halb zugedeckt sanft köcheln lassen. Nach 2 Std. kann das Fleisch für eine spätere Verwendung entnommen werden, der Rest köchelt weitere 2 Std. Anschließend die Brühe durch ein Sieb abseihen.

Variante Beinscheibe statt Knochen und Suppenfleisch nehmen.

Tipp Je länger die Brühe kocht, umso stärkender und wärmender wird sie.

Hühnerkraftsuppe für den Blutaufbau

Für 6 Portionen

10 Min. + 3 Std. Kochzeit

- 1 Bio-Huhn (Suppenhuhn)
- 2 Stängel Staudensellerie (mit Blättern)
- 4 Karotten
- 2 Petersilienwurzeln
- 1 Zwiebel
- 1 TL Salz
- 2 ½ l Wasser, evtl. etwas mehr
- 1 Tomate
- 1 Bund Petersilie
- 1 Zweig Rosmarin
- 2 Wacholderbeeren

Das Huhn abwaschen. Gemüse putzen und grob schneiden. Die Zwiebel ungeschält quer halbieren.

Die Zwiebelhälften in einem großen Topf ohne Fett anrösten. Das Gemüse dazugeben, Salz und das Huhn hinzufügen.

Mit kaltem Wasser aufgießen, das Huhn sollte gut mit Wasser bedeckt sein.

Tomate, Petersilienbund, Rosmarinzweig und Wacholderbeeren dazugeben und alles aufkochen lassen. Den Schaum sorgfältig abnehmen.

Die Brühe 2 Std. auf kleinster Flamme ziehen lassen.

Das Huhn herausnehmen, das Hühnerfleisch vom Knochen lösen und beiseitestellen. Den Rest des Huhns zurück in die Suppe geben.

Eine weitere Stunde köcheln lassen. Durch ein Sieb geben, Brühe auffangen.

Tipp Die Brühe hält sich im Kühlschrank 3–4 Tage.

Kraftbrühe für unterwegs

Heiß in eine Thermosflasche gefüllt, kann man die Brühe zur Stärkung über den Tag unterwegs trinken.

Vegetarische Kraftbrühe für den Blutaufbau

Für 6 Portionen

10 Min. + 4 Std. Kochzeit

- 2 Karotten
- 1 Süßkartoffel
- ½ Fenchel
- 1 Petersilienwurzel
- 1 kleine Sellerieknolle
- 3 Knoblauchzehen
- 1 große Zwiebel
- 2 EL Olivenöl
- 5 Pfefferkörner
- 3 l heißes Wasser
- 2 EL schwarze Bohnen
- 3 Trockenpflaumen
- ½ TL Salz
- 1–2 Bund Petersilie

Gemüse waschen, putzen und grob schneiden. Knoblauch ungeschält andrücken.

Zwiebeln ungeschält quer halbieren, in einen heißen großen Topf ohne Fett setzen und dunkel anrösten. Olivenöl und Karotten, Süßkartoffel, Fenchel, Petersilienwurzel, Sellerie, Knoblauch und Pfefferkörner dazugeben und ringsherum anbraten. Mit heißem Wasser aufgießen.

Schwarze Bohnen, Trockenpflaumen, Salz und Petersilie im Ganzen dazugeben und alles zum Kochen bringen.

Die Suppe 4 Std. halb zugedeckt leise köcheln lassen.

Durch ein Sieb gießen.

Die Brühe zum Kochen verwenden oder mit frischem Gemüse, kurz darin gegart, als eine schmackhafte wärmende Suppe genießen.

Variante Statt schwarze Bohnen Mungbohnen, Nierenbohnen, Adzukibohnen verwenden.

Tipp Zum Servieren Spinat oder Mangoldblätter in der Brühe ziehen lassen.

Fischkraftsuppe zum Aufbau von Yin

6 Portionen

10 Min. + 60 Min. Kochzeit

- 2 ½ l kaltes Wasser
- ¼ l Weißwein, trocken (alternativ Wasser)
- 2 Karotten
- ½ Bund Staudensellerie
- 200 g Zucchini
- 300 g Chinakohl
- 1 kleine Fenchelknolle
- 1 Scheibe Ingwer
- 1 kleine Prise Salz
- 2 Tomaten
- 2 Lorbeerblätter
- 1 kg Fischabschnitte (z. B. Zander, Steinbutt)
- ¼ TL Salz
- 1 Bund Petersilie
- 2 Scheiben einer Bio-Zitrone
- Sojasauce

Kaltes Wasser mit Weißwein in einem großen Topf zum Kochen bringen.

Das Gemüse waschen und in große Stücke schneiden.

Karotten, Staudensellerie, Zucchini, Chinakohl, Fenchel, Ingwer, 1 kleine Prise Salz, Tomaten und Lorbeerblätter in den Topf geben und 25 Min. zugedeckt köcheln lassen.

Fischgräten, Salz, gesamtes Bund Petersilie und die Zitronenscheiben dazugeben und alles 35 Min. garen.

Die Suppe durch ein Sieb abseihen. Die Brühe mit Sojasauce abschmecken.

Variante Für eine Einlage Shiitake-Pilze, Spinat und Sprossen kurz in der heißen Brühe ziehen lassen. Fischfilets in mundgerechte Stücke schneiden und in der heißen Suppe ziehen lassen. Mit gehackter Petersilie servieren.

Tipp Die Brühe hält sich im Kühlschrank 3–4 Tage.

Quellenangaben und Anmerkungen

1 Paul Pitchford, *Healing with Whole Foods. Asian Traditions and Modern Nutrition*, Berkeley 2002, S. 419
2 Ute Engelhardt/Carl-Hermann Hempen, *Chinesische Diätetik. Grundlagen und praktische Anwendung*, München 2006, S. 28
3 Pitchford, a.a.O., S. 441ff
4 Engelhardt/Hempen, a.a.O., S. 26
5 Engelhardt/Hempen, a.a.O., S. 30
6 Pitchford, a.a.O., S. 429
7 Engelhardt/Hempen, a.a.O., S. 44
8 Pitchford, a.a.O., S. 430
9 Pitchford, a.a.O., S. 441
10 Engelhardt/Hempen, a.a.O., S. 34
11 Engelhardt/Hempen, a.a.O., S. 36
12 Engelhardt/Hempen, a.a.O., S. 22
13 Engelhardt/Hempen, a.a.O., S. 154
14 Pitchford, a.a.O., S. 491
15 Engelhardt/Hempen, a.a.O., S. 119
16 Engelhardt/Hempen, a.a.O., S. 102
17 Engelhardt/Hempen, a.a.O., S. 164
18 Engelhardt/Hempen, a.a.O., S. 124
19 Engelhardt/Hempen, a.a.O., S. 114
20 Pitchford, a.a.O., S. 499
21 Pitchford, a.a.O., S. 501
22 Engelhardt/Hempen, a.a.O., S. 98
23 Pitchford, a.a.O., S. 508
24 Engelhardt/Hempen, a.a.O., S. 121
25 Engelhardt/Hempen, a.a.O., S. 141
26 Pitchford, a.a.O., S. 496
27 Engelhardt/Hempen, a.a.O., S. 132
28 Engelhardt/Hempen, a.a.O., S. 130ff
29 Engelhardt/Hempen, a.a.O., S. 131
30 Engelhardt/Hempen, a.a.O., S. 156
31 Engelhardt/Hempen, a.a.O., S. 206
32 Engelhardt/Hempen, a.a.O., S. 214
33 Engelhardt/Hempen, a.a.O., S. 186
34 Engelhardt/Hempen, a.a.O., S. 224
35 Engelhardt/Hempen, a.a.O., S. 196
36 Henry C. Lu, *Chinese System of Food Cures. Prevention and Remedies*, New York 1986, S. 78
37 Engelhardt/Hempen, a.a.O., S. 234
38 Engelhardt/Hempen, a.a.O., S. 190
39 Lu, Henry, C., a.a.O., S. 84
40 Engelhardt/Hempen, a.a.O., S. 230
41 Engelhardt/Hempen, a.a.O., S. 192
42 Engelhardt/Hempen, a.a.O., S. 202
43 Engelhardt/Hempen, a.a.O., S. 204
44 Engelhardt/Hempen, a.a.O., S. 238
45 Engelhardt/Hempen, a.a.O., S. 196
46 Pitchford, a.a.O., S. 467
47 Pitchford, a.a.O., S. 469
48 Engelhardt/Hempen, a.a.O., S. 54
49 Engelhardt/Hempen, a.a.O., S. 60
50 Pitchford, a.a.O., S. 467
51 Engelhardt/Hempen, a.a.O., S. 306
52 Pitchford, a.a.O., S. 116
53 Engelhardt/Hempen, a.a.O., S. 362
54 Engelhardt/Hempen, S. 178
55 Pitchford, a.a.O., S. 551
56 Pitchford, a.a.O., S. 189
57 Engelhardt/Hempen, a.a.O., S. 258
58 Engelhardt/Hempen, a.a.O., S. 264
59 Engelhardt/Hempen, a.a.O., S. 294
60 Engelhardt/Hempen, a.a.O., S. 256
61 Engelhardt/Hempen, a.a.O., S. 258
62 Engelhardt/Hempen, a.a.O., S. 270
63 Engelhardt/Hempen, a.a.O., S. 270
64 Engelhardt/Hempen, a.a.O., S. 366
65 Engelhardt/Hempen, a.a.O., S. 112
66 Engelhardt/Hempen, a.a.O., S. 370
67 Engelhardt/Hempen, a.a.O., S. 116
68 Dan Bensky/Andrew Gamble et al.: *Chinese Herbal Medicine. Materia Medica*, Seattle 1993, S. 272
69 Engelhardt/Hempen, a.a.O., S. 368
70 Engelhardt/Hempen, a.a.O., S. 364
71 Engelhardt/Hempen, a.a.O., S. 362
72 Engelhardt/Hempen, a.a.O., S. 360
73 Lu, Henry C., a.a.O., S. 57
74 Um den Dojo-Kalender genau zu berechnen, nimmt man den Höhepunkt einer der Jahreszeiten (21. März, 21. Juni, 23. September und 21. Dezember) und rechnet von diesem 36 Tage vor und 36 Tage zurück. Aus dieser Rechnung ergeben sich die jeweiligen Jahreszeiten und es wird deutlich, dass zwischen ihnen immer ein Zeitraum von 18 Tagen liegt, der die Dojo-Zeit ergibt.
75 Engelhardt/Hempen, a.a.O., S. 29
76 Pitchford, S. 467
77 Pitchford, a.a.O., S. 365ff

Stichwortverzeichnis

Rezept- und Zutatenverzeichnis

Literaturverzeichnis

Dan Bensky/Andrew Gamble et al.: *Chinese Herbal Medicine. Materia Medica*, Eastland Press Inc., Seattle 1993

Ute Engelhardt/Carl-Hermann Hempen, *Chinesische Diätetik. Grundlagen und praktische Anwendung*, Urban & Fischer Verlag, München 2006

Guohui Liu, *Discussion of Cold Damage (Shang Han Lun). Commentaries and Clinical Applications,* Singing Dragon, London 2015

Udo Lorenzen/Andreas Noll, *Die Wandlungsphasen der traditionellen chinesischen Medizin,* Band 1–5, Müller und Steinicke Verlag, München 1992–2012

Henry C. Lu, *Chinese System of Food Cures. Prevention and Remedies*, Sterling Publishing, New York 1986

Paul Pitchford, *Healing with Whole Foods. Asian Traditions and Modern Nutrition,* North Atlantic Books, Berkeley 2002

Jeremy Ross, *Zang Fu. Die Organsysteme der traditionellen chinesischen Medizin,* mgo fachverlage, Kulmbach 2012

Quellen der Stockfotos von stock.adobe.com

Amaranth: © Tiler84/stock.adobe.com; Buchweizen: © maciejr23/stock.adobe.com; Dinkel: © RRF/stock.adobe.com; Gerste: © niteenrk/stock.adobe.com; Hafer: © Tatiana/stock.adobe.com; Hirse: © kolesnikovserg/stock.adobe.com; Polenta: © Picture Partners/stock.adobe.com; Quinoa: © luismolinero/stock.adobe.com; Roggen: © Coprid/stock.adobe.com; Rundkornreis: © Bert Folsom/stock.adobe.com; Basmati-Vollkornreis: © andystjohn/stock.adobe.com; Langkornreis: © stas_80/stock.adobe.com; Süssreis: © morilabo/stock.adobe.com; Weizen: © Stepan Popov/stock.adobe.com

Artischocke: © Die Fotografin/stock.adobe.com; Aubergine: © Africa Studio/stock.adobe.com; Brokkoli: © kobeza/stock.adobe.com; Fenchelknolle: © Pixelheld/stock.adobe.com; Frühlingszwiebel: © Melica/stock.adobe.com; Gurke: © Daxiao Productions/stock.adobe.com; Karotte: © Atlas/stock.adobe.com; Kartoffel: © bryanpollard/stock.adobe.com; Knoblauch: © Vlad/stock.adobe.com; Kohl: © visi.stock/stock.adobe.com; Kohlrabi: © Maria Brzostowska/stock.adobe.com; Kürbis: © Stefan Thiermayer/stock.adobe.com; Lauch: © eqroy/stock.adobe.com; Pastinake: © pat/stock.adobe.com; Pilze: © New Africa/stock.adobe.com; Rettich: © PerfectLazybones/stock.adobe.com; Rote Bete: © Viktor Iden/stock.adobe.com; Salat: © Thinapob/stock.adobe.com; Spargel: © New Africa/stock.adobe.com; Spinat: © Edalin/stock.adobe.com; Stangensellerie: © Patrick Hermans/stock.adobe.com; Süßkartoffel: © Atlas/stock.adobe.com; Tomate: © evafesenuk/stock.adobe.com; Zucchini: © robepco/stock.adobe.com; Zwiebel: © Daxiao Productions/stock.adobe.com

Apfel: © Benshot/stock.adobe.com; Aprikose: © Stepan Popov/stock.adobe.com; Banane: © Jürgen Fälchle/stock.adobe.com; Birne: © Markus Mainka/stock.adobe.com; Dattel: © Pixel-Shot/stock.adobe.com; Feige: © Olga Krasavina/stock.adobe.com; Grapefruit: © morelena/stock.adobe.com; Himbeere: © vikidi/stock.adobe.com; Kirsche: © New Africa/stock.adobe.com; Kokosnusswasser: © New Africa/stock.adobe.com; Kokosnussfleisch/Kokosmilch: © sanirimpan/stock.adobe.com; Mandarine: © Melica/stock.adobe.com; Marone: © YK/stock.adobe.com; Maulbeere: © noppharat/stock.adobe.com; Orange: © Zechal/stock.adobe.com; Pfirsich: © Nitr/stock.adobe.com; Pflaume: © Pixel-Shot/stock.adobe.com; Traube/Weintraube: © karandaev/stock.adobe.com; Wassermelone: © Denis/stock.adobe.com; Zitrone: © BillionPhotos.com/stock.adobe.com

Adzukibohnen: © Peter Hermes Furian/stock.adobe.com; Kichererbsen: © VRD/stock.adobe.com; Linsen: © emuck/stock.adobe.com; Mungbohnen: © Hindendorf/stock.adobe.com; Sojabohnen: © zcy/stock.adobe.com; Miso: © BRAD/stock.adobe.com; Sojasauce: © udomsook/stock.adobe.com; Tofu: © Mara Zemgaliete/stock.adobe.com; Tempeh: © Akalong Suitsuit/stock.adobe.com; Schwarze Bohnen: © savanno/stock.adobe.com

Barsch: © Siegfried Schnepf/stock.adobe.com; Karpfen: © by-studio/stock.adobe.com; Kaviar: © Ivan Kmit/stock.adobe.com; Makrele: © Mik Man/stock.adobe.com; Sardinen: © viennetta14/stock.adobe.com

Austern: © STUDIO GRAND WEB/stock.adobe.com; Garnele: © Sandra van der Steen/stock.adobe.com; Tintenfisch: © trainman111/stock.adobe.com

Agar Agar: © Вася Фаевич/stock.adobe.com; Braunalgen: © Hgalina/stock.adobe.com; Nori: © Yulia/stock.adobe.com; Chlorella: © Madeleine Steinbach/stock.adobe.com; Spirulina: © Jevgenija Zukova/stock.adobe.com; Wilde Blaugrüne: © kjekol/stock.adobe.com

Ei: © geargodz/stock.adobe.com; Ente: © uckyo/stock.adobe.com; Hirsch: © ange1011/stock.adobe.com; Huhn: © Coprid/stock.adobe.com; Rind: © Mara Zemgaliete/stock.adobe.com; Schaf, Lamm und Ziege: © Andre/stock.adobe.com; Schwein: © Eywa/stock.adobe.com

Anis/Sternanis: © Melica/stock.adobe.com; Bockshornkleesamen: © domnitsky/stock.adobe.com; Chili: © Thodsaphol Tamklang/stock.adobe.com; Fenchelsamen: © Maneesh/stock.adobe.com; Ingwer (frisch): © Pixel-Shot/stock.adobe.com; Ingwer (getrocknet): © dmitr1ch/stock.adobe.com; Italienische Gewürze: © Kuzmick/stock.adobe.com; Kardamom: © dmitr1ch/stock.adobe.com; Koriandersamen: © Mexrix/stock.adobe.com; Kreuzkümmel: © Christoph Werner/stock.adobe.com; Kurkuma: © orinocoArt/stock.adobe.com; Lorbeer: © Роман Фернаті/stock.adobe.com; Muskat: © neillangan/stock.adobe.com; Nelke: © fotomowo/stock.adobe.com; Paprikapulver: © orinocoArt/stock.adobe.com; Pfeffer: © lena_zajchikova/stock.adobe.com; Salz: © Vex Ryder/stock.adobe.com; Wacholder: © dmitr1ch/stock.adobe.com; Zimt: © Milan/stock.adobe.com

Basilikum: © Friedberg/stock.adobe.com; Brennnesselblätter: © Rob Wilkinson/stock.adobe.com; Löwenzahn: © Bert Folsom/stock.adobe.com; Minze: © ghavasi/stock.adobe.com; Petersilie: © WDnet Studio/stock.adobe.com; Rosmarin: © ines39/stock.adobe.com; Salbei: © martine wagner/stock.adobe.com

Erdnussöl: © kellyreekolibry/stock.adobe.com; Leinöl: © Picture Partners/stock.adobe.com; Nachtkerzenöl: © H. Brauer/stock.adobe.com; Olivenöl: © Angel Simon/stock.adobe.com; Rapsöl: © Roman Ivaschenko/stock.adobe.com; Sesamöl: © iprachenko/stock.adobe.com; Sonnenblumenkernöl: © viktoriya89/stock.adobe.com; Weizenkeimöl: © kolesnikovserg/stock.adobe.com

Für Therapeutinnen und Therapeuten

Aus unserer Sicht ist für das praktische Arbeiten mit der Ernährung der Kontroll- und Überwältigungszyklus nicht zielführend.

Hinweis

Ein Buch kann keine ärztliche Diagnose oder Therapie ersetzen. Konsultieren Sie Ihren Arzt/Ärztin, bevor Sie Entscheidungen treffen oder Veränderungen vornehmen, die Ihre Gesundheit betreffen. Vorsicht ist geboten, wenn Sie bereits unter medizinischen Beschwerden leiden oder Symptome haben, die eine medizinische Ursache haben könnten.

Wir möchten darauf hinweisen, dass wir diese Zusammenstellung nach bestmöglicher Sorgfalt erstellt haben und behalten uns Irrtümer vor. Des Weiteren entwickeln wir die Klassifizierungs-Listen der einzelnen Lebensmittel stetig weiter und ergänzen ihre Vollständigkeit.

Empfehlungen von Beatrice und Franziska Trebuth

Literaturempfehlungen

Ute Engelhardt/Carl-Hermann Hempen, *Chinesische Diätetik. Grundlagen und praktische Anwendung*, Urban & Fischer Verlag, München 2006

Paul Pitchford, *Healing with Whole Foods. Asian Traditions and Modern Nutrition*, North Atlantic Books, Berkeley 2002

Bob Flaws/H. Lee Wolfe, *Das Yin und Yang in der Ernährung. Das Handbuch der chinesischen Ernährungslehre*, Urban & Fischer Verlag, München 1998

Bob Flaws, *Chinesische Heilkunde für Kinder. Wie sich Kinderkrankheiten heilen und vermeiden lassen,* Felicitas Hübner Verlag, Heidelberg 1998

Andrea Kaffka, *Wechseljahre – Wandlungsjahre. Die Lebensmitte neu entdecken. Mit chinesischer Heilkunde Beschwerden vorbeugen und heilen*, Joy Verlag, Oy-Mittelberg 2005

Andrea Kaffka, *Zu den Quellen weiblicher Kraft. Frauenheilkunde im Spiegel der Fünf Elemente*, Joy Verlag, Oy-Mittelberg 2006

Udo Pollmer/Susanne Warmuth, *Lexikon der populären Ernährungsirrtümer. Mißverständnisse, Fehlinterpretationen und Halbwahrheiten von Alkohol bis Zucker*, Piper Verlag, München 2009

Karola B. Schneider, *Kraftsuppen nach der Chinesischen Heilkunde*, Joy Verlag, Oy-Mittelberg 1999

Karola B. Schneider, *Kraftzeiten nach der Chinesischen Heilkunde. 140 einfach-originelle Kochrezepte zur Stärkung, Reinigung und für inneres Gleichgewicht*, AT Verlag, München 2017

Barbara Temelie/Beatrice Trebuth, *Das Fünf Elemente Kochbuch. Die praktische Umsetzung der Chinesischen Ernährungslehre für die westliche Küche*, Joy Verlag, Oy-Mittelberg 1993

Barbara Temelie/Beatrice Trebuth, *Die Fünf Elemente Ernährung für Mutter und Kind,* Joy Verlag, Oy-Mittelberg 1994

Beatrice Trebuth/Franziska Trebuth, *Einfach gesund essen to go: Das TCM-Kochbuch*, GU Verlag, München 2017

Kontakt und Ankündigungen

Beatrice Trebuth
Praxis in Kaufbeuren und München
Beratungstermine auch
online möglich
beatrice@trebuth.de
www.beatrice-trebuth.de

Franziska Trebuth
Praxis in München
Beratungstermine auch
online möglich
franziska@trebuth.de
www.franziska-trebuth.de

Ausbildung TCM-Ernährung

Regelmäßig geben wir Ausbildungen in TCM-Ernährung. Unser großer Erfahrungsschatz, sowohl in Chinesischer Kräutertherapie als auch Ernährungslehre ermöglichen uns einen differenzierten Blick für die Diagnose und Therapie. Unser Fokus liegt dabei auf der alltagstauglichen und praktischen Umsetzung. In Modul 1–3 tauchen wir in die Grundlagen ein, sie bilden die Basis für die spätere Beratung. Modul 4 findet an 4 Tagen im Allgäu statt, bei der wir den Fokus auf die Praxis und das Kochen legen. Zudem kann dabei selbst erlebt werden, welchen Einfluss die TCM-Ernährung auf das Wohlbefinden haben kann. In Modul 5 gehen wir gezielt auf Fallbeispiele und westliche Krankheitsbilder ein.

Die Teilnehmer und Teilnehmerinnen sind in der Lage, eine individuelle Ernährungsberatung durchzuführen und ihr erworbenes Wissen im privaten oder beruflichen Umfeld weiterzugeben.

Termine und weitere Informationen sind unseren Websites zu entnehmen.

Kochkurse/Retreats

Aktuelle Termine sind auf unseren Websites gelistet.

Individuelle Workshops und Kurse für Privatpersonen oder Firmen auf Anfrage.

Bibliografische Information der Deutschen Nationalbibliothek
Die Deutsche Nationalbibliothek verzeichnet diese Publikation in der Deutschen Nationalbibliografie; detaillierte bibliografische Daten sind im Internet über http://dnb.d-nb.de abrufbar.

Programmplanung: Uta Spieldiener
Projektmanagement: Elisa Salemi
Bildredaktion: Marie Crämer
Umschlaggestaltung: © Thieme
Innen-Layout: CYCLUS · Visuelle Kommunikation, Stuttgart

Bildnachweis
Covermotiv und Bild S. 3:
© M. Bergmann/Thieme
Autorinnenfoto: © A. Sandner/Thieme
People-Fotos und Rezept-Fotos:
© A. Sandner/Thieme
Lebensmittel-Fotos: stock.adobe.com (ausführliches Quellenverzeichnis auf S. 395)
Zeichnungen: Susi Schaaf, Bellheim

1. Auflage 2025

TRIAS Verlag in Georg Thieme Verlag KG
Oswald-Hesse-Straße 50,
70469 Stuttgart

Satz: CYCLUS · Media Produktion, Stuttgart
Druck: AZ Druck und Datentechnik GmbH, Kempten

Gedruckt auf chlorfrei gebleichtem Papier
Printed in Germany

ISBN 978-3-432-11971-7
eISBN (ePub) 978-3-432-11972-4

1 2 3 4 5 6

MIX
Papier | Fördert gute Waldnutzung
FSC
www.fsc.org
FSC® C008457

Wichtiger Hinweis: Wie jede Wissenschaft ist die Medizin ständigen Entwicklungen unterworfen. Forschung und klinische Erfahrung erweitern unsere Erkenntnisse. Ganz besonders gilt das für die Behandlung und die medikamentöse Therapie. Bei allen in diesem Werk erwähnten Dosierungen oder Applikationen, bei Rezepten und Übungsanleitungen, bei Empfehlungen und Tipps dürfen Sie darauf vertrauen: Autoren, Herausgeber und Verlag haben große Sorgfalt darauf verwandt, dass diese Angaben dem Wissensstand bei Fertigstellung des Werkes entsprechen. Rezepte werden gekocht und ausprobiert. Übungen und Übungsreihen haben sich in der Praxis erfolgreich bewährt.Eine Garantie kann jedoch nicht übernommen werden. Eine Haftung des Autors, des Verlags oder seiner Beauftragten für Personen-, Sach- oder Vermögensschäden ist ausgeschlossen.

Marken, geschäftliche Bezeichnungen oder Handelsnamen werden nicht in jedem Fall besonders kenntlich gemacht. Aus dem Fehlen eines solchen Hinweises kann nicht geschlossen werden, dass es sich um einen freien Handelsnamen handelt.

Wo datenschutzrechtlich erforderlich, wurden die Namen und weitere Daten von Personen redaktionell verändert (Tarnnamen). Dies ist grundsätzlich der Fall bei Patient*innen, ihren Angehörigen und Freund*innen, z. T. auch bei weiteren Personen, die z. B. in die Behandlung von Patient*innen eingebunden sind.

Thieme Publikationen streben nach einer fachlich korrekten und unmissverständlichen Sprache. Dabei lehnt Thieme jeden Sprachgebrauch ab, der Menschen beleidigt oder diskriminiert, beispielsweise aufgrund einer Herkunft, Behinderung oder eines Geschlechts. Thieme wendet sich zudem gleichermaßen an Menschen jeder Geschlechtsidentität. Die Thieme Rechtschreibkonvention nennt Autor*innen mittlerweile konkrete Beispiele, wie sie alle Lesenden gleichberechtigt ansprechen können. Die Ansprache aller Menschen ist ausdrücklich auch dort intendiert, wo im Text (etwa aus Gründen der Leseleichtigkeit, des Text-Umfangs oder des situativen Stil-Empfindens) z. B. nur ein generisches Maskulinum verwendet wird.

Unsere Umwelt ist uns wichtig!
Papier aus nachhaltigen und kontrollierten Quellen
Druck in Deutschland mit kurzen Lieferwegen
Druckereien mit hohen Ansprüchen an Ökologie

TRIAS, einer der führenden Ratgeberverlage im Bereich Gesundheit, gehört zur Thieme Gruppe, marktführender Anbieter medizinischer Fachinformationen und Services. Anspruch der Thieme Gruppe ist es, den im Gesundheitswesen tätigen Berufsgruppen sowie allen an Gesundheit Interessierten genau die Informationen und Angebote bereitzustellen, die sie in einer bestimmten Arbeitssituation oder Lebensphase benötigen. Durch die hohe Qualität und zielgruppenspezifische Relevanz der angebotenen Leistungen bereitet Thieme den Weg für eine bessere Medizin und mehr Gesundheit im Leben.

Thieme